筋膜手法实践操作
第一级

FASCIAL MANIPULATION
Practical Part • First Level

第 2 版

原　　著　Luigi Stecco　Antonio Stecco
英文版翻译　Julie Ann Day
主　　译　王于领　马　明
副 主 译　张　鹏　李思雨
译　　者（以姓氏笔画为序）

马　明　东南大学附属中大医院
马全胜　首都医科大学附属北京康复医院
王于领　中山大学附属第六医院
卢　杰　泰州市第四人民医院
刘　洋　连云港长寿医院
刘四文　广东省工伤康复医院
汤炳煌　厦门弘爱康复医院
祁　奇　上海市养志康复医院（上海市阳光康复中心）
李旭红　中南大学湘雅三医院
李思雨　广州市派康运动医学有限公司
张　鹏　东南大学附属中大医院
张海燕　合肥市第一人民医院
陈奇刚　昆明市中医医院（云南中医药大学第三附属医院）
武俊英　山西医科大学第一医院
苗　欣　北京大学第三医院
范成雷　康复大学
林志刚　福建中医药大学附属康复医院
林科宇　广州体育学院运动医学康复中心
欧海宁　广州医科大学附属第五医院
喻晓荣　伍阳产康（广州）健康管理有限公司

人民卫生出版社
·北　京·

Translation from the English language edition:
FASCIAL MANIPULATION Practical Part: First Level, 2e by Julie Ann Day
Published by arrangement with PICCIN NUOVA LIBRARIA S.p.A., Italy

图书在版编目（CIP）数据

筋膜手法实践操作. 第一级/（意）路易吉·斯德科（Luigi Stecco），（意）安东尼奥·斯德科（Antonio Stecco）原著；王于领，马明主译. —北京：人民卫生出版社，2023.4

ISBN 978-7-117-34705-1

Ⅰ.①筋…　Ⅱ.①路…②安…③王…④马…　Ⅲ.①筋膜疾病-诊疗　Ⅳ.①R686.3

中国国家版本馆 CIP 数据核字(2023)第 056934 号

图字：01-2020-0129 号

筋膜手法实践操作　第一级
Jinmo Shoufa Shijian Caozuo　Di-yi Ji

主　　译：王于领　马　明
出版发行：人民卫生出版社（中继线 010-59780011）
地　　址：北京市朝阳区潘家园南里 19 号
邮　　编：100021
E - mail：pmph @ pmph. com
购书热线：010-59787592　010-59787584　010-65264830
印　　刷：北京华联印刷有限公司
经　　销：新华书店
开　　本：889×1194　1/16　**印张**：20
字　　数：563 千字
版　　次：2023 年 4 月第 1 版
印　　次：2023 年 4 月第 1 次印刷
标准书号：ISBN 978-7-117-34705-1
定　　价：198.00 元
打击盗版举报电话：010-59787491　E-mail：WQ @ pmph. com
质量问题联系电话：010-59787234　E-mail：zhiliang @ pmph. com
数字融合服务电话：4001118166　E-mail：zengzhi @ pmph. com

译者前言

近年来,筋膜手法临床应用和理论研究方兴未艾,软组织作为导致慢性疼痛的原因之一也一直受到广泛关注。筋膜手法这一技术来自创始者多年临床经验的积累,并通过基础科学研究和广泛的临床研究得到验证。因其治疗原理的科学性、治疗方式的逻辑性、治疗效果的持久性,深受全球五十多个国家的物理治疗师、手法等临床从业者推崇。过去6年,广州市派康运动医学有限公司与意大利帕多瓦大学的筋膜研究与临床专家联系,将筋膜手法理论与技术率先引入国内,并邀请了世界各地多位筋膜专家讲授筋膜最新研究成果和临床应用技术。

本书的作者Luigi Stecco,是筋膜手法的开创者,他于20世纪70年代逐渐发展并完善了筋膜理论和临床技术体系。其子女Carla Stecco和Antonio Stecco分别是意大利帕多瓦大学和美国纽约大学的教授与临床专家。他们丰硕的科研成果对筋膜研究的发展做出了较大的贡献。本书是筋膜手法临床操作的精要基础,也是筋膜手法在治疗肌肉骨骼疼痛等疾病上的创新思维基石。

专著的引进和翻译,要感谢近年来在中国推动筋膜手法理论传授与技术发展的专家们,其中包括来自于意大利、以色列和美国等国家的筋膜手法协会的各位讲师:Marco Pintucci, Luca Negosanti, Natalie Brettler, Stefano Casadei, Antonio Santagata, Stephen Oswald等及国内的讲师们。更要感谢人民卫生出版社的大力支持,以及广州市派康运动医学有限公司的倾心投入,专著译著得以顺利出版。

感谢本书所有译者专家们为译著的出版所付出的辛勤劳动。因知识理解不到位的地方,难免有不准确或错漏之处,还望读者不吝赐教,给予指正。

主译　王于领　马明

2023年3月10日

原著前言

欢迎来到肌肉骨骼疗法这个令人振奋的新领域:引人入胜的筋膜世界。筋膜在人体中形成了一个连续的张力网络,覆盖和连接每个器官、每块肌肉甚至每一根神经和肌肉纤维。几十年来筋膜遭受忽视,而今这个无处不在的组织从骨科学的“灰姑娘”一跃成为医学研究的超级新星。从21世纪的前几年开始,经过同行评审的相关研究论文的数量呈指数增长。2007年10月第一届国际筋膜研究大会于哈佛医学院召开,获得国际认可。与胶质细胞在神经科学领域的研究飞速发展一样,这个在几十年前被低估的结缔组织如今在健康和病理方面的作用越来越得到全球的认可。

每个医学生和医生都记得,曾经在解剖课上,筋膜只是一个白色的包裹物,要学习解剖得先把它清除掉。在解剖书中,白色的或半透明的筋膜越是清理得干净、完整,才越能清晰准确地展现运动系统。学生们一面认真学习这些带有醒目的红色肌肉的简化图示,以及每块肌肉附着在骨骼上的特定点,一面因在手术或触诊中发现这种简化模型几乎不符合真实人体触感和表现而沮丧。

肌肉几乎从不像我们在教科书中学到的那样,将全部的力通过肌腱直接传递到骨骼上。而是将很大一部分收缩力或张力传递到筋膜层上。

筋膜层将这些力传递到协同肌和拮抗肌上。因此它们不但会使所在关节僵硬,甚至影响多个相邻关节。如果我们仔细观察臀大肌和阔筋膜张肌这两个强有力的肌肉,会发现它们都嵌于大腿外侧的致密筋膜层,即髂胫束上。阔筋膜是包裹在整个大腿外侧的结构,而髂胫束是其中一部分,它们的张力不仅会造成外侧腘绳肌和股四头肌僵硬,还对膝关节和整个小腿有极大的影响。

肌骨系统教科书中的“哪些肌肉”完成哪个特定动作的这种简单的论述已不再适用。肌肉并不是功能单位,无论这个错误认知有多么普遍。大部分肌肉运动是通过多个运动单元产生的,而这些运动单元一部分分布在一块肌肉中,另一部分则分布在其他肌肉中。这些运动单元产生的张力传递到复杂的筋膜网络中,转化为身体最终的动作。组织学教科书中肌肉被划分的精细程度全依赖于解剖学家的娴熟技巧。但这种区分并不能精确表示这些结构完成的实际动作。

同样地,筋膜的僵硬和弹性程度还对人体弹跳类动作产生重要影响。这类研究首先针对袋鼠和羚羊的小腿组织,而后是马类,现代超声学研究又揭示了筋膜回弹能力对于诸多人类运动的相似影响。一个人能把石头扔多远,能跳多高,能跑多久,不仅取决于肌肉纤维的收缩能力,还依赖于筋膜网络的回弹性对这些运动的支持程度。

如果我们的筋膜网络确实在肌肉骨骼表现中具备如此重要的功能,很快有人会问为什么长久以来它却受到忽视?原因有几个。一方面在于新的影像技术和研究工具,使我们现在得以在活体中研究这个组织。另一个原因很大程度上在于这个组织与以往的解剖研究方式相悖:即违背了研究事物时,将其分割为可计数的和易辨认的方式。我们可以计算骨骼和肌肉的数量,而试图数清筋膜的数量则是徒劳的。筋膜是一个巨大的网状器官,有许多室袋和无数条索状的局部致密化纤维,更有数不清的层层相套的腔室,通过坚固的纤维板和疏松结缔组织层彼此相连。

筋膜的这种“不可捉摸”性也体现在众多文献所用的术语中,许多不同的词语都用来描述同一种结构——“筋膜”。无论是薄薄的肌内膜还是浅筋膜都可指代筋膜(或者更精确地说是疏松结缔组织),抑或仅仅是不规则的致密结缔组织也可指代筋膜。这取决于作者的个人理解。所以请允许我向您介绍在第一届国际筋膜大会上提出的筋膜的定义。“筋膜”一词描述的是结缔组织中的软组织成分,该组织贯穿人体全身。这不仅包含了片状的致密结缔组织(例如肌间隔、关节囊、腱膜、器官外囊或支持带)这些所谓的“正版筋膜”,同时也囊括了局部的致密型网状结构,如韧带和肌腱。除此之外,还有软性胶原结缔组织,例如浅筋膜或肌肉最内层的肌内膜。

虽然并不是所有人都认可这一新术语,但它给这个领域带来了许多便利性。相比以往在关节囊和与其紧密相关的韧带和肌腱间(以及相互连接的腱膜、支持带和肌间隔之间)随意画出分界线,筋膜组织被看作一个相互交织的张力网络,根据局部张力的需要调整它的纤维排布和密度。这个术语也很符合其拉丁文词根"fascia"(意为束、带、联合、集合)的含义,可作为"结缔组织"非专业释义的同义词(在医学和生物学家眼中结缔组织还包括软骨、骨骼甚至血液组织)。

筋膜研究不断发展,已经展示了筋膜比我们以往想象得更"有生命力",对此本书的作者贡献显著。这里的"生命力"体现在至少两个方面。其一是它主动收缩的能力,这一点在我们的团队(德国乌尔姆大学筋膜研究项目)和 Ian Naylor 团队(英国布拉德福德大学)所做的大鼠和人类筋膜实验中发现。另一方面在于其作为感觉器官的性质。有研究显示筋膜的神经支配密集,有许多感觉神经末梢其中包括机械性刺激感受器以及伤害性感受器,可能是急性肌筋膜疼痛综合征的原因。如果从更宽的定义来看待筋膜,它可以作为我们感觉神经最丰富的器官。它也是我们最重要的本体感受器官和"具身化感觉"器官。

Stecco 家族中有两位是本书的作者,他们是这一新领域的重要驱动力。他们的第一本书"筋膜手法治疗肌肉骨骼疼痛"(Piccin,2004 年)已经获取世界范围的关注,在肌筋膜治疗师和手法运动治疗师之间迅速传播。所以他们的报告在 2007 年哈佛筋膜大会上被授予特别奖也就不足为奇了。可以肯定的是,这本新书不仅对第一版书的理论和解剖细节进行了更深入地描述,同时也准确地展示了他们的治疗技术,这将是对手法治疗领域的重大影响。

本书作者基于筋膜在神经肌肉协调中的作用提出了一个新模型,列举了筋膜网络中特殊的中心点(协调中心、感知中心和融合中心)。这个全新的模型通过非常令人信服的方式呈现出来。本书给出了这个全新模型的支撑证据,不仅包括了系统发育和神经生理学细节,还包括该体系创始人 Luigi Stecco 先生及其子女 Carla Stecco 博士和 Antonio Stecco 博士上千小时的人体解剖研究。他们孜孜不倦地解剖研究,得出了多个新的解剖发现和描述,发表在同行评审解剖科学刊物上。任何关注过近年中筋膜科研文献的人都会注意到这些新发表的研究。Stecco 家族团队做了详细的筋膜形态学和测绘学研究,这不仅是一项引人注目的工作,同时也由此得出了呈现在本书中的神经筋膜协调新模型的支撑论据和描述。

这些发现为他们的工作增添了许多可信度,然而仍需要未来的研究去说服科学界关于这一新概念的充分有效性。未来几年无论有何种研究结果,无论是对这本划时代的著作中提出的一些具体预测的支持还是延伸,都将是十分令人激动的。这些由 Stecco 家族和其他筋膜领域的先驱研究团队所做的贡献,激励了一些世界领先的肌肉骨骼医学的专家们进入了筋膜研究领域。例如德国海德堡大学肌肉疼痛专家 Siefried Mense,近期已将腰椎筋膜加入在他的神经支配和痛觉感受研究中,并发现了一些"有趣的细节",这些研究他将在近期发表。还有 Helene Langevin(MD),佛蒙特州著名的针灸研究学者,最近正在使用超声进行慢性背痛人群和健康人群的筋膜形态学对比。

这本书的一个珍贵之处在于包含了大量展示筋膜解剖细节的大体图片。这些图片生动完整地展示了以前未被详细描述的筋膜局部特征。然而,我还是要提醒您,这些图片虽然精美,但仍然比活生生的人和患者身体中的筋膜要干燥许多。当你看完这本书,面对和触碰一个活生生的身体时,请在脑海中记住活体组织的流动性。活体中的筋膜要比你想象得更湿滑。

如果你是一位物理治疗(或者骨科、康复、运动疗法等)的新手,请做好心理准备,这并不是一本可以一边看着电视,一边略读过去的书。它蕴含的信息就像一座金矿那样珍贵。如果你不小心略过一句话,就会难以理解后面的逻辑,因为本书中鲜有重复内容。我向你保证这个领域最专业的人士在阅读此书时也会有激动人心的发现和愉悦的体验。已有一些书籍从不同的角度对筋膜做了描述,本书则是一个新的视角。我祝贺本书的作者完成了这样一本有价值的、内容丰富的筋膜手法著作;也祝贺亲爱的读者们选择了本书来学习这个引人入胜的组织及其手法治疗。

Robert Schleip PhD
筋膜研究项目主任
德国乌尔姆大学

绪论

本书的创作初衷是为了给参加筋膜手法课程的学生提供支持。

前两章中呈现了筋膜解剖学和生理学的基础知识,以及治疗和填写评估表的指导。

第三章到第八章展示了将身体节段在三个空间平面内活动的肌筋膜单元(mf unit)。

每一个肌筋膜单元都有一个感知中心(center of perception,CP),对应患者感觉或感知疼痛的区域,还有一个协调中心(center of coordination,CC)对应关节功能失调的源头。

每一个CC点与它对应的CP有一定距离,而且仅在触诊时有疼痛。

疼痛位置(site of pain,sipa)或者CP,位于由肌筋膜单元活动的关节上。

六个肌筋膜单元负责每个关节协调和运动:它们的名字是向前运动、向后运动、向外运动、向内运动、内旋运动和外旋运动。

当关节疼痛时,需要做运动检查辨别使关节疼痛和运动失调的肌筋膜单元。这些运动检查并不是单个肌肉的测试。它们评估的是骨骼-神经-肌筋膜复合体的整体表现,即将一个节段向一个特定方向活动的肌筋膜单元。

体验过筋膜手法后,许多患者会说,“这可不是按摩!”。实际上,它需要在特定区域(CC)上施加深层压力,以此来辨认筋膜变性。找到筋膜变性区域后,使用指关节或手肘在其上做几分钟手法,直到疼痛消失,关节功能会得到即刻改善。

首次治疗要记录患者的病史数据,包括激惹患者疼痛的动作。由于每个肌筋膜单元将一个节段朝向特定方向活动,这一信息可用于假设疼痛涉及哪些肌筋膜单元。

假设一定要通过动作检查和随后的触诊检查来验证。在动作检查中,要求患者做病史采集时提及的疼痛动作。治疗结束后,要求患者重复同样的动作以评估治疗后结果。当疼痛分散在多个节段时,则要辨认分散在不同位置的疼痛相关的空间平面和肌筋膜序列链。在这种情况下,动作检查在较为灵活的身体节段实行。

本书中有大量的解剖图片,以便辨认实施触诊检查和治疗的点位或CC。

在第三章中,解剖图片描述了每个身体节段执行向前-向内-内旋运动的CC。而第三章又是讲述向前运动序列链的,读者从本章可了解向前运动(antemotion,an)的CC的单关节纤维和双关节纤维的检查。而向内运动(mediomotion,me)则在第五章,内旋运动(intrarotation,ir)在第七章;因此,学生在学习向内运动和内旋运动的CC时需回顾第三章中关于它们的相关肌肉的解剖图示。这种章节排列是为了一次性展示分布在人体前侧的三个CC的位置。

执行向后-向外-外旋的动作过程的CC则呈现在第四章。这一章节是专门讲解向后运动序列链的,读者从本章可了解向后运动的CC的单关节和双关节的检查。向外运动序列链内容在第六章,外旋运动序列链在第八章。读者可回顾位于第四章的向外运动和外旋运动序列链的相关肌肉的解剖图示。

第五章的解剖图示展现了每个人体节段前侧的三个CC及其下一个节段对应的三个CC。这一安排是为了训练学生沿着同一序列链做向前-向内-内旋的纵向触诊,而非仅仅是横向的触诊。要知道疼痛位置都是明显的,但它的源头总是隐藏着的,或潜伏的;因此,触诊所花费的时间绝不会白费。

第六章的解剖图示展现了每个人体节段后侧的三个CC及其下一个节段对应的三个CC。读者在学习第四章和第八章时要参考这些图示。在病理情况下,同一序列链上的CC易于“活跃”(致密化和/或疼痛)。

第七章的解剖图示描绘了每个节段的横截面和该节段所有的六个CC的对比。这一章节尤其考虑了向前-向内-内旋的CC。在横截面中要注意,CC点的位置可能比所展示的要偏近端或远端一些。因为该章节主要对比了CC点与肌间隔和肌肉,以及其拮抗CC的位置关系。在一些插图中(图7.20,图7.50,图7.60等),箭头额外标注了原动 CC 与其拮抗 CC 的位置。

在第八章中,以横截面图示解释了向后-向外-外旋这三个 CC。这些 CC 的运动体现在四肢和躯干的后侧。

第九章用于说明动作检查和触诊检查。动作检查也叫"比较",因为它按序列链检查更具灵活性的身体节段。横向触诊检查用于对比位于身体一侧的 CC 和其对侧的 CC 点。

在第三章到第八章中讲述触诊检查的部分,同时用括号标注了 CC 对应的针灸点。这一信息是有帮助的,因为某些 CC 对应了 2~3 个针灸点。在这种情况下,触诊检查应该先行于原始 CC,而后检查近端点(p)和远端点(d)。例如,向后-踝部(re-ta)的 CC 点位于腓肠肌两束的肌肉肌腱结合处;这一点对应了 BL57 针灸点。它主导踝部节段在矢状面上的不同角度的向后运动,CC 点可能位于更近端,例如在腓肠肌肌腹之间(BL56),或者更远端,例如比目鱼肌肌腹(BL58)。如果只治疗了原始点,则将 re-ta 记录于评估表上;如果治疗的是更靠近端的点(BL56)则将 re-ta-p 记录在评估表上。

在躯干,每一块椎体都由它的深层肌群活动,原始 CC 也会有轻微位移,或向近端,或向远端。

这些 CC 的变量在本书中呈现是为了给予触诊检查更大的自由度,使其不必受限于预设原则。

本书的旧版中缺少了解剖插图。感谢来自"人体解剖学院"(G. Chiarugi 和 L. Bucciante)的解剖插图丰富了本书,我们还要感谢编辑(Piccin)允许我们使用这些插图。

Luigi Stecco　Antonio Stecco

目录

第一章

筋膜解剖学、组织学和生物力学模型

本章的第一部分展示了筋膜的解剖，尤其是浅筋膜和肌肉深筋膜。

浅筋膜是人体系统的一个基本组织，因而对于运动结构来说没有那么重要。

深筋膜包括了腱筋膜，例如胸腰筋膜，和与肌肉内部的肌束膜、肌内膜相连续的肌外膜。

腱筋膜结构包含了纵向的胶原纤维，沿着肌筋膜序列链形成，还有斜向纤维，则沿着肌筋膜螺旋链而行。肌筋膜序列链就像支柱，维持着人体在空间三平面中的姿势。肌筋膜螺旋链则具有螺旋形态，像弹簧一样根据肢端的动作将信息传递到四肢和躯干。

本章的第二部分描述了结缔组织的组织学，包括细胞、纤维和基质，它们共同形成了浅筋膜、深筋膜和内脏筋膜。浅筋膜代表了皮下组织或真皮下的膜层部分。浅层皮支持带中主要包含脂肪小叶，而深层皮支持带中则发现有疏松结缔组织，包含着成纤维细胞、弹性纤维、白细胞，它们都浸于液态基质中。

对于深筋膜的组织学分析首先集中在基质结构上。透明质酸是基质中的一个成分，如果遭受过度使用或废用，它会发生致密化。对筋膜的手法作用是通过摩擦力将透明质酸恢复到生理状态——流体状态。手法的速度与施加的压力成正比，与组织抗阻性成反比。当治疗师遇到发生致密化的、抗阻性高的筋膜，手法“来回”活动的速度应降低。通过降低速度，施加的压力可以更充分地对抗较大的阻力。

本章的第三部分展示了人体节段，空间平面和肌筋膜单元，以及协调中心和感知中心。这种运动系统的新框架形成了将人体不同部位看作整体的视角。所有的身体节段都是通过六个肌筋膜单元在三个空间平面内活动的，每一个单元对应一个方向的运动。一个协调中心（CC）协调单个肌筋膜单元中单一方向的所有运动单元。

在解剖图片中不一定会提及肌肉名称，因为作者想要将读者的注意力集中于矢量，或是形成同一运动和力的不同平面上的力线。

肌筋膜单元由同方向运动单元组成，替代传统的仅考虑肌肉起止点的概念。

肌肉名称仅用于说明构成该肌筋膜单元的部分肌纤维。

运动方向的命名依据其所在的空间平面（向前、向后、向内和向外），替代传统的术语：屈曲、伸展、内收和外展。

实际上，术语屈曲和伸展仅用于描述该关节是打开还是闭合，并不指代运动方向。

筋膜解剖

浅筋膜
- 皮下组织解剖:躯干
- 皮下组织解剖:四肢

深筋膜
- 深筋膜解剖:四肢
- 深筋膜解剖:躯干

筋膜解剖

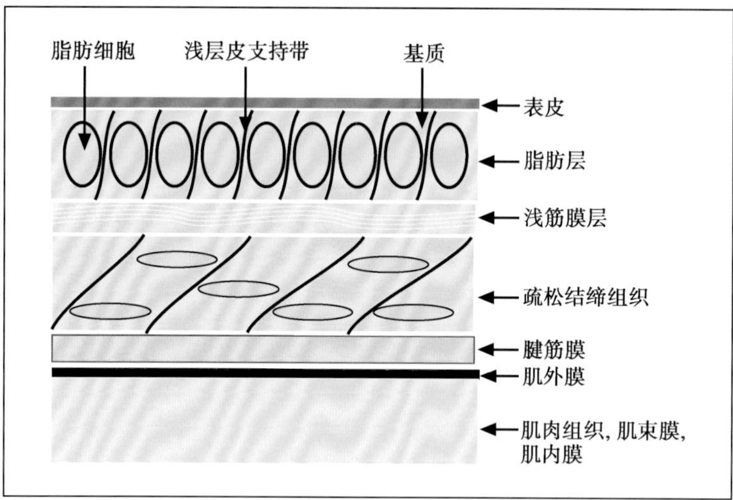

浅筋膜

图 1.1　人体筋膜排列图示

皮下组织位于表皮下,由三层结缔组织构成。这些组织层常被不恰当地称作浅筋膜。皮下组织由包含浅层皮支持带的脂肪层、一个薄膜层或真正的浅筋膜和带有深层皮支持带的疏松结缔组织构成。在皮下组织之下是深筋膜和肌外膜。

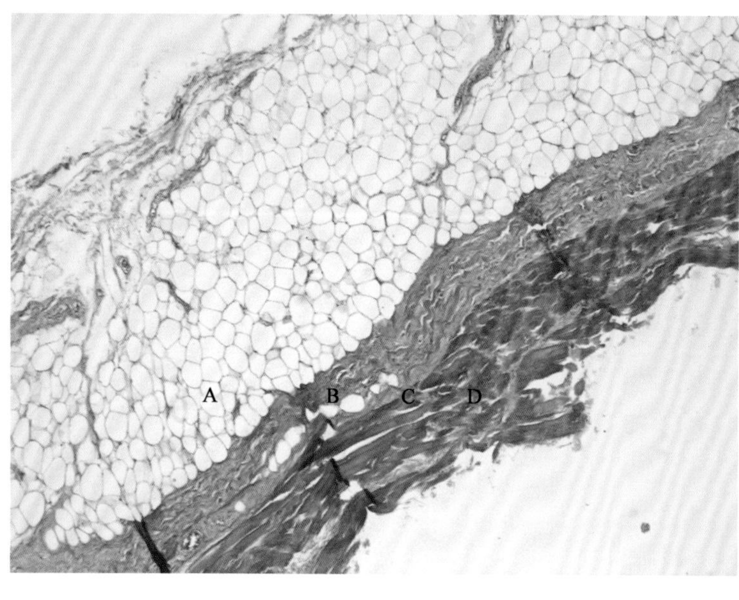

图 1.2　大腿筋膜的微观图片(25 倍,苏木精-伊红染色)

解剖术语联合委员会(FCAT)将筋膜定义为一层薄膜或结缔组织集合。在这张图片中,很明显筋膜远远比这个定义复杂:
- 浅筋膜(A)
- 腱筋膜(B)
- 肌外膜(C)
- 肌肉组织(D)

筋膜解剖

浅筋膜

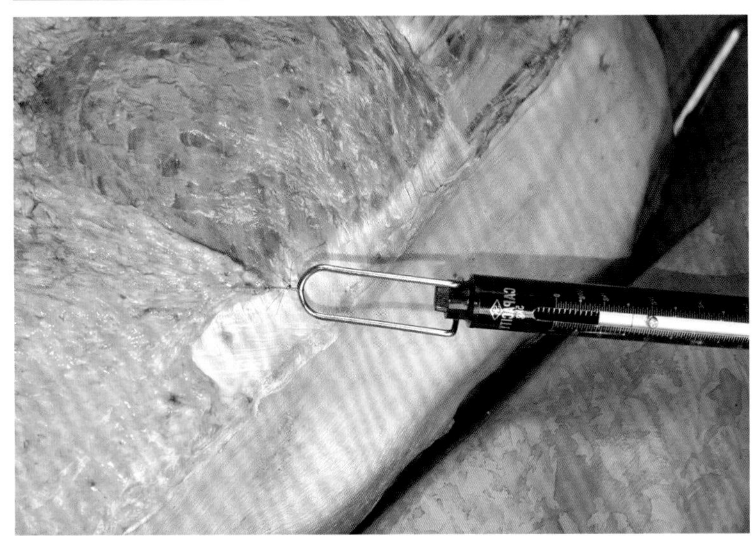

图 1.3　浅筋膜，背部区域，由一个测力计牵拉

在被拉断前，背部浅筋膜的抗拉力在纵向达到约 8kg，而横向抗拉力达到 6kg。腹部筋膜的纵向抗拉力达到 2.8kg，而横向抗拉力达到 5.5kg；四肢筋膜的抗拉力从 1.4kg 到 1.7kg。

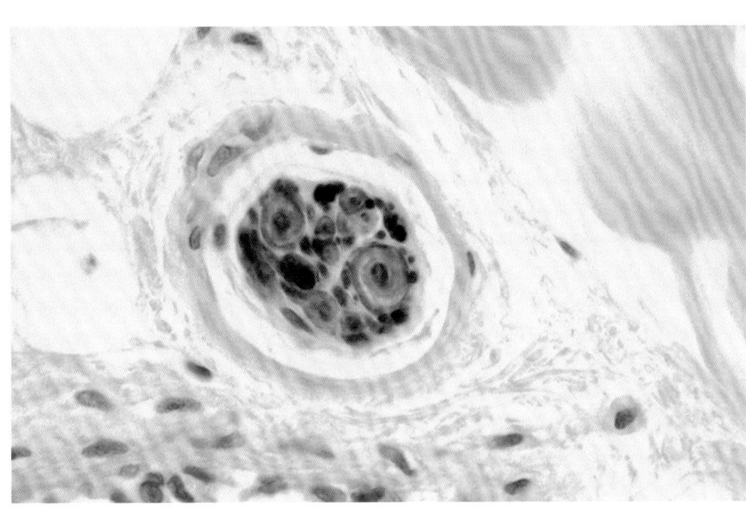

图 1.4　浅筋膜的神经（免疫-组织-化学染色 S100，250 倍）

许多神经穿过浅筋膜；这些神经中有一部分支配浅筋膜本身，有些部分则穿过浅筋膜到达皮肤。支配皮肤感受器结构和功能与支配皮下组织的不同。

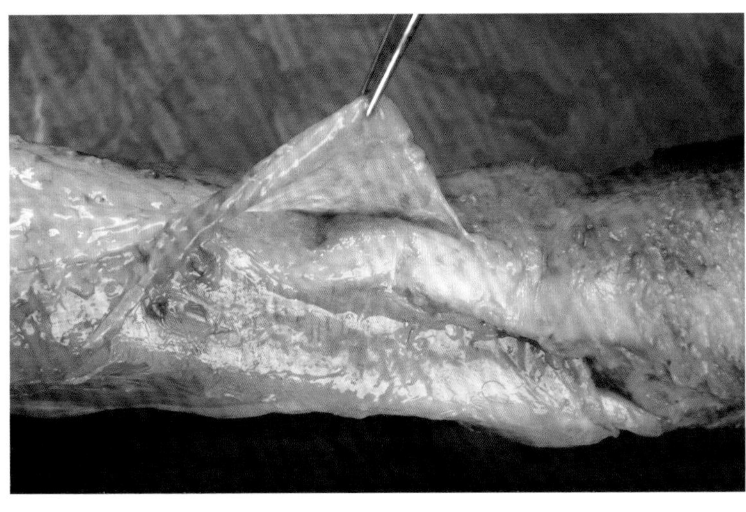

图 1.5　小腿浅筋膜，浅筋膜被拉起以突出下层的深筋膜

浅筋膜有以下作用：

- 提供皮肤相对于深层组织的活动性
- 保护浅层脉管（静脉和淋巴）和神经
- 分离来自皮肤的外感觉和来自深筋膜的本体感觉

筋膜解剖

浅筋膜

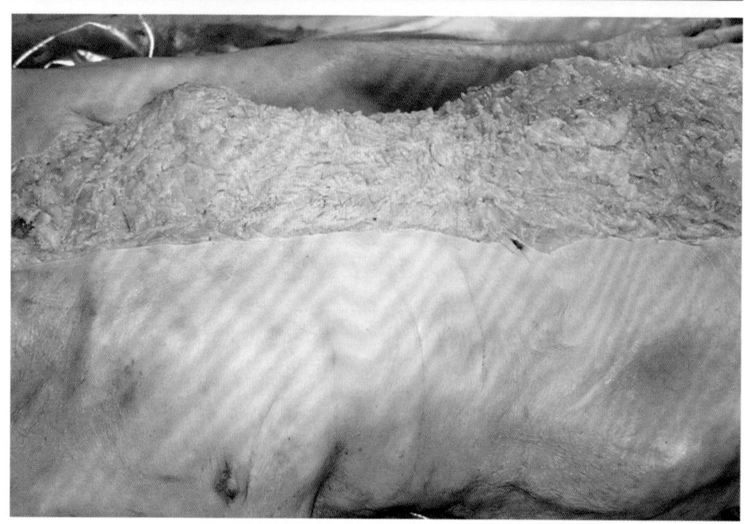

图 1.6　皮下组织的脂肪层，在移除躯干左前侧皮肤后

在腹部区域，浅筋膜被称作 Scarpa 筋膜，被发现于脂肪组织之下。Camper 曾描述过第二个腹部浅筋膜层；这一层实际上对应了浅层皮支持带。在腹部，这一层支持带几乎与皮肤平行。

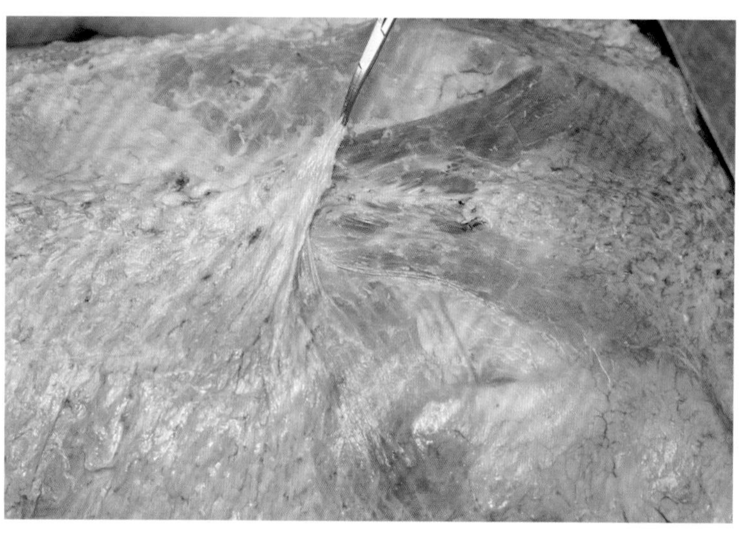

图 1.7　右侧背阔肌的浅筋膜，被镊子拉起

在躯干后侧区域的浅筋膜是一层具抗阻性的纤维薄板，从颈部到臀部区域呈同质性，沿着棘突与皮肤相附着；而在横向上它与下层肌肉相附着，从而形成每个身体节段内的特定象限。

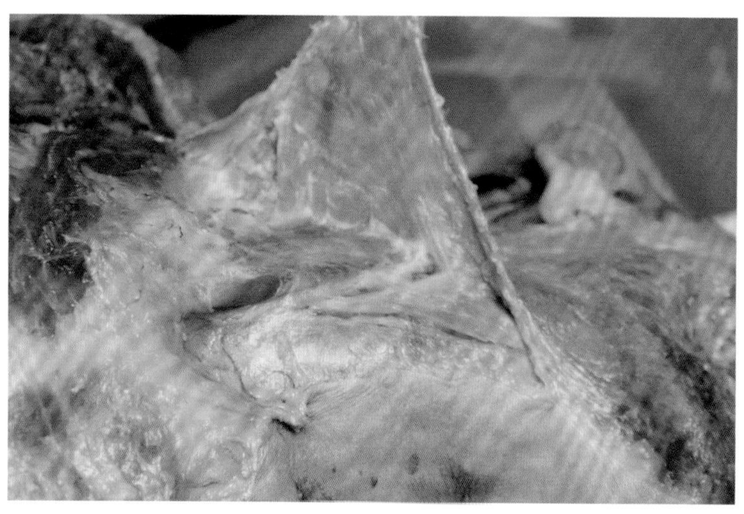

图 1.8　右侧颈部的浅筋膜，包含一些颈阔肌纤维

颈部浅筋膜包裹着颈阔肌，而且它向胸段延续没有中断，在胸段包裹着乳腺。颈阔肌向上到达面部，嵌入到表情肌，表情肌同样存在于浅筋膜中。

筋膜解剖

浅筋膜

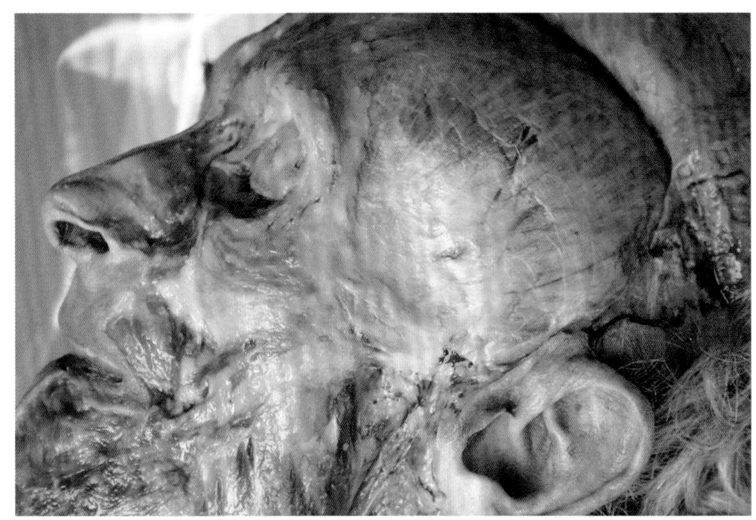

图 1.9 面部的表情肌，存在于浅筋膜中

面部的浅筋膜有三种不同的构造：

- 它包含一些嵌入到皮肤的表情肌。
- 它包含一些附着于骨骼的表情肌。
- 它覆盖起止点都在骨骼的深层肌肉（如咬肌）。

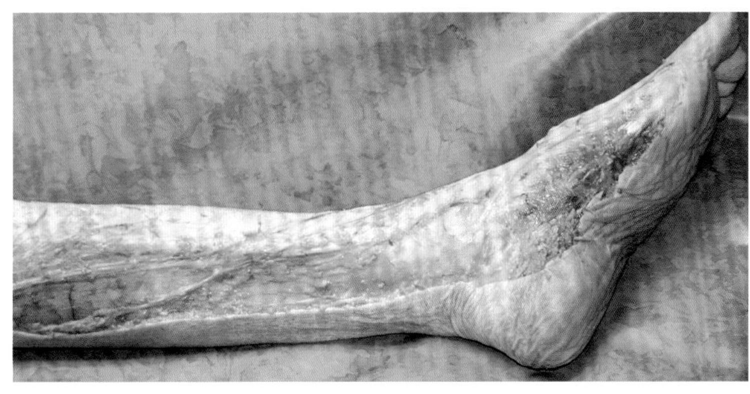

图 1.10 浅筋膜，左小腿内侧，包含大隐静脉

在四肢上，浅筋膜包含着较为浅层的血管和淋巴管。

如果皮下组织的三层结构变得僵硬，那么致密化就可能减缓血液回流，导致静脉曲张，以及减缓淋巴流动，导致水肿。

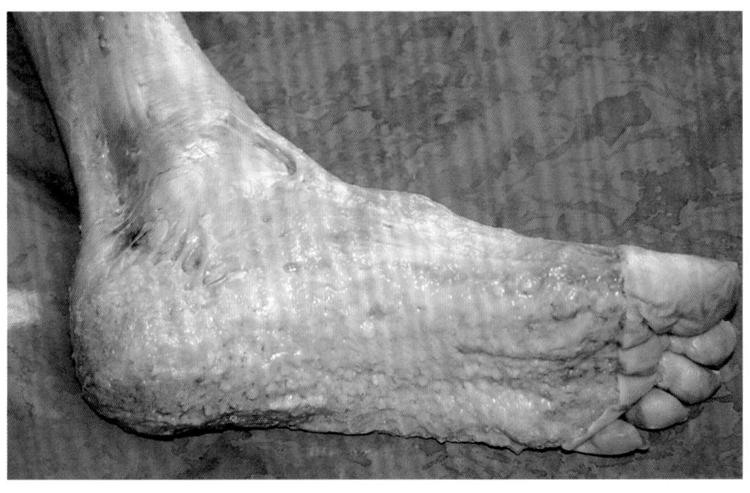

图 1.11 足底，脂肪组织封闭于纤维厚网中（浅层皮支持带）

在手掌和足底，浅筋膜附着于深筋膜上。因此，原本可以自如滑动的疏松结缔组织的深层，在这里是缺失的。浅层皮支持带在此处坚固地附着在皮肤上，以保证皮肤和深筋膜之间没有滑动性。

筋膜解剖

四肢的深筋膜

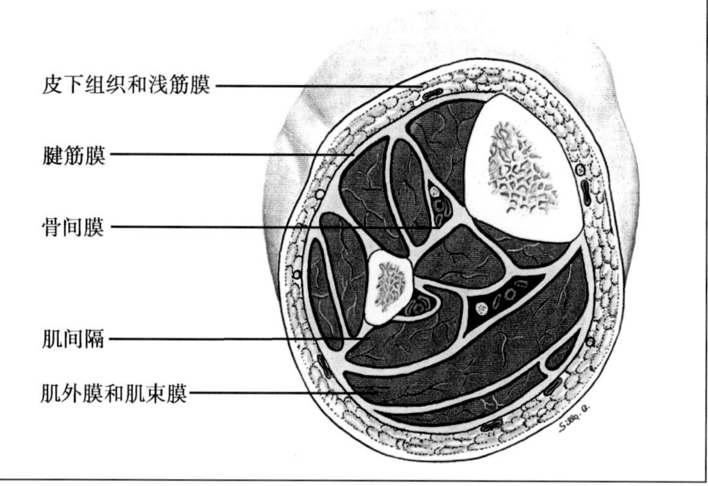

图 1.12 右小腿的横截面,上三分之一和中三分之一分界

深筋膜也叫肌筋膜位于浅筋膜之下。深筋膜被分为:

- 腱筋膜,包裹在四肢外面,类似于长袜;在躯干有部分与四肢相似。
- 肌外膜,包裹在单个肌肉外面并延续至肌束膜和肌内膜。

(改编自 G.Chiarugi & L.Bucciante, Istituzioni di anatomia dell' uomo.Piccin)

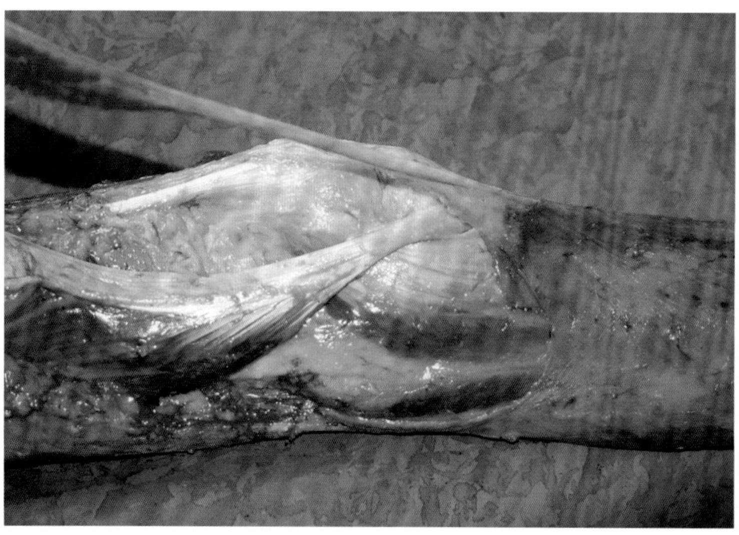

图 1.13 四肢腱筋膜,其上的部分半腱肌腱延续为肌筋膜延伸

在解剖教科书中,肌筋膜被描绘为包纳不同肌肉的容器,而且没有区分腱筋膜和肌外膜。

并且,肌肉附着于其上的腱筋膜的情况从未在这些教科书中体现过。

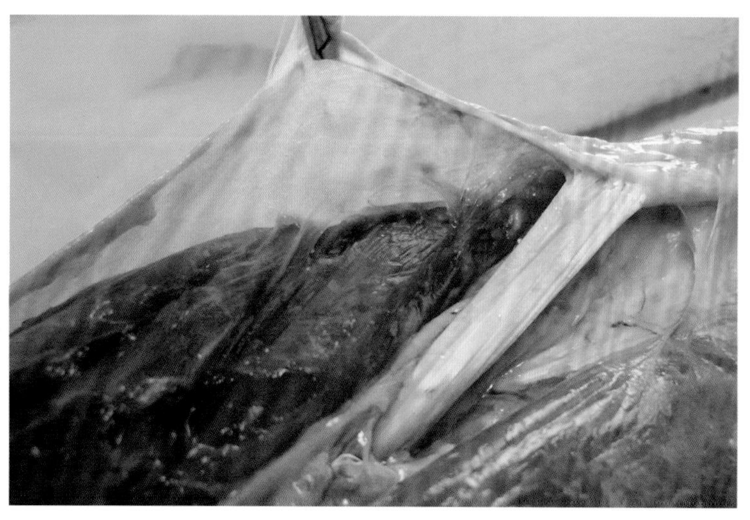

图 1.14 前臂筋膜,部分地延续至桡侧腕屈肌并且提供了此肌肉的部分起点

在解剖教科书中,从未有插图描绘过肌肉起源于腱筋膜的情况。

在本图片中,可以看到前臂腱筋膜为桡侧腕屈肌的许多肌纤维提供了起点。

筋膜解剖

四肢的深筋膜

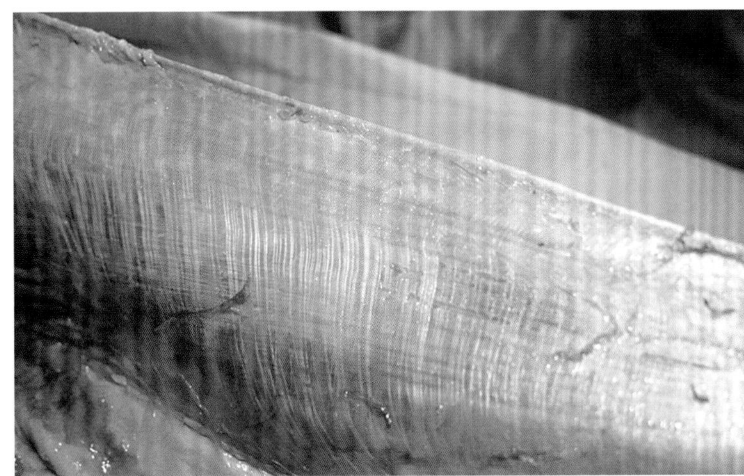

图 1.15　阔筋膜，和它的多方向的胶原纤维

在解剖教科书的插图中，未强调过四肢筋膜的胶原纤维排列。疏松结缔组织存在于相邻两层胶原纤维之间，使各层之间可以独立活动。

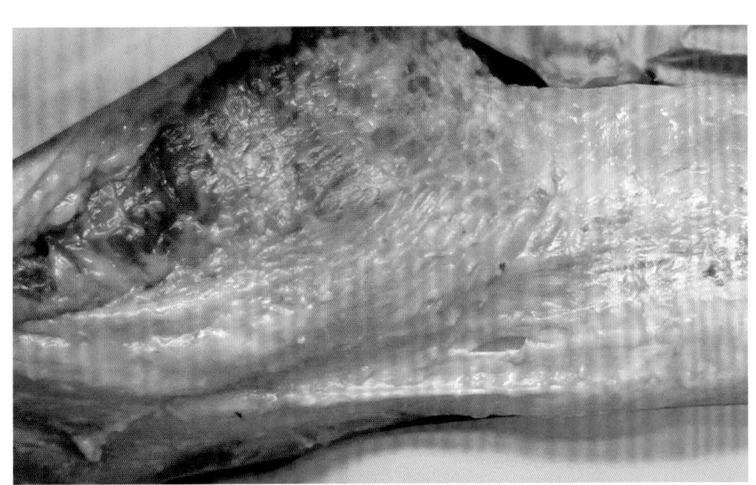

图 1.16　由臀大肌、臀中肌和阔筋膜张肌的肌腱延伸结构形成的阔筋膜

在 1904 年版的解剖教科书中，阔筋膜被描述为臀大肌、阔筋膜张肌和腹内、外斜肌的肌腱延伸结构的衍生结构。上肢腱筋膜也是由胸大肌和背阔肌的肌腱延伸结构形成的。

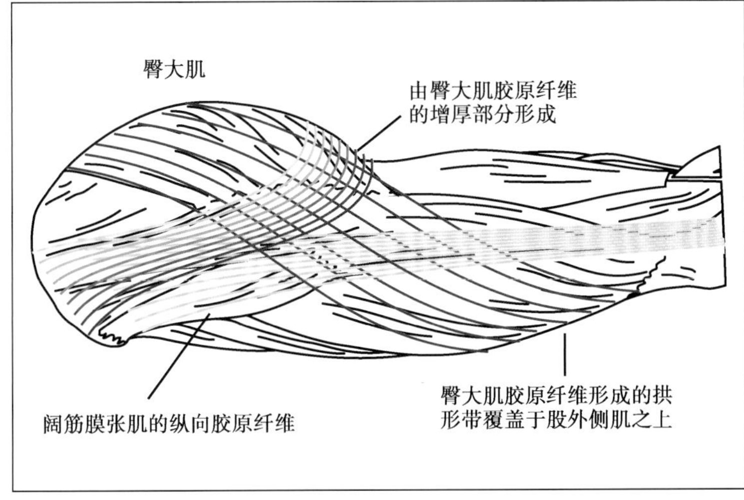

图 1.17　阔筋膜胶原纤维排列的示意图

在阔筋膜中有纵向胶原纤维（髂胫束）链接同方向的肌筋膜单元，形成肌筋膜序列链；还有斜行胶原纤维（支持带，不同于皮支持带）连接融合中心，形成肌筋膜螺旋链。

筋膜解剖

四肢的深筋膜

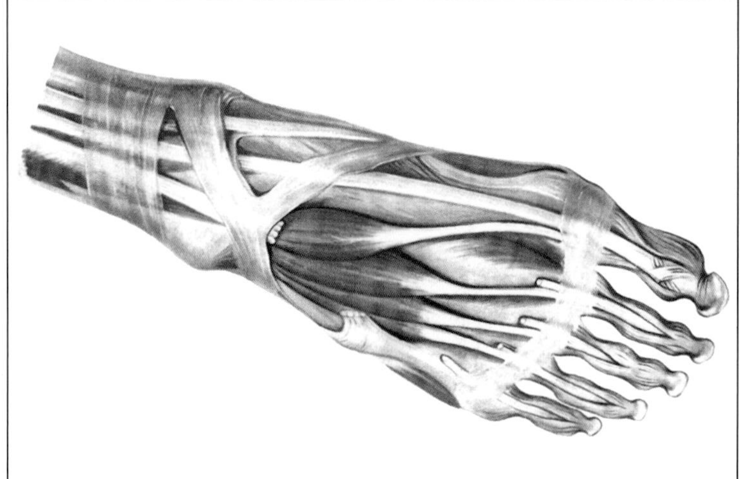

图 1.18　上伸肌支持带和下伸肌支持带

踝关节支持带并不是独立的韧带或纤维束。它们存在于腱筋膜中，并且与螺旋形多层胶原纤维相连。所有位于踝关节、腕关节、膝关节等的支持带都为肌肉纤维提供起点，肌肉也会产生作用于支持带上的张力。

（改编自 G.Chiarugi & L.Bucciante，Istituzioni di anatomia dell'uomo.Piccin）

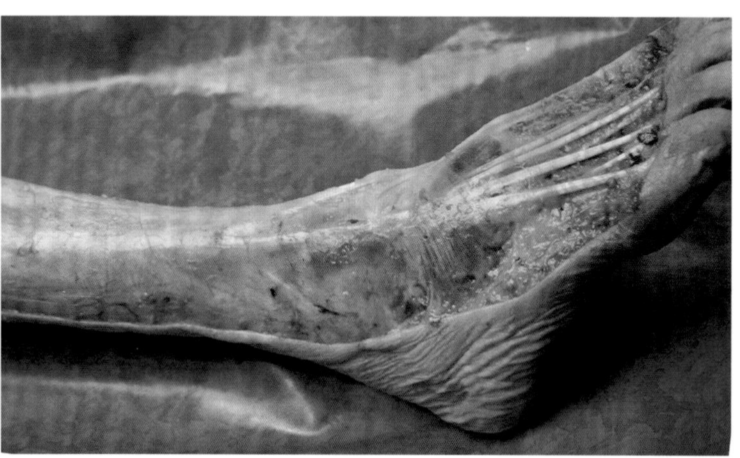

图 1.19　右脚踝的上伸肌支持带和下伸肌支持带（注意与上图的区别）

强调了踝关节和腕关节支持带中的三层胶原纤维。这些纤维的细胞分泌透明质酸（Klein dm，1999 年）。

筋膜的内表层有成纤维细胞变体分泌透明质酸（Ellis FD，1995 年）。

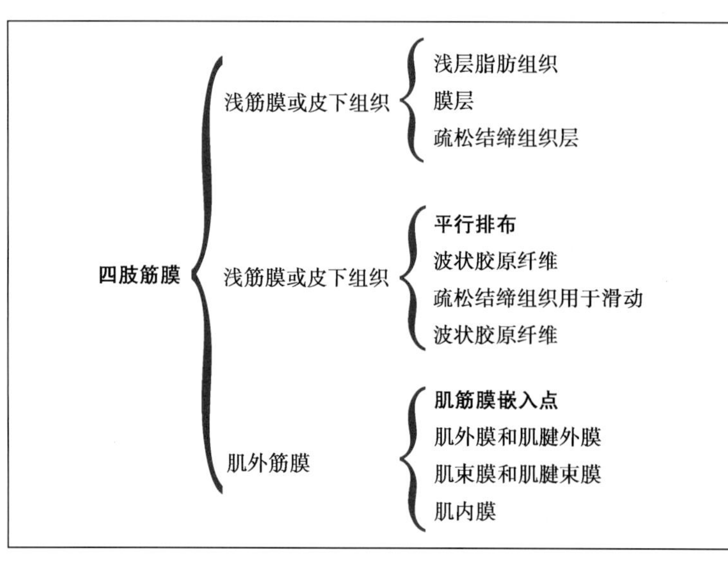

图 1.20　四肢筋膜的图示总结

四肢的腱筋膜形成类似于袖套或手套结构，与其下的肌肉平行排布。四肢肌肉通过肌腱延伸结构或肌肉止点连接于腱筋膜。

肌肉组织的筋膜与肌腱连续，无中断。

筋膜解剖

躯干的深筋膜

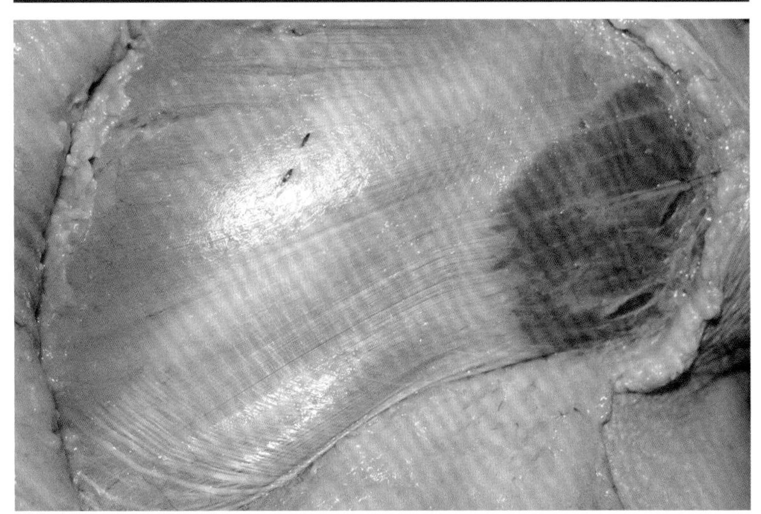

图 1.21　腹直肌鞘，由腹内、外斜肌的腱筋膜形成

躯干的筋膜和肌肉有两种作用：第一是服务于运动系统，第二是作为内脏的容器。就像胸腰筋膜一样，腹直肌鞘是由腹内，外斜肌和腹横肌的肌腱延伸结构形成的。

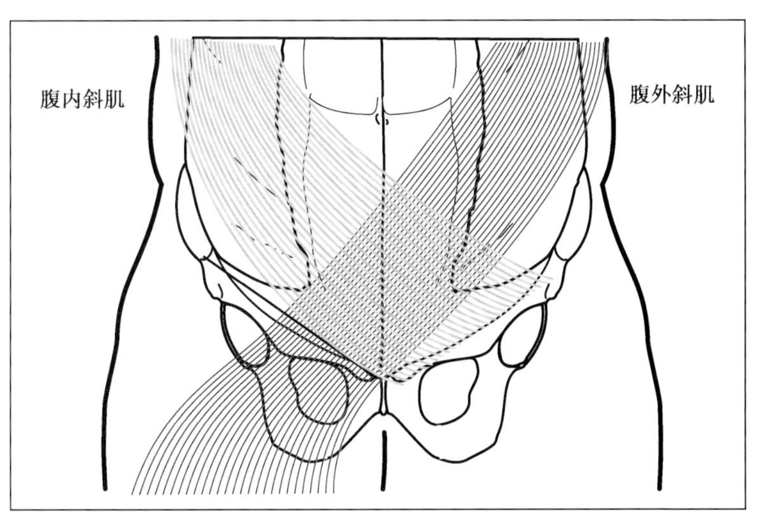

图 1.22　突出腹内，外斜肌的胶原纤维排列的示意图

来自两个斜肌的胶原纤维形成了一个大的支持带，作为躯干螺旋链的一部分，与四肢螺旋链成连续性。在深层有纵向的腹直肌纤维（向前运动序列链的一部分）和腹横肌的横向纤维。

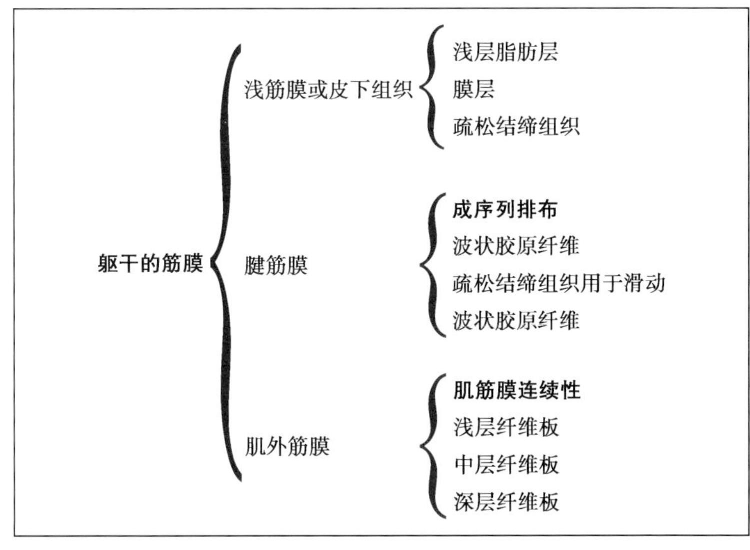

图 1.23　躯干筋膜的图示总结

躯干的腱筋膜与肌肉组织成序列排布。躯干肌肉分层排列：外层对应肌筋膜螺旋链。包裹大面积肌肉的筋膜有三层，竖脊肌（向后运动序列链）和腹直肌（向前运动序列链）有两层纵向鞘膜。

筋膜解剖

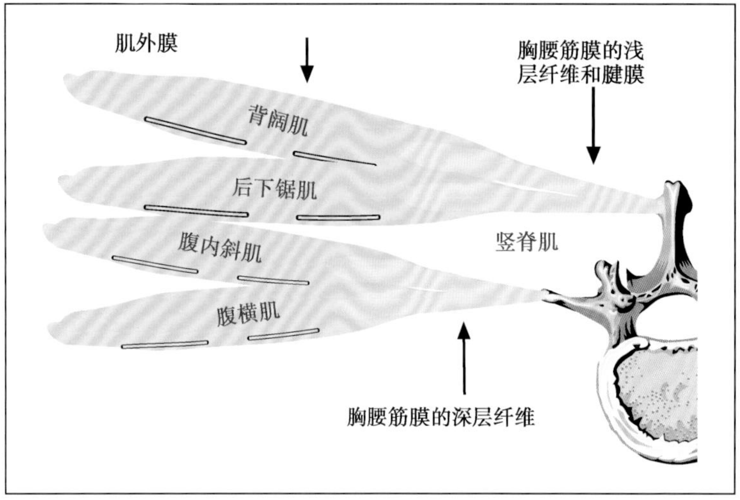

躯干的深筋膜

图 1.24　形成竖脊肌鞘膜的两层筋膜图示

胸腰筋膜是由背阔肌和后下锯肌的扁平肌腱(腱膜),还有腹内斜肌和腹横肌(深层纤维)的扁平肌腱形成。

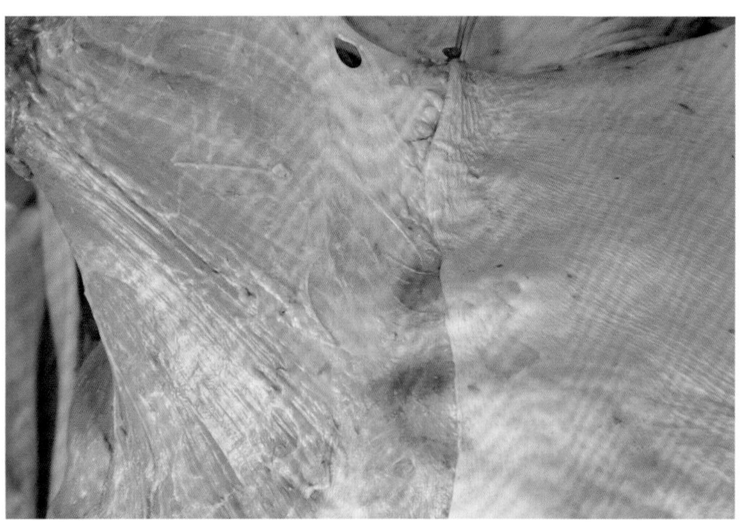

图 1.25　右侧胸大肌的肌外膜。它的外侧纤维板连接着对侧的胸大肌

在胸段,胸骨上覆盖着一个小的腱膜。它是由胸大肌筋膜的浅层纤维板组成的。这个纤维板仅包含了一个方向的胶原纤维,因为它只传递两个胸肌之间的牵引力,因此纤维是单方向的。

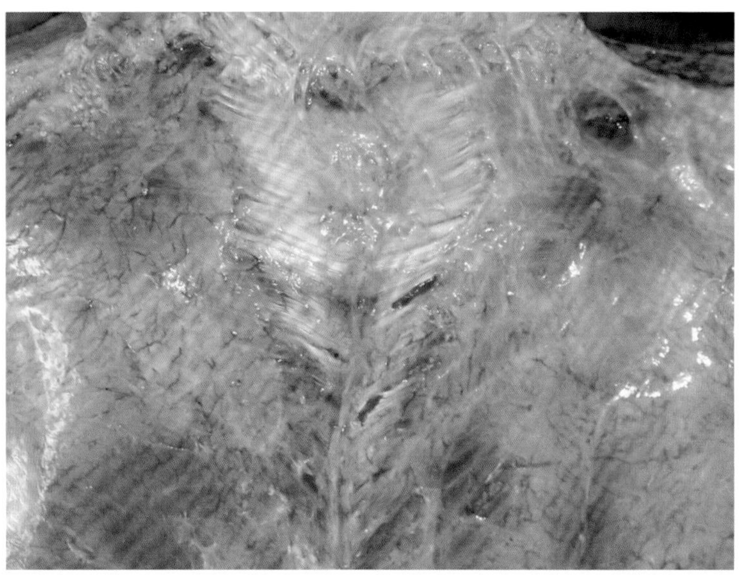

图 1.26　在左右两边斜方肌之间的腱膜

在左右两个斜方肌之间受牵拉的胶原纤维形成了一个单方向腱膜,就像胸大肌之间的腱膜一样。这个单方向纤维嵌入到棘突上形成了一个扁平肌腱,而这些单方向的胶原纤维连接到对侧,协同两侧肌肉的活动,并形成它们的筋膜层。

筋膜解剖

筋膜，双和单关节肌肉

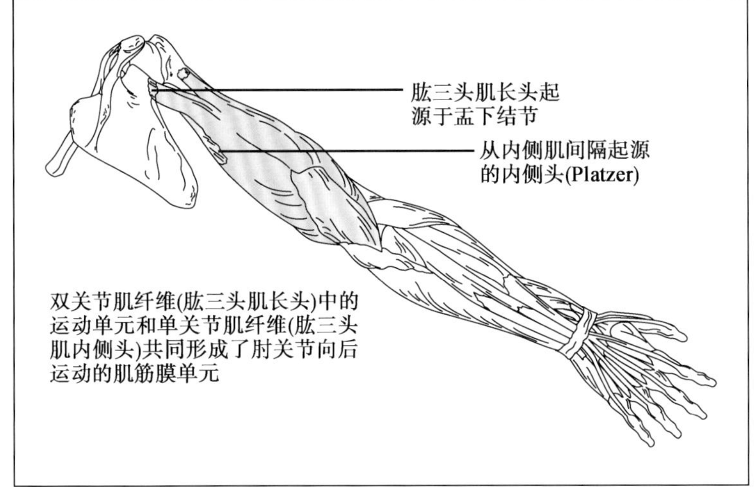

图 1.27　传统解剖学的肌肉与筋膜手法(FM)中的肌肉

“横纹肌、骨骼肌和随意肌的纤维成束状分布，并由肌束膜包裹。而在这些肌束之中，肌内膜包裹着肌纤维。每一个肌肉都有一个固定的起点和一个灵活的止点。”FM 将相同运动方向的运动单元看作紧密相关的，其中分为单关节和双关节纤维，由此组成一个肌筋膜单元(mf unit)。

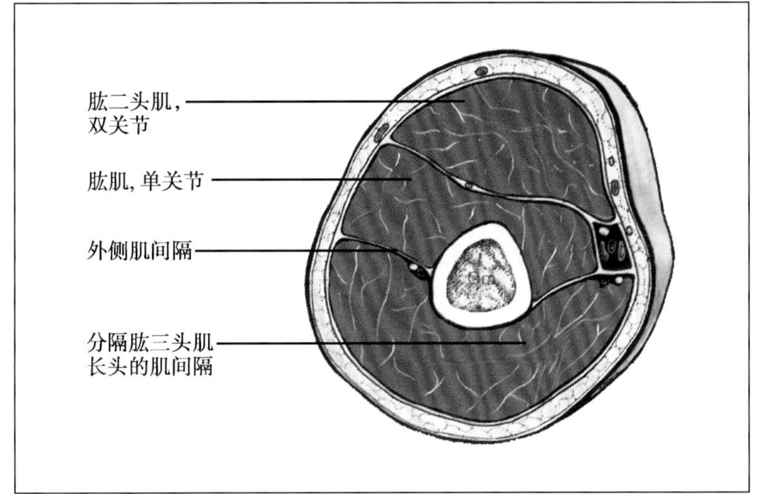

图 1.28　手臂下三分之一横截面

单关节肌纤维位于较深层而且它们只能作用于一个关节；例如，肱肌用于肘关节屈曲。

双关节肌纤维则位于更浅层且作用于两个关节；例如，肱二头肌参与肱骨和肘关节的向前运动。

(改编自 G.chiarugi & L.Bucciante，Istituzioni di anatomia dell'uomo.Piccin)

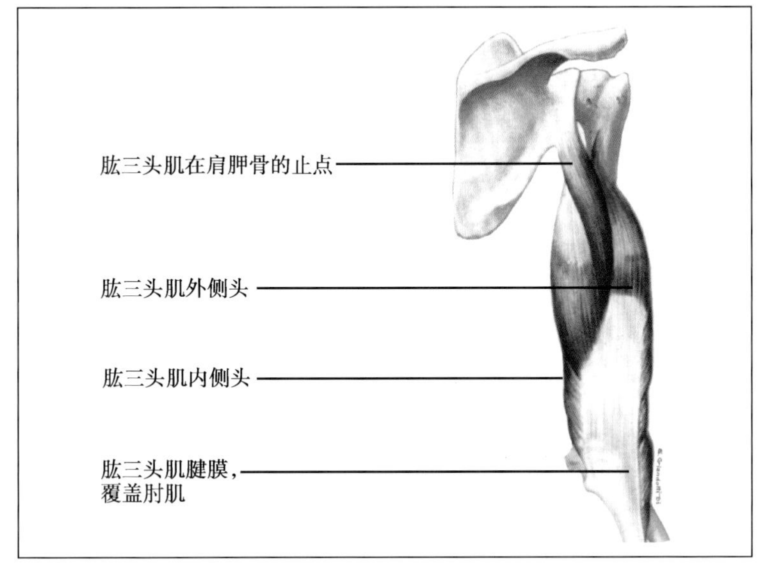

图 1.29　右手臂肱三头肌，其肌腱与肘肌相附着

即使肱三头肌被描述为一块单独的肌肉，但它实际上由以下组成：

- 从肩胛骨延伸到鹰嘴的双关节运动单元(肱三头肌长头)，通过肌腱延伸结构到达前臂筋膜(肱三头肌腱膜)。
- 附着于鹰嘴的单关节运动单元(内侧和外侧头)，对应于肘关节的向后运动。

(改编自 Chiarugi & Bucciante，op.Cit.)

筋膜解剖

筋膜，双和单关节肌纤维

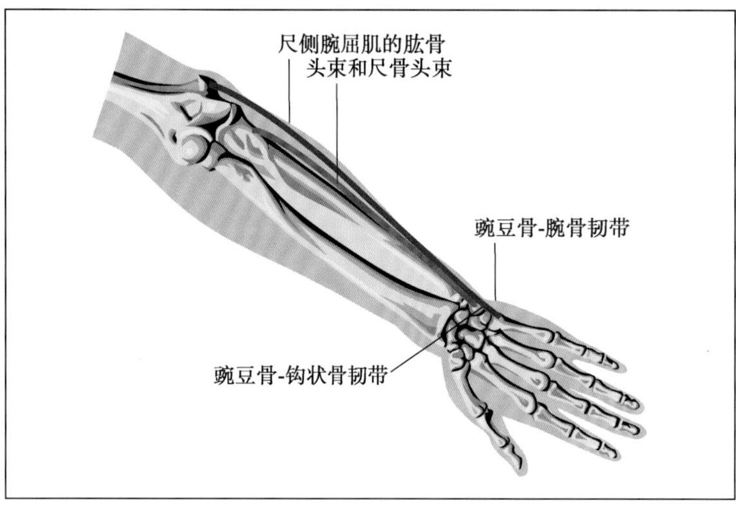

图 1.30　尺侧腕屈肌的图示
即使尺侧腕屈肌被当作一块单独的肌肉，它实际上由两个头组成：

- 从内上髁起源的头（双关节肌纤维）延伸至豌豆骨-腕骨韧带和豌豆骨-钩状骨韧带。
- 从尺骨上起源的头（单关节肌纤维）通过其肌腱纤维嵌入于豌豆骨上。

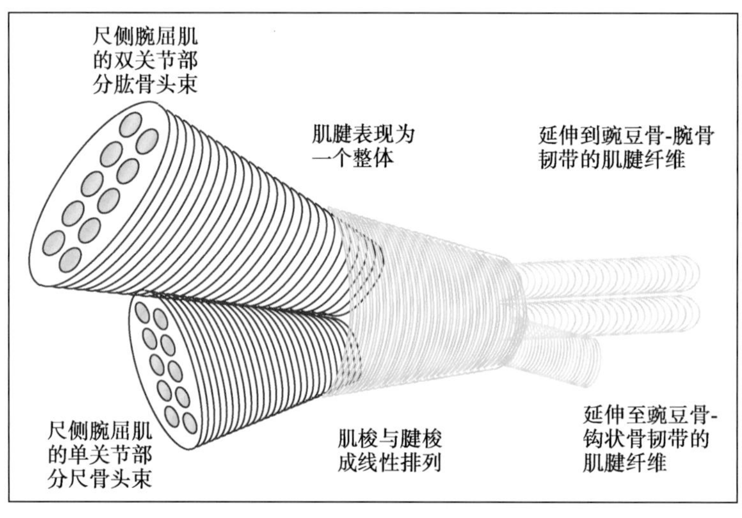

图 1.31　单个肌肉的多种功能图示
如果数个肌腹止于一个肌腱，解剖学家会把他们视作同一块肌肉。然而，双关节运动单元的活动不同于单关节运动单元。因此，在肌肉和肌腱中，有肌束膜和肌腱束膜以保证其独立运动。

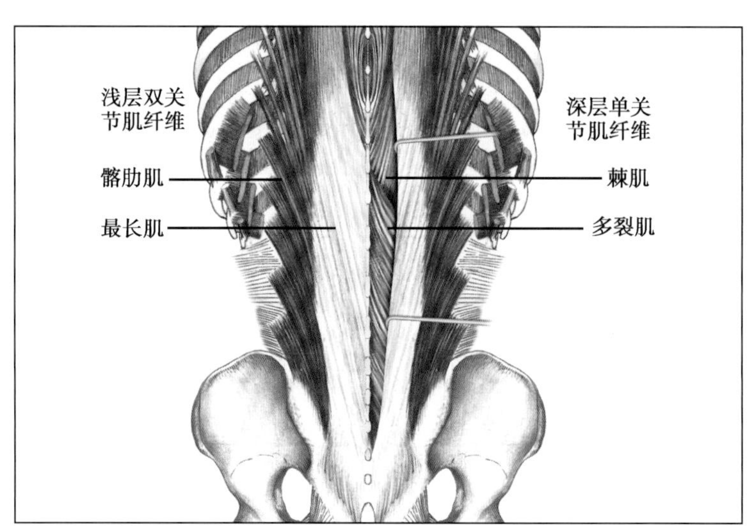

图 1.32　躯干的单、双关节肌纤维
在胸腰筋膜夹层中，最长肌和髂肋肌（双关节）位于较浅层；多裂肌和短旋转肌群（单关节），起源于横突，在深层止于脊柱棘突。这两种肌肉共同工作，只是时机和模式不同。

（改编自 G.Chiarugi & L.Bucciante，Istituzioni di anatomia dell' uomo.Piccin）

筋膜组织学

为了理解筋膜的功能异常以及如何治疗筋膜，进行筋膜组织学研究是必要的。要了解每一位患者的筋膜致密化的成因是相当困难的。然而，知道在哪里进行治疗很重要，这样我们的手才能作为治疗症状起因的工具。

筋膜组织学

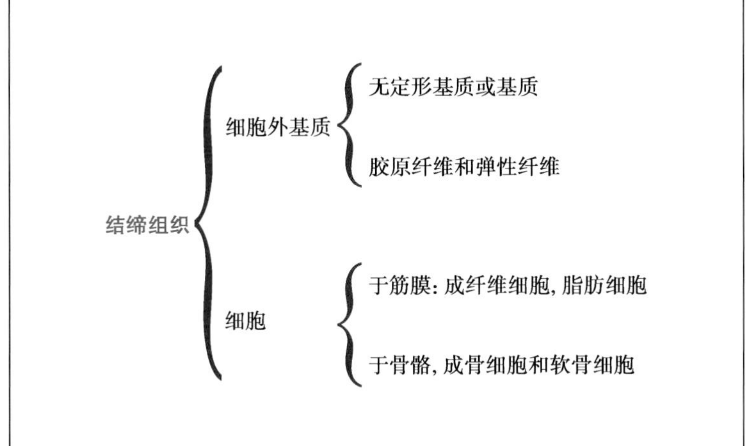

结缔组织

图 1.33　结缔组织的组织学

结缔组织中包含细胞和纤维，浸于基质中，也叫作细胞外基质。基于不同的形态和功能特征，该组织可分为：

- 疏松结缔组织
- 致密结缔组织
- 软骨组织
- 骨组织

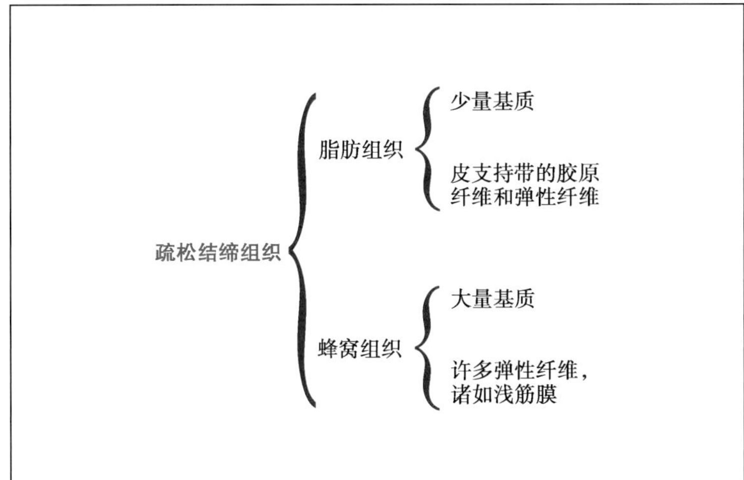

图 1.34　疏松结缔组织的组织学

疏松结缔组织中充盈着基质，其中浸润着大量的细胞（成纤维细胞，巨噬细胞，肥大细胞，淋巴细胞，脂肪细胞等）。

疏松结缔组织：

- 存在于肌筋膜。
- 负责各筋膜层之间的滑动以及筋膜和肌肉之间的滑动。
- 保证了神经（被发现存在于神经束膜和神经内膜中）、肌腱（被发现存在于腱外膜和腱旁组织中）和血管与周围组织之间的滑动。

筋膜组织学

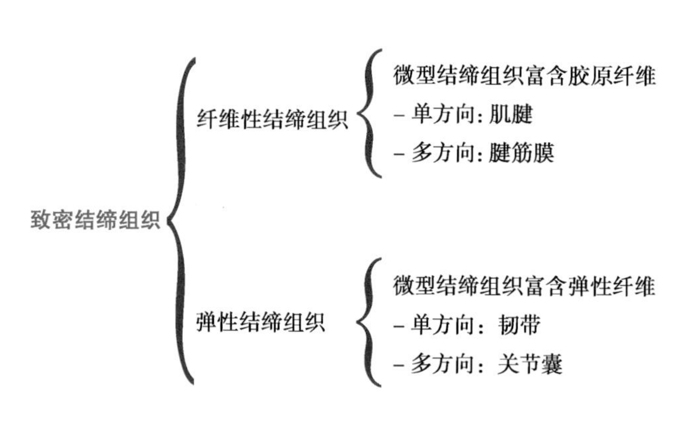

结缔组织

图 1.35　致密结缔组织的组织学

致密结缔组织中有许多胶原（纤维组织）和弹性纤维（弹性组织）。

许多实质器官的基质包含由具有抗牵拉力的胶原纤维形成的纤维性结缔组织。这些纤维决定了器官的结构和功能。

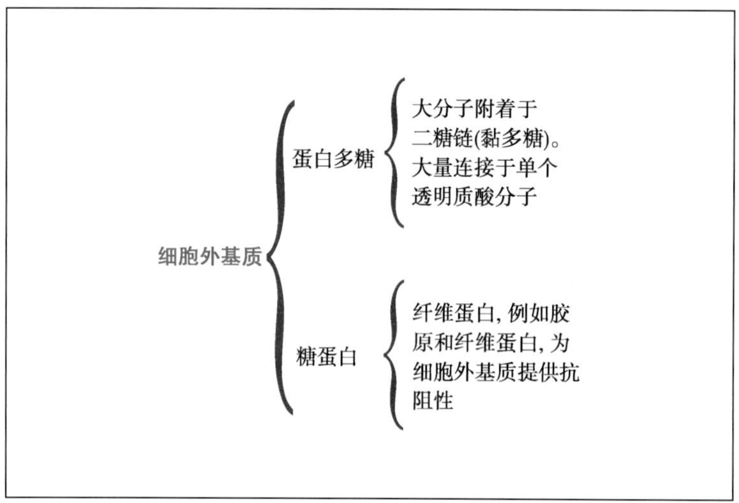

图 1.36　细胞外基质

细胞外基质中的基质主要包含蛋白多糖，它们链接于透明质酸（hyaluronic acid，以前被叫作 hyaluronic acid）长链上。这些蛋白多糖能够吸引大量水分，形成胶状物，调控结缔组织中液体循环的速度。

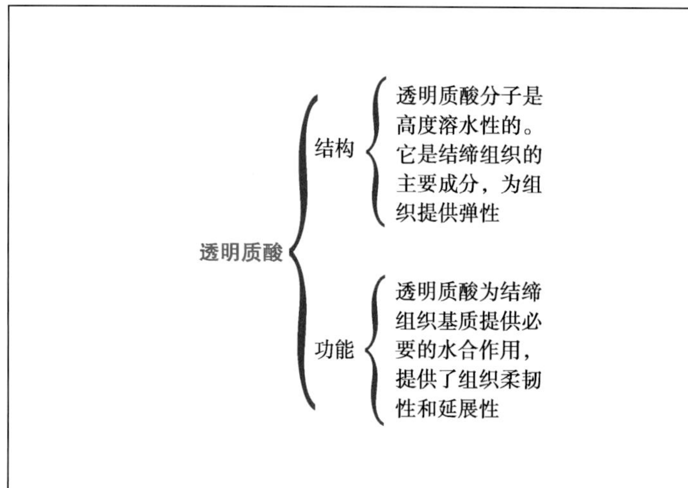

图 1.37　透明质酸（hyaluronic acid 或者 hyaluronan）

透明质酸的作用是过滤细菌和感染性因子，防止它们在组织中扩散。许多细菌会得益于透明质酸酶，这是一种可以分解透明质酸的酶类物质，因此破坏了这种保护作用。这种酶也可以从蛇的毒液中提取出来。

筋膜组织学

- 胶原质
  - 合成
    - 胶原是重要的蛋白，在结缔组织中由成纤维细胞生成，在骨骼中由成骨细胞生成
  - 类型
    - 90%肌腱胶原属Ⅰ型
    - Ⅱ型胶原在软骨中
    - Ⅲ型为肉芽组织胶原
    - Ⅳ型为基底膜胶原
    - Ⅴ，Ⅵ，……ⅩⅩ型

结缔组织

图 1.38　胶原蛋白

胶原蛋白是结缔组织纤维中一种基础蛋白，被叫作胶原纤维；它不溶于水，且抗消化酶。若将其在水中煮沸，胶原会转化成另一种蛋白，胶蛋白，它既溶于水也可以被消化。

施加于结缔组织上的牵引力使这些纤维朝着力的同一方向排列。在肌腱中，胶原纤维就是彼此平行的。

- 黏弹性
  - 柔韧性
    - 如果受到剪切力，黏性物质(例如基质)会改变其黏性，但是在受到生理压力时其黏性不会改变
  - 延展性
    - 因此在温度改变和外界形变时，基质的黏性和流动性发生变化

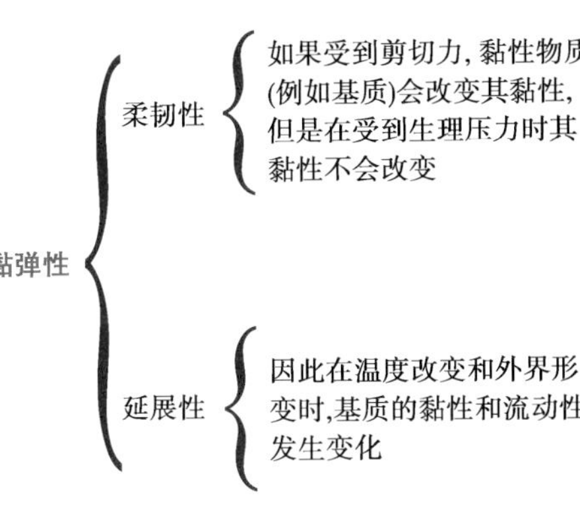

图 1.39　基质的改变

浅筋膜中有大量疏松结缔组织，而腱筋膜则是由多层致密结缔组织构成的，相邻两层间夹杂着疏松结缔组织。

因此，基质致密化可能同时发生在两种筋膜中。肌筋膜细胞外基质的改变会影响运动神经功能和运动。

- 腱筋膜
  - 厚度从0.5mm到1.8mm
  - 可部分与肌肉分离
  - 包含极少弹性纤维
  - 由几层胶原纤维层构成
  - 不易变形
  - 可用于力传导
  - 是肌筋膜序列链和螺旋链的一部分
- 肌外筋膜
  - 厚度小于0.05mm
  - 与肌束膜紧密相连
  - 包含大量弹性纤维
  - 由一层胶原纤维构成
  - 肌肉收缩可使其产生形变
  - 可用于感知收缩
  - 是肌筋膜单元(CC)矢量的一部分

图 1.40　肌筋膜组织学到功能

肌筋膜根据结构不同具有不同的功能：

- 腱筋膜传递张力，并连接同一序列链或螺旋链的肌筋膜单元。
- 肌外膜感知肌梭作用于肌束膜上的牵拉力，并协调该活动。

筋膜组织学

深筋膜

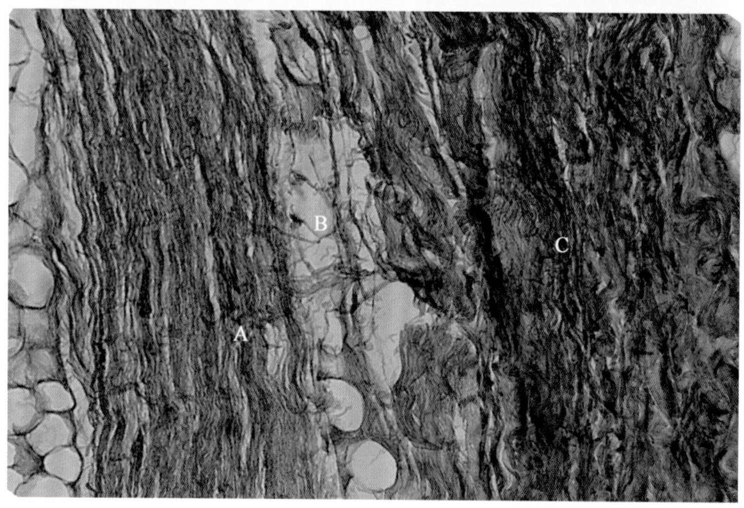

图 1.41 前臂筋膜(250 倍,Van Gieson 染色),可以观察到胶原纤维层之间存在疏松结缔组织

腱筋膜由 2~3 层彼此平行的胶原纤维组成;这些纤维层(A,C)被疏松结缔组织层(B)隔开,由此提供滑动性。微原纤维构成原纤维,数十根原纤维形成一个胶原纤维。胶原纤维具有抗阻性,因此几乎没有延展性。

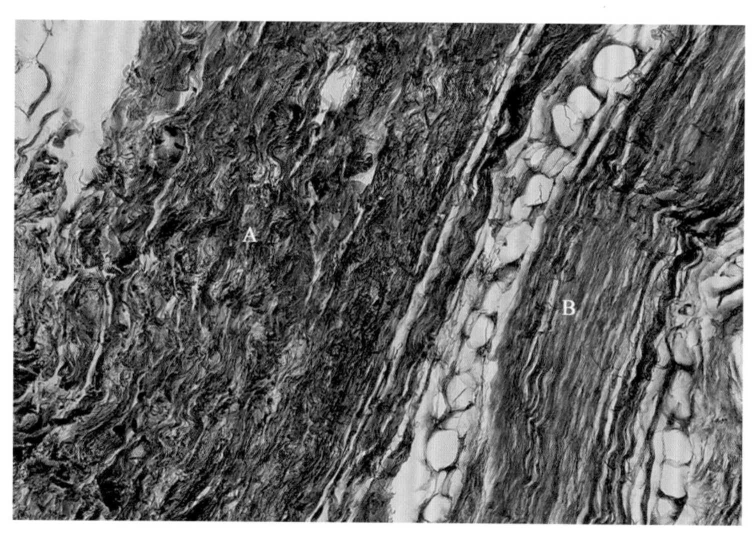

图 1.42 前臂筋膜(100 倍,Axan-Mallory 染色),染色标记了弹性纤维

前臂筋膜中 A 层的胶原纤维排列方向与 B 层不同。A 中,弹性纤维被染为红色。在所有结缔组织类型中,除了致密弹性结缔组织(如,项韧带),弹性纤维都要少于胶原纤维。

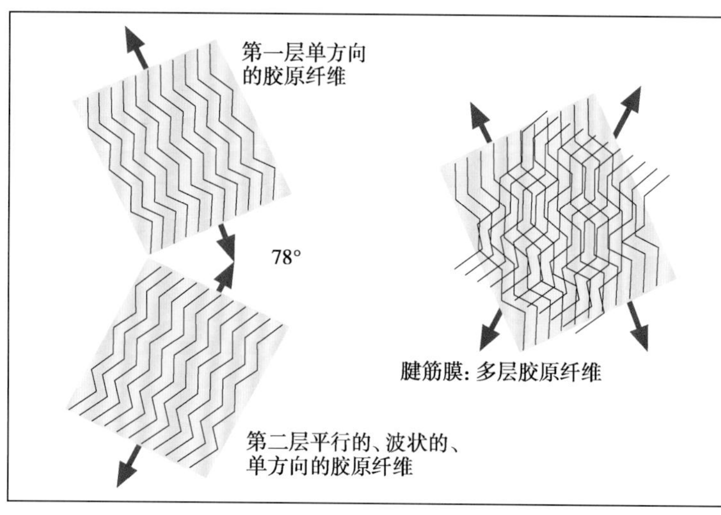

图 1.43 腱筋膜中各层胶原纤维走向各异的图示

各层的胶原纤维走向都不一样,形成大约 78°的夹角。这个角度随着筋膜受到拉扯会被改变,给筋膜提供了重要的抗牵拉性。每一层内的胶原纤维彼此平行已被证实(Stecco C,2015 年);因此,筋膜是一种规则致密结缔组织,而非不规则的。

筋膜组织学

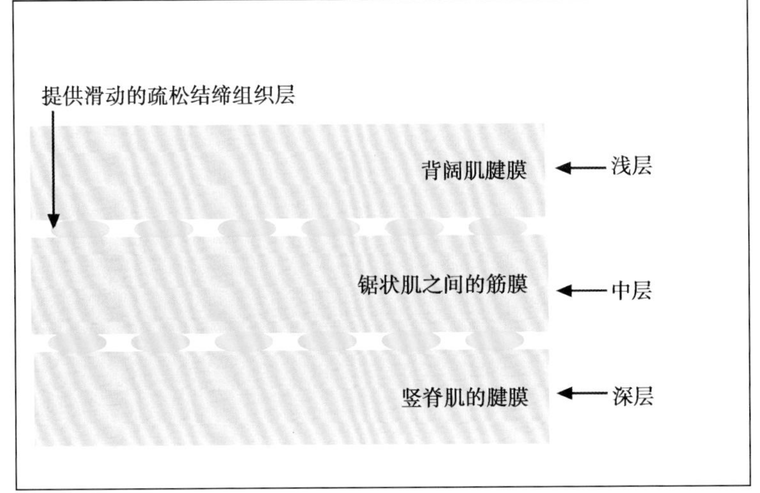

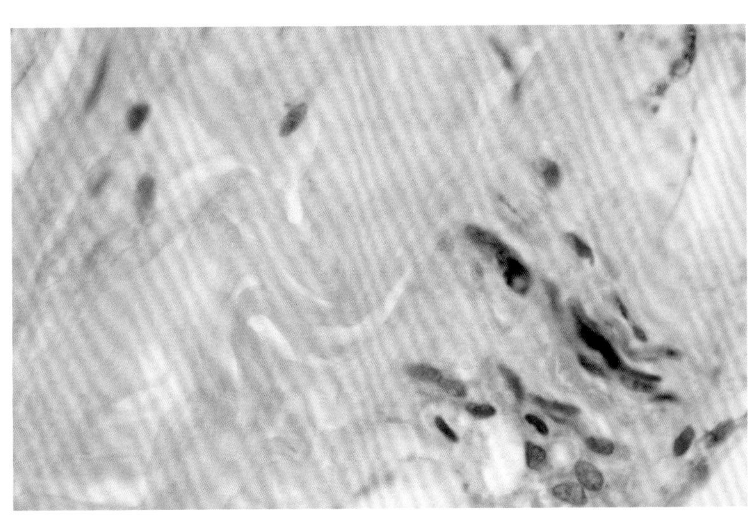

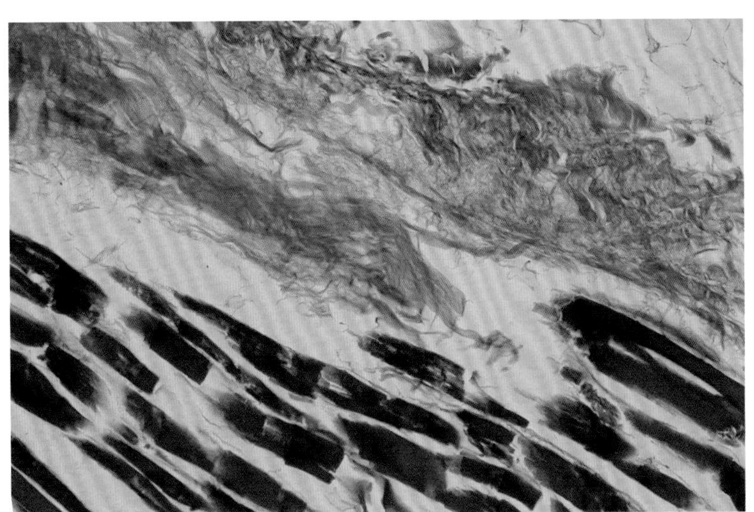

深筋膜

图 1.44　胸腰筋膜由三层胶原纤维组成，层间夹杂着疏松结缔组织以提供滑动性

筋膜的各层之间有疏松结缔组织提供滑动。疏松结缔组织的致密化改变了筋膜的生理。肌束膜和肌内膜中也有疏松结缔组织。网状疏松结缔组织在腺体、淋巴结和造血器官中都很常见。

图 1.45　小腿筋膜的横截面(放大 400 倍,S100 染色),突出胶原纤维和游离神经末梢

在高等动物中,透明质酸分布于所有细胞外空间;其中分布最多的是在疏松结缔组织中(Laurent TC,1992 年)。

基质,包含糖链为基础的大分子(黏多糖)和蛋白(蛋白多糖),在疏松结缔组织中大量存在。

图 1.46　在肌外膜和肌肉组织之间的透明质酸层(200 倍,Axan-Mallory 染色)

深筋膜由大量胶原纤维和弹性纤维组成;在深筋膜表面有许多透明质酸和肌肉组织相接触(McCombe D,2001 年)。

基质中的水分与分子(透明质酸)结合,且不展现游离间质液态征。

筋膜组织学

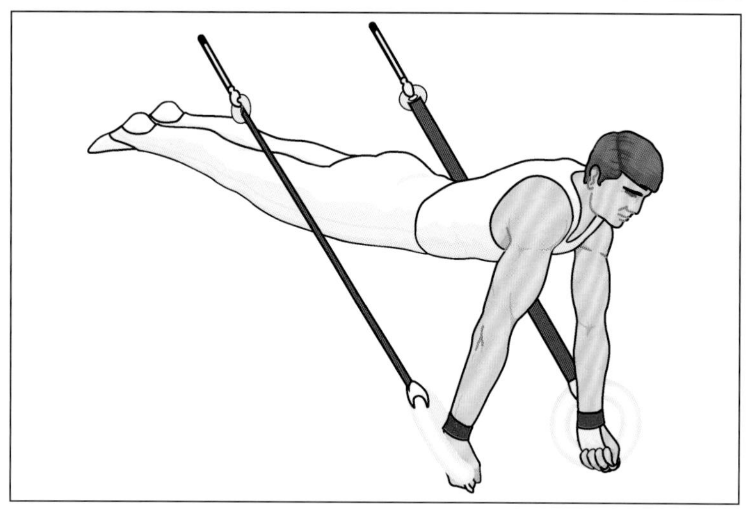

筋膜的致密化

图 1.47　筋膜的致密化

“随着运动，透明质酸在肌内膜中的聚集和滞留验证了透明质酸作为一种润滑剂，促进肌肉纤维之间活动的概念”(Piehl-Aulin K 等，1991 年)。

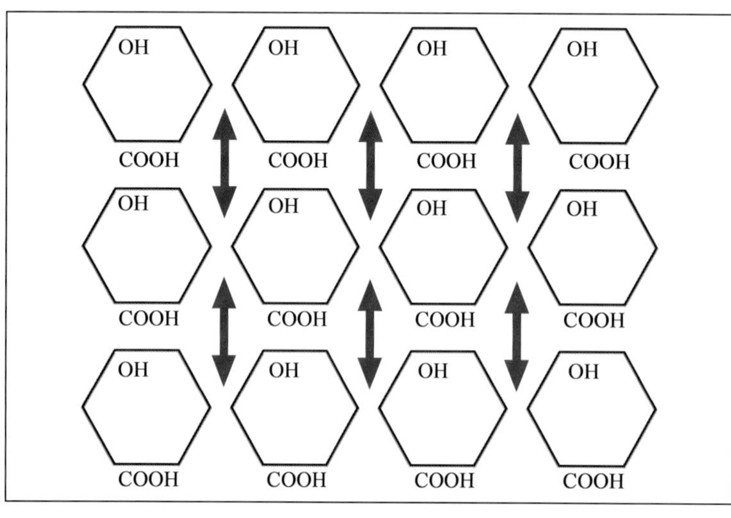

图 1.48　分子间聚集

“当透明质酸分散于平面内时可观察到分子间聚集。不同的透明质酸链聚合在一起，给予该溶液一种特殊的疏水性特征并导致黏弹性显著上升”(Matteini P 等，2009 年)。

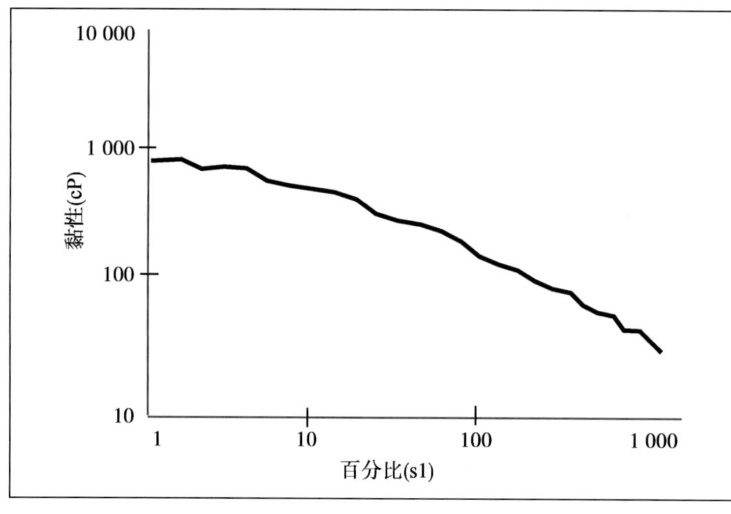

图 1.49　滑动减弱

“透明质酸黏性升高导致滑动减弱的比例为 1∶10”(Cowman M，2015 年)。

筋膜表面的滑动减弱使得筋膜结构更加“僵硬”。

筋膜组织学

筋膜的致密化

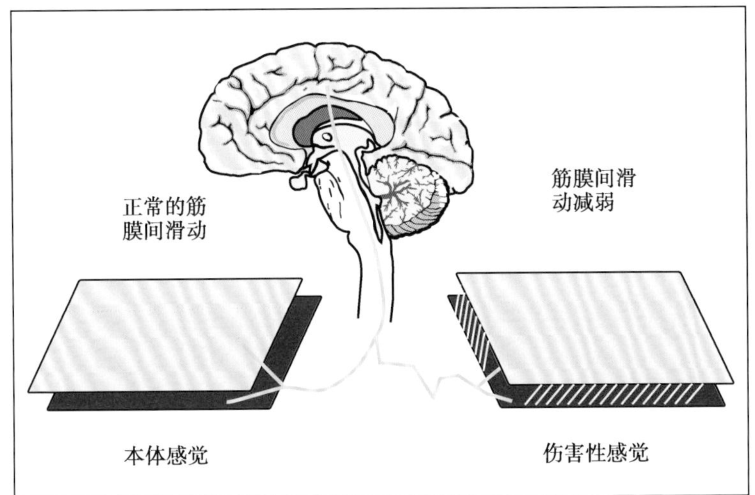

图 1.50　致密化和疼痛

“组织的黏弹性调节着感受器反应。黏性增加将降低力学感受器的放电阈值”（Song Z 等，2015 年）。如果筋膜层之间滑动不受限，那么游离神经末梢可感知到运动；筋膜层间滑动减弱会改变力学感受器传递的输入性信息。

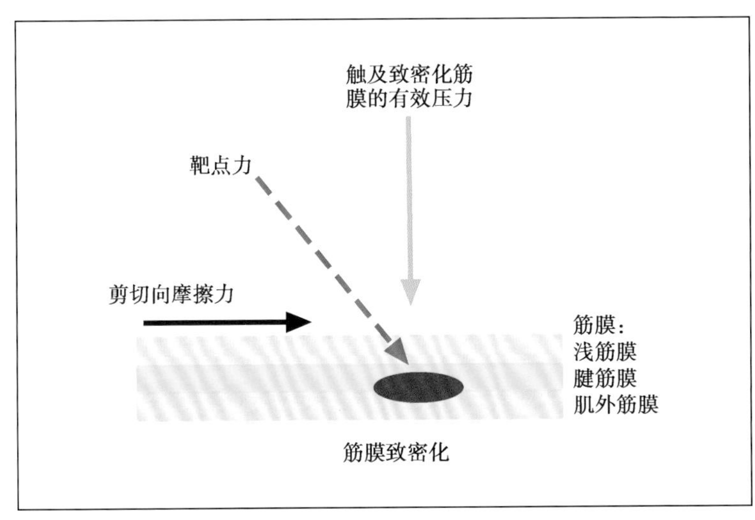

图 1.51　手法的力学作用

改变筋膜致密化需要两种力共同作用，类似于雕刻时的作用力：

- 压力，穿透皮肤和皮下组织到达致密区域或颗粒感区域。
- 剪切力，即治疗师手肘和有阻力的筋膜层之间的往复活动或摩擦力。

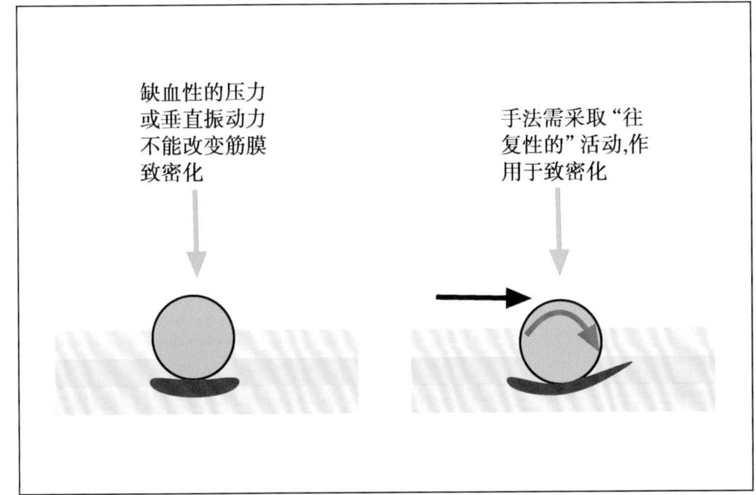

图 1.52　手法的力学特征

新泽西理工大学的一项研究中（Roman 等，2013 年）发表了一个数学模型，显示了“筋膜手法中的压力和‘往复性’活动可提高透明质酸的滑动从而使肌肉更高效工作”。

筋膜组织学

筋膜的致密化

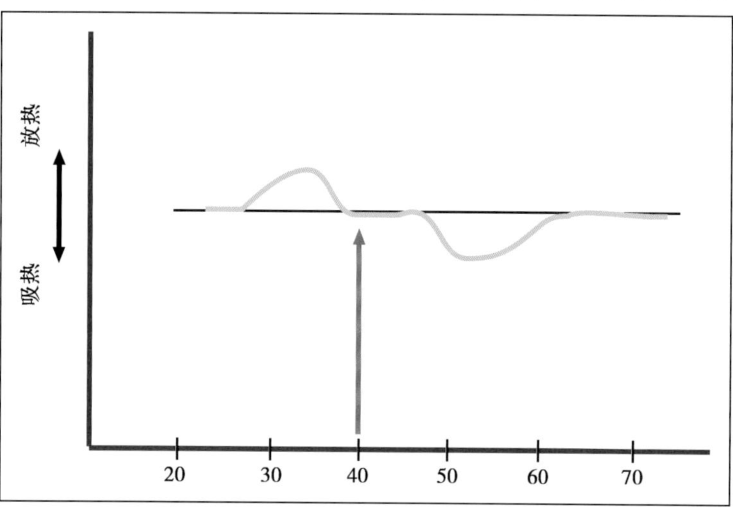

图 1.53　致密化的改变

要改变筋膜致密化，摩擦力必须持续到局部温度上升。

“这种链式反应在温度达到 40℃ 以上时开始解聚”（Matteini P 等，2009 年）。

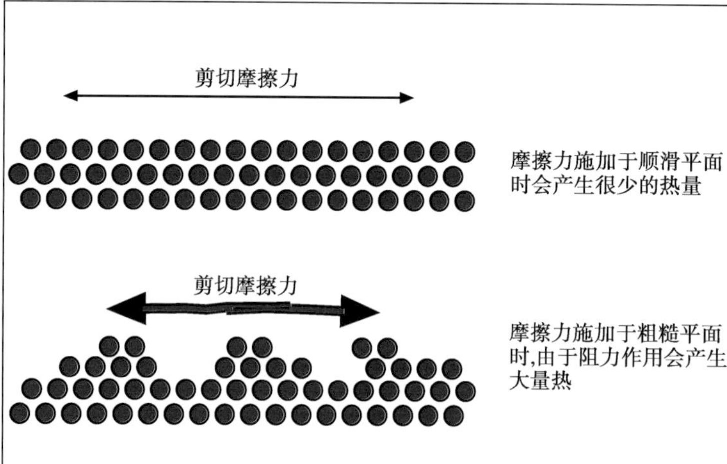

图 1.54　摩擦力和热量

筋膜手法借助摩擦力产生的热量使透明质酸从致密状态转化到流体状态（从凝胶状到流体状）。

施加于粗糙表面的摩擦力使分子振动。这种活动随后传递到相邻的分子，接着热量就产生了。

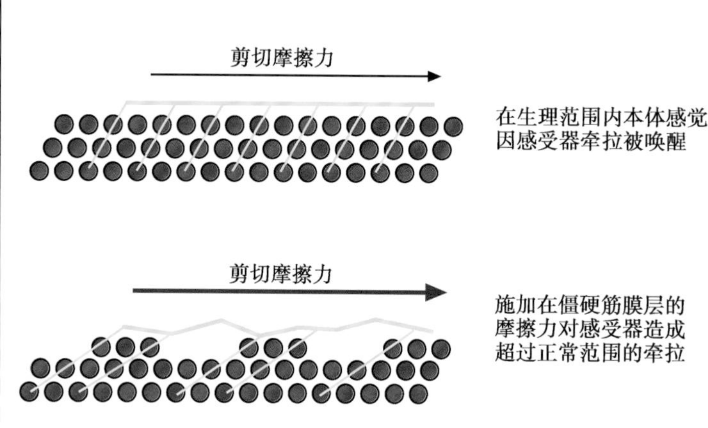

图 1.55　摩擦力和疼痛

当往复运动施加于筋膜，造成镶嵌于筋膜中的游离神经末梢受到牵拉。

如果筋膜层能够滑动，那么游离神经末梢是在生理范围内被牵拉；如果筋膜是致密化的，那么游离神经末梢受到的牵拉是超过正常范围的，这会引发疼痛。

筋膜的组织学

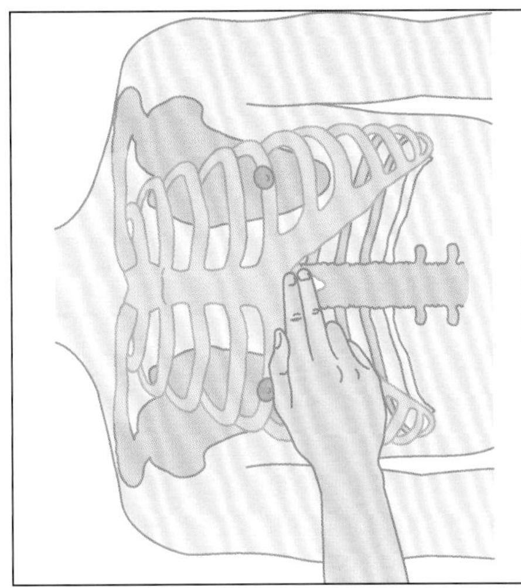
筋膜手法仅作用于需要改变其细胞外基质的点上,由此使胶原纤维可以根据运动力线重新排列。

筋膜的致密化

图 1.56　致密化的改变

“在压力条件下,透明质酸开始解聚,形成低分子量聚合物”(Noble PW,2002 年)。“透明质酸碎片(少于 1 000 道尔顿)催化出自限性炎症反应”(Stern R 等,2006 年)。该炎症反应对于先前致密区域的疏松结缔组织的量和质的再生是必要的。

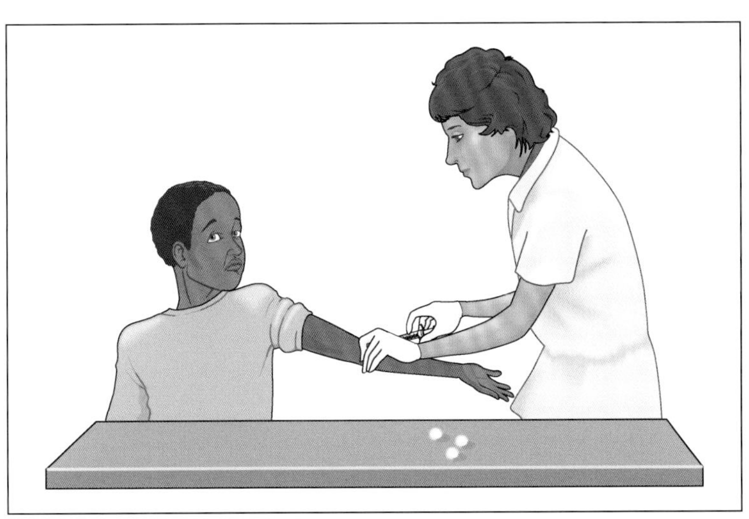

图 1.57　致密化和透明质酸酶

改变筋膜致密化,可以使用药物性治疗代替手法治疗。

“注射透明质酸酶有助于提升筋膜黏性变异区域的肌肉间滑动”(Cowman M,2015 年)。

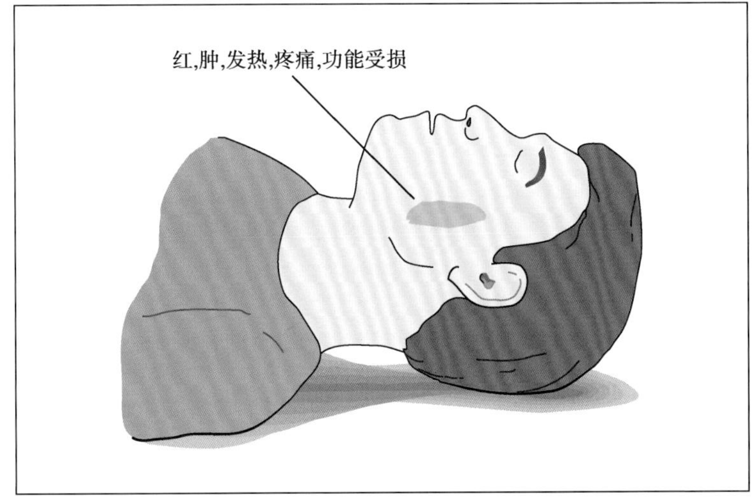

图 1.58　摩擦力和炎症

炎症导致的变化:

- 对于浅层微动脉、静脉和毛细血管的影响,从而导致表面变红,一般在 15 分钟后消退。
- 对深层血管丛的影响,借由透明质酸碎片产生的炎症反应已启动。

该炎症进程在 72 小时后消退。

筋膜的生物力学

这部分将讨论以下话题:

- 人体的节段
- 空间平面的运动
- 肌筋膜单元
- 协调中心和感知中心
- 外周运动协调

筋膜生物力学

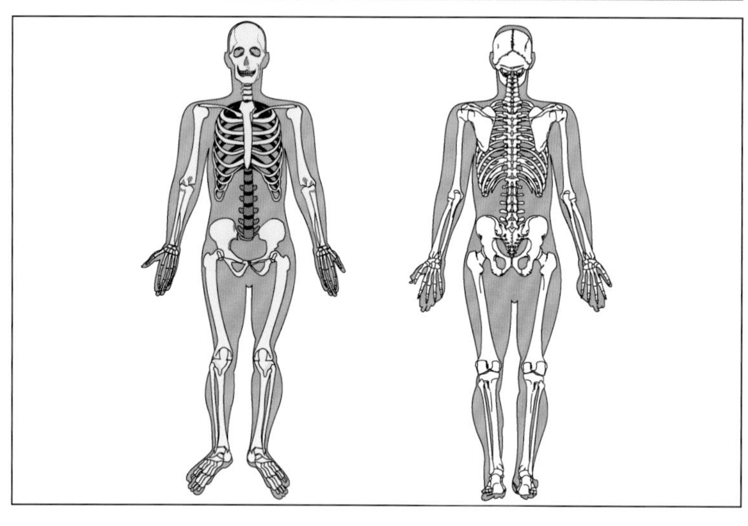

人体的节段

图 1.59　运动系统的骨骼部分

医学教科书中对于运动系统花了大量篇幅在人体骨骼、关节和肌肉的起止点上。

只有寥寥几语提到筋膜,而且仅把它视作包裹物和肌肉附着点。

这种解读会影响健康工作者将疼痛与关节联系起来,而非筋膜。

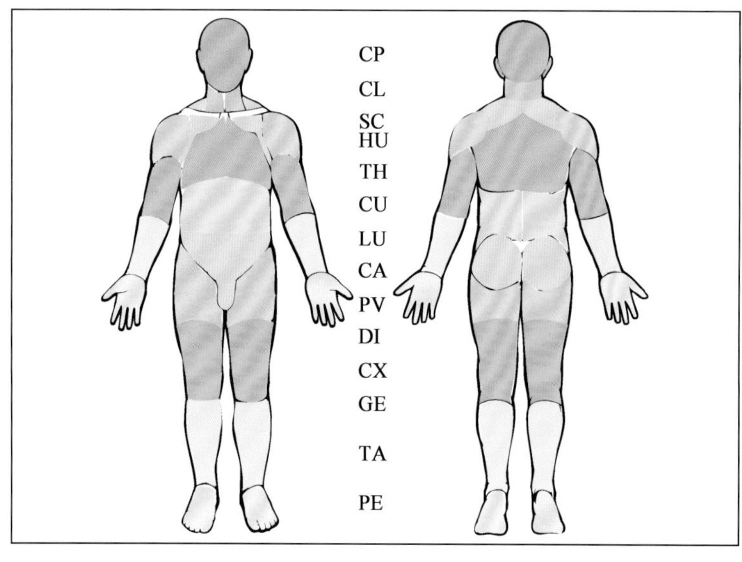

图 1.60　身体节段

筋膜手法(FM)分析了骨骼、肌肉、关节、韧带和筋膜,将它们视作一个功能单元,划分成 14 个人体节段。

每个节段包括了活动一个特定关节的单、双关节肌的运动单元。

这些节段的分界线与传统解剖分界线不同,因为它考虑了功能元素。

生物力学模型

缩写	拉丁文	英文	中文
cp	Caput	Head	头
cl	Collum	Neck	颈
th	Thorax	Thorax	胸
lu	Lumbi	Lumbar	腰
pv	Pelvi	Pelvis	骨盆
cx	Coxa	Hip	髋
ge	Genu	Knee	膝
ta	Talus	Ankle	踝
pe	Pes	Foot	足
sc	Scapula	Scapula	肩胛骨
hu	Humerus	Humerus	股骨
cu	Cubitus	Elbow	肘
ca	Carpus	Wrist	腕
di	Digiti	Fingers	手指

人体的节段

表 1.1 人体节段的命名

为将这些功能性节段与解剖节段做区分，筋膜手法（FM）使用了拉丁文术语和缩写。

大部分医学教科书中采用拉丁文术语，这也促进了不同语言背景的学生的理解。

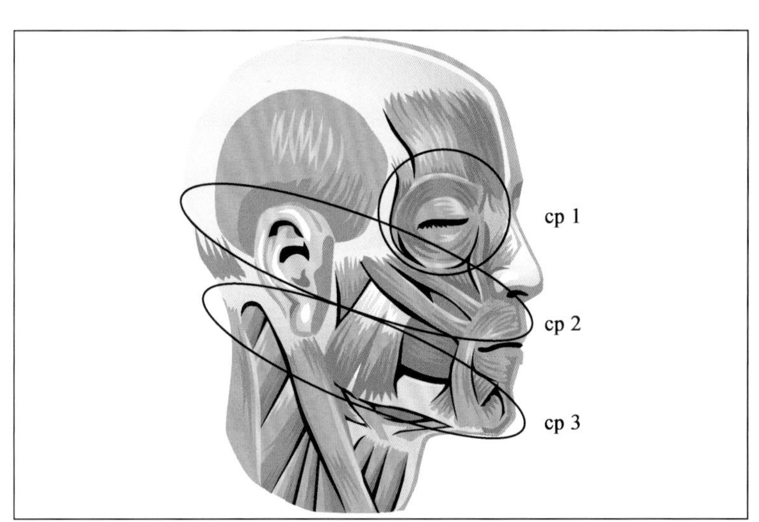

图 1.61 头部三个亚单元

在解剖学中，头部被视作一个单独节段；然而，FM 考虑了头部的三个亚单元，每一个都对应了细小、独立的运动：

- 眼部运动肌群（cp1）
- 耳周、上颌肌群（cp2）
- 下颌、口周肌群（cp3）

深筋膜将下颌关节的随意肌相连。

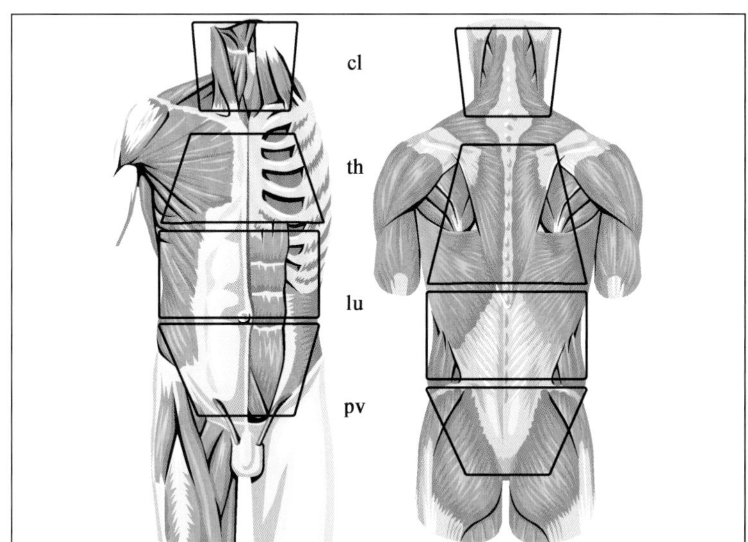

图 1.62 躯干节段的前和后

在躯干有四个节段：

- cl，将 7 个颈椎在三个空间平面内活动的肌肉和筋膜。
- th，活动 12 个胸椎和 12 个肋骨的肌肉和筋膜。
- lu，将 5 个腰椎在三个空间平面内活动的肌肉和筋膜。
- pv，将骨盆、骶骨和尾骨做细微活动的肌肉和筋膜。

生物力学模型

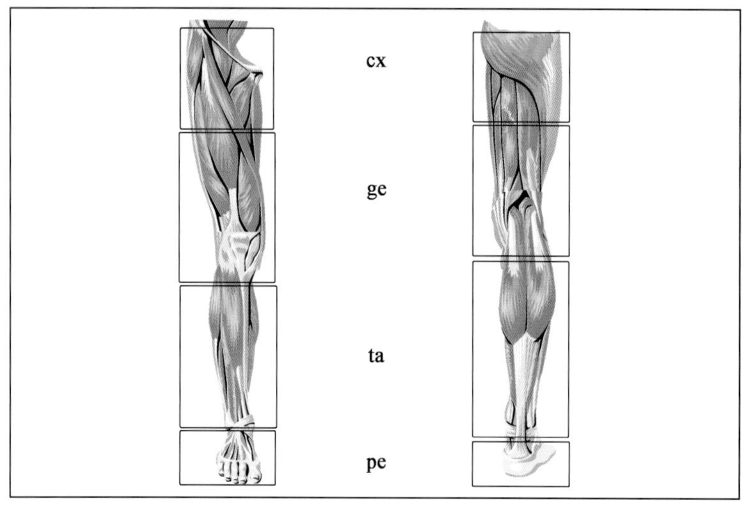

身体节段

图 1.63 下肢的节段

下肢节段由以下组成:

- 髋部节段,cx
- 膝部节段,ge
- 踝部节段,ta
- 足部节段,pe

图中的分界线仅为参考,因为有些肌肉虽位于近端节段但却作用于远端节段,例如,髂腰肌和趾屈肌。

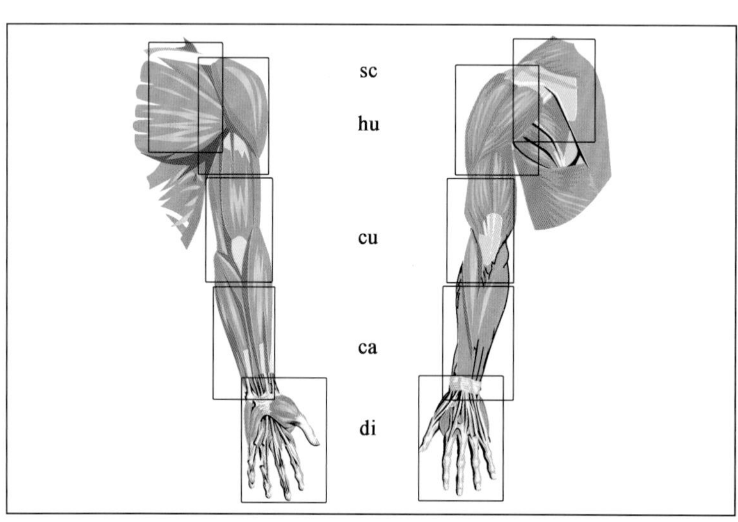

图 1.64 上肢节段

上肢的 5 个节段:

- 肩胛节段,sc
- 肱骨节段,hu
- 肘部节段,cu
- 腕部节段,ca
- 手部节段,di

图示的分界线仅作参考,因为有些肌肉虽位于近端节段,但作用于远端节段。

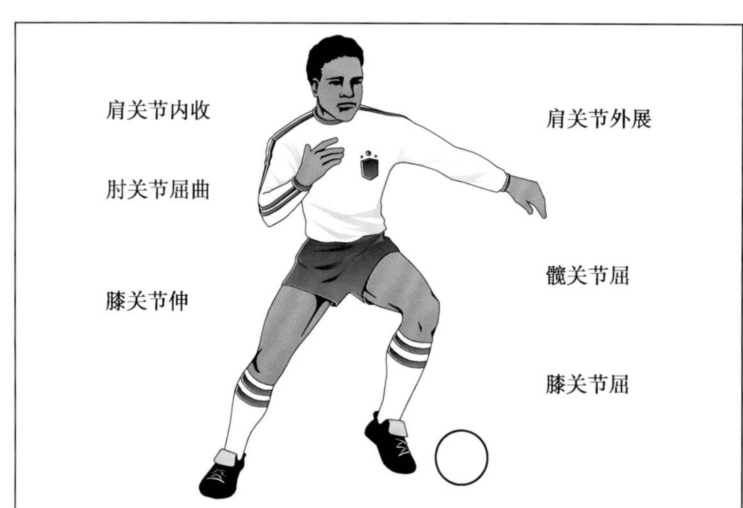

图 1.65 人体的运动

FM 不使用传统解剖术语,如屈曲、伸展、外展和内收来描述运动,因为这些术语描述的是关节的闭合和打开的角度,而非平面中的运动方向。例如,髋屈和膝伸都是向前的运动;因此,即使运动方向一致,屈和伸却代表了相反的意思。

生物力学模型

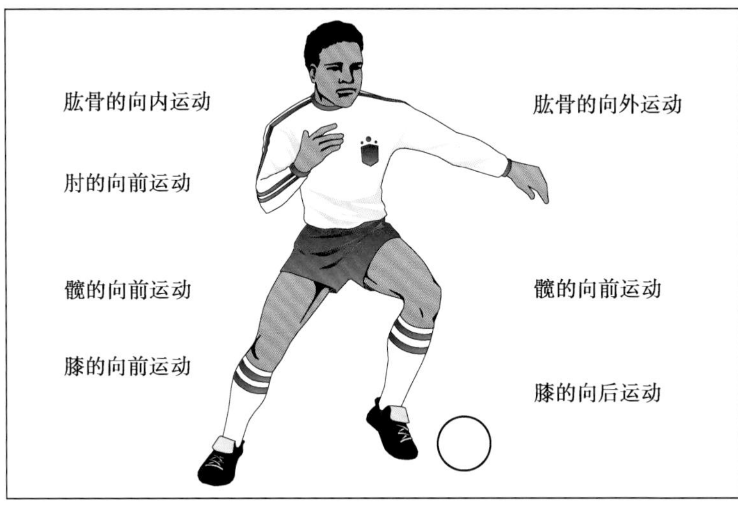

空间平面	运动方向	缩写
矢状面	向前运动 向后运动	an re
冠状面	向外运动 向内运动	la me
水平面	内旋运动 外旋运动	ir er

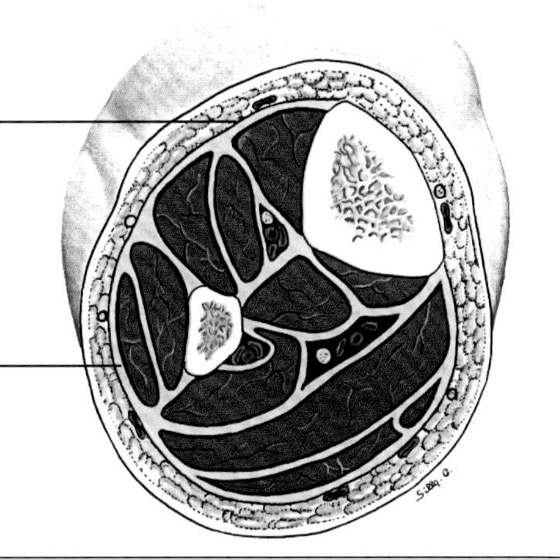

人体的节段

图 1.66　基于平面的运动

筋膜手法使用的术语与空间平面相关：antemotion(向前运动)对应向前方的运动,retromotion(向后运动)对应向后方的运动,lateromotion(向外运动)对应所有向外侧的运动,mediomotion(向内运动)对应所有向中线的活动。Intrarotation(内旋运动)指代向内旋转的运动,extrarotation(外旋运动)指代向外旋转的运动。

表 1.2　运动方向的命名

术语向前运动和向后运动代替了屈曲和伸展。

术语向外运动和向内运动代替了外展和内收。

术语内旋运动和外旋运动代替了描述旋转运动的术语,如旋后,旋前等。

图 1.67　小腿的筋膜腔室

在这张小腿横截面图中,Chiarugi 展示了与传统研究中相同肌肉数量的筋膜室。而现实中,筋膜并不总是厚度一致,像图中所示这样。在间隔处和肌肉纤维插入点的筋膜较厚;在肌肉四周(肌外膜)较薄,而且在包绕整个肢端的部分非常有抗阻性(腱筋膜)。

(改编自 G.Chiarugi & L.bucciante, Istituzioni di anatomia dell'uomo.Piccin)

生物力学模型

肌筋膜单元

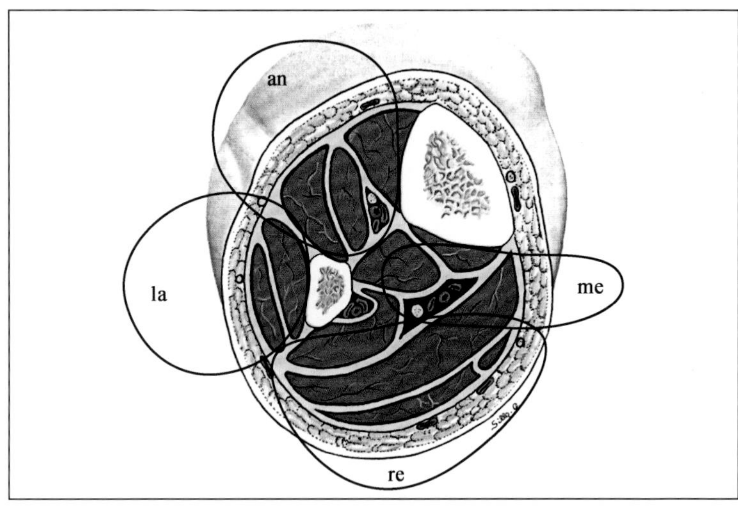

图 1.68　在矢状面和冠状面的运动，结合筋膜室

矢状面(向前 an,向后 re)和冠状面的运动(向外 la,向内 me)是由通过肌间隔和腱筋膜分隔的筋膜室中的运动单元执行的。

这两个平面中的运动更古老。由于它们产生的力更大,所以它们也有着更多的运动单元。

(改编自 G.Chiarugi & L.bucciante, Istituzioni di anatomia dell' uomo.Piccin)

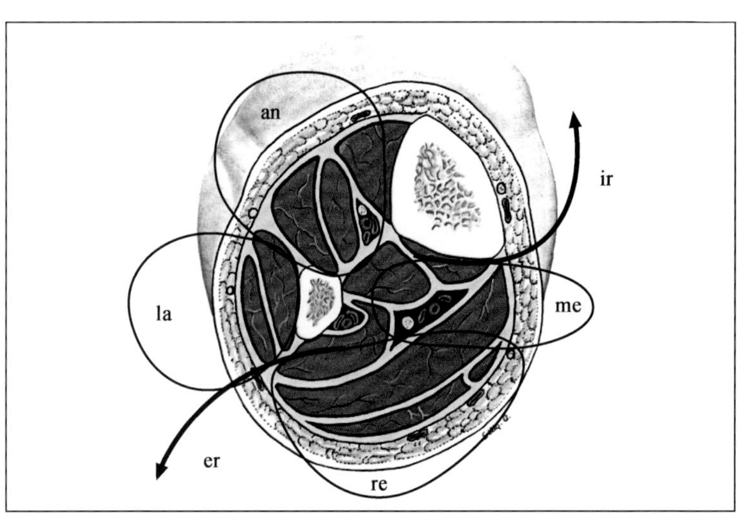

图 1.69　水平面的运动

14 个节段在水平面上活动的运动单元几乎没有独立的筋膜室。相反,这些运动单元散布在多个肌肉中,它们的活动被传递到它们所附着的肌间隔上:向后侧传递做外旋,向前侧传递做内旋。

(改编自 Chiarugi & Bucciante, op.Cit.)

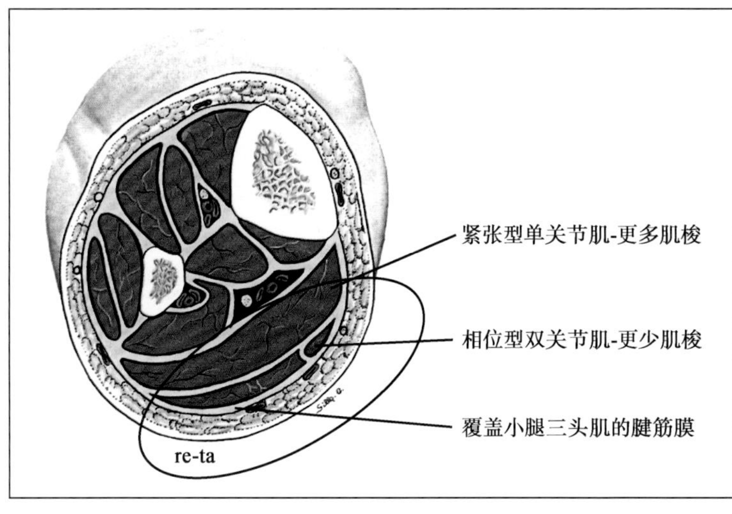

图 1.70　单关节和双关节肌

每个肌筋膜单元由单关节和双关节肌组成。例如,向后-踝部(re-ta)肌筋膜单元的组成:

- 比目鱼肌,是一个紧张型单关节肌,主要参与姿势控制。
- 两个腓肠肌,是相位型或动态型双关节肌,肌梭更少。

(改编自 Chiarugi & Bucciante, op.Cit.)

生物力学模型

	an	re	me	la	ir	er
cp	an-cp	re-cp	me-cp	la-cp	ir-cp	er-cp
cl	an-cl	re-cl	me-cl	la-cl	ir-cl	er-cl
th	an-th	re-th	me-th	la-th	ir-th	er-th
lu	an-lu	re-lu	me-lu	la-lu	ir-lu	er-lu
pv	an-pv	re-pv	me-pv	la-pv	ir-pv	er-pv
cx	an-cx	re-cx	me-cx	la-cx	ir-cx	er-cx
ge	an-ge	re-ge	me-ge	la-ge	ir-ge	er-ge
ta	an-ta	re-ta	me-ta	la-ta	ir-ta	er-ta
pe	an-pe	re-pe	me-pe	la-pe	ir-pe	er-pe
sc	an-sc	re-sc	me-sc	la-sc	ir-sc	er-sc
hu	an-hu	re-hu	me-hu	la-hu	ir-hu	er-hu
cu	an-cu	re-cu	me-cu	la-cu	ir-cu	er-cu
ca	an-ca	re-ca	me-ca	la-ca	ir-ca	er-ca
di	an-di	re-di	me-di	la-di	ir-di	er-di

肌筋膜单元

表 1.3　肌筋膜单元的命名

每个肌筋膜单元的名字来自它所在的节段和它所对应的动作。

表 1.3 中第一列是 14 个身体节段的缩写。三个平面内的六个运动方向的缩写则位于第一横行。节段加上一个平面运动方向就是 84 个肌筋膜单元的名称。

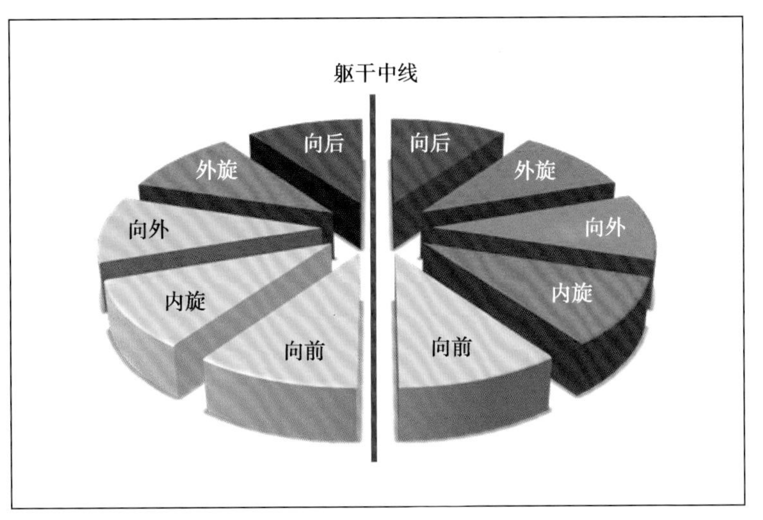

图 1.71　躯干上肌筋膜单元的分布

躯干分为左右两侧，镜像对应。因此，有两个向后运动的肌筋膜单元（re-th，re-lu，等）：一个在右，一个在左，彼此协同；向前运动的肌筋膜单元也有左右两个。但是，两个向外运动的肌筋膜单元却是互为拮抗的，而内旋运动和外旋运动则相互拮抗与协同。

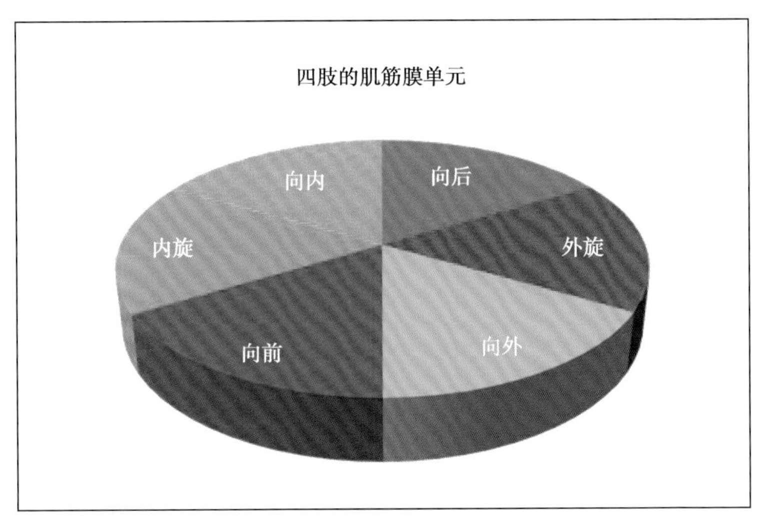

图 1.72　四肢的肌筋膜单元

在四肢上，向内运动的肌筋膜单元位于四肢内侧，而向外运动的肌筋膜单元位于外侧。向前运动单元位于前侧，向后运动的肌筋膜单元位于后侧。内旋运动的肌筋膜单元位于向前和向内之间，而外旋运动单元则在向后和向外之间。

生物力学模型

肌筋膜单元

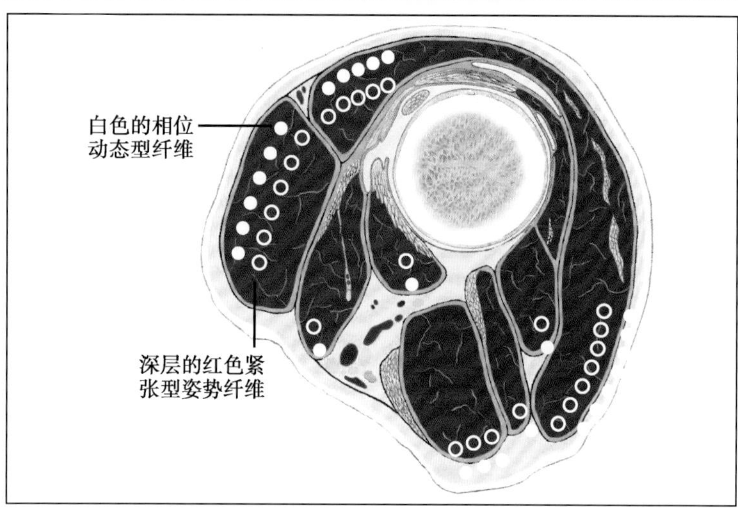

图 1.73　红肌纤维和白肌纤维

紧张型的静态或姿势肌纤维呈红色因为它们有许多毛细血管并进行氧化代谢。位于较深层，它们的结缔组织较多，更具纤维感。

相位型或动态型肌纤维呈白色，因为它们的毛细血管较小并进行糖酵解代谢。它们位于浅层，结缔组织较少。

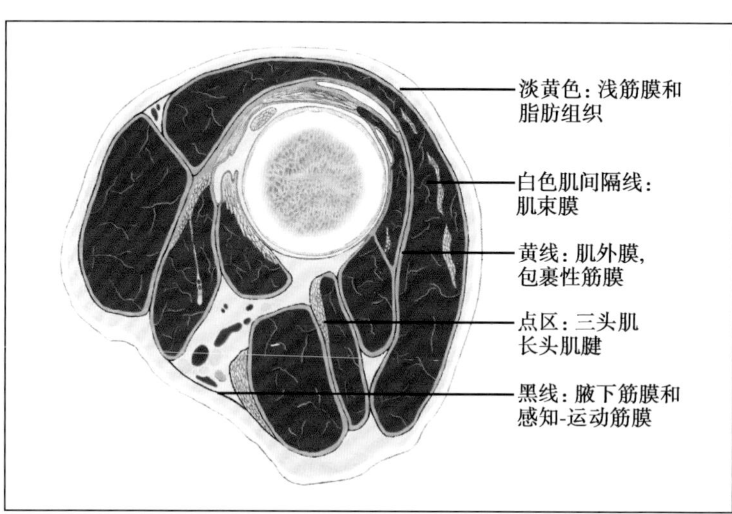

图 1.74　肌外膜和疏松结缔组织

所有肌肉的肌外膜将参与一个特定方向运动的运动单元聚集或联合。疏松结缔组织使每一块肌肉可以根据它将要实行的动作，来激活自身不同的运动。更具弹性的外层感受器的激活负责特定的本体感觉。

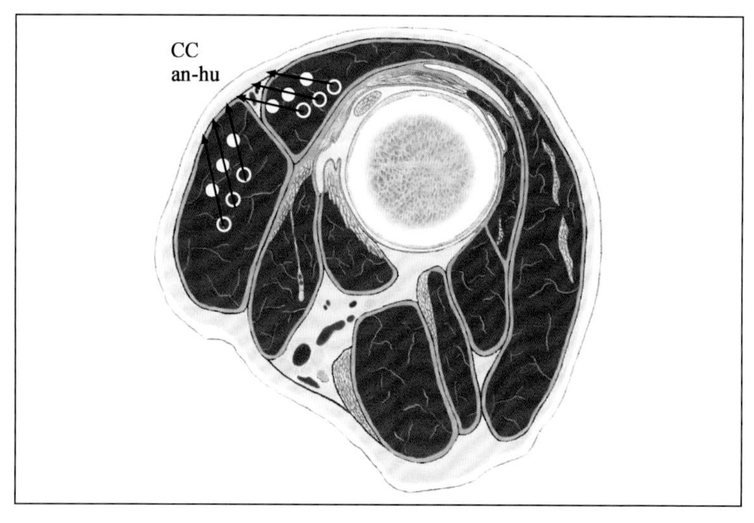

图 1.75　肌束膜，肌外膜和 CC

肌梭末端嵌入与肌外膜相连的肌束膜上。当肌梭的梭内肌纤维收缩时，肌束膜的一部分会受到牵拉。根据被激活的运动单元，这些牵拉力汇聚在肌外膜上特定的点（CC），例如胸大肌锁骨束和三角肌的运动单元激活，产生汇聚在两肌肉间沟处的矢量（CC 点 an-hu）。

生物力学模型

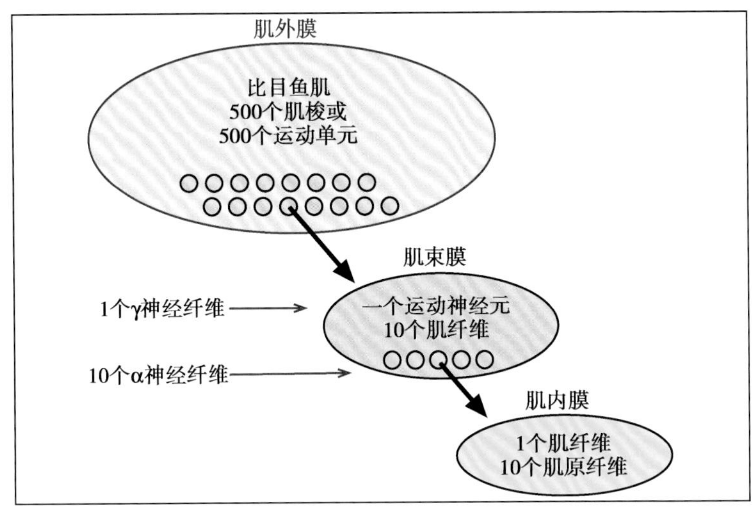

肌筋膜单元

图 1.76　一个肌肉的组成

每个骨骼肌都包含多个运动单元；例如，比目鱼肌由 500 个运动单元组成，每一个单元对应一个肌梭。一个肌筋膜单元大约包含 10 个由肌束膜包裹的肌纤维，形成一个肌束。每一根单独的肌纤维由肌内膜包裹，大约包含 10 个肌原纤维。α 神经纤维的终点到达每一根肌纤维。

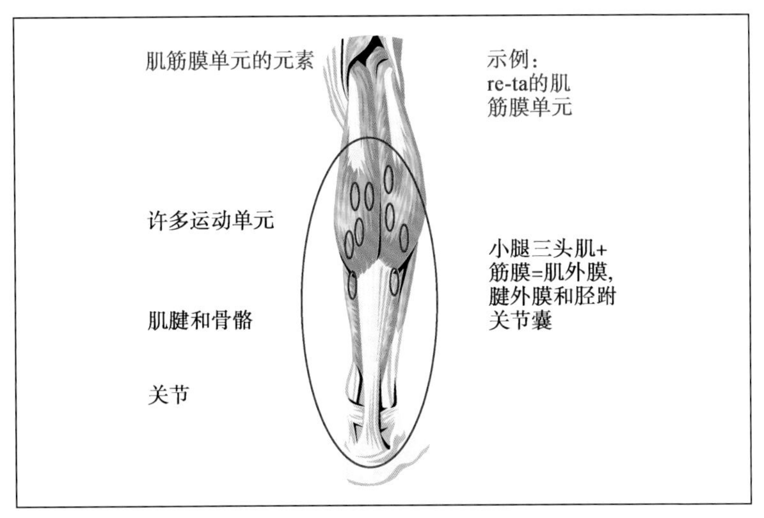

图 1.77　肌筋膜单元

肌筋膜单元由以下组成：

- 执行一个独立动作的运动单元。
- 传递以上运动单元力量的肌腱。
- 这些运动单元所活动的关节。
- 筋膜，基于其所包绕的结构而得名，如肌外膜，腱外膜，关节囊，韧带等。

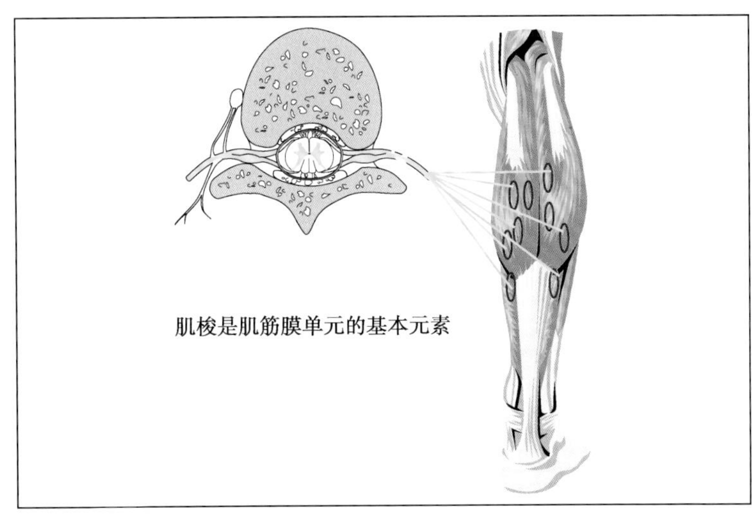

图 1.78　肌筋膜单元和神经支配

小腿三头肌的运动神经分为许多小分支，与肌梭数量均等，并向肌梭发送 γ（伽马）纤维。肌梭镶嵌于肌内膜中，使其可以滑动。肌梭的末端附着于肌束膜，进而与肌外膜相连续。

生物力学模型

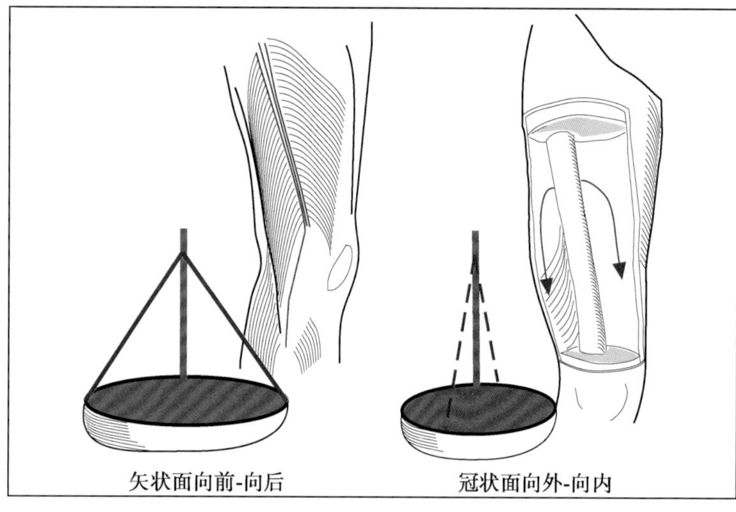

肌筋膜单元

图 1.79 原动肌筋膜单元和拮抗肌筋膜单元之间的交互抑制

在外周,高尔基腱器官调节原动肌和拮抗肌间的交互抑制。该神经受体的激活基于牵拉角度而改变。

当原动肌和拮抗肌为关节维持稳定时,例如一个人在站立位下,膝关节周的肌肉同时收缩,而不发生交互抑制。

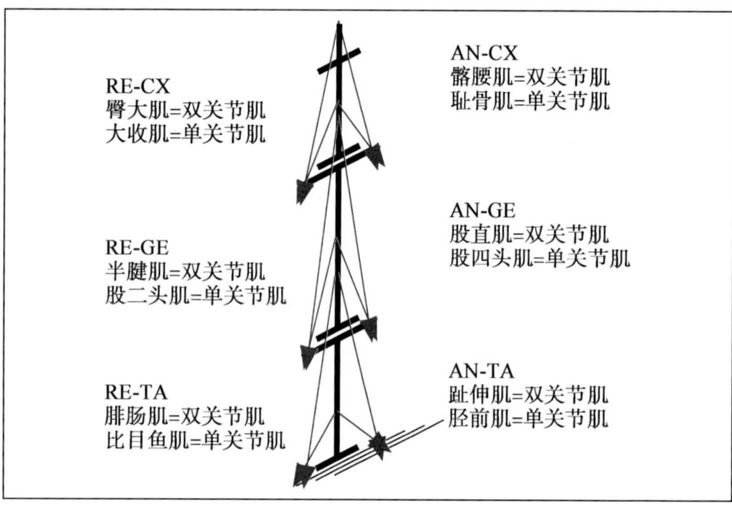

图 1.80 原动和拮抗肌筋膜序列链之间的交互抑制

原动肌和拮抗肌的交互抑制激活存在于多关节,而非仅一个关节。在直立姿势下,由于牵张反射的作用各节段的肌筋膜单元都被激活;随着关节角度的变化,所有的肌筋膜单元,例如,下肢的向前和向后序列链,进行对应调整。

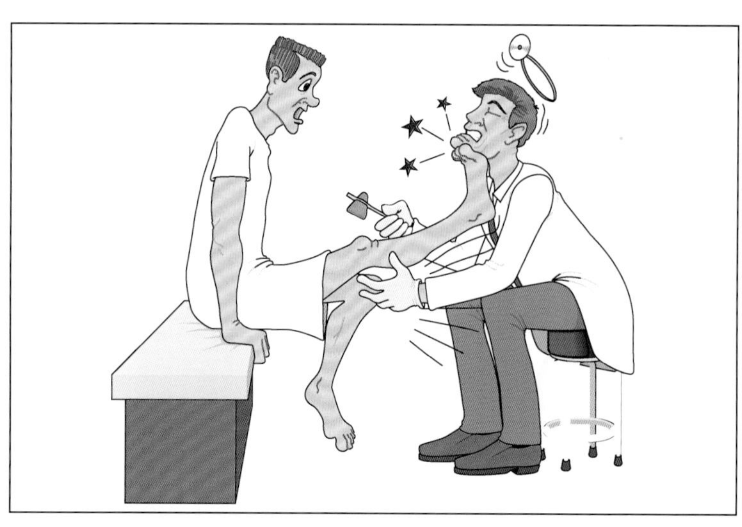

图 1.81 原动和拮抗肌筋膜单元之间的交互抑制

髌腱反射是髌腱在受到敲击后进行的腱反射。敲击造成股四头肌纤维受牵拉,也即,肌梭受到牵拉。肌梭的 1a 传入纤维激活了 α 纤维,使肌肉收缩;进而,脊髓中的副纤维或中间神经元或 Renshaw 循环抑制拮抗肌的激活。

生物力学模型

肌筋膜单元

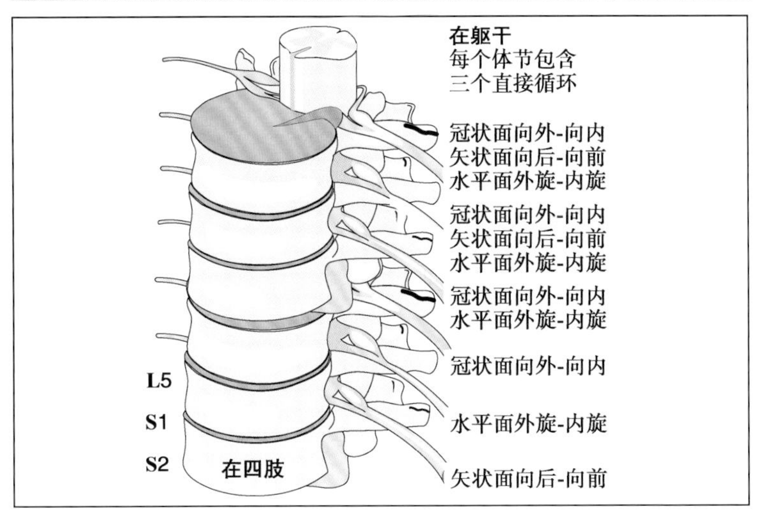

图 1.82　躯干的体节

大脑中有特定区域根据运动方向组织运动。在躯干的脊髓中，每个体节内都有三个区域：分别对应冠状面，矢状面和水平面。在臂神经丛和腰骶神经丛，各体节中有一个主导平面和一个方向的运动组织。

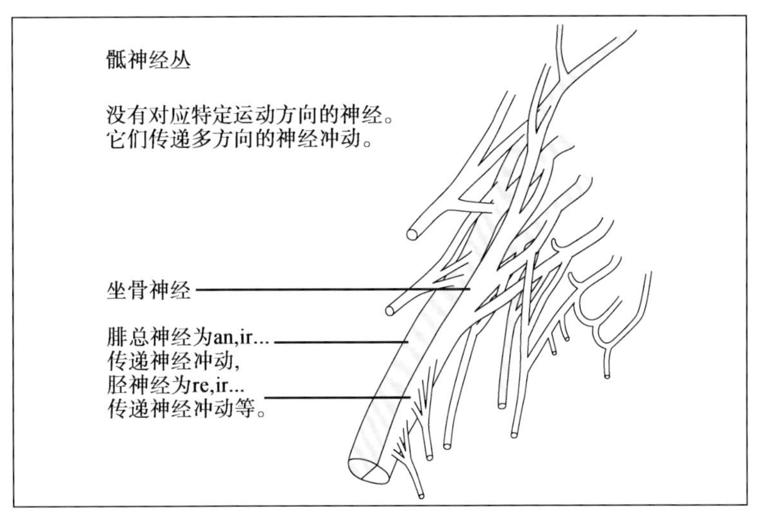

图 1.83　神经和运动方向

坐骨神经起源于骶神经丛的 L_4，L_5 和 S_1，S_2 神经根。它分支为腓总神经和胫神经。腓总神经是腓浅和腓深神经的起源，胫神经是腓肠神经和足底神经的起源。这种分布使每一个单方向神经冲动到达位于不同肌肉的运动单元。

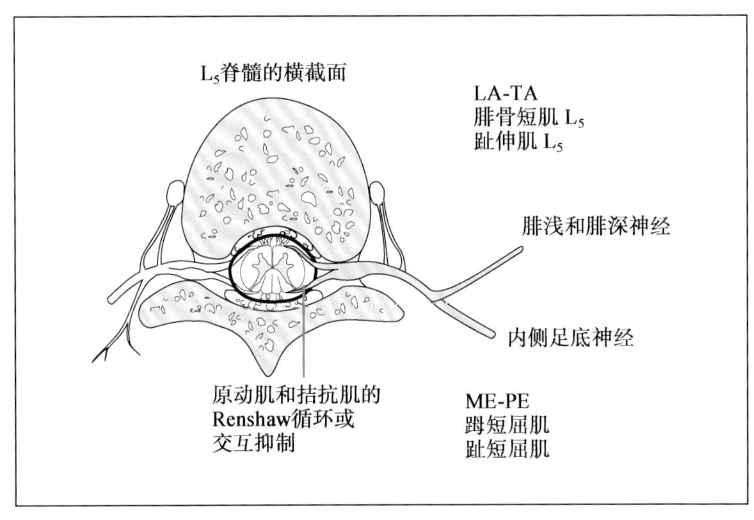

图 1.84　四肢体节

每个体节的神经丛中都保留着同一空间平面内的两个相反的运动方向轨迹。例如，下肢的向外运动主要由 L_5 支配，但在足部同样的神经根则传递向内运动的神经冲动（通过支配趾短屈肌的内侧足底神经）。这种组织在上肢是同样的。

生物力学模型

肌筋膜单元

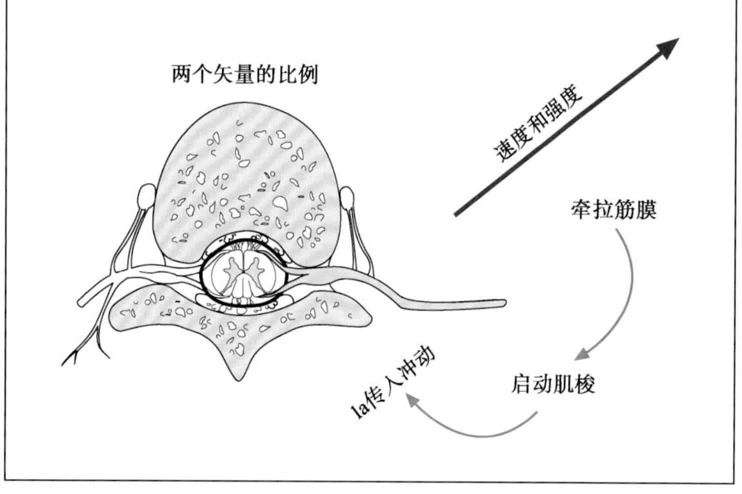

图 1.85　通过被动牵拉激活肌梭

肌梭传入纤维的兴奋性与筋膜被动拉伸的方向和强度成正比。交互抑制可调节肌肉反应的强度，而不需要大脑皮质的干预。对肌梭的被动牵拉会形成，原因之前提到过，肌梭的末端嵌入到肌束膜中。

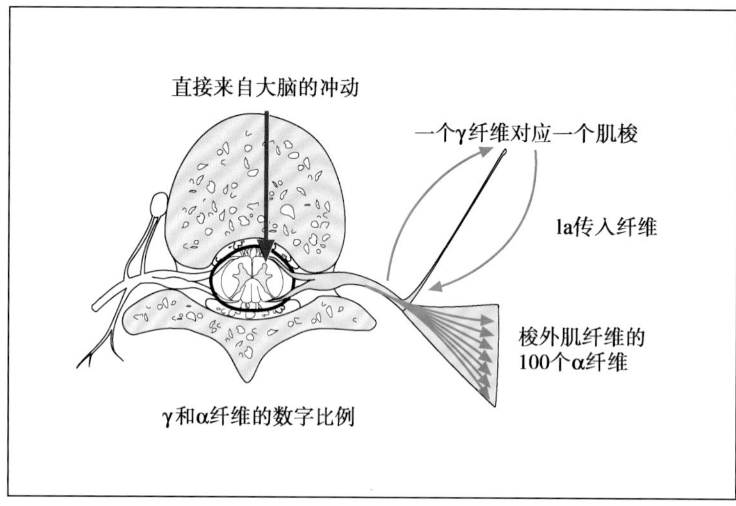

图 1.86　肌梭被大脑激活

γ 神经纤维（肌梭）和 α 神经纤维之间的比例证明了外周运动组织的重要性。一个 γ 纤维，传导脑神经冲动，支配一个肌梭。肌梭的传入纤维可以激活 100 个 α 运动神经元；因此，肌梭传入由肌外膜调节，决定了多少个肌纤维激活完成特定动作。

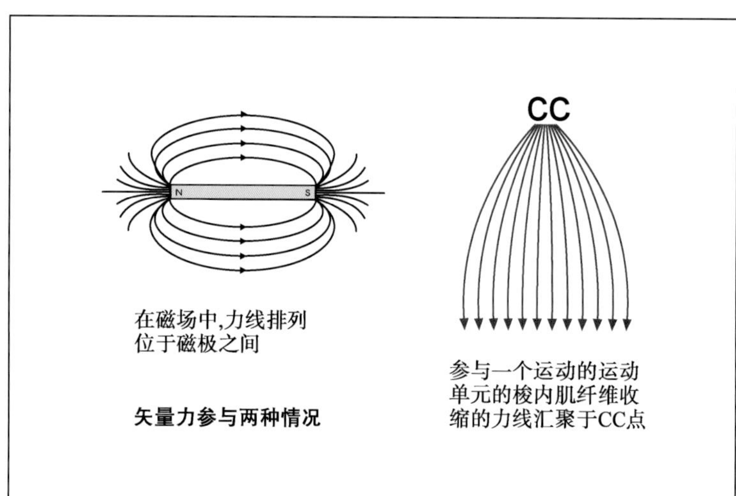

图 1.87　矢量和矢量中心或 CC

梭内肌纤维对筋膜的牵拉不是随机的。它由特定方向调节，在这里由矢量代表。该矢量具有强度和肌梭在筋膜上产生牵拉力的方向。矢量力的特征是汇聚于一点，叫作协调中心（CC），位于肌筋膜上。

生物力学模型

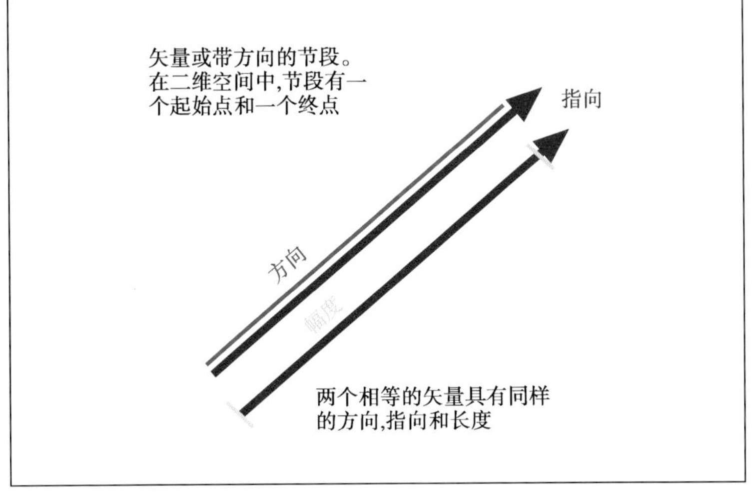

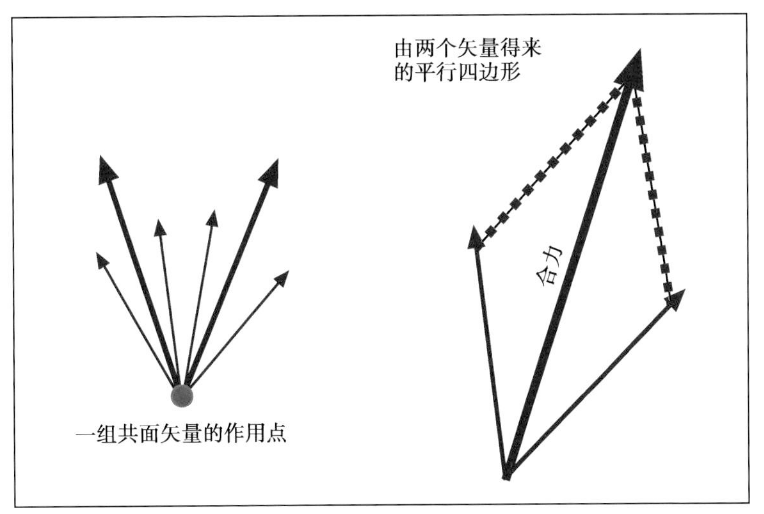

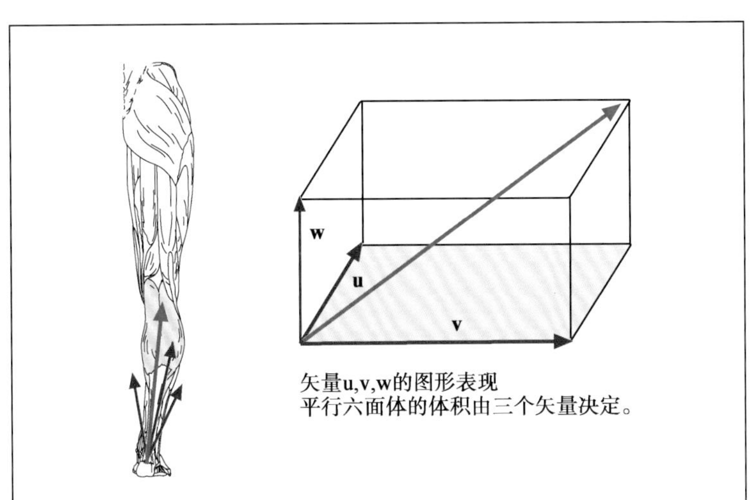

肌筋膜单元

图 1.88　代表肌肉力的矢量

矢量是一个物理量,其特征是:

- 一个表示矢量作用的方向,由箭头代表,例如,北-南。
- 在两个方向之间的指向,例如指向朝北或朝南。
- 幅度或长度或一个数值代表具体量化,如速度,力量等。

图 1.89　一组运动单元可以产生汇聚于同一点的力

为形成一个合力,一组共面矢量必须有一个共同的作用点。合力是矢量的集合,由两个矢量或几个共面矢量形成。最终合力对应于两个最终矢量构成的平行四边形的对角线上。

图 1.90　三位空间中的矢量排列

根据笛卡尔坐标轴,三个非共面矢量的合力对应于由此三个矢量构成的平行六面体的对角线方向。例如,作用于跟腱的矢量来自三维空间中。这些矢量的数值根据跟骨、比目鱼肌和腓肠肌之间的角度和距离而变化。

生物力学模型

肌筋膜单元

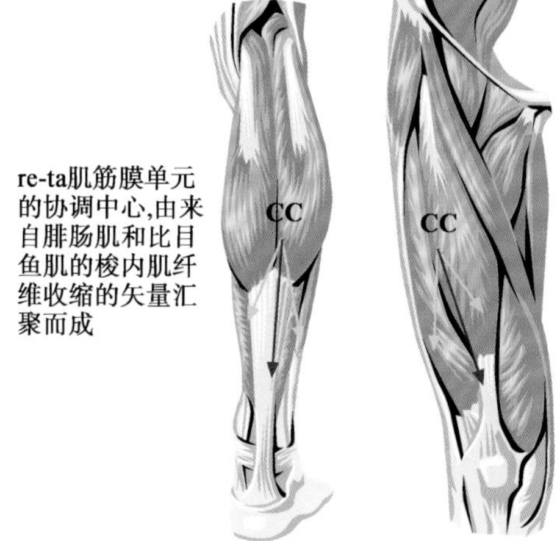

图 1.91 由主动牵拉形成的协调中心(CC)

在每个肌筋膜单元中,都有一个协调中心(CC),它的功能是协调执行一个特定动作的运动单元。这个 CC 是由梭内肌纤维在肌束膜和肌外膜上的牵拉力形成的。

CC 就像在运动中拉着缰绳(力线)的车夫。

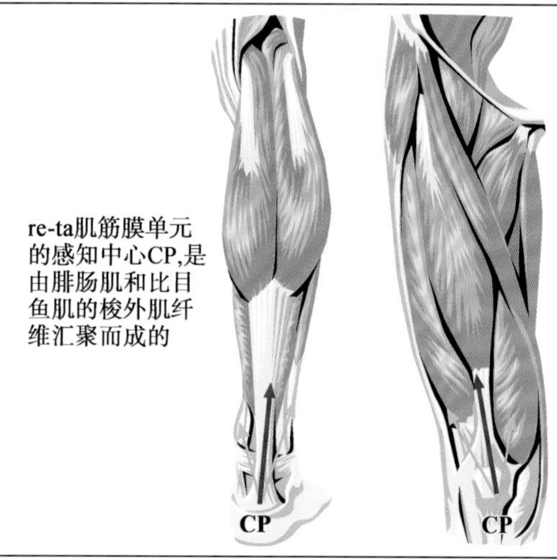

图 1.92 感知中心(CP)的形成

CP 的矢量对应的是从梭外肌纤维在肌腱上的止点引起的牵拉力。CP 的位置和肌腱的骨性止点有关。如果由于肌筋膜单元的失调,肌腱张力没有按照生理力线排列,就会造成肌腱炎、肌腱病变。

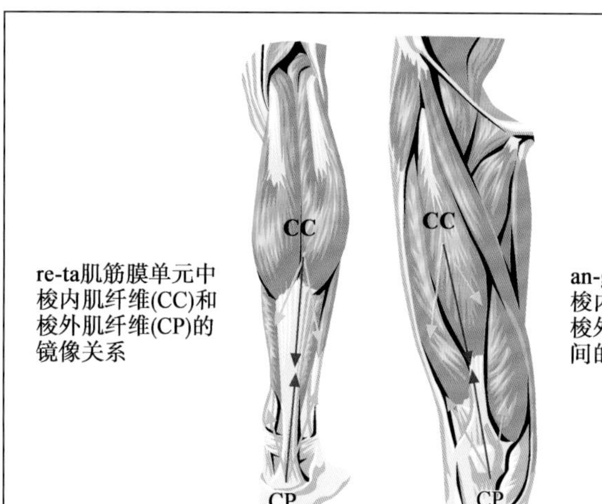

图 1.93 合力 CC 和合力 CP 的镜像关系

通过了解 CP 的位置在合矢量汇聚于肌腱的某处,那么 CC 的位置则可计算出来。CC 位于梭内肌纤维的拉力汇聚的某点。这个拉力与梭外肌纤维的拉力成镜像关系。只有这两个合力成线性,肌力才达到最大。

(刘洋 卢杰 译,李思雨 范成雷 校,王于领 马明 审)

筋膜的生理学、肌筋膜疼痛和 FM 评估表

本章的第一部分,将对肌筋膜的生理学,尤其是肌梭和高尔基腱器官在外周运动协调中的作用进行阐述。

肌梭拥有包裹梭内肌纤维并与中枢神经系统相连接的结缔组织结构。肌梭是如此复杂,若只赋予它们感知的作用似乎是简单了。更恰当的说法是它们具有协调作用。肌梭的末端嵌入于肌束膜中,而肌束膜连接于肌外膜。我们所做的每一个动作都是由梭内纤维的一个小小的收缩开启的。这种收缩是无意识的。生理学教科书中描述了这种预收缩(Fetz EE,2002 年),但是并没有解释为什么会存在这种现象。筋膜手法(FM)认为,这种预收缩是为了探测梭外纤维的力线和肌腱最终受到的牵拉力排列是否一致。这也是为什么对于关节疼痛,FM 建议治疗肌筋膜,而非关节本身。

本章的第二部分讨论了肌筋膜疼痛。对 FM 而言,肌筋膜疼痛是由于筋膜的基质改变引起的,进而对运动系统造成的影响。

做筋膜手法治疗之后,患者经常会问:"为什么我立即就感觉到好转?"。这时治疗师应该回答因为他们在筋膜层上施加了摩擦力,导致局部升温,使得基质从凝胶状转化为流体状。下一个问题可能是:"筋膜为什么会致密?"。这个问题的答案因患者而异;实际上,运动员的身上的致密化可能与重复应力损伤和炎症相关;在工人身上,致密化可能是由于某些肌肉的劳损而致;对于卡车司机或办公室职员来讲,致密化则可能是他们的静态工作姿势导致。在后者这种情况下,颈肩区域的肌肉处于持续紧张,阻碍了肌肉泵效应。这加重了代谢停滞,进而改变了基质。

本章的第三部分解释了填写每一位患者的评估表。其中包括病史采集,临床假设,动作检查、触诊检查和治疗。患者的筋膜致密化各不相同,治疗必须基于个体的现病史或既往史。该临床手法并不提供针对头痛、关节炎,坐骨神经痛等的特定治疗处方。而是解释如何对每一位患者做详尽的检查。治疗师不应只关注患者现有的症状。而要检查其伴随性症状或之前的功能失调。人体筋膜有广泛的记忆力。事实上,它记录了所有的创伤,并通过肌筋膜序列链和空间平面,为这些创伤提供张力性代偿。有经验的治疗师需知道如何将患者的新旧症状联系起来,以理解症状的代偿策略。根据收集的病史和适当的动作检查和触诊检查,制订治疗方案。治疗点(CC 和/或 CF)应记录在评估表最后一部分。病史收集和记录是必要的,因为这能帮助追踪患者的身体多年来的各种代偿。当患者下一周第二次来访时,应基于第一次的治疗结果进行本次治疗。如果治疗后的即时效果持续,意味着治疗点的选择是正确的。相反,如果同样的疼痛或症状反复,那么治疗师应摒弃之前的治疗方案,建立一个新的治疗方案。

筋膜的生理学

筋膜通过协调中心(CC)和感知中心(CP)协调人体运动。筋膜、神经和肌肉之间的相互作用形成了肌筋膜单元和肌筋膜序列链。

筋膜的生理学

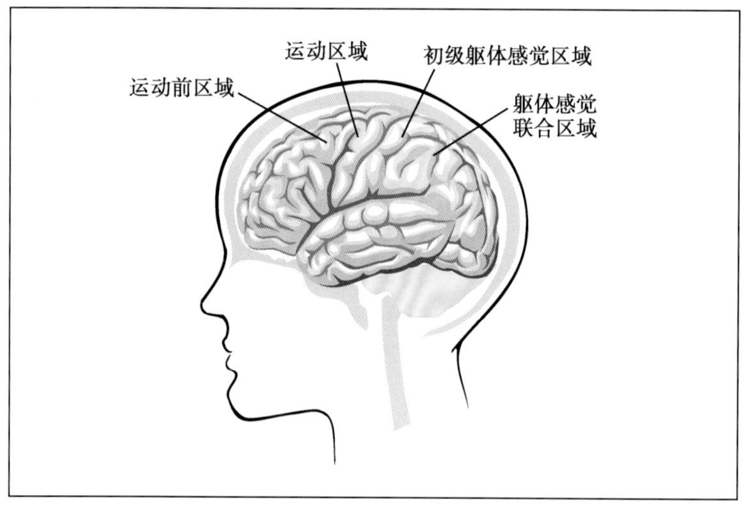

筋膜的神经支配

图 2.1　运动的中枢组织结构

在大脑中,有对应运动的特定区域:

- 单方向的:M1。
- 双方向的:M2。
- 多方向的:M2b(Hauk O,2004 年)。

大脑中有对应感知的特定区域:

- 单方向运动(初级躯体感觉区域)。
- 程式运动和姿势(躯体感觉联合区域)。

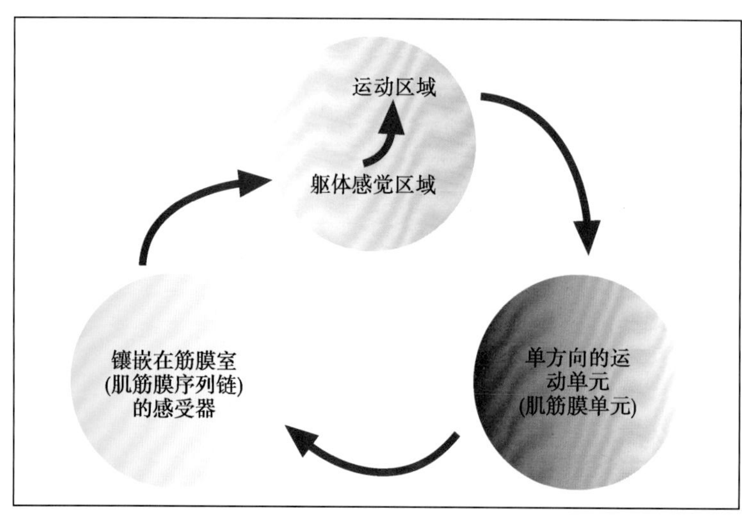

图 2.2　运动和肌筋膜

为了对应大脑的运动神经程序,外周中的相应筋膜组织是必要的:

- 执行一个单方向运动的特定肌筋膜单元。
- 镶嵌在筋膜室(肌筋膜序列链)中的感受器,根据运动方向将传入信息传输至大脑。

筋膜的生理学

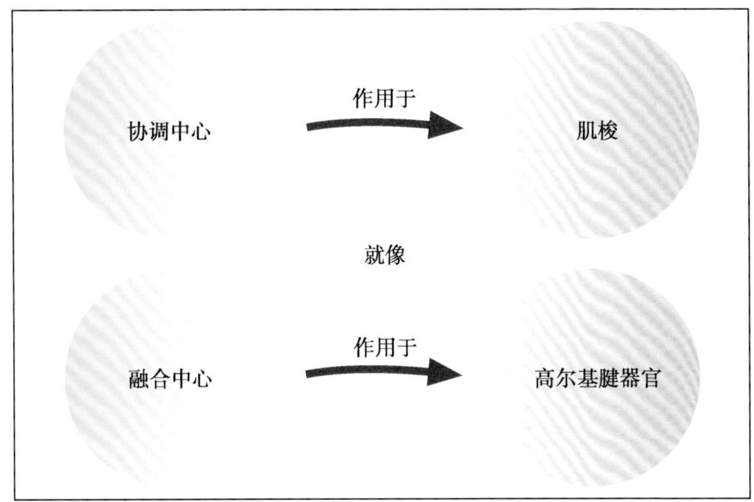

筋膜的神经支配

图 2.3 两个变量之间的方程式或等效性

筋膜手法首先作用于肌筋膜单元的协调中心（CC）和对角链的融合中心（Centres of Fusion, CF）。

为理解CC点的重要性，肌梭的活动和它与肌束膜及肌外膜的相互作用需进行细致的检查。

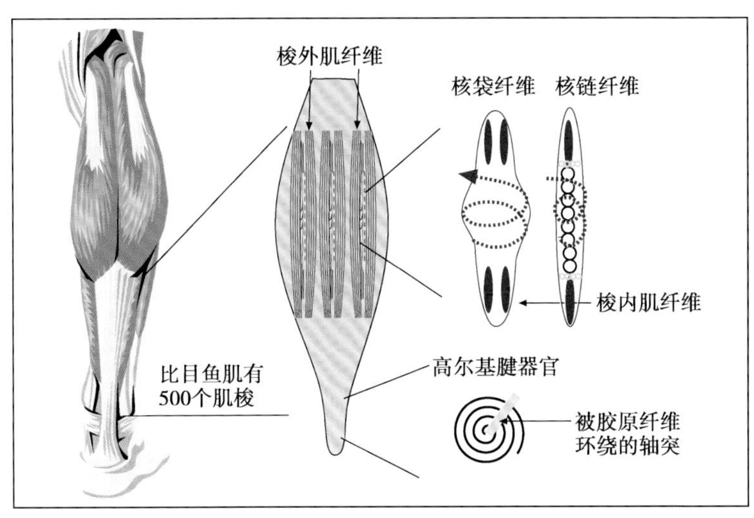

图 2.4 肌梭和高尔基腱器官

在医学上，肌梭和高尔基腱器官（GTO）被看作是运动感受器。要知道这些传入信号只到达脊髓，而不像其他感受器的信号那样直接到达大脑。他们的作用是组织与协调外周运动。即使脊髓损伤，它们也可以部分地正常工作。

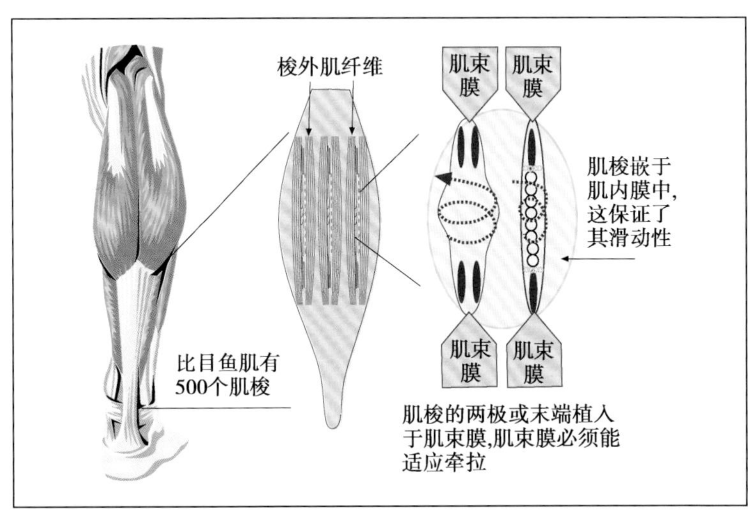

图 2.5 肌梭、肌内膜和肌束膜的关系

肌梭是：

- 与肌纤维平行排列。
- 包裹于肌内膜中，使其可以滑动（拉长或缩短）。
- 嵌入于肌束膜，肌束膜需能适应梭内肌纤维的牵拉。

筋膜的生理学

肌筋膜单元

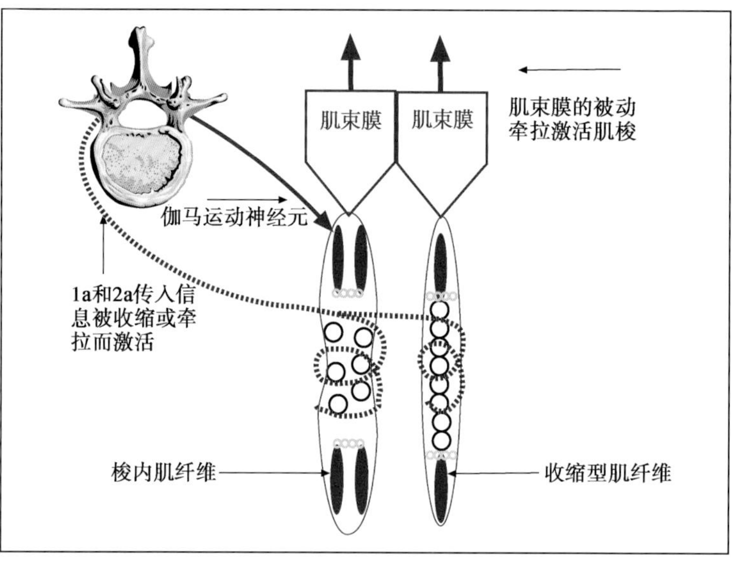

图 2.6　肌梭的激活

肌梭可以通过两种方式激活：

- 通过主动激活，源于大脑，通过伽马运动神经元到达梭内肌纤维。
- 通过被动牵拉，激活螺旋状和花枝状感受器，以及它们的 1a 和 2a 传入纤维。

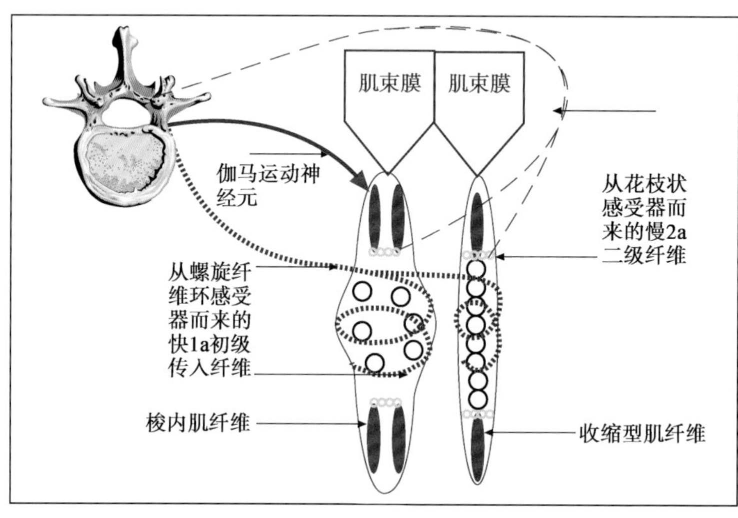

图 2.7　梭内肌纤维的主动激活

梭内肌纤维由伽马信号激活，进而：

- 牵拉肌束膜，而肌梭嵌入到肌束膜上。
- 肌梭中心部分拉长，激活传入纤维。

梭内肌纤维的收缩是不被感知的，它的功能是测试梭外肌纤维的排列。

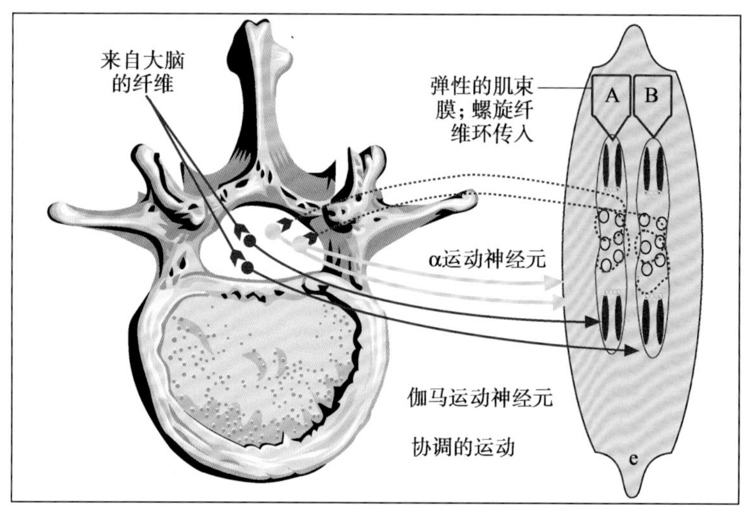

图 2.8　梭外肌纤维的激活

"如果肌束膜和肌梭中心部分适应梭内肌纤维的牵拉，那么螺旋纤维环和花枝状末端（感受器）激活信号。通过初级和二级传入纤维，这些信号被传递到脊髓，与 α 纤维相连。α 纤维形成促使梭外肌纤维收缩的信号"（Baldissera F，1996 年）。

筋膜的生理学

肌筋膜单元

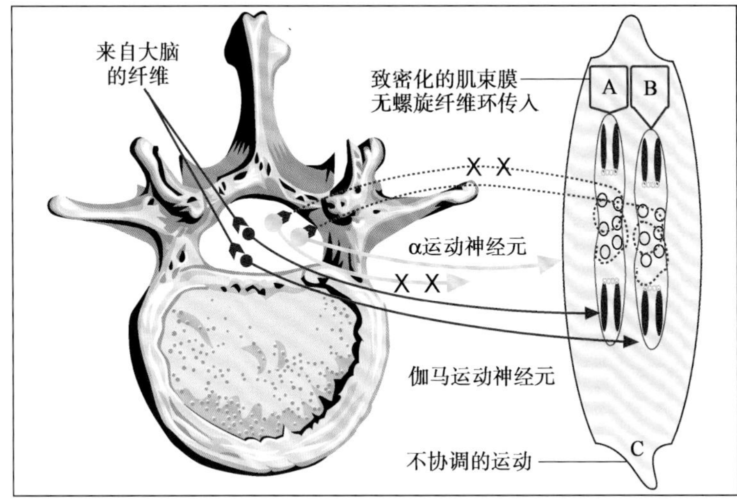

图 2.9 筋膜致密化和不协调的关节运动

皮质冲动激活一个肌筋膜单元中的所有肌梭。如果某些肌梭嵌入的是致密化的肌束膜(A),那么它们的螺旋纤维环无法被激活,进而没有传入信号联合 α 运动神经元共同激活。这个肌筋膜单元中的一些肌梭(B)仍旧提供传入信号,但这会导致作用于肌腱的牵拉力不协调(C)。

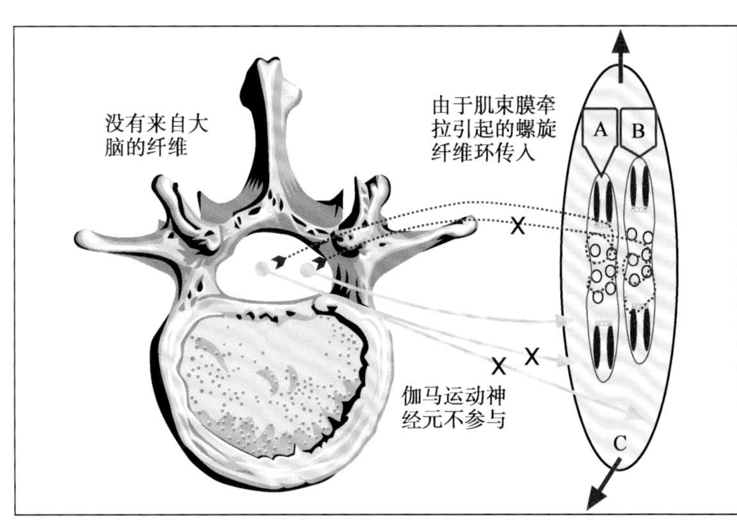

图 2.10 通过被动牵拉激活肌梭

被动牵拉激活肌梭同样需要一个弹性完美的肌束膜(A)。实际上,致密化的筋膜(B)无法牵拉到一个肌筋膜单元的所有的肌梭;因此,仅有部分螺旋纤维环末端会传递传入信号激活 α 运动神经元。

结果就是反射性动作是不协调和无力的(C)。

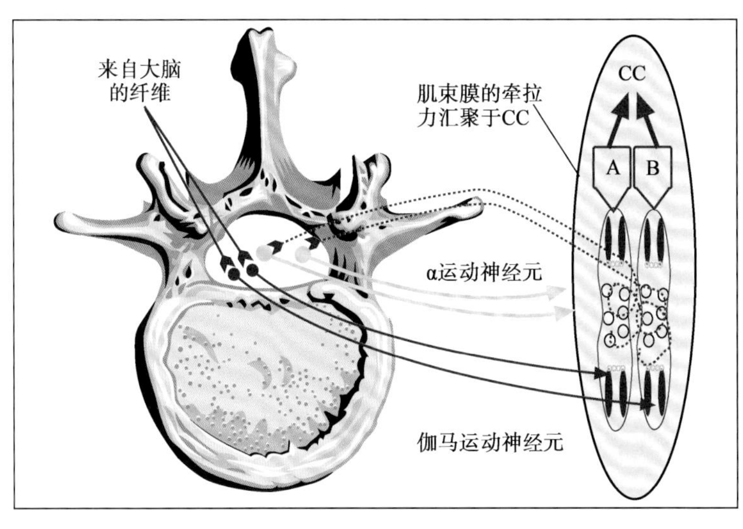

图 2.11 肌外膜和协调中心

在外周运动协调中,是协调中心把握着涉及该关节特定运动方向的不同肌梭的力线(缰绳)。牵拉力(矢量),由梭内纤维产生在肌束膜上,汇聚于肌外膜,也就是 CC 所在的位置。

筋膜的生理学

肌筋膜单元

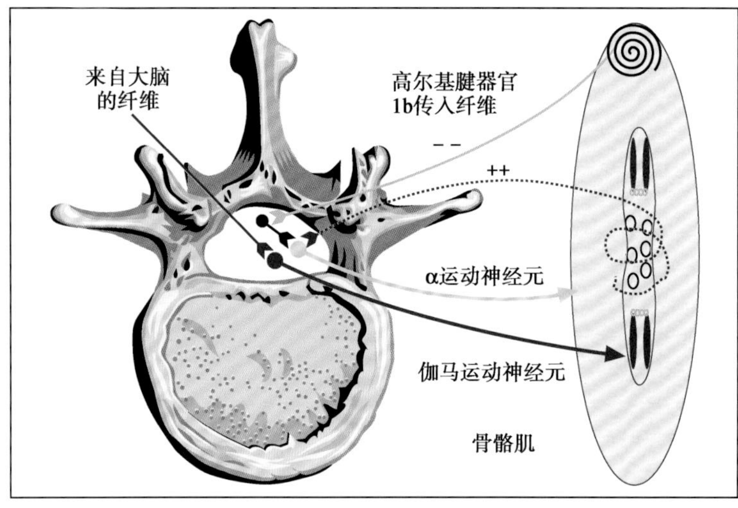

图 2.12　对原动肌的中间神经元抑制

肌肉的参与在任何给定动作中根据关节的活动角度不同而变化。高尔基腱器官(GTO)的激活根据关节的开合进行;通过中间神经元,它们的传入信息抑制 α 神经元支配的数个位于同一肌筋膜单元中的运动单元。这种抑制根据关节不同角度调节原动肌的力量。

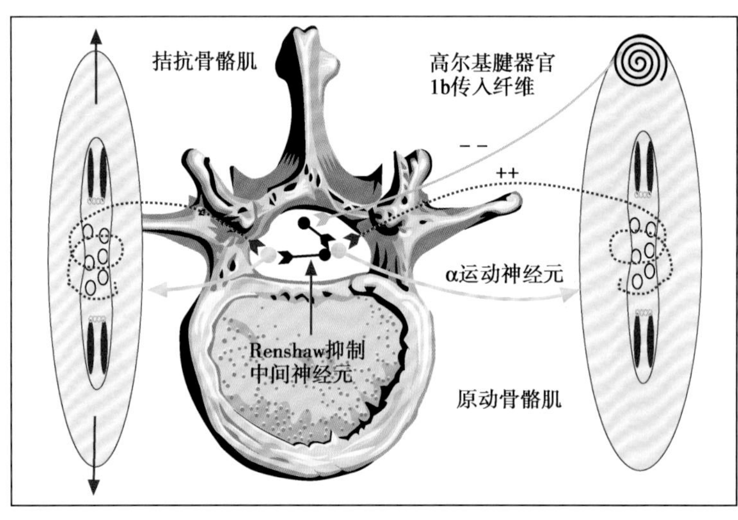

图 2.13　对于拮抗肌的抑制中间神经元

在每个关节中,原动肌的收缩会牵拉到拮抗肌,并通过牵张反射造成拮抗肌收缩。

然而,这并不会发生,因为 Renshaw 循环中的抑制中间神经元会抑制拮抗肌的 α 神经元(Baldissera F,1996 年)。

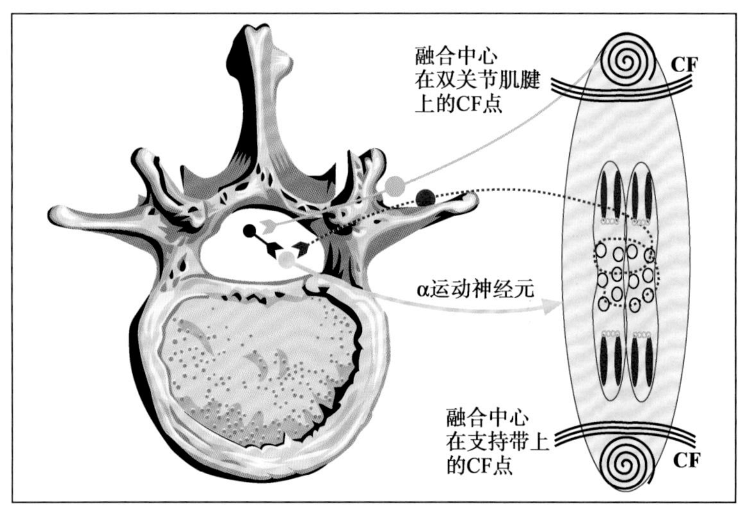

图 2.14　支持带和融合中心(CF)

高尔基腱器官与肌腱相连接,而肌腱位于支持带深层;因此,它们与 CF 相联系。

传入信号由高尔基腱器官到达脊髓,连接于同一块肌肉的 α 运动神经元。支持带调节肌腱的角度,因此,它们决定着不同高尔基腱器官的募集。

筋膜的生理学

肌筋膜单元

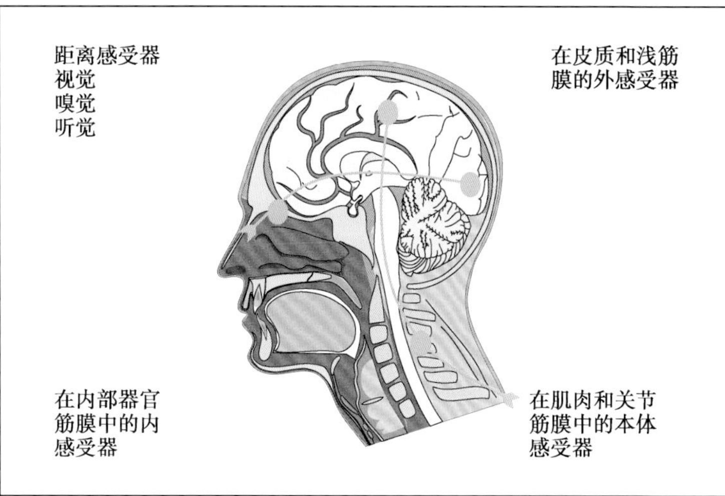

图 2.15　身体意识感知，体感皮质层

在人体中，它们是：

- 在皮质的外感受器。
- 在浅筋膜层中的压力感受器。
- 在肌筋膜中的本体感受器。
- 在内脏筋膜中的内感受器。
- 在眼睛、耳朵和鼻子中的距离感受器。

我们将特别分析本体感受器，或身体的位置和运动感知（运动觉）。

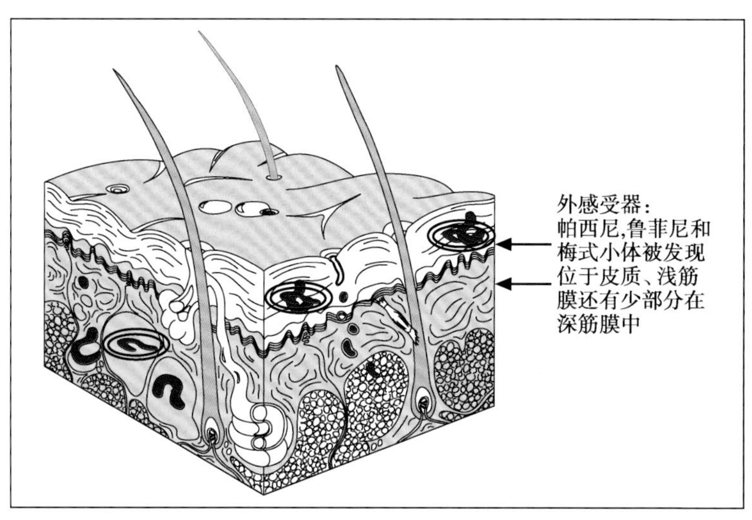

图 2.16　在皮质和下皮质中的包膜感受器

外感受器是由一系列小体组成的，当它们受到拉扯（皮质）或受到挤压（浅筋膜）会放电。皮质受牵拉激活鲁菲尼式小体、梅式小体和其他小体，而浅筋膜接收压力传递到形成帕西尼小体的纤维上。

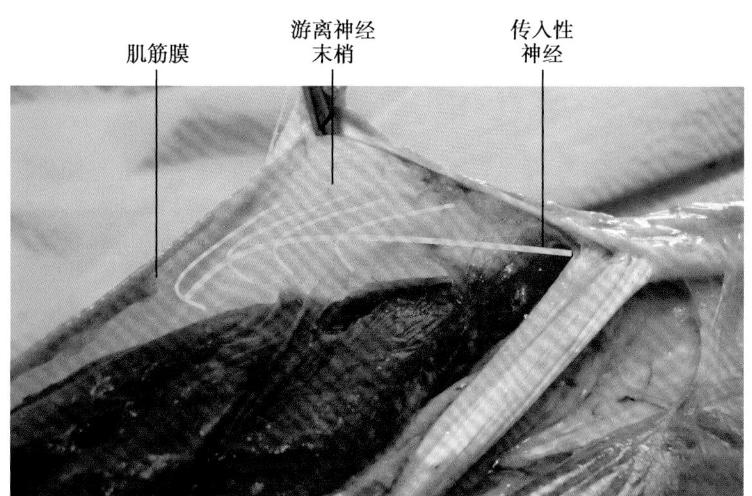

图 2.17　深筋膜中的游离神经末梢

深筋膜中有大量的游离神经末梢。当筋膜受到牵拉它们就会发放电信号。包膜型小体的脉冲传递有序的、局部的传入性信号，与其不同的是，游离神经末梢释放的信号在全身都是相同的。只有筋膜序列链能为它们的传入信息提供方向性的意义。

筋膜的生理学

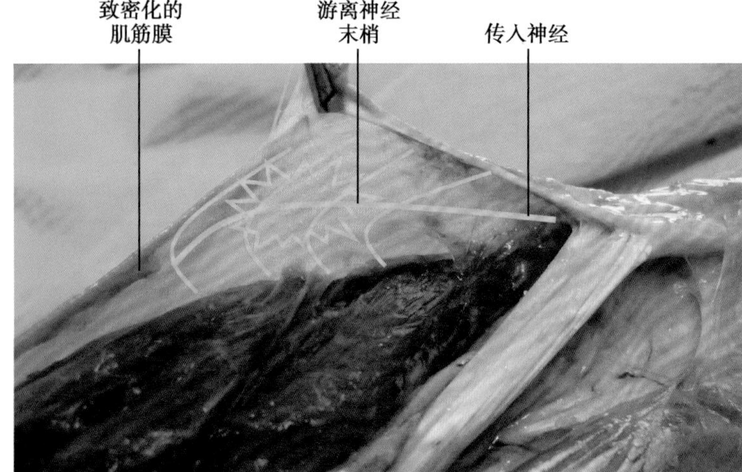

肌筋膜单元

图 2.18 游离神经末梢转化为伤害性感受器

皮质和深筋膜中的感受器受到的牵拉超过它们的生理适应性后都会转化为伤害性感受器。例如,如果筋膜致密化了,感受器受到牵拉超过了生理维度,会造成疼痛。

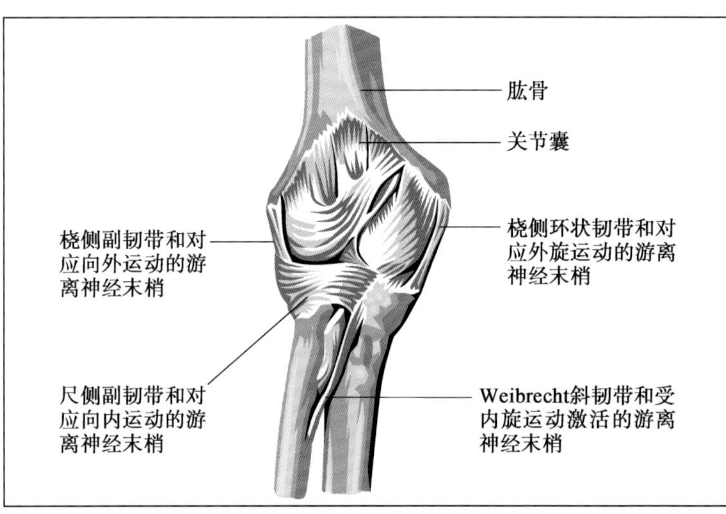

图 2.19 游离神经末梢(FNE)和韧带(CP)

游离神经末梢是力学感受器或叫运动觉感受器。

为了感受到力学刺激,它们埋藏于筋膜和关节韧带中。在感知中心(CP),每个关节韧带都受一个特定运动方向牵拉因为它连接于特定肌筋膜序列链上。

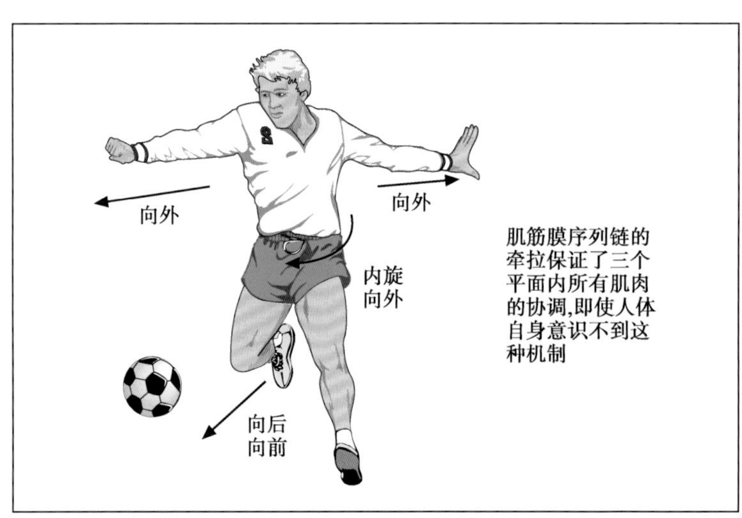

图 2.20 筋膜和肌筋膜序列链中的力学感受器

静态-动态力学感受器首先由游离神经末梢构成,可以感知时空运动:

- 通过肌外膜和关节的牵拉感知单个身体节段。
- 通过肌筋膜序列链的牵拉感知全身的位置。

筋膜的生理学

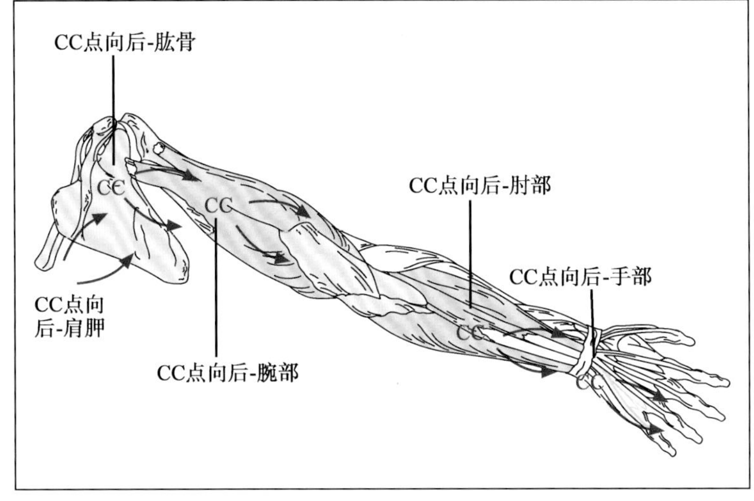

肌筋膜序列链

图 2.21　从肌筋膜单元到肌筋膜序列链

每一个肌筋膜单元都嵌入一条肌筋膜序列链上。不同的单方向肌筋膜单元的 CC 点由牵拉或肌牵张反射激活。例如，当我们用力伸直上臂时，对筋膜的牵拉自动同步向后运动的肌筋膜单元，而我们对这一过程是无意识的。

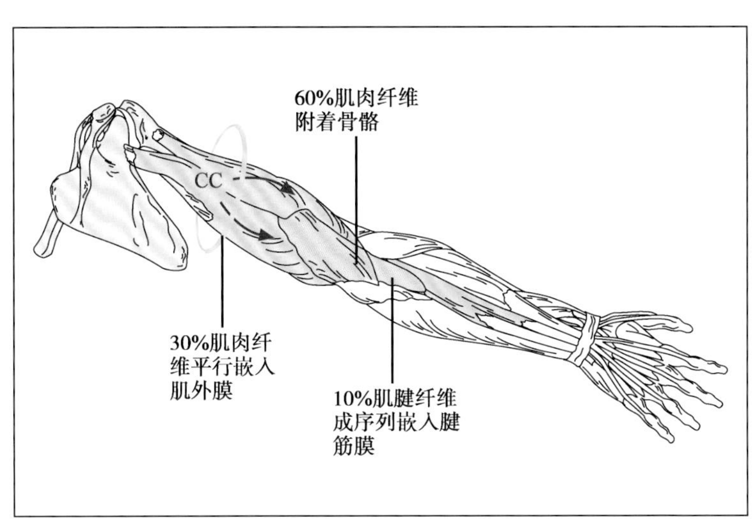

图 2.22　肱三头肌纤维分布

Patel 和 Lieber（1997 年），和后来的 Huijing（1999 年），已经证明了 70% 肌力传递到与肌纤维成序列的肌腱上而 30% 肌力传递到与肌纤维平行的筋膜上。还存在一些肌腱延伸结构，像肱三头肌和肱二头肌的腱膜，它们止于腱筋膜上。

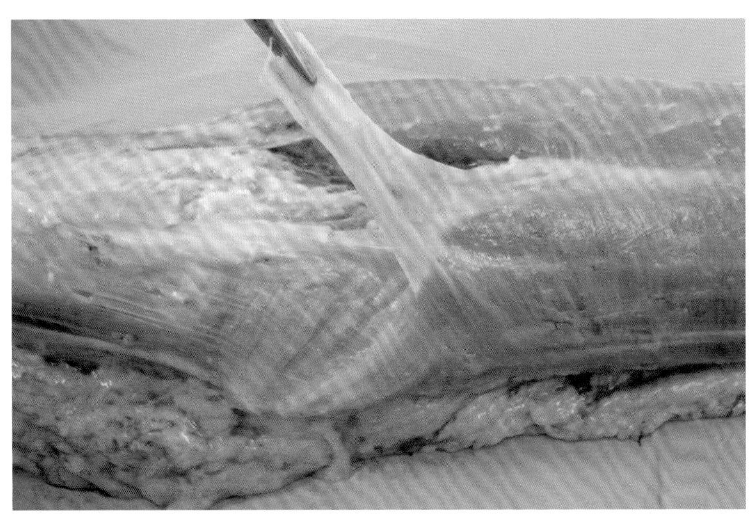

图 2.23　肱二头肌腱膜——肌腱延伸结构

肱二头肌腱膜的厚度是其附着于骨骼上的肌腱的十分之一。因此，可以推断它的拉力大约要弱 10 倍。每个肌肉的肌腱延伸结构厚度都不一样；例如，臀大肌的肌腱延伸结构延伸至阔筋膜，占肌腱的 80%。

筋膜的生理学

肌筋膜序列链

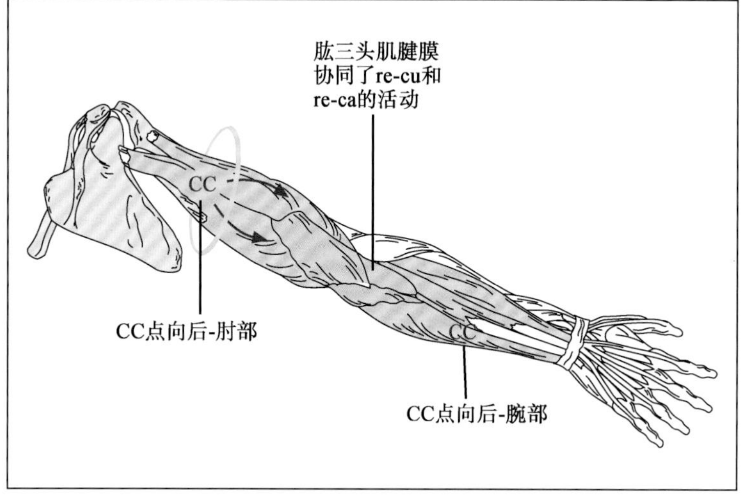

图 2.24 肌腱延展结构的功能

事实上,40%的肌纤维直接嵌入于筋膜上有以下目的:

- 肌力分散到肌外膜上,与肌纤维平行,帮助形成CC点协调运动单元。
- 肌力分散到腱筋膜上,成序列排布,帮助同步同方向的肌筋膜单元。

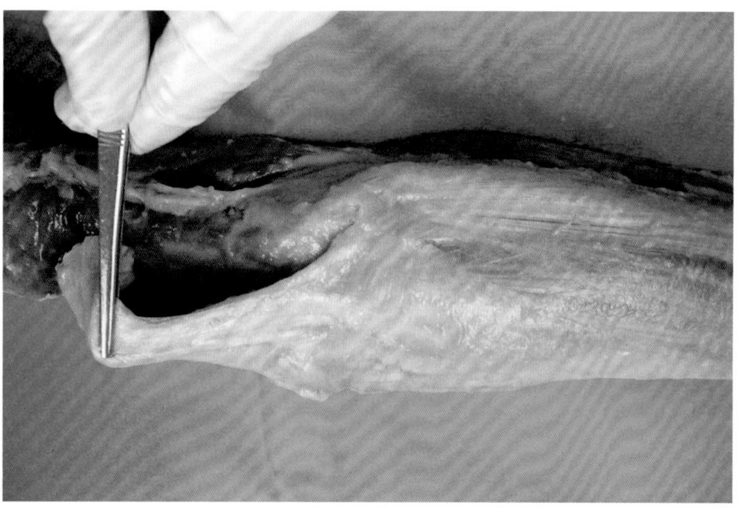

图 2.25 肱三头肌的肌腱延伸结构—— 腱膜(aponeurosis)

一个肌肉的肌腱延伸结构不是单一方向的。它们可以桥接到几条序列链上。例如,肱三头肌腱的桡侧部分在向后-肘部和向后-腕部之间形成连接,而尺侧部分在向内-肘部和向内-腕部之间形成连接(尺侧腕屈肌)。

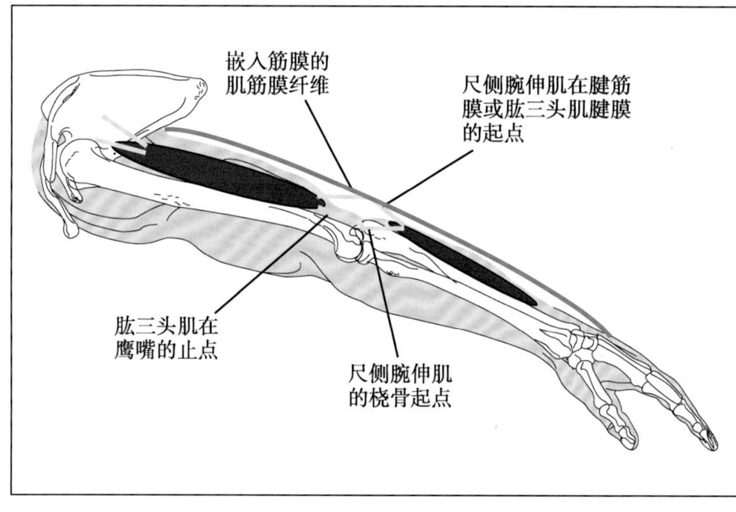

图 2.26 筋膜和肌肉动力链之间的关系

在这张图片中,上肢后侧的筋膜用绿色表示,肱三头肌肌腱和尺侧腕伸肌以黄色表示。深层肌腱止于骨骼而浅层肌腱(如腱膜)嵌入于腱筋膜上。肱三头肌浅层肌腱和尺侧腕伸肌与筋膜交互形成。

筋膜的生理学

肌筋膜序列链

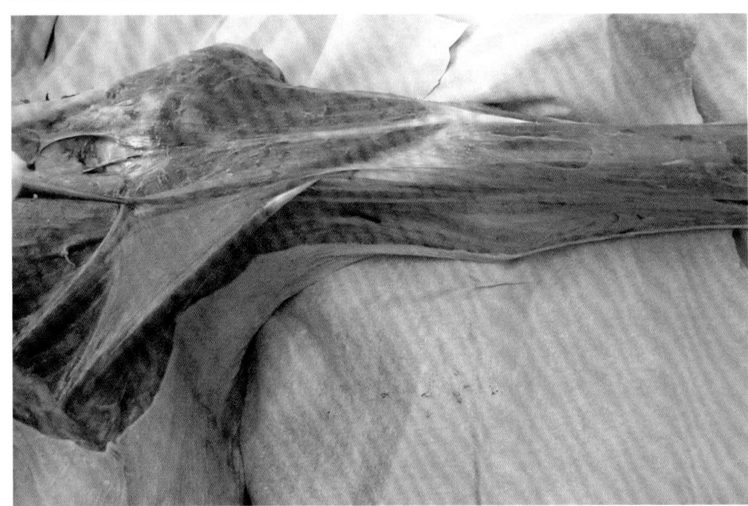

图 2.27　胸大肌的肌筋膜嵌入点

肌肉在筋膜上的止点在所有关节和所有肌筋膜单元中都有。

在这张照片里，镊子模拟了胸大肌一部分纤维的收缩，牵拉整个前臂筋膜或整个臂筋膜。在三角肌外侧束也能看到一样的效果。

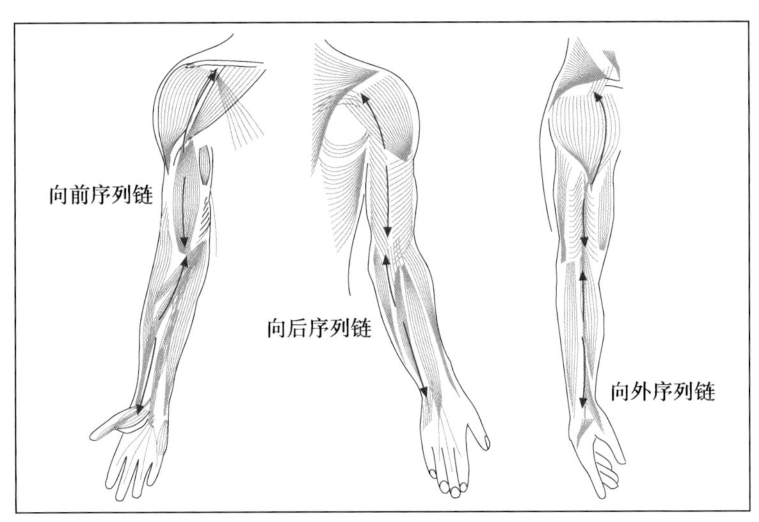

图 2.28　一些肌筋膜序列链的运动或运动感知

在手臂运动中，肌肉在筋膜上的延伸结构牵拉到不同部位的筋膜，因此激活的是不同筋膜序列链上的感受器，如向前链、向后链等。

另外，近端肌筋膜单元的收缩可以通过牵张反射连续激活远端肌筋膜单元。

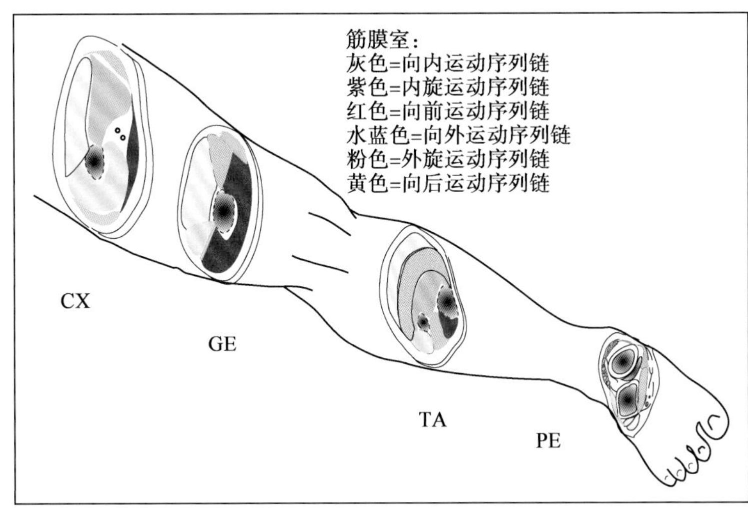

图 2.29　肌筋膜序列链和筋膜室

肌筋膜序列链有着完美的解剖对称。实际上，它们纵向上沿着身体向前、向后、向外、向内等活动的肌肉筋膜室排列。这些腔室的大小依据其所包含的肌肉大小而各不相同；例如，股四头肌筋膜室较大因为膝关节向前运动所需的力较大。

筋膜的生理学

肌筋膜序列链

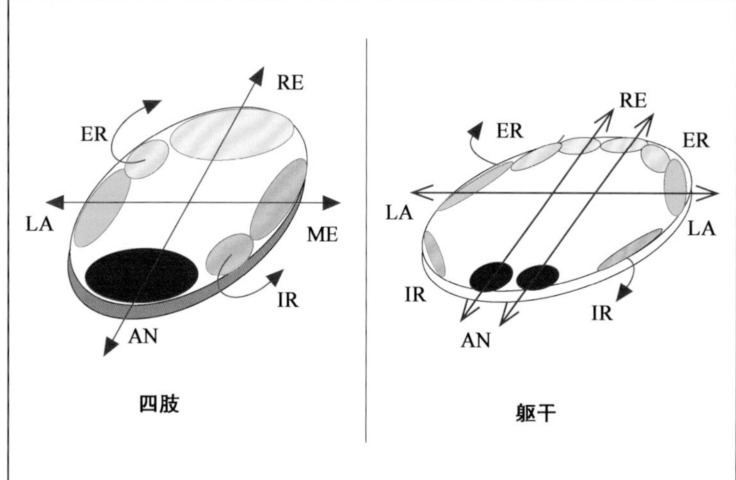

图 2.30　筋膜室在四肢和躯干的图示

在四肢，筋膜在每个运动方向都形成了腔室，而在躯干则是：

- 竖脊肌（RE）有两个腔室，腹直肌（AN）有两个腔室。
- 向外运动（LA）一个腔室在左侧，一个在右侧。
- 两个内旋运动的腔室，两个外旋运动的腔室。

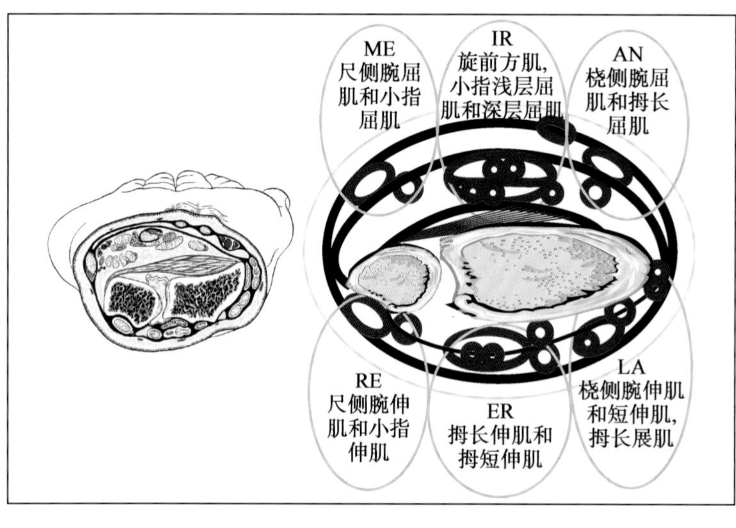

图 2.31　延伸到手部用于实体感觉的序列链

上肢的六条肌筋膜序列链的主要肌肉延伸到手部的特定区域。这使得人的手可以感知和辨认物体的形状。

在手腕的横截面中，不同的肌腱可以和六个主要运动方向相联系。

（图片改编自 G. Chiarugi & L. Bucciante，Istituzioni di anatomia dell'uomo Piccin）

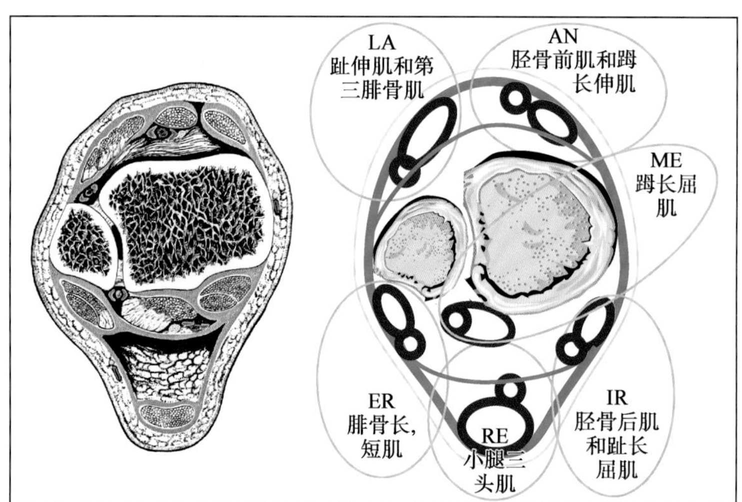

图 2.32　用以控制步态延续到足部的序列链

每一块控制胫骨在三个空间平面活动的肌肉都有一块二级肌肉延续到足部，到达脚趾或前脚掌其他区域。这种延伸使得在走路和跑步时足部位置和胫骨运动之间的信息可以交换。

（图片改编自 G. Chiarugi & L. Bucciante，Istituzioni di anatomia dell'uomo Piccin）

筋膜的生理学

肌筋膜序列链

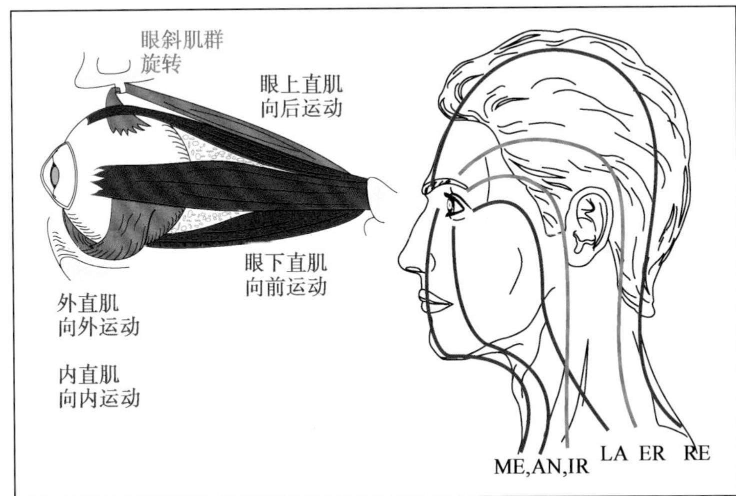

图 2.33　延伸到头部的序列链(控制中心)

躯干和四肢的六条肌筋膜序列链(向前、向后、向内、向外、内旋和外旋)延续到头部与六块眼周肌肉相连。眼睛在三个空间平面内活动且它们的活动也包含颈椎的协同运动;例如,如果人往上看,会同时向后活动头部和颈部(RE)。

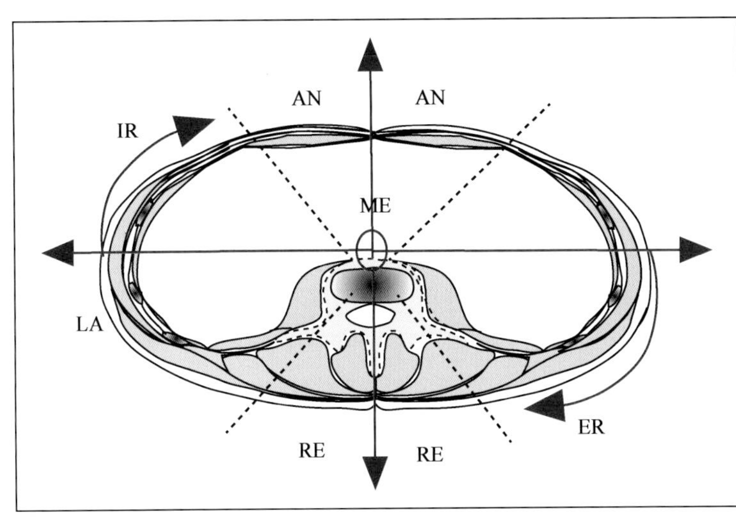

图 2.34　身体的重心(CoG)和肌筋膜序列链

躯干的肌筋膜序列链对姿势的管理:

- 如果 CoG 向前活动,两条向后序列链会被激活。
- 如果 CoG 向后移动,两条向前序列链会被激活。
- 如果 CoG 向侧边移动,则向外运动序列链会被激活。
- 向内序列链感知 CoG 的对中线的情况。
- 内旋和外旋序列链作为一对力偶共同工作。

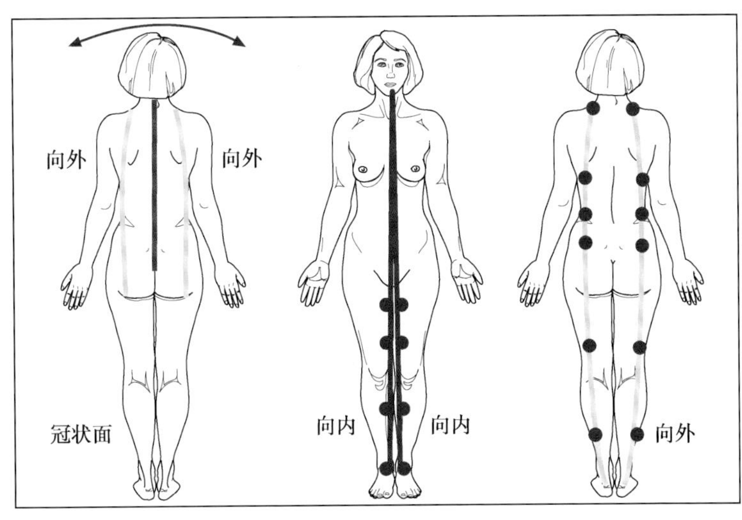

图 2.35　向内运动和向外运动肌筋膜序列链

下层肌筋膜单元的肌腱延伸结构嵌入肌筋膜序列链中。当身体的重心偏移支撑面时,序列链受到牵拉,从而牵拉到下层肌筋膜单元的肌梭。这些肌筋膜单元的激活会使重心回到支撑面内。

肌筋膜疼痛

当一个患者表现出疼痛时：

- 类风湿科医生寻找免疫系统的原因。
- 神经科医生检查神经系统。
- 骨科医生分析骨骼和关节。

所有这些医生很少关注筋膜，而筋膜正是大自然赋予人体保持人体整体性的组织。

肌筋膜疼痛

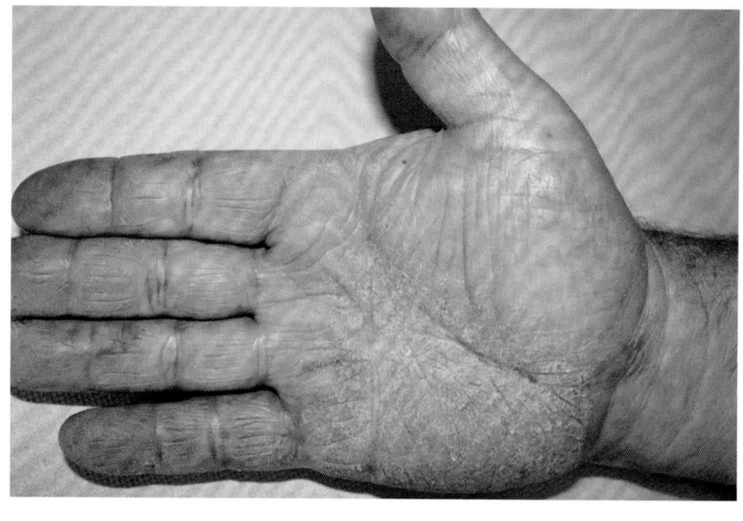

组织功能异常

图 2.36　结缔组织的功能异常

结缔组织的功能异常可以体现在人体各处的筋膜中：

- 浅筋膜异常表现为皮炎、蜂窝组织炎。
- 深筋膜异常表现为肌肉疼痛和无力。
- 内部筋膜异变导致内脏、血管、腺体蠕动的功能异常。

内部筋膜突遇拉力会导致强烈的、弥散性的疼痛。

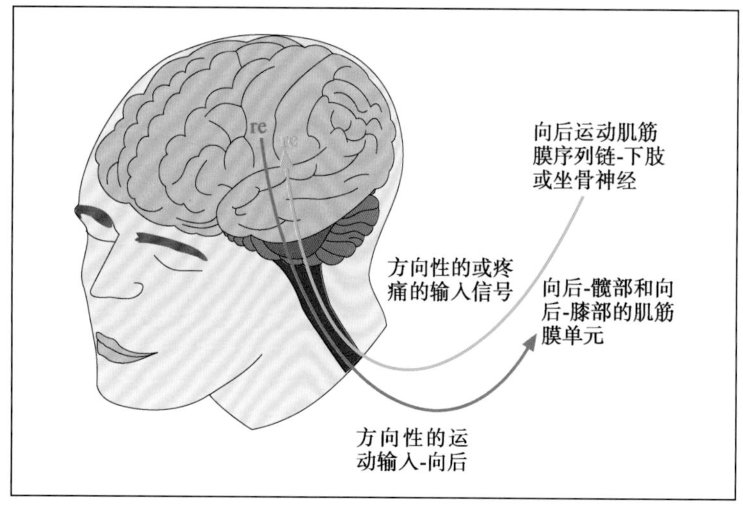

图 2.37　神经组织的功能异常

神经形成了：

- 运动输入信号到达肌肉；如果筋膜（肌束膜）致密化，神经传导可能出错。
- 由于感受器嵌入筋膜中并接受来自筋膜的输入信号；如果筋膜致密，将导致痛觉感受的产生。

游离神经末梢可以根据其受牵拉的情况是否属于生理范围从本体感觉向伤害性痛觉感受进行转化。

肌筋膜疼痛

组织功能异常

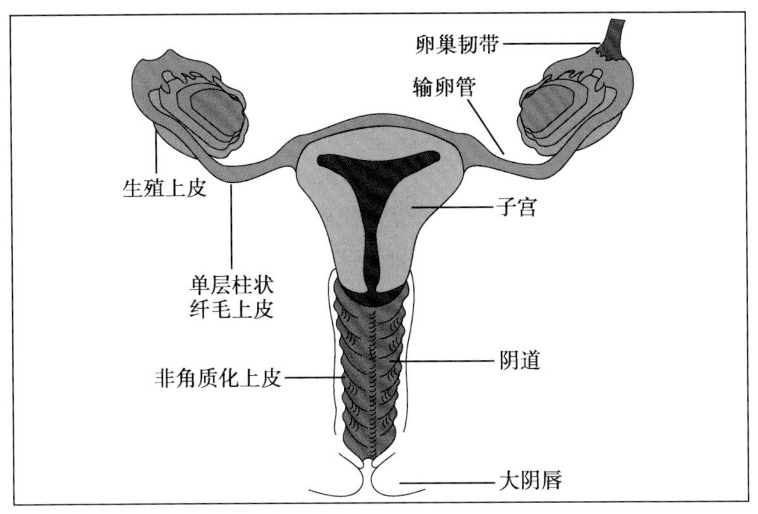

图 2.38 上皮组织功能异常

上皮组织包含上皮质和黏膜以及浆膜表面。一种上皮组织的变体是腺体性的且它们包含分泌黏膜的细胞;生殖上皮为睾丸和卵巢的输精管和输卵管的单层柱状纤毛上皮提供了起源。

筋膜的改变刚好阻碍了自主神经和血液到达上皮组织。

曾经,当患者有严重颈痛时,会给予颈部支撑作为处方。这是因为疼痛是由于颈椎关节和神经根之间的挤压引起的。
然而,筋膜手法将疼痛的根源视作筋膜,因为这是导致急性或慢性肌肉痉挛的原因。

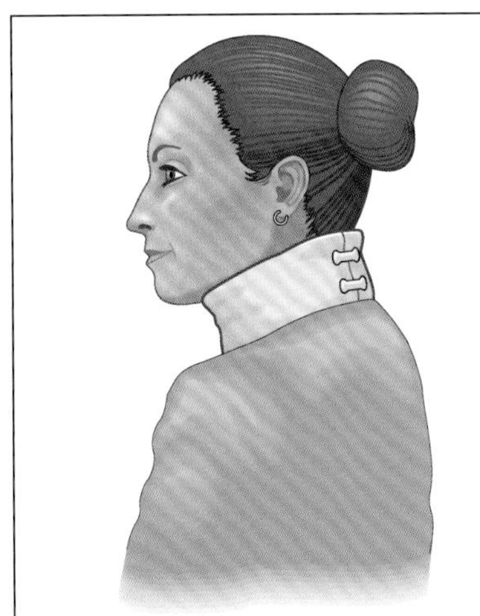

图 2.39 肌肉组织的功能异常

随意肌基于来自 α 纤维的刺激可以收缩,α 纤维与肌梭相连。而肌梭的功能受到肌束膜和肌外膜的影响。

因此,肌肉收缩和肌肉力量也与包裹肌肉的筋膜和嵌入性筋膜相关。此时治疗师必须作用于肌筋膜而非肌肉。

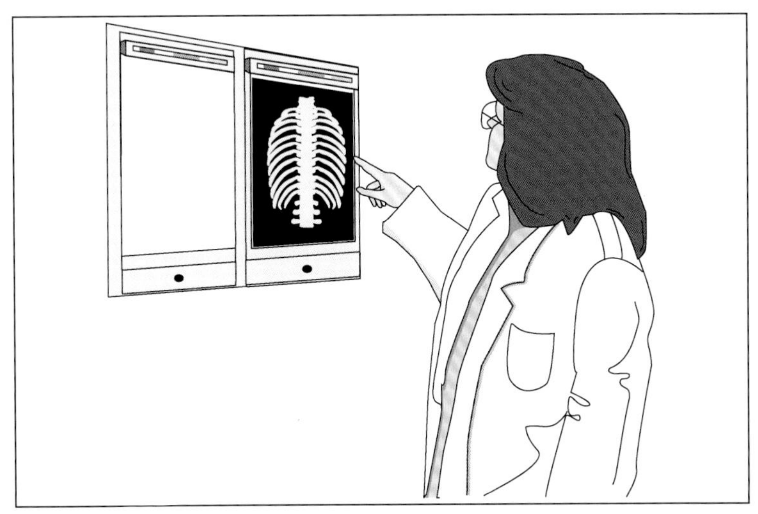

图 2.40 骨骼功能异常

即使骨骼也是结缔组织,但实际上骨膜包含着伤害性感受器。大部分骨科医生通过干预关节来解决运动系统疼痛。例如,切除半月板可以缓解膝痛,是因为关节周围的筋膜异常张力得到了改善。

肌筋膜疼痛

组织功能异常

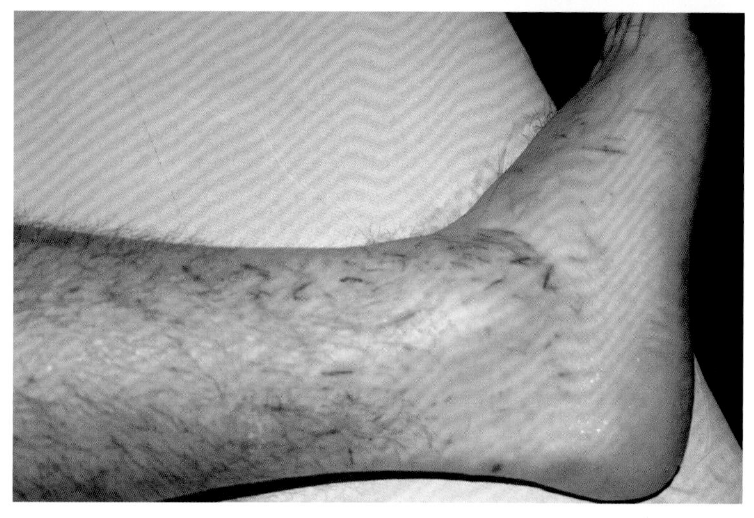

图 2.41　关节疼痛

足球运动员踝关节扭伤后即使经过治疗也没有改善，例如：如图所示的中胚层疗法。在这些案例中，支持带已经丢失了其弹性，造成关节与随后而来的炎症和水肿相冲突。只有恢复了筋膜的弹性，才能恢复肌肉收缩和关节生理活动。

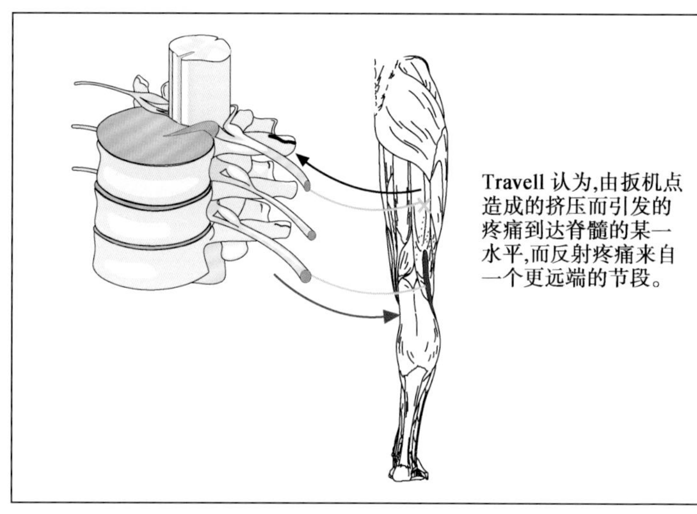

图 2.42　肌筋膜疼痛

肌筋膜疼痛被描述为由扳机点刺激造成的疼痛症状。在他们的文献中，Simons 和 Travell（1988 年）没有提到筋膜。他们解释了反射性疼痛由扳机点挤压，从而通过脊髓反射弧产生。

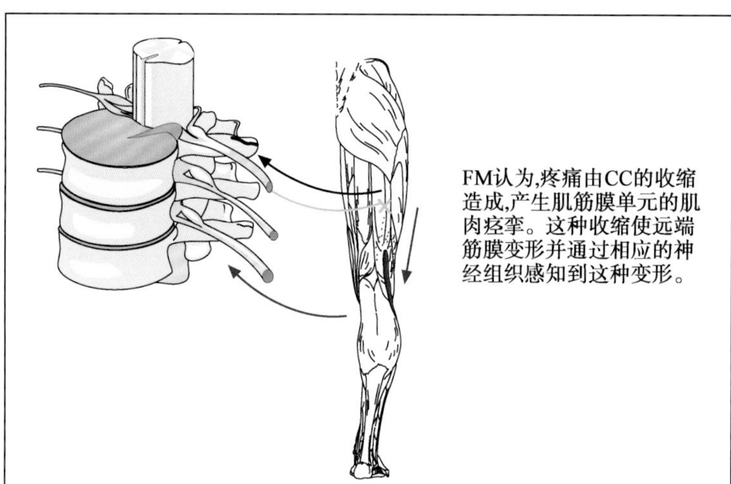

图 2.43　肌筋膜疼痛和 FM

对 FM 而言，每个扳机点都对应了特定的 CC 和 CF 点；因此，扳机点并不是肌肉组织而是针对筋膜而言的。如果反射性疼痛是由扳机点的压迫造成，从而向整个肢端延续，那么这种蔓延则是沿着肌筋膜序列链进行的。如果反射性疼痛囊括了扳机点的身体节段的关节，那么它将影响该肌筋膜单元的感知中心的传入信号。

肌筋膜疼痛

	Travell 理论的肌筋膜疼痛	FM 理论的筋膜致密化
触诊	在肌肉中可分辨的带状或结节;紧张的肌肉纤维,与扳机点有关	筋膜中粗糙的组织或有颗粒感的组织,由于细胞外基质的致密化导致
治疗	缺血性按压;疼痛的按压增加扳机点上的强度直到酸痛消失	施加摩擦力于深筋膜,以产生热和使致密化从凝胶态向液态的转变

组织功能异常

表 2.1　肌筋膜疼痛和筋膜致密化的区别

当使用 FM 时,治疗师应该知道他们作用的组织以及层次。除此之外,他们还需要理解全身的深筋膜不能以同等的压力、摩擦力和治疗时间达到相同的治疗效果。

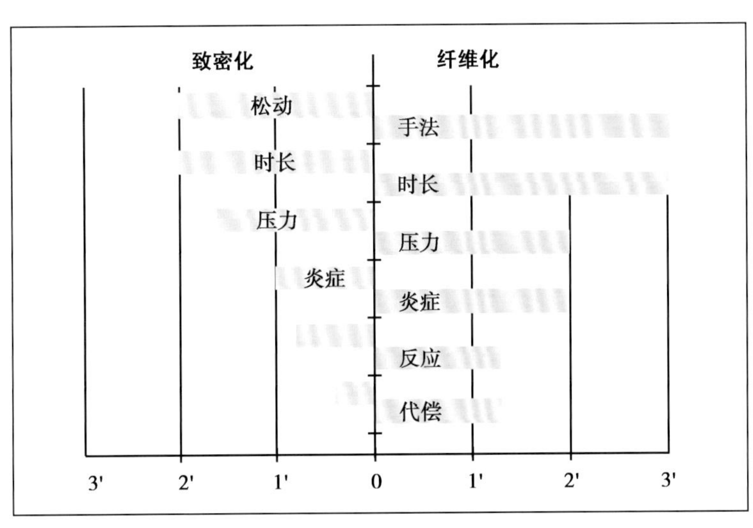

图 2.44　致密化和纤维化

由于慢性退化或劳损,一个点可能致密化或纤维化(Stecco C,2015 年)。在前者,手法松解筋膜基质直到完成其从凝胶态到液态的转变。对于后者,手法所需时间更长,需要更大的压力和产生更广泛的炎症,因为筋膜内的胶原纤维需要被重建。

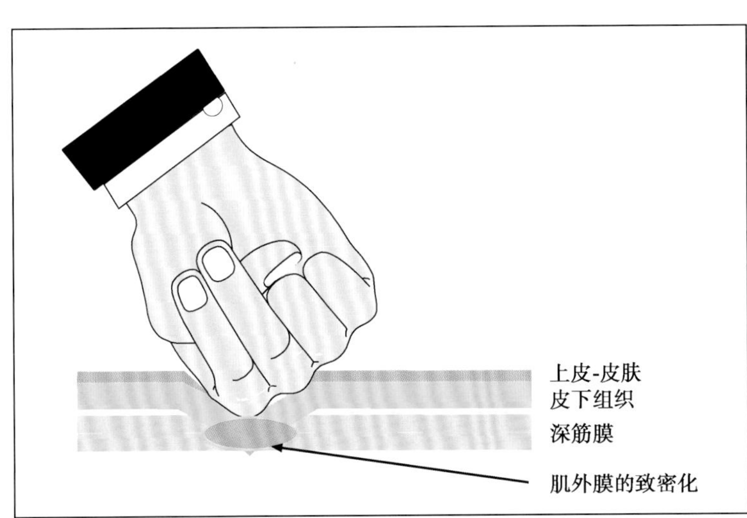

图 2.45　如何寻找和治疗一个致密化的点

选择要做手法治疗的点不仅仅基于疼痛的判断。它还要考虑患者的感觉;感知疼痛增加,患者可能会说:"就是这个点"。当致密化的组织被找到时,摩擦力就像一个钝钻头一样进行治疗。即使患者感受到强烈的疼痛,治疗师也应该保持同样的按压。

肌筋膜疼痛

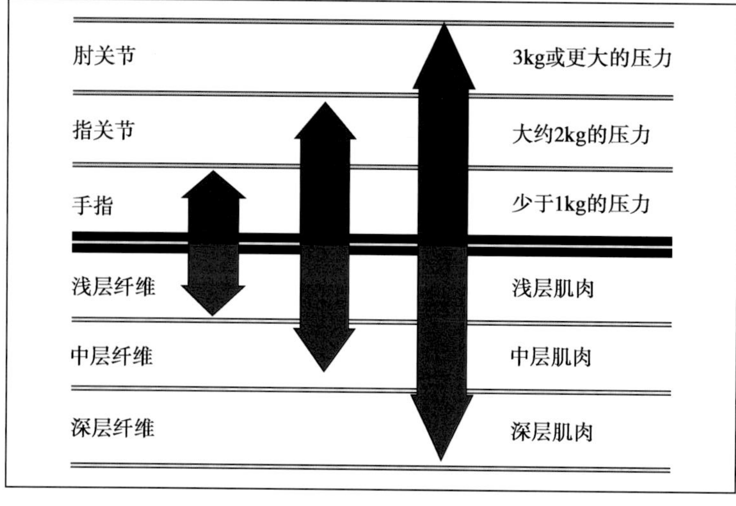

组织功能异常

图 2.46 一个致密化的 CC 的压力和载荷

在 FM 中，组织的载荷大小即是需要达到深筋膜的压力大小。在弹性较高的人身上，这不会造成任何疼痛。

最轻的压力小于 1kg，适用于纤瘦的人群和肌肉较小的人群；对于筋膜致密化的平均松解压力大约在 2kg；针对强健的人群和肌肉较大的人群，强度高一些的可以达到 3kg 以上。

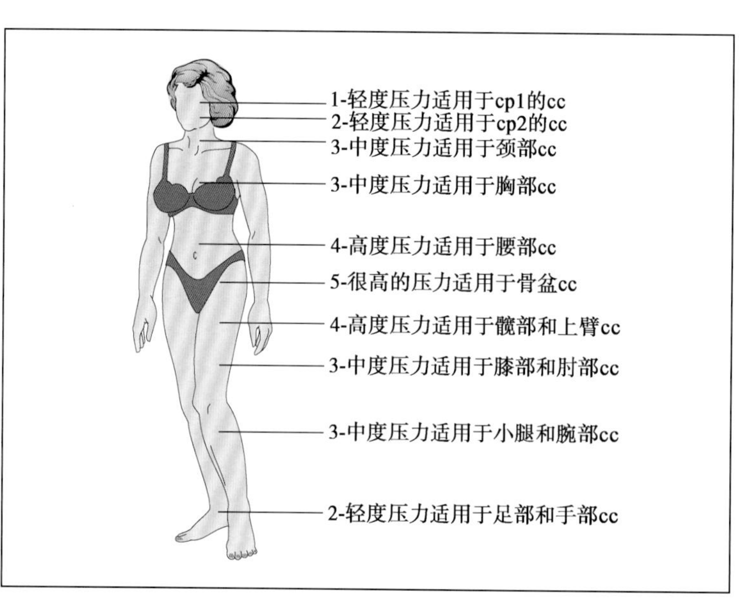

图 2.47 身体不同区域的压力或载荷

压力的大小用以下这些标准来量化：

- 使用对于健康的身体不会造成损伤的压力。
- 根据患者的体格来调节压力。
- 在头部使用最小的压力，并向骨盆方向递增压力。
- 从上臂到手部压力逐渐减小，从髋部到足部压力逐渐减小。

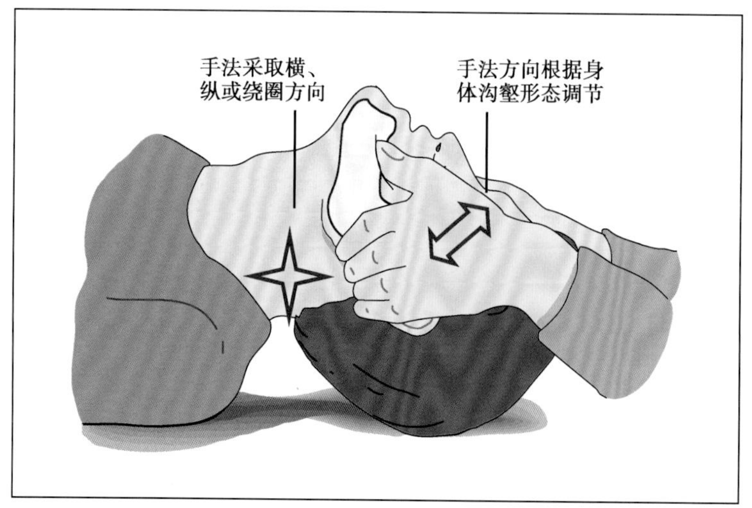

图 2.48 触诊手法中的方向

每个 cc 适用两种模式：

- 星形，代表手法可以在任意方向上实行，在致密化上施加摩擦力。
- 双箭头代表手法作用于身体沟壑处，此处多为肌肉和筋膜的嵌入点。

肌筋膜疼痛

组织功能异常

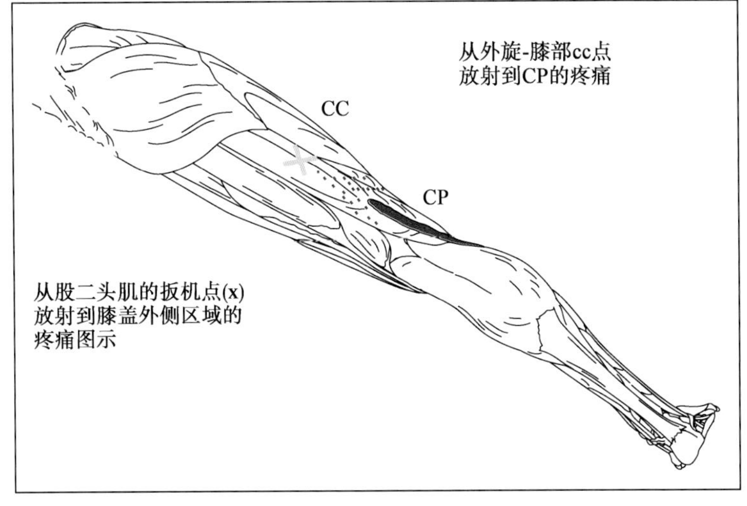

图 2.49　通过牵涉痛，从 CP 反推 CC 点

在 FM 中，关节疼痛或牵涉性疼痛有助于推理找到需要治疗的点。根据关节的疼痛区域（CP），治疗师可以决定肌筋膜单元是否属于功能异常。

例如，如果一个患者抱怨膝盖外侧痛，那么治疗师可以假设外旋-膝部肌筋膜单元涉及其中；因此，在触诊检查中就会特别注意该肌筋膜单元。

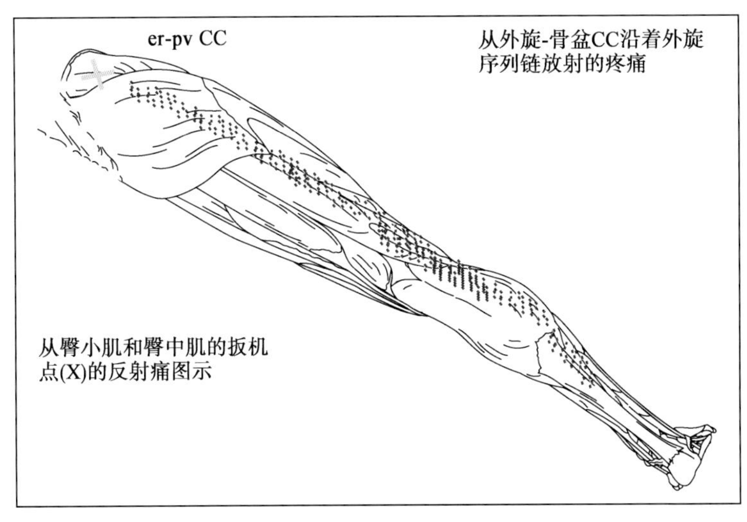

图 2.50　沿着一条肌筋膜序列链的牵涉痛

如果一个致密化的 CC 点沿着肌筋膜序列链进行自我平衡，那么疼痛可能沿着整条肌筋膜序列链扩散而非仅仅放射到同一肌筋膜单元的 CP。这种疼痛现象的一个典型就是坐骨神经痛，脊柱疼痛，肩手综合征等。

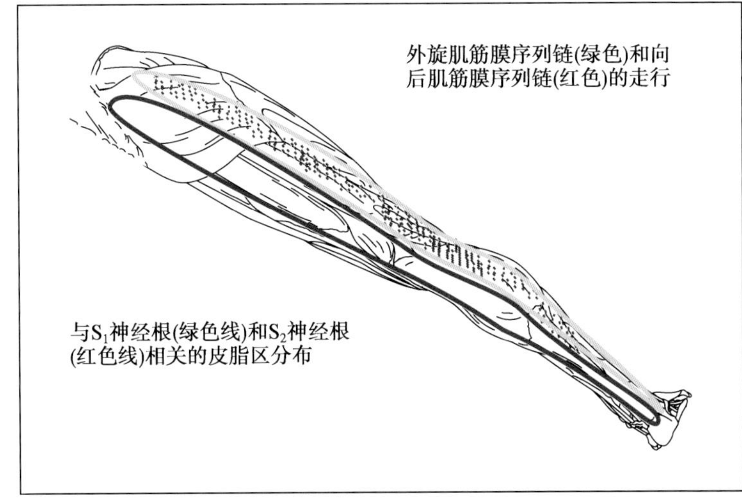

图 2.51　牵涉痛和皮节

肌筋膜序列链在极大程度上与皮脂区分布吻合。这可以引导神经科医生将坐骨神经痛联系到特定神经根卡压上。然而，患者疼痛是由于镶嵌于筋膜层中的游离神经末梢遭受过大牵拉导致的，无论是在向后运动序列链、向外运动序列链还是外旋运动序列链上。

肌筋膜疼痛

组织功能异常

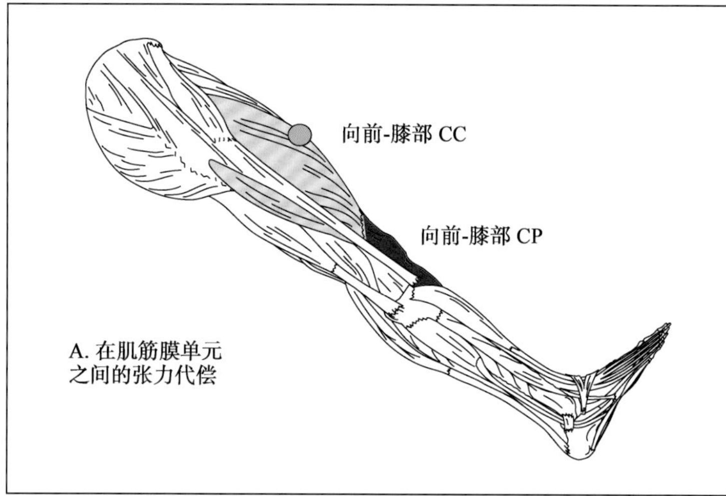

图 2.52　在肌筋膜单元之间的张力代偿

筋膜致密化可以两种形式分散于伽马-α循环中：

- 1a 传入讯号对于 α 传出纤维有抑制作用，在偏瘫患者中造成弛缓性瘫痪松弛，类风湿患者中造成低张力。
- 1a 传入讯号有着过多的运动神经元兴奋作用，造成偏瘫患者的痉挛，和类风湿患者的高张力。

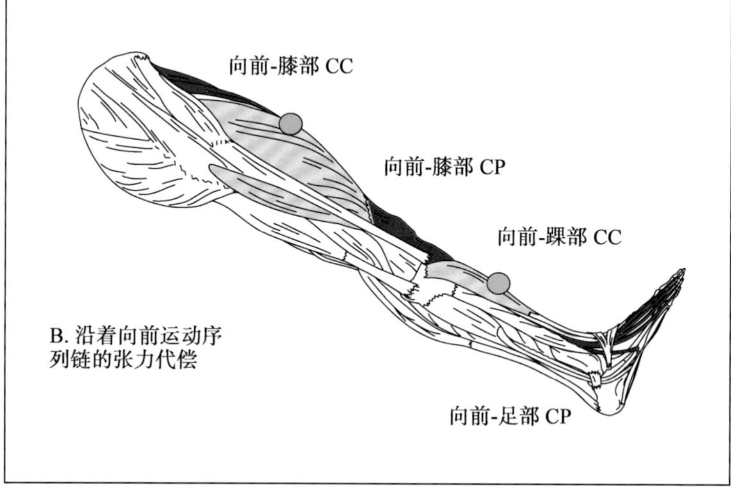

图 2.53　在肌筋膜序列链之内的张力代偿

筋膜在 CC 处发生致密化，要么表现为 CP 的疼痛（图 2.52A）要么沿着肌筋膜序列链代偿（B），导致疼痛出现在整个肢端。

沿着序列链代偿的张力通常会造成二级致密化，即远端的 CC（例如，向前-踝部）致密化。

这种发展又刺激远端产生对抗张力，以平衡近端的张力。

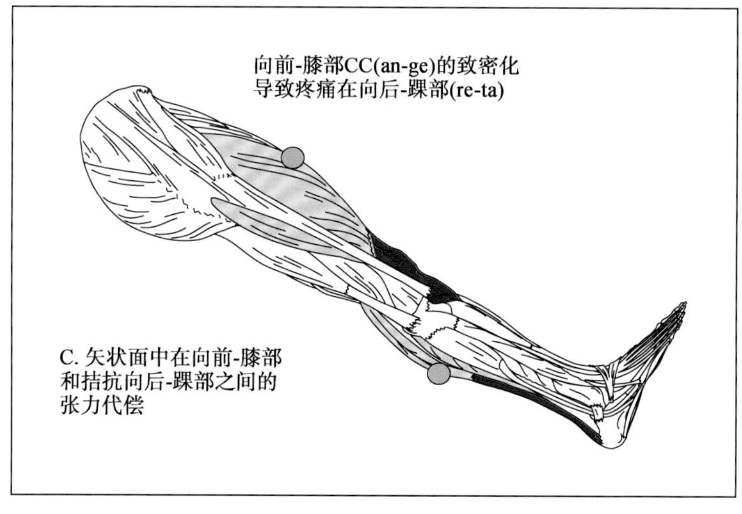

图 2.54　在同一平面内的张力代偿

原动 CC 的筋膜致密化导致拮抗 CC（RE-TA）出现对抗张力。

这种对抗张力实际上创造了平衡，有助于保持四肢对线排列。患者会更少感觉到疼痛，但是他们的动作也受到影响变得更僵硬。

肌筋膜疼痛

- 感知和筋膜
  - 感知：对于肌张力产生得肌筋膜序列链张力从而形成的身体姿势的感知。对于三维空间的感知。
  - 运动觉：对于通过肌肉收缩形成的对肌筋膜序列链的牵拉造成的身体运动的感知。对于三个运动方向的感知。
  - 伤害痛觉：对于由肌肉挛缩导致的肌筋膜序列链牵拉受损而产生的疼痛信号的感知。对痛觉刺激的感知。

- 躯体疼痛
  - 浅层的或表皮的：皮质或皮下组织中嵌入的感受器遭受过度刺激引发的疼痛(压力、剪切感、牵引力、暖、凉……)
  - 深层的或筋膜的：关节囊和韧带中的感受器(局部)或肌筋膜序列链中的感受器(整体)遭受过度牵拉引发的疼痛
  - 牵涉性的或反射性的：CC点(扳机点)的压迫引发的疼痛产生关节疼痛或沿着整条肌筋膜序列链的疼痛

- 内脏疼痛
  - 浅层的或局部的：由于躯干筋膜中的内部筋膜代偿产生的疼痛。另外,包括体壁筋膜(container fascia)引发的类似内部功能障碍的感觉。
  - 深层的或内脏的：疼痛来自内脏、血管和腺体筋膜的突然牵拉,伴随着急性但较难定义的内部疼痛。
  - 放射到四肢：疼痛因内部筋膜牵拉诱发,是肢体筋膜的代偿,激活了神经末端所致。

组织功能异常

图 2.55　筋膜的感知

筋膜不仅对于节段性运动控制(肌筋膜单元)和全身性运动协调(肌筋膜序列链)是必要的,而且也是静态姿势和运动感知的基础。

由于肌肉在筋膜上存在嵌入点,所以即使闭上眼睛我们也可以感知身体的位置。肌肉张力沿着肌筋膜序列链刺激嵌入筋膜中的游离神经末梢。

图 2.56　躯体疼痛

浅层疼痛的产生是明确的,因为它涉及了嵌于皮质或皮下组织中的小体。如果嵌于关节囊和韧带中的游离神经末梢遭受反常的牵拉力,可以引起局部的深层疼痛。

如果反常的牵拉力涉及嵌于肌筋膜序列链的游离神经末梢,那么深层疼痛的分布则不明确。

图 2.57　内脏疼痛

内脏疼痛的目的,就和其他疼痛一样,是为了维持有机体的重要功能。浅层疼痛和放射到四肢的疼痛是身体产生的信号,在体壁(腹壁)进行手法治疗,以恢复内脏器官的蠕动性(内脏、血管和腺体)。

FM 评估表

在评估表上，我们记录：

- 数据：目前的疼痛，伴随性疼痛，疼痛史。
- 假设：来自数据收集，假设疼痛是上行性还是下行性传导等。
- 验证：动作检查在三个平面中进行，对比触诊假设的 CC 点。
- 治疗：致密化的 CC（本章会讨论治疗哪些 CC，如何治疗以及治疗时长）。
- 结果：治疗后的结果和反应。

FM 评估表

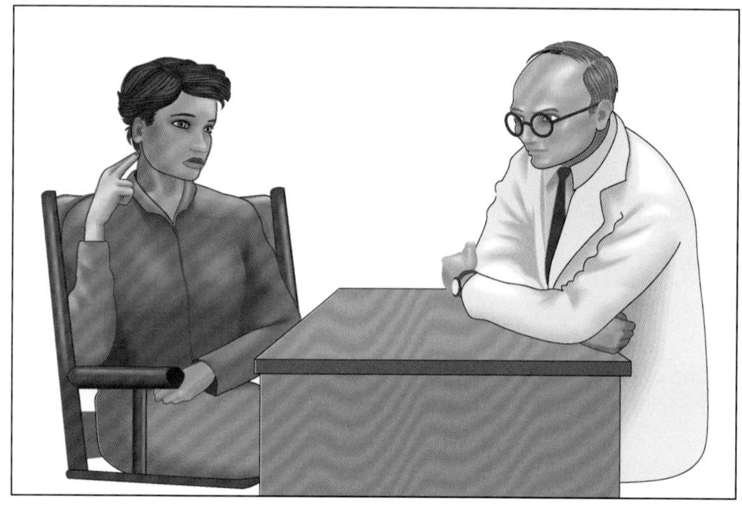

数据

图 2.58　记录个人数据

在第一次 FM 接诊中记录患者的个人信息：姓名、年龄、地址和电话。

了解患者的工作类型，是否运动以及运动频率非常有帮助。这些信息有助于理解目前的疼痛或症状是否和他们的职业或运动相关。

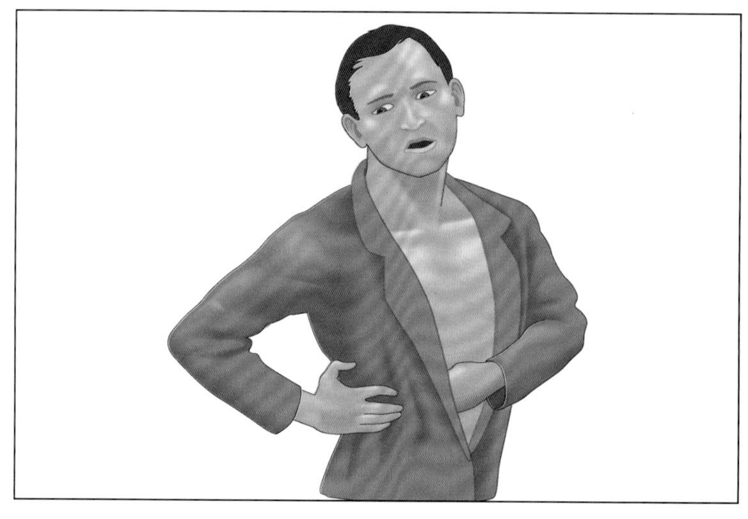

图 2.59　调查目前的疼痛

例如，患者主诉最严重的疼痛（pain）位于身体右侧（CP）。治疗师要求患者用手指出疼痛的明确位置。

这个信息以缩写形式记录在评估表上，如：lu ir rt。

- lu 代表腰部区域。
- ir 代表疼痛在内旋区域。
- rt 代表疼痛在右侧。

FM 评估表

疼痛的位置		
节段	位置	侧
lu	ir	rt
疼痛时长和强度		
时间	强度	复发频率
1y	4~8	1xw

数据

表 2.2　记录 PaMax 数据

数据记录疼痛的位置(lu,ir,rt),频率和发生情况(复发性),疼痛的强度以及持续了多久(时间)。

- 1y 意味着疼痛 1 年前开始。
- 4~8 代表在 1~10 分的量表上持续性疼痛达 4 分,但加剧时可达 8 分。
- 1xw 代表症状每周发作 1 次。

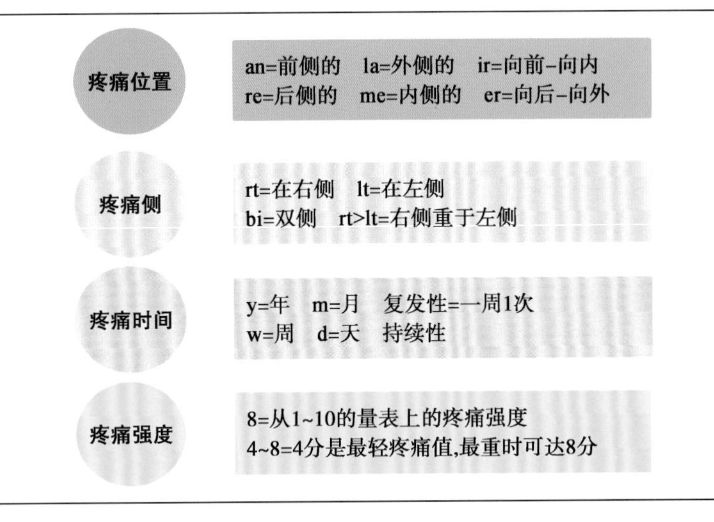

图 2.60　评估表的缩写术语

左侧的表格总结了评估表中用于记录疼痛位置、哪一侧、时长和强度的缩写。第一行用于形成假设时记录肌筋膜序列链。疼痛严重的一侧可着重做动作检查和触诊检查。疼痛时常帮助我们辨别不同的疼痛区域之间的代偿关系。疼痛强度用于评估治疗后的结果。

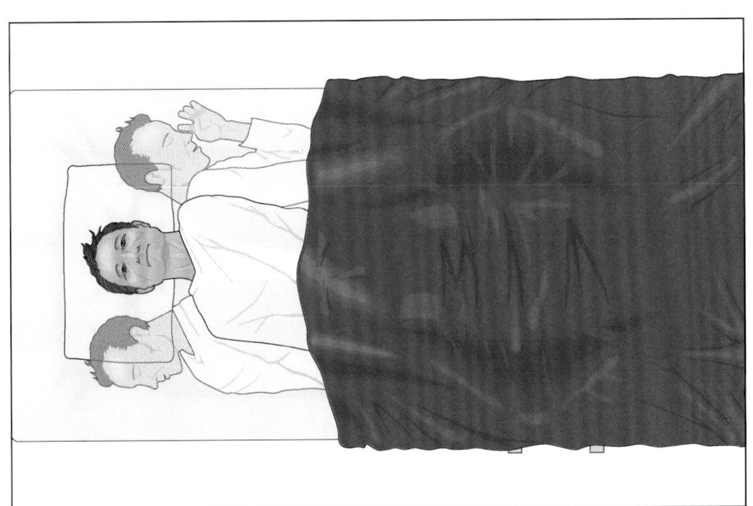

图 2.61　疼痛动作

增加患者疼痛的动作也有助于形成假设和治疗方案。

例如,如果患者指出身体某侧的疼痛,在床上翻身时加重疼痛,那么可以假设内旋运动的肌筋膜单元涉及他的疼痛。另外一些时候,某个关节活动度(ROM)受限暗示着在评估中可着重测试该方向。

FM 评估表

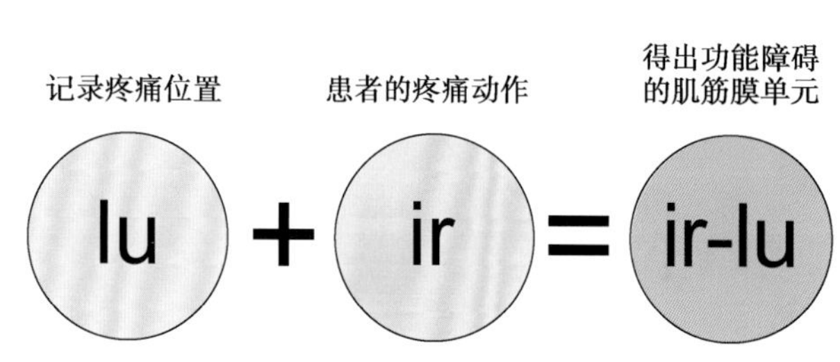

数据

图 2.62 从数据到肌筋膜单元名称

数据收集有助于建立针对每一位患者的特殊治疗方案。在这个示例中,腰椎区域(LU)是疼痛的主要位置,而疼痛在内旋运动(IR)中加剧;因此,将这两个元素结合就形成了可能导致功能失调的肌筋膜单元的名称。

为了选择需要治疗的肌筋膜序列链,每个肌筋膜单元命名以运动方向和疼痛位置而定:ir-lu,ir-sc,ir-cl——内旋运动序列链。

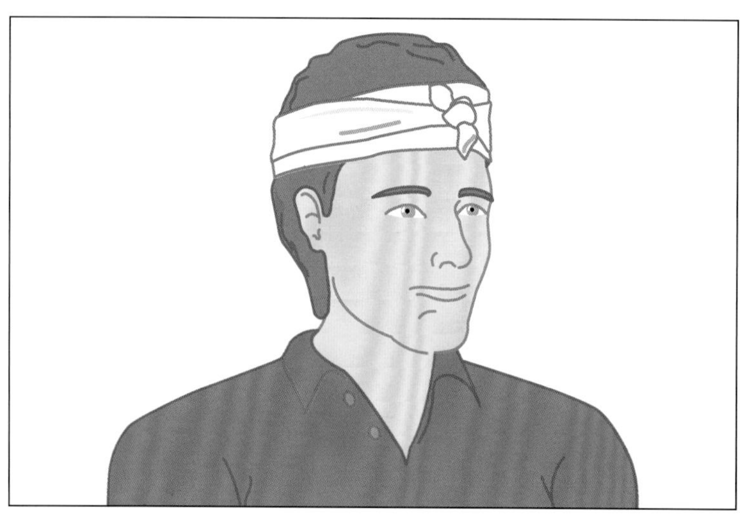

图 2.63 伴随性疼痛

在确定了最严重的疼痛之后,要询问患者有无其他疼痛。患者或许会说,在过去 10 年来他遭受着双侧紧张性头痛。患者时常不会报告慢性疼痛症状,因为他们已经逐渐适应了它们。然而,这些症状可以帮助治疗师理解沿着肌筋膜序列链的代偿。

现存最重疼痛					
节段	位置	侧	时长	强度	复发性
lu	ir	rt	1y	4~8	1xw
伴随性疼痛					
节段	位置	侧	时长	强度	复发性
cp	er	bi	10y	8	1xw

表 2.3 伴随性疼痛的数据收集

在表格中,伴随性疼痛的数据记录在最严重疼痛的下一行。疼痛位置(LOCAT)用同样的缩写来表示:

- an=在身体的前侧。
- re=在后侧。
- me=在内侧。
- la=在躯干和四肢的外侧。
- ir=在前内侧。
- er=在后外侧。

FM 评估表

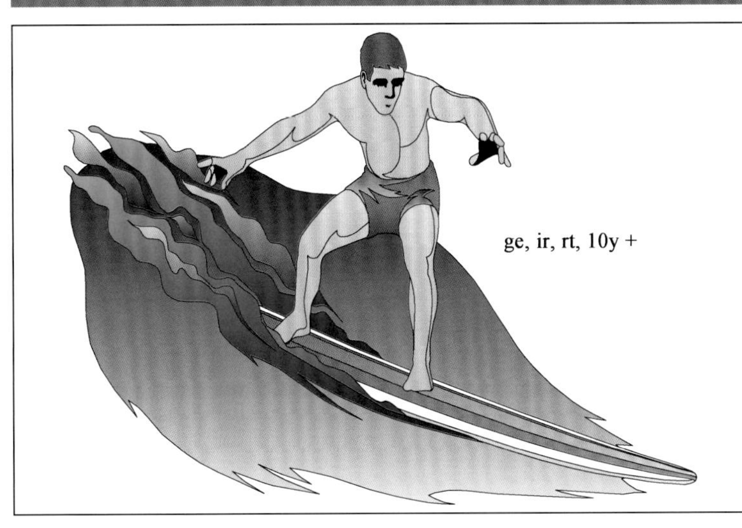

数据

图 2.64　疼痛史

患者通常不会报告曾经的疼痛，然而，对 FM 来说这是了解张力代偿至关重要的。例如，当被问及过去是否遭受疼痛时，患者报告说 10 年前在冲浪时扭伤了膝盖。疼痛持续了 1 个月然后几乎完全消失，但他仍时不时感觉到膝盖有不适。

最重疼痛 伴随性疼痛 疼痛史					
节段	位置	侧	时长	强度	复发性
lu	ir	rt	1y	4~8	1xw
cp	er	bi	10y	8	1xw
ge	ir	rt	10y	8~1	rec

表 2.4　记录在评估表上

目前疼痛的数据记录在表格的第一行（PAMAX）伴随性疼痛记录在第二行，而第三行则记录疼痛史。通过观察疼痛的时间顺序，可以发现膝盖痛和头痛几乎同时出现，由此可以假设来自膝盖的张力朝向头颈部代偿。

（本章结束可见评估表）

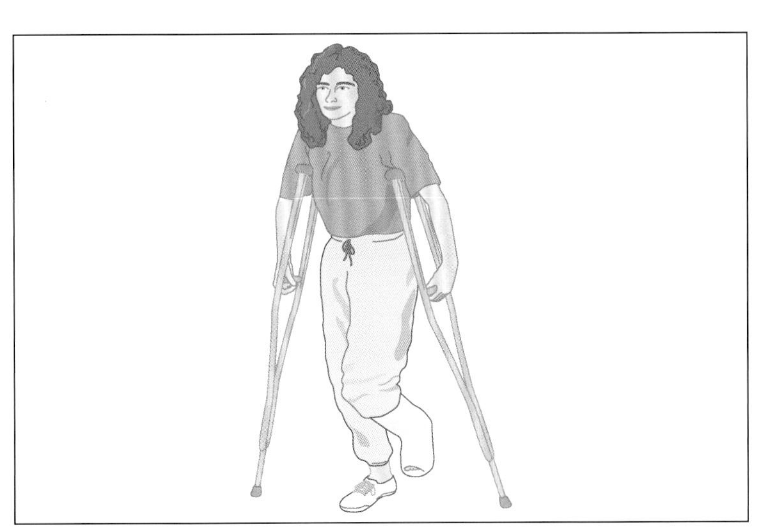

图 2.65　骨折和手术

为了完成患者张力性代偿的整个图像，有必要询问他们是否曾有过骨折或肌肉骨骼系统手术。例如患者报告说他的左脚于 18 年前骨折过，且在拆除石膏后跛行了几个月。可以假设这种异常的步态造成了右侧膝盖的代偿，导致在冲浪时造成扭伤。

FM 评估表

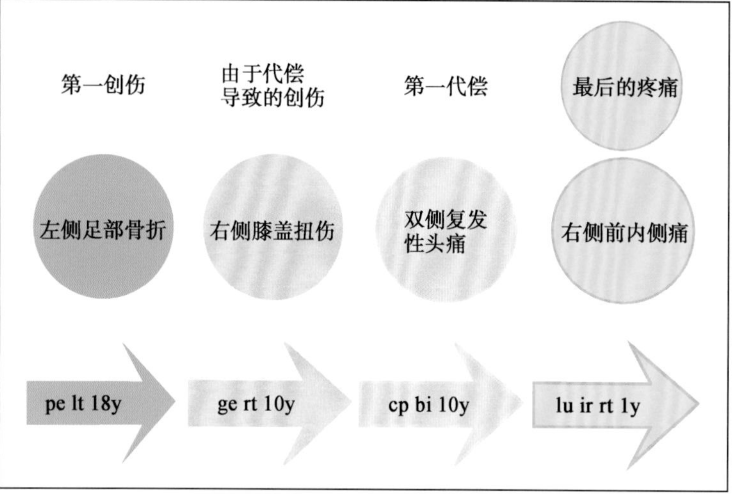

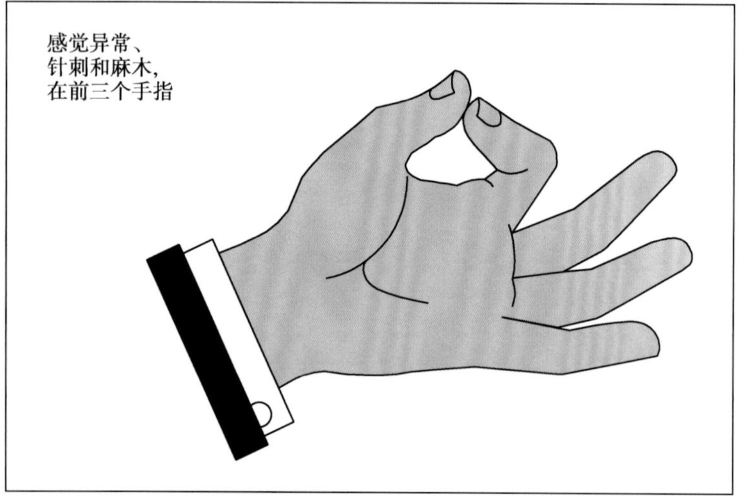

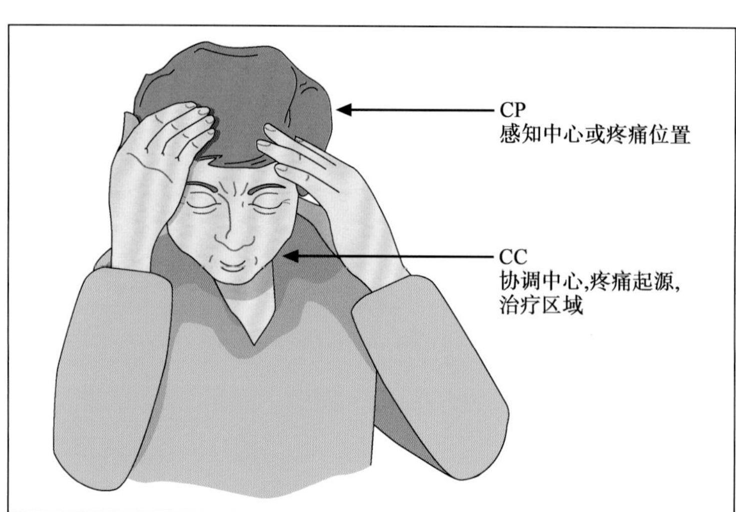

数据

图 2.66　时间线

一个 CC 点的致密化经常沿着同一条肌筋膜序列链代偿。在之前讨论的案例中，骨折造成了右膝的失衡，在冲浪时产生的应力刺激下产生损伤。

膝盖的疼痛造成颈部和头部的张力性代偿。在过去的 1 年中，之前的代偿最终形成右侧腰椎区域的失衡。

图 2.67　肢端的感觉异常

肢端（头、手、足）的感觉异常对于确诊功能异常的肌筋膜序列链非常有用。患者可能会报告前三个手指或后两个手指有针刺感；另一些时候，可能仅一个手指出现疼痛，而这对应着特定的肌筋膜序列链终端。

观察患者的姿势同样可以获取其他指征（见第九章）。

图 2.68　从 CP 倒推 CC

只有躯干上的 CC 点很少对应相关的 CP；在身体其他部位，CC 点都位于 CP 的近端。这一事实允许治疗师可以在 CP 有炎症时也可以处理相关的 CC 点。而且，应该注意的是，由于 CC 点位于关节外，所以经常呈现潜伏（无症状）状态；因此，有必要根据疼痛位置来追溯致密化 CC 点。

FM 评估表

假设

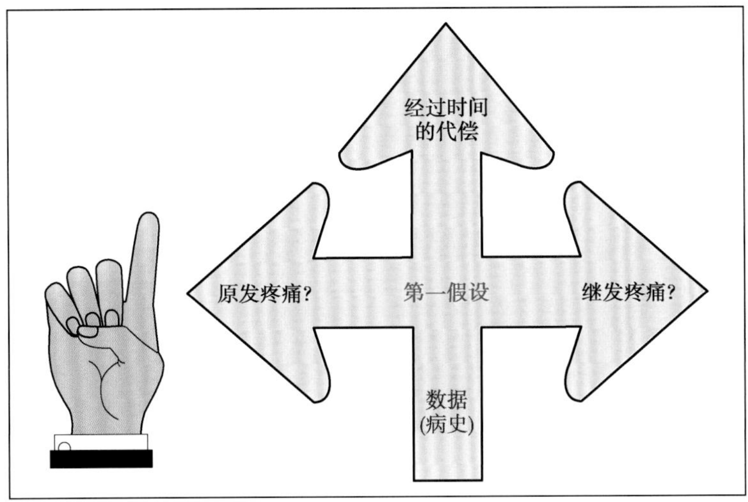

图 2.69　第一假设:经过时间的代偿

一旦病史数据收集完,就要根据以下假设形成治疗方案。

不同的疼痛的发展时序如何?导致身体平衡被打破的原发的疼痛或创伤是哪一个?哪一些是继发代偿?所有的症状都彼此关联,但关联的模式因患者而异。

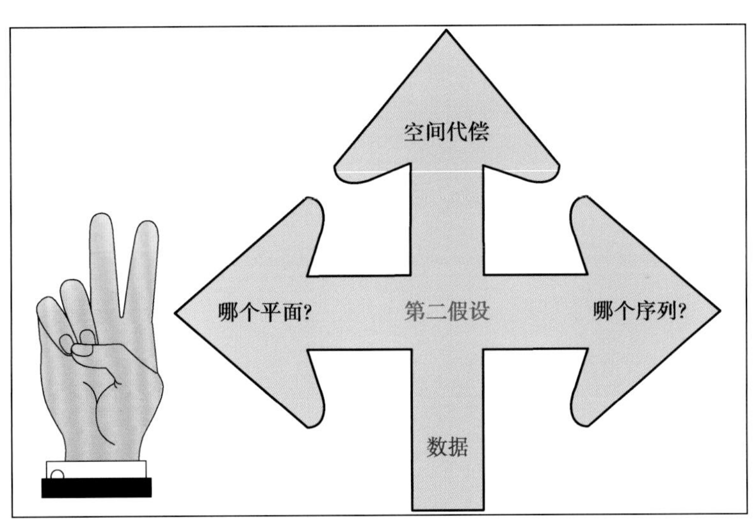

图 2.70　第二假设:空间代偿

当患者脱掉衣服,治疗师要问问自己:经过时间发展的张力性代偿是否沿着平面发展了?代偿仅存在于一个平面还是一个单独的序列?以上提及的症状是否分布于水平面的,尤其是内旋运动序列链。这一观察并不决定治疗方案,仅有助于动作检查和触诊检查。

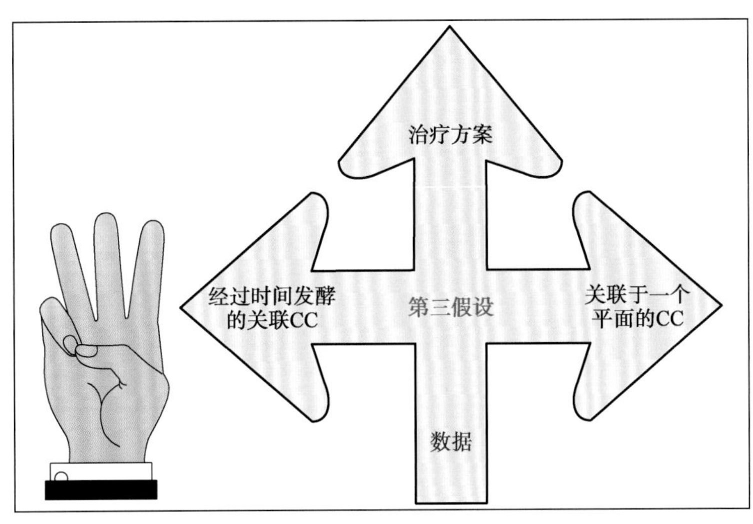

图 2.71　第三假设:哪些 CC 要去检查?

如果动作检查确认了内旋序列链,那么治疗师应该问问自己哪些 CC 与缓解患者的症状有关?我是否应该治疗与原发疼痛和现有疼痛关联的所有点,只治疗内旋序列链上的 CC?还是应该触诊水平面中的拮抗 CC?

FM 评估表

动作检查

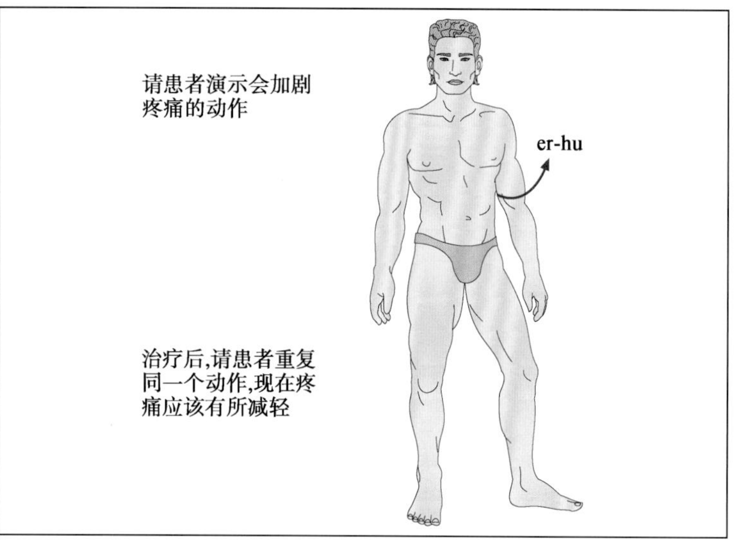

图2.72　疼痛动作和节段性动作检查
动作检查的首要目的是验证治疗结果。因此,让患者演示疼痛动作是有用处的。这样做的好处是使治疗师了解涉及的动作平面,而且也可以在治疗后向患者展示,疼痛动作有所减轻。

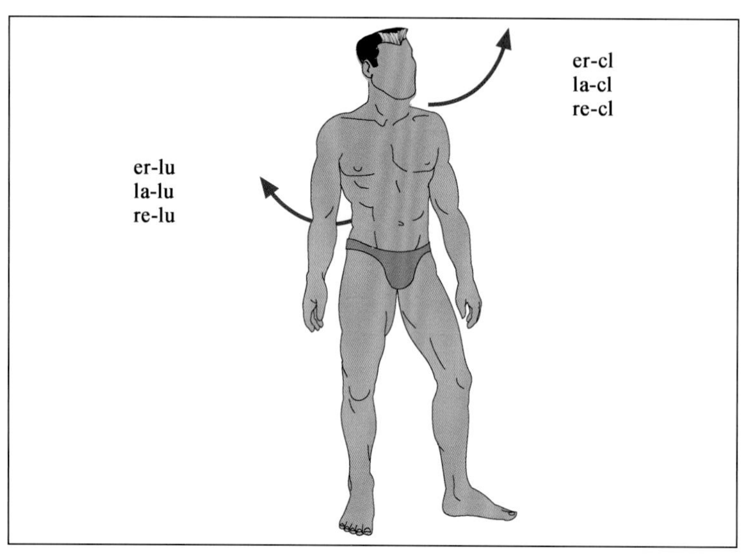

图2.73　比较性的全身性的动作检查
当疼痛分散于多个节段,仅检查患者所示的疼痛动作是不够的。这时则需要在三个平面内检查灵活性更高的节段。并不是所有的节段都有较高的灵活性;躯干检查颈部和腰部区域;下肢检查髋和踝节段,上肢检查上臂和腕部节段即可。

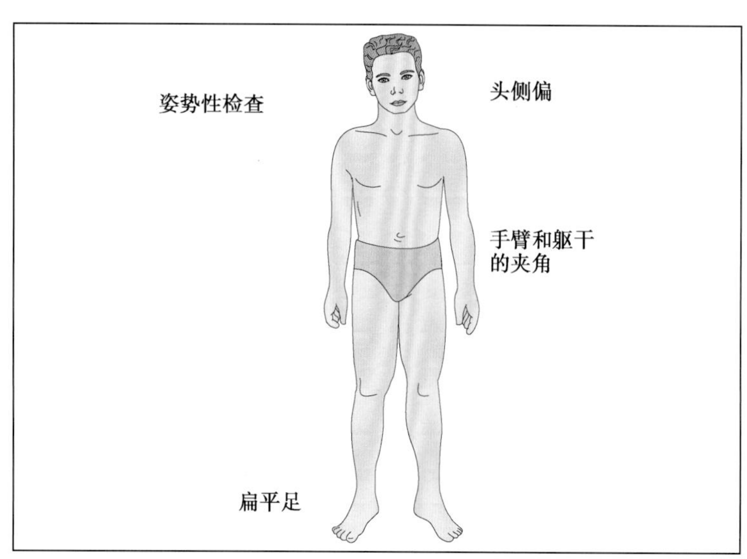

图2.74　动作检查的捷径和姿势检查
对运动员来说,以上提及的动作检查或许不能带来任何疼痛或关节受限。因此,可以向关节施加一些应力,以此来凸显受损的序列链。
其他时候,检查姿势也可能发现一些代偿和偏离中线的情况。

FM 评估表

	轻微	中度	严重
疼痛	*	**	***
活动度	*	**	***
受损(无力)	*	**	***

动作检查

表 2.5 动作检查标尺

疼痛在某一动作中加重通常会通过动作检查显现。另一评估标准是关节活动度(ROM)。第三项标准是力量降低,通过抗阻检查完成。每一个标准可以从严重(***)到中度(**),或是轻微(*)。有时候也可能没有疼痛( ),或轻微受损(*),但出现严重(***)的动作受限。

矢状面				
节段	an rt	an lt	re rt	re lt
lu				
cl				
冠状面				
节段	me rt	me lt	la rt	la lt
lu			*	
cl				
水平面				
节段	ir rt	ir lt	er rt	er lt
lu	**			
cl	**		**	

表 2.6 动作检查的表格

起初,记录星号是有用的。在表格的左侧,可以看到颈部(CL)和腰椎节段的动作检查是没有问题的。颈椎节段在冠状面的活动也无问题,而腰椎节段在右侧屈体现出僵硬。在水平面中,向右侧内旋,腰椎出现明显疼痛,而颈椎节段在右侧内旋和外旋均出现疼痛。

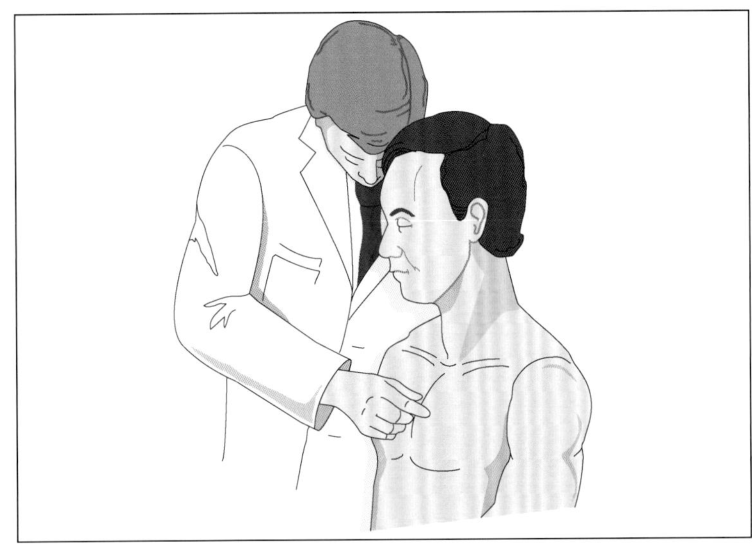

图 2.75 从动作检查到触诊检查

通过观察表格,在触诊期间治疗师特别关注右侧的外旋-腰部 cc 点和内旋-颈部、外旋颈部 cc 点。

触诊检查应该延伸到近端和远端节段。如果触诊检查与动作检查不一致,那么治疗师要基于触诊去治疗疼痛且致密化的 cc

FM 评估表

触诊检查

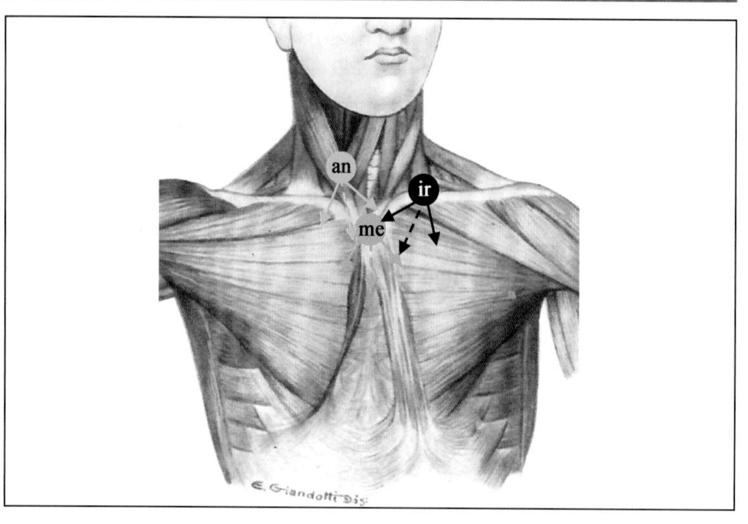

图 2.76　功能异常的节段的 3 个 cc 点对比触诊
因为动作检查突出了颈部节段作为疼痛起源的内旋动作，那么触诊检查可以从内旋-颈部的 cc 开始，并且与前侧的两个 cc 的敏感性/变异性做对比（例如，向内-颈部和向前-颈部）。

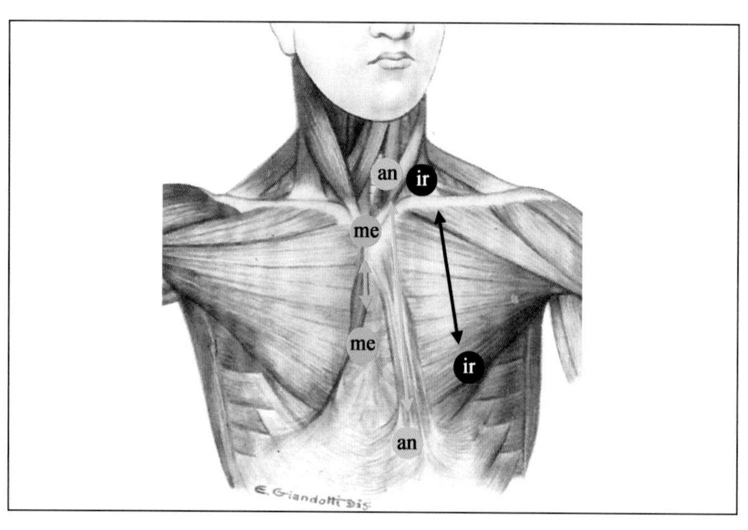

图 2.77　近端-远端触诊
有时，潜伏的 cc 可以在近端和远端节段被“解除封印”，而非在明显功能异常的节段。例如，胸部节段不如颈部节段灵活性高；因此，在动作检查中可能不会表现出任何疼痛，但是触诊时，胸部节段可能发现更多敏感的/变异的点。纵向触诊对于凸显沿着序列链产生异常的肌筋膜非常有用。

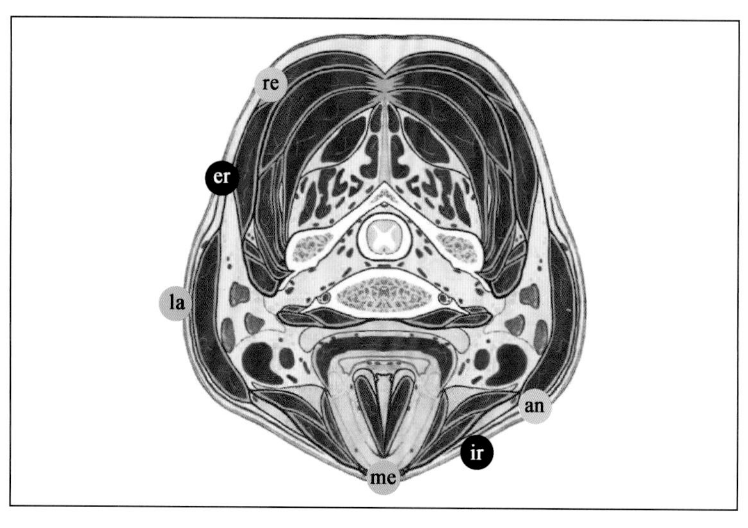

图 2.78　原动肌-拮抗肌触诊
第三种触诊方式包括协调一个节段在三个平面动作的全部六个 CC 点。如果颈部的动作检查在内旋和外旋运动都感到疼痛，那么还可以加入拮抗的三个 CC 进行触诊。触诊检查会突出最疼痛、最致密的和产生牵涉痛的点。

FM 评估表

	轻微	中度	严重
疼痛	*	**	***
致密化	*	**	***
牵涉痛	*	**	***

触诊检查

表 2.7 触诊检查标尺

在触诊检查中，疼痛是按压 CC 点后的即时表现；疼痛可能达到严重(***)，中度(**)或轻微(*)。

另外一个衡量标准是筋膜的变异程度，这种衡量通常在轻微的表面触诊是不易察觉的。第三个标准是 CC 点产生的牵涉痛；有些时候，这一现象会即时产生，有些时候则在治疗期间才发生。

矢状面				
节段	an rt	an lt	re rt	re lt
lu				
cl				
冠状面				
节段	me rt	me lt	la rt	la lt
lu				
cl				
水平面				
节段	ir rt	ir lt	er rt	er lt
lu	***		*	
cl	*		**	

表 2.8 触诊检查表格

触诊检查表格与动作检查表格相似。向后-腰部和向后-颈部的 CC 触诊没有任何异常。在冠状面上，只有右侧的向外-腰部体现出敏感性。

在水平面上，右侧的内旋-腰部非常敏感而且变异程度高，右侧的内旋-颈部程度稍轻。右侧的外旋-腰部轻微疼痛，右侧外旋-颈部疼痛稍重。

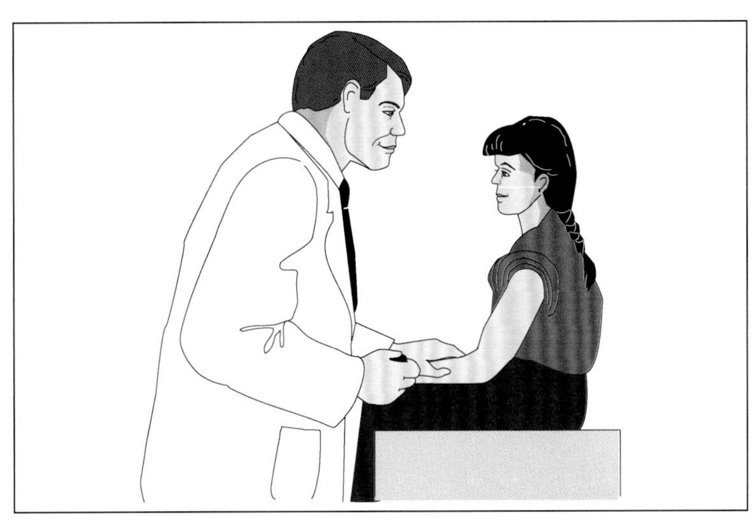

图 2.79 如何进行触诊

当治疗师最初开始操作筋膜手法时，他们没有成熟的技巧去辨认致密化的点和普通点的区别。因此，他们需要依赖患者的反馈。治疗师需要观察患者的面部表情，辨认他们对于疼痛的感知，同时询问患者：“是这个点更痛还是其他点更痛？”

FM 评估表

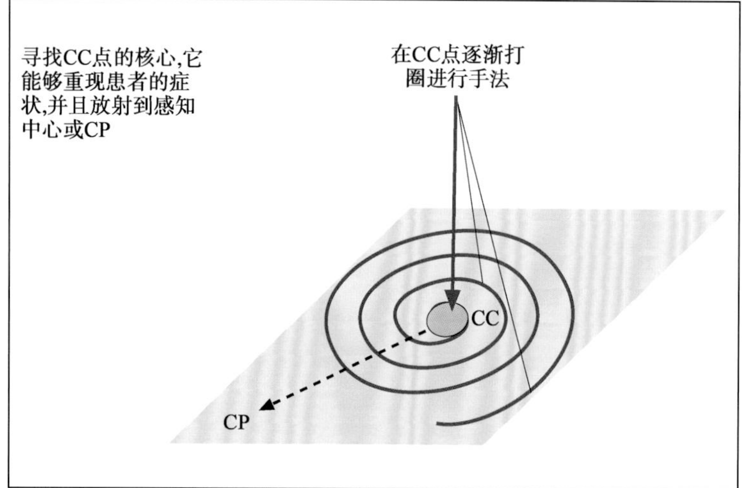

治疗

图 2.80 寻找产生牵涉痛的点

通常 CC 点的位置很容易记住,但却不一定能够正确地治疗。一旦找到了疼痛点,在开始治疗该点之前,治疗师应该移动他们的指关节或手肘在疼痛区域周围寻找致密化最严重的那一点。手法若能更精准地施治于致密化的点,所产生的摩擦力就越大,也就需要越少的时间去完成该点的治疗。

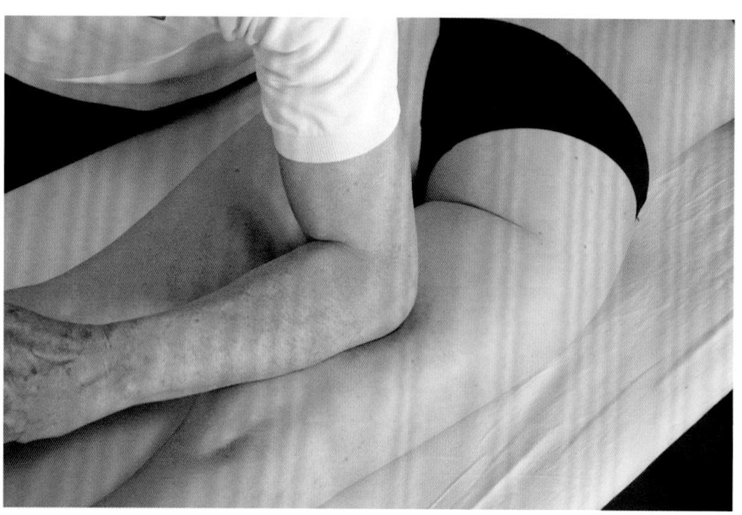

图 2.81 治疗师的姿势

为了能够借用身体重量以及从一个点自如地转到另一个点,治疗师应该在站立位施加治疗。治疗师还要持续地交替用左右手肘或指关节治疗;这意味着有时候他们是面向患者的,而有些时候背对着患者。而且,治疗师既可以站在治疗点的同侧,也可以站在治疗点的对侧。

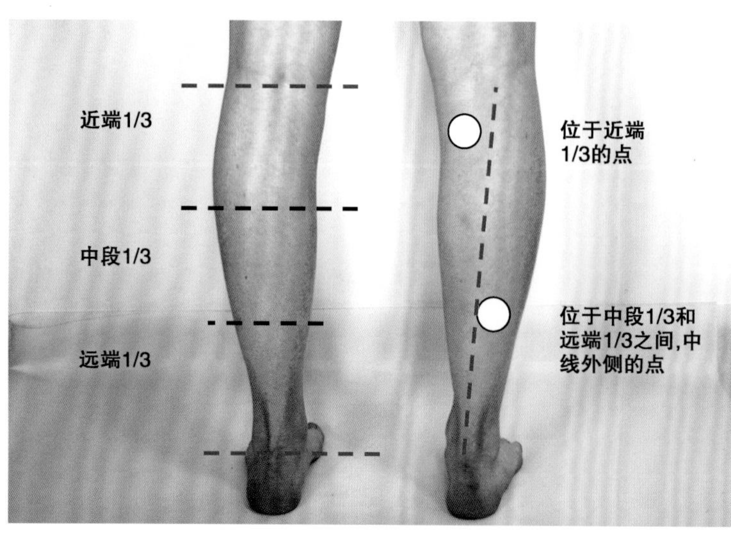

图 2.82 定位一个 CC 点的标志

画在身体表面的线可以帮助学生们去定位 CC 点。例如,小腿可以由一条从膝盖后侧到足跟(红色虚线)的线一分为二,并分为近端、中段和远端三等份;各协调中心和融合中心都位于这些象限里或者位于边界上。这些点可能在中线内侧、外侧或中线上。

FM 评估表

治疗

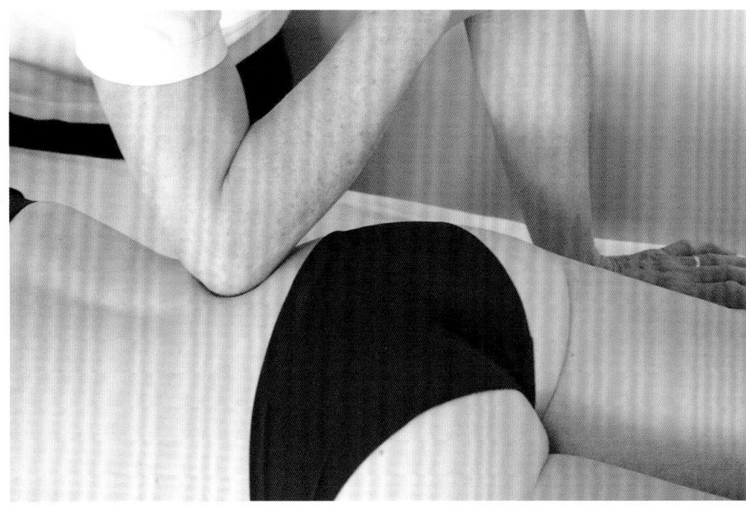

图 2.83 患者的姿势

每一个 CC 点都会对应一个患者最佳的治疗姿势。然而，这些姿势不是必需的，因为有些情况下患者无法摆出这样的姿势。例如，治疗向后-腰部时，患者的建议姿势是俯卧，但是对于一个妊娠 7 个月的女性来讲，可以采用侧卧。这种情况下，手法治疗会更困难。

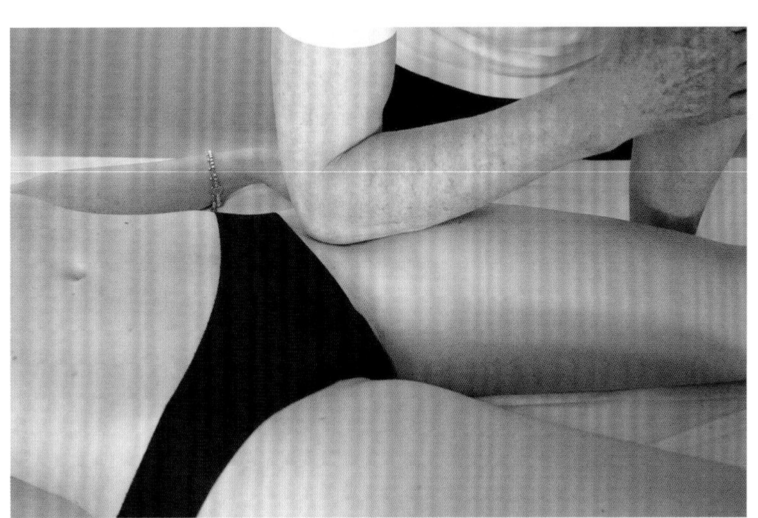

图 2.84 治疗师的姿势

每一个点位都会对应一个关于治疗师的姿势建议。然而，这些姿势也不是固定的。每个治疗师都可以选择自己容易施加压力而自身疲劳度最轻的姿势。治疗师应该将部分的身体重量支撑在非治疗手上，其余的身体重量用于施加治疗压力。

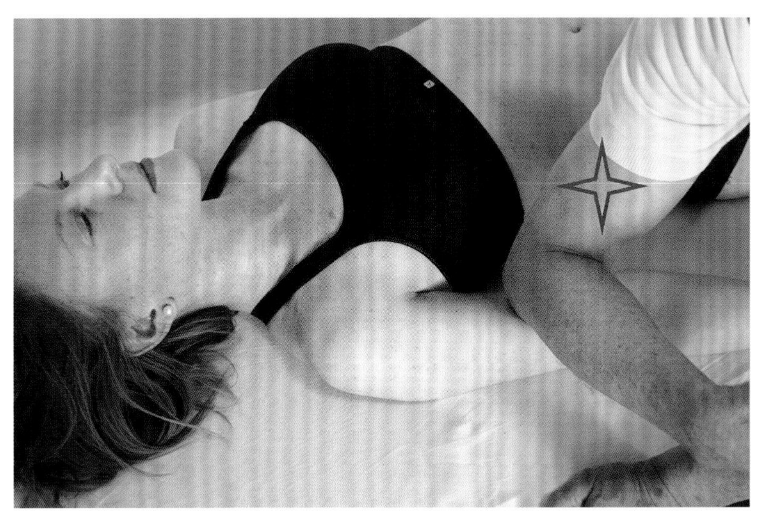

图 2.85 手法的方向

对于 CC 的手法治疗方向对应抗阻性最大的方向。这一点不同于希理氏（1998 年）提出的横向摩擦法。

每个患者的筋膜纤维化情况不同，治疗师应根据个人的情况调整治疗方式。整体来说，星号代表了手法方向可以在纵向、横向或是斜向进行。

FM 评估表

治疗

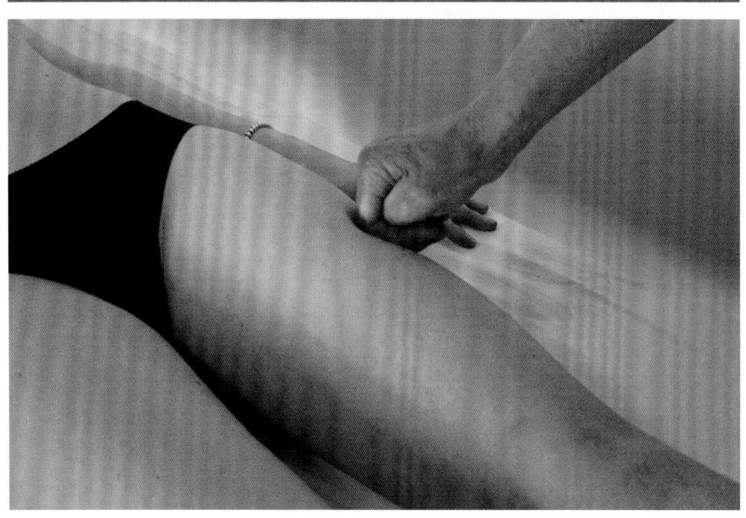

图 2.86 手法的工具

总的来说，前三个手指的指关节用于触诊检查，手肘、示指关节用于治疗。只有指关节和肘关节可以持续的感知和寻找致密化并像钻头那样对变异组织进行治疗。没有任何机械工具可以代替双手。手法中的疲劳源自不恰当的手法技术。

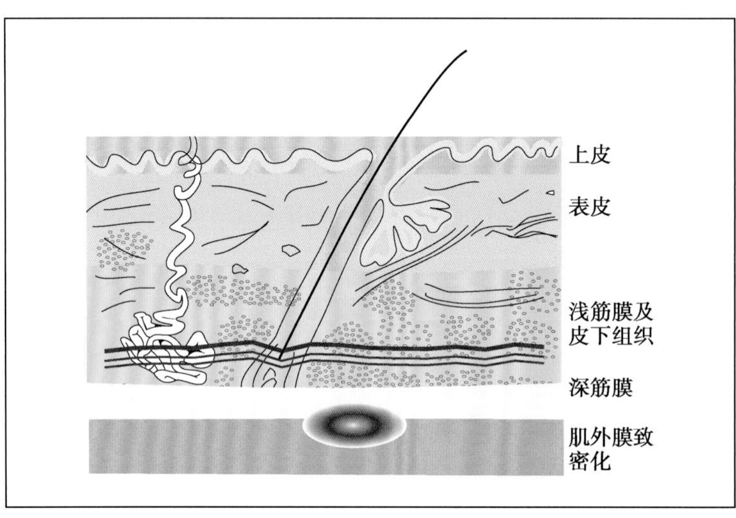

图 2.87 致密化和疼痛

疼痛是由于致密化的组织而非压力造成。因此，治疗师不应因为患者的主诉而减轻压力。如果治疗师减轻压力就不能达到深筋膜，治疗就会停留于浅筋膜，只产生暂时性效果。

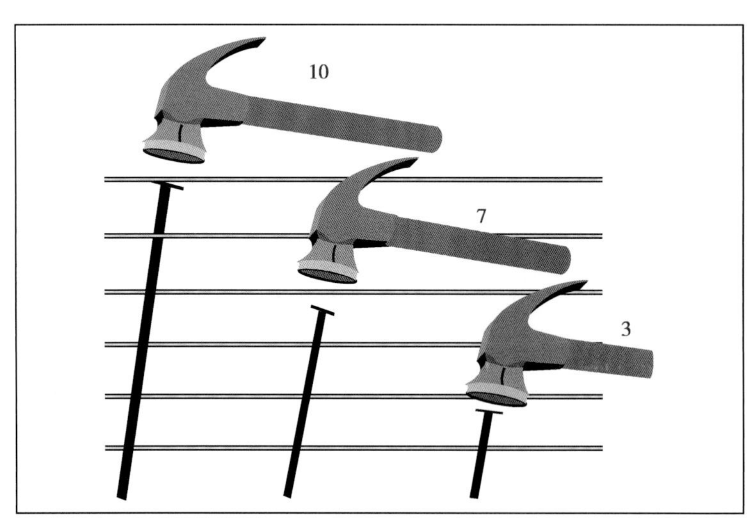

图 2.88 患者的反馈

治疗期间，治疗师需要求患者当疼痛从最初的 10 分降低到 4 分或 3 分时告知自己。治疗师还要询问患者是否感觉疼痛只在局部还是放射到其他区域。如果牵涉痛出现，询问患者牵涉痛传递的方向，因为牵涉痛就像一个箭头，指向下一个将要治疗的地方。

FM 评估表

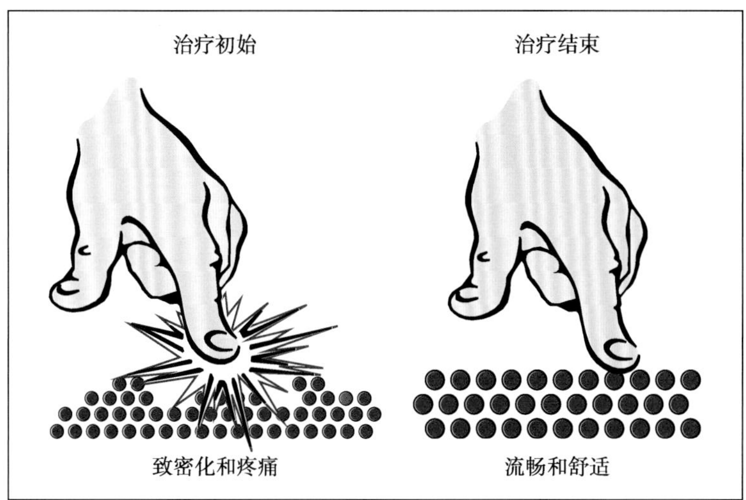

治疗

图 2.89　手法治疗结果

治疗目的在于将筋膜基质转变为更具液态的状态。在治疗一开始，致密化会对手法产生抵抗力，造成尖锐的疼痛；这种迹象会随着摩擦力生热改变致密化而消解。当基质从凝胶状转化为液态状，阻力和疼痛会有显著的下降。

治疗结束当下，患者应该能够进行无痛活动，并且关节具有更大的活动度。

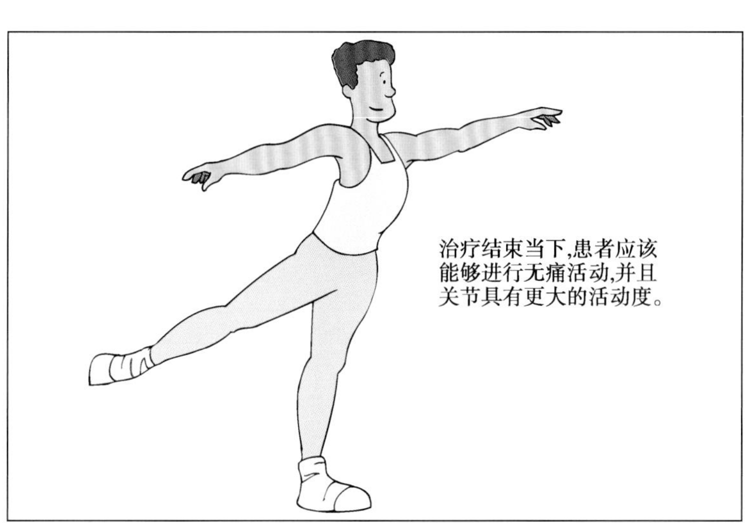

图 2.90　治疗后的动作检查

治疗一结束，治疗师就请患者重复在病史采集时患者报告的最疼痛的动作，或是动作检查时出现的最严重的疼痛动作。并要求患者报告疼痛评分量表的数值。治疗师应该观察到关节活动度增加和力量增强。

在治疗结尾		
日期	治疗的 CC 点	治疗后 1 周效果
d\m\y	ir-lu rt+, er-lu rt, er-cl rt+	* ++

表 2.9　如何记录所治疗的 CC 点

如果治疗内旋-腰部被证实对患者的症状有即时改善的作用，那 CC 点内旋-腰部在评估表上的记录则加上一个+的符号。如果外旋-腰部也做了治疗，但是治疗后症状没有得到改善，那么该 CC 点就不记录任何符号，暗示下次治疗不需要再次选择该点。

外旋-颈部 CC 点改善了症状，因此在该 CC 点后加一个+。

FM 评估表

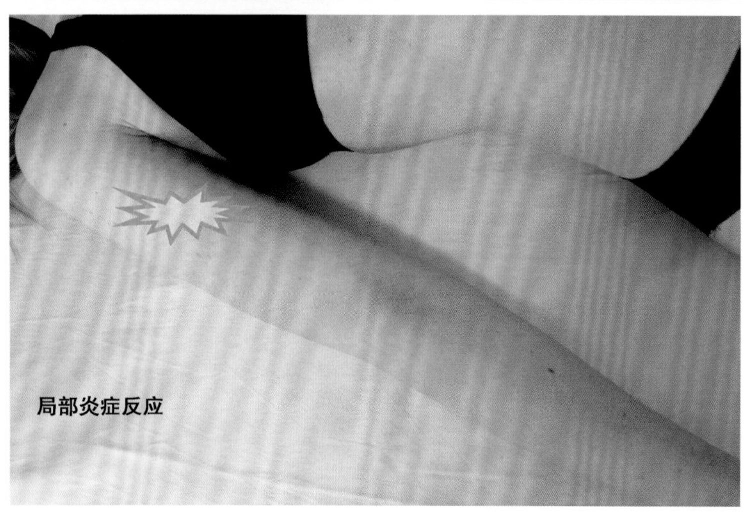

结构

图 2.91　炎症反应

每次治疗都要给予患者至少一些疼痛的缓解。

手法作用于一个致密化的点，会产生一个小范围的炎症，形成对于筋膜修复的有益效用。

如果手法作用于非致密化的区域，也会产生一个暂时的炎症反应但症状将不会得到改善。

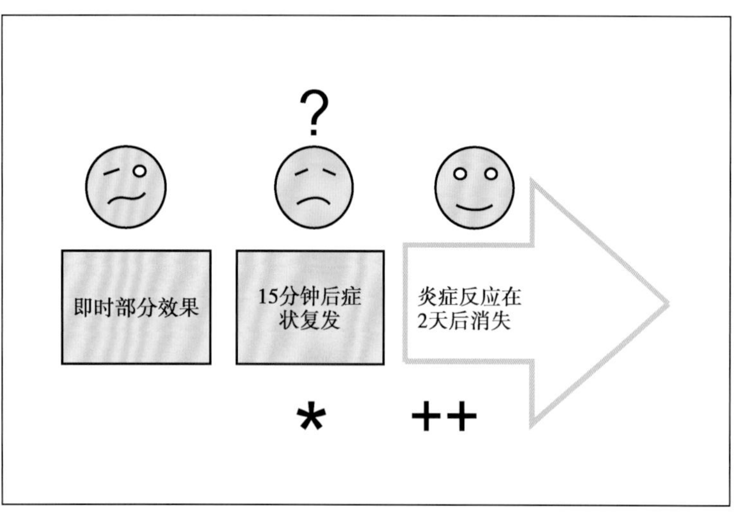

图 2.92　治疗后症状的变化

治疗结束时最好告知患者，由于炎症反应的原因症状或许在前 2～3 天加剧。手法治疗的效果将在 8～10 天后显现。由于这个原因，对于运动系统功能障碍的 FM 治疗应在 1 周后进行第二次。

患者1周后返回时，通常会说“我终于摆脱了折磨我多年的疼痛”

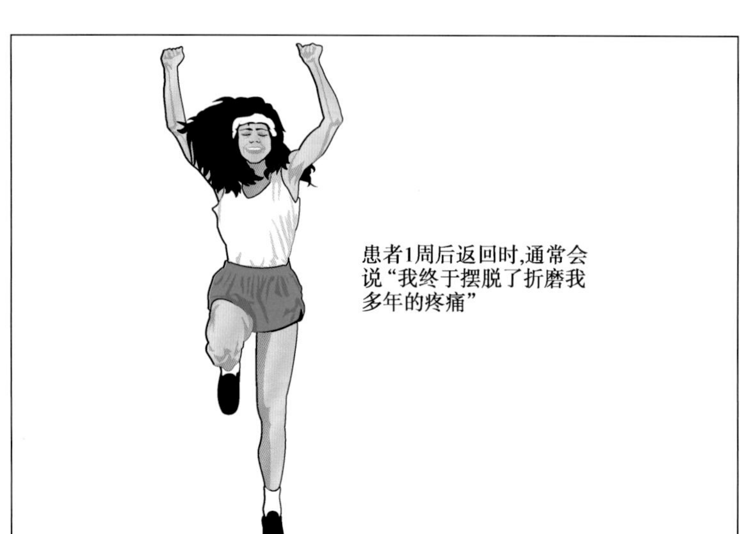

图 2.93　如何记录一周后的效果

当患者 1 周后回来，他们可能会报告，在治疗后的第一天，他们在治疗点和原有疼痛的部位都有疼痛，但是疼痛从 10 分降到了 3 分；这种情况用以下方式记录于评估表：* ++

患者也会说治疗后第一天他们感到好转但是症状缓慢地复发到原来的状态，这种结果记录为：++**

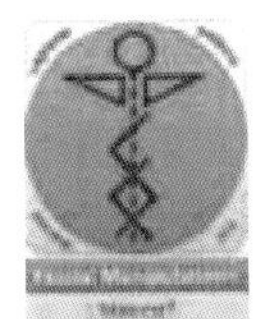

筋膜手法评估表：运动系统

第一阶段

姓氏：	名字：	诊断：	生日：
工作：	运动：	电话号码：	日期：

数据	节段	位置	侧	时长	创伤/?	疼痛评分	持续性/反复性	疼痛模式
主要疼痛								
伴随性疼痛								
肢端症状-头部								姿势
肢端症状-手部								
肢端症状-足部								
疼痛史						药物		
手术						医学检查		
创伤					X线片			
骨折								

假设

随时间发展的代偿	空间代偿	治疗方案

动作检查

节段	矢状面				冠状面				水平面			
	an lt	an rt	re lt	re rt	me lt	me rt	la lt	la rt	ir lt	ir rt	er lt	er rt
cl												
th												
lu												
...												

触诊检查

节段	矢状面				冠状面				水平面			
	an lt	an rt	re lt	re rt	me lt	me rt	la lt	la rt	ir lt	ir rt	er lt	er rt
cl												
th												
lu												
...												

治疗

日期	产生即时效果的治疗点	治疗后1周的效果

（范成雷　苗欣　译，李思雨　张鹏　校，王于领　马明　审）

第三章
向前运动肌筋膜序列链

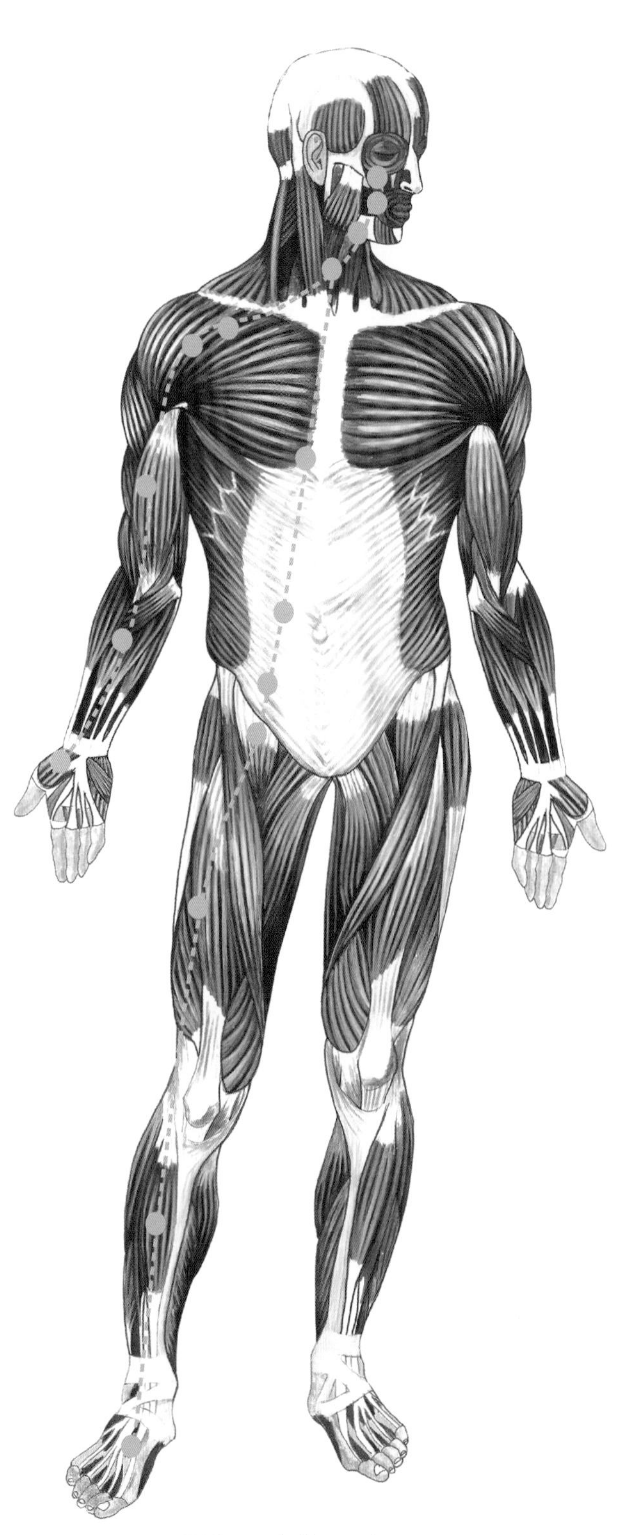

图 3.1　向前运动序列链

矢　状　面

该条肌筋膜序列链行走于人体各个节段前面，由以下肌筋膜单元组成：

躯干

向前-头部（ante-caput）1，2，3	an-cp 1，2，3
向前-颈部（ante-collum）	an-cl
向前-胸部（ante-thorax）	an-th
向前-腰部（ante-lumbi）	an-lu
向前-骨盆（ante-pelvis）	an-pv

上肢

向前-肩胛（ante-scapula）	an-sc
向前-肱骨（ante-humerus）	an-hu
向前-肘部（ante-cubitus）	an-cu
向前-腕部（ante-carpus）	an-ca
向前-手部（ante-digiti）	an-di

下肢

向前-髋部（ante-coxa）	an-cx
向前-膝部（ante-genu）	an-ge
向前-踝部（ante-talus）	an-ta
向前-足部（ante-pes）	an-pe

向前-头部(ante-caput)1的肌筋膜单元

an-cp 1

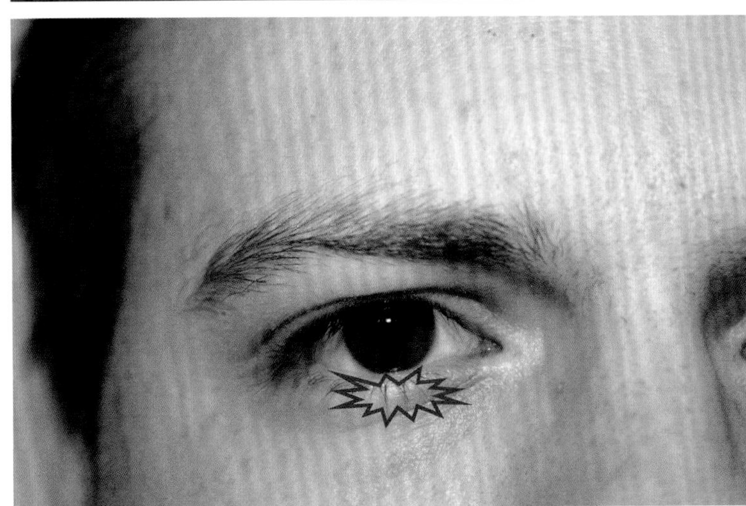

图3.2 an-cp 1肌筋膜单元的疼痛位置和感知中心(centre of perception,CP)

下眼睑失调,由于眼球筋膜的致密化引起眼轮匝肌和下直肌之间的失调。

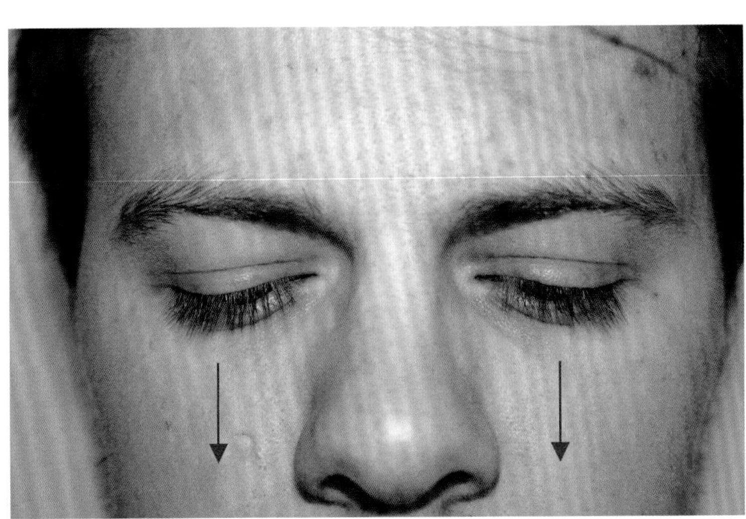

图3.3 an-cp 1肌筋膜单元的疼痛动作(PaMo)

患者有复视的体验或者保持颈椎直立的同时眼睛向下看有震颤感;下眼睑轻微下垂,可能双侧同时出现。

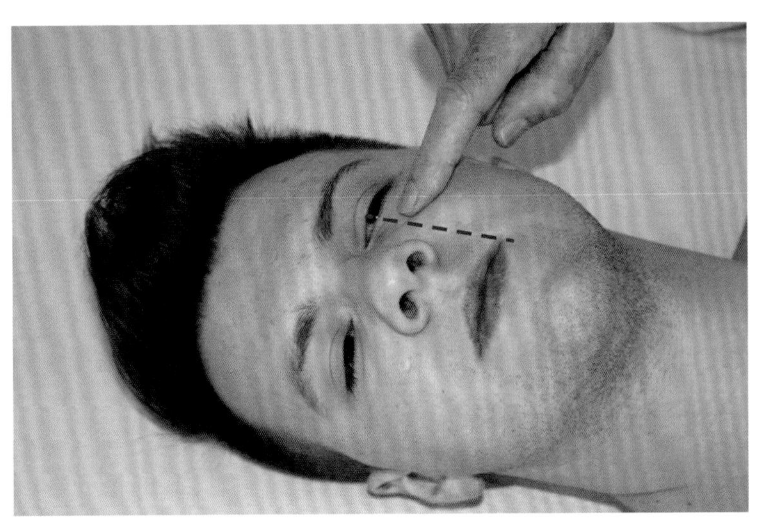

图3.4 an-cp 1协调中心(centre of coordination,CC)的触诊检查

用示指或中指指尖在下眼眶边缘下方进行触诊检查,找出致密化和牵涉痛。该CC位于瞳孔正下方。

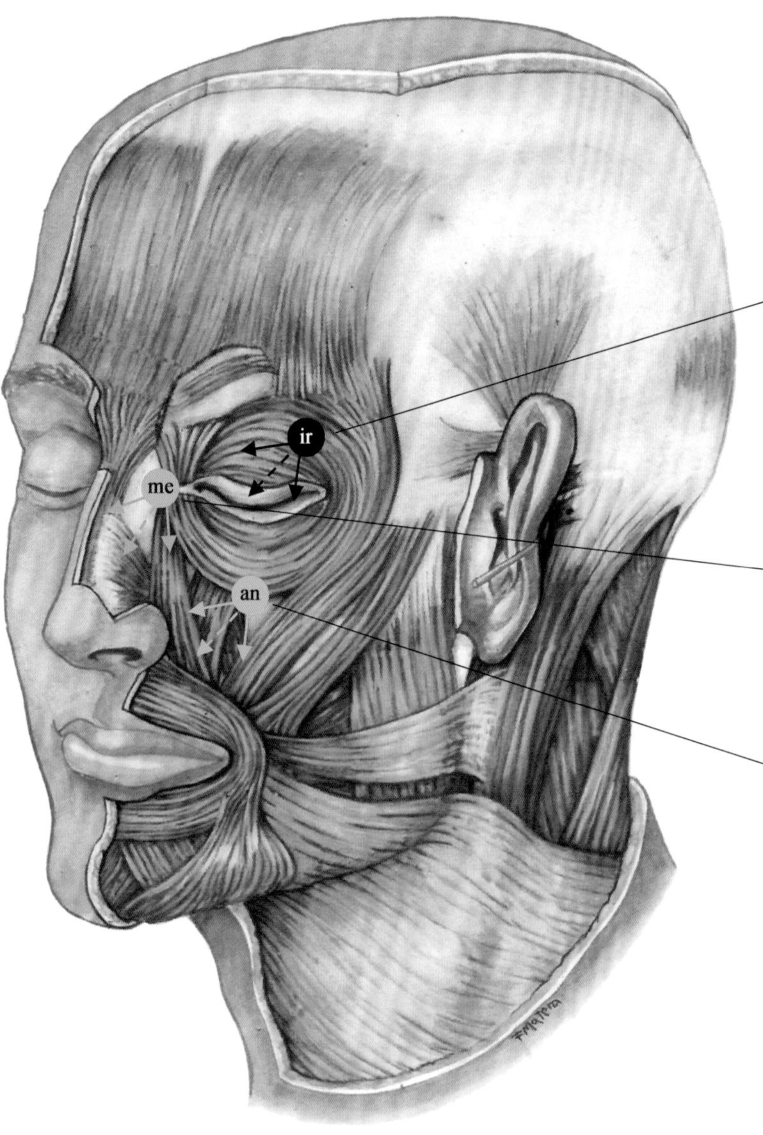

图 3.5　眼周 CC 的对比触诊检查

ir-cp 1 位于眼球和上眶脊之间，单关节纤维（上斜肌滑车）和双关节纤维（眼轮匝肌）矢量汇聚的位置。

me-cp 1 位于内侧韧带上，单关节纤维（内直肌）和双关节纤维（眼轮匝肌）矢量汇聚的位置。

an-cp 1 位于瞳孔正下方，单关节纤维（下直肌）和双关节纤维（眼轮匝肌）矢量汇聚的位置，Tenon 筋膜连接着这些矢量。

（图 5.5 和图 7.5）

（原图出自 G.Chiarugi & L.Bucciante，由 Piccin 人体解剖学院改编）

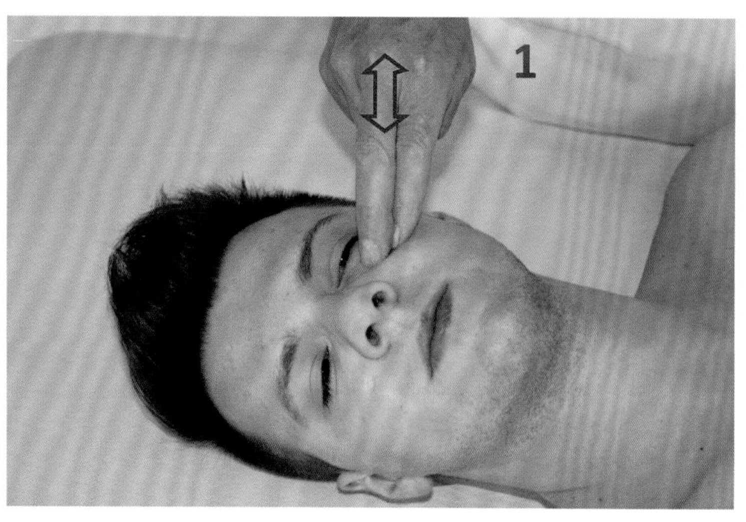

图 3.6　an-cp 1 CC 的治疗
患者仰卧。
治疗师将示指指尖放在下眼眶边缘，中指叠加在上并施加压力，进行轻微摩擦（1）直至局部疼痛和牵涉痛消失。

向前-头部（ante-caput）2 的肌筋膜单元

an-cp 2

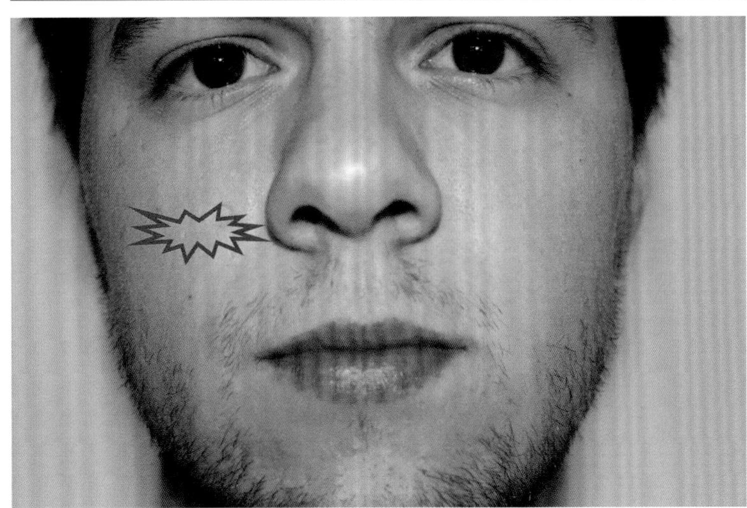

图 3.7　an-cp 2 肌筋膜单元的疼痛位置和感知中心（centre of perception，CP）

上唇轻度瘫痪，不能含留唾液（流口水），由于口轮匝肌和颧肌失调导致的口唇下垂。

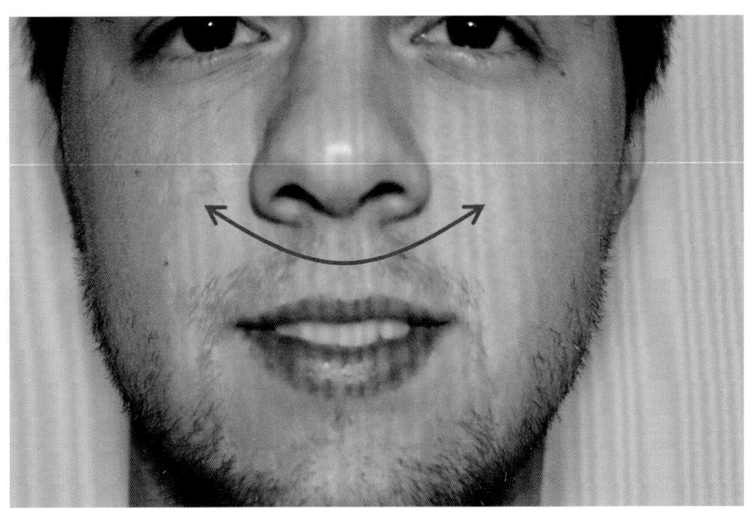

图 3.8　an-cp 2 肌筋膜单元的疼痛动作（PaMo）

当患者微笑或讲话时不能提起瘫痪侧嘴唇，他们也不能含住口水导致流涎。有些人不会受瘫痪直接影响，而长时间的微笑会出现抽搐。

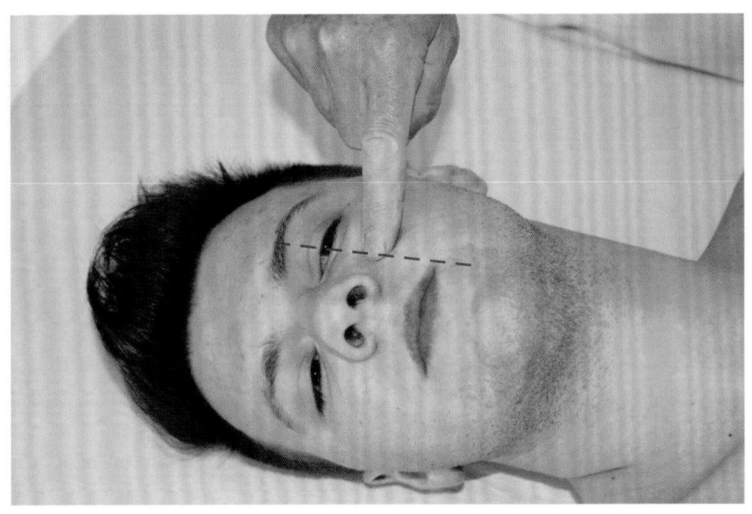

图 3.9　an-cp 2 协调中心（centre of coordination，CC）的触诊检查

治疗师用示指或中指指尖沿着颧肌寻找放射痛的点，该点位于瞳孔和嘴角之间的连线上（ST 3）。

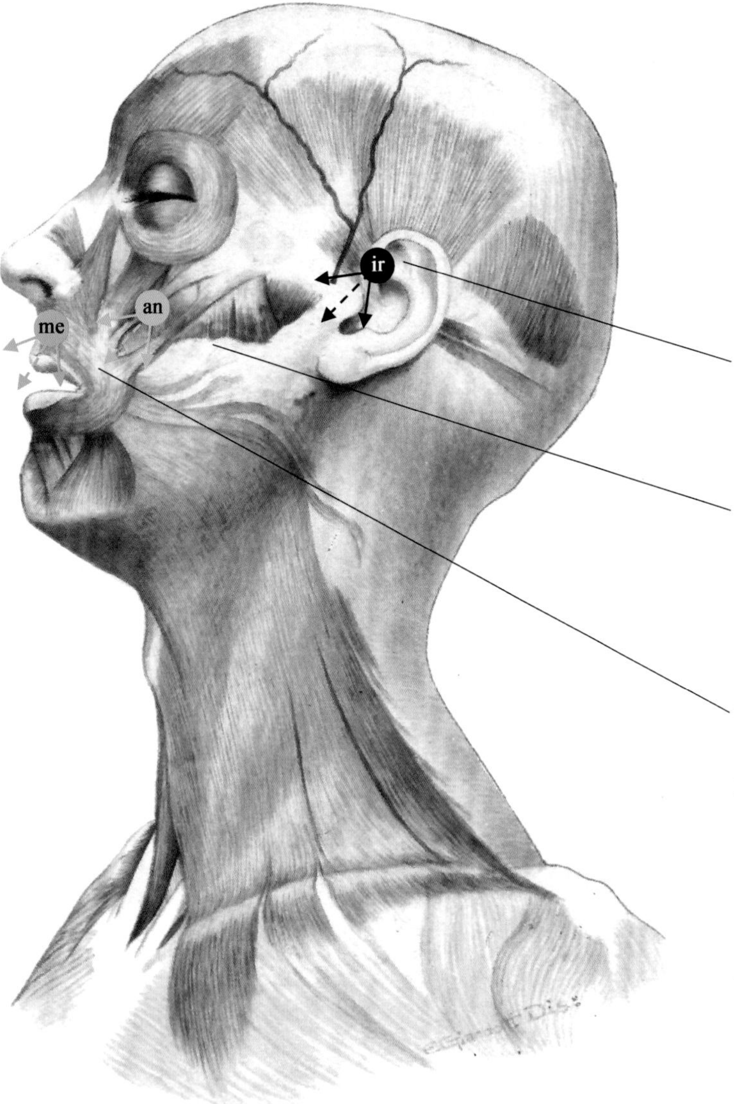

图 3.10　上颌骨处 CC 的对比触诊检查

ir-cp 2 位于耳轮前侧,单关节纤维(耳前肌)和双关节纤维(颞肌)矢量汇聚的位置。

an-cp 2 位于脸颊中部,单关节纤维(提上唇肌和口角肌)和双关节纤维(口轮匝肌)矢量汇聚的位置。

me-cp 2 位于鼻唇沟中央,单关节纤维(提上唇鼻翼肌)和双关节纤维(颧肌鼻翼头)矢量汇聚的位置。

(图 5.7 和图 7.10)

(原图出自 G.Chiarugi & L.Bucciante,由 Piccin 人体解剖学院改编)

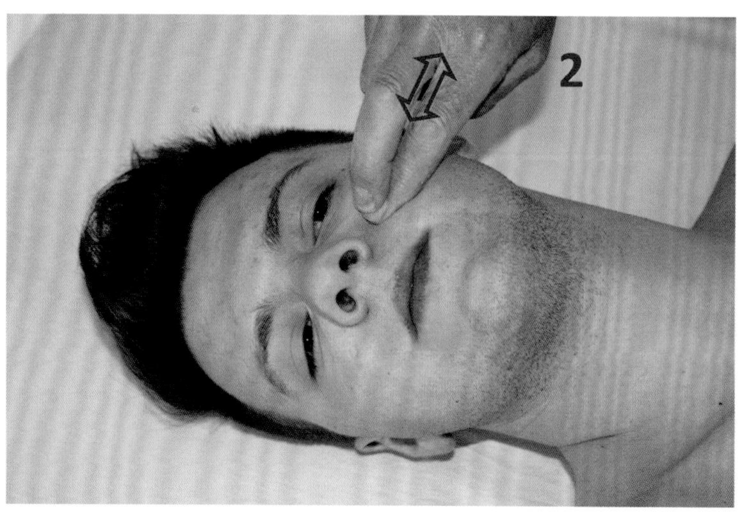

图 3.11　an-cp 2 CC 的治疗
患者仰卧。
治疗一手稳住患者头部,另一只手用示指或中指的指尖在筋膜上进行轻微摩擦(2)直至疼痛消失。治疗过程中,治疗师可以站在患者旁侧或者治疗床的头侧。

向前-头部（ante-caput）3 的肌筋膜单元

an-cp 3

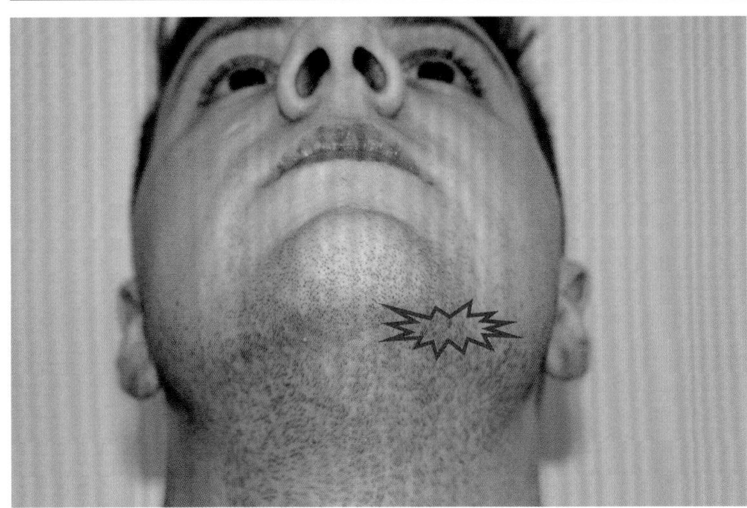

图 3.12　an-cp 3 肌筋膜单元的疼痛位置和感知中心（centre of perception，CP）

颞下颌关节紊乱或下颌痛。舌肌缺乏协调性。

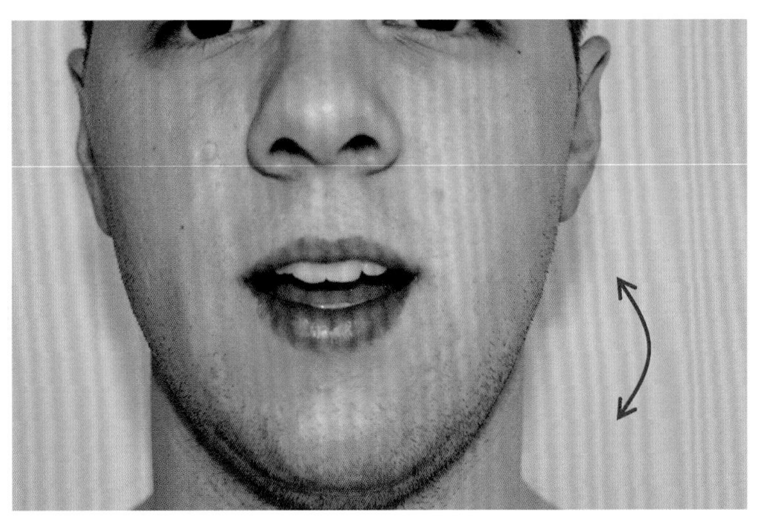

图 3.13　an-cp 3 肌筋膜单元的疼痛动作（PaMo）

患者主诉，张口时颞下颌关节错位或发出“咔嗒”声；其他时候，张嘴受限或舌头运动受阻。

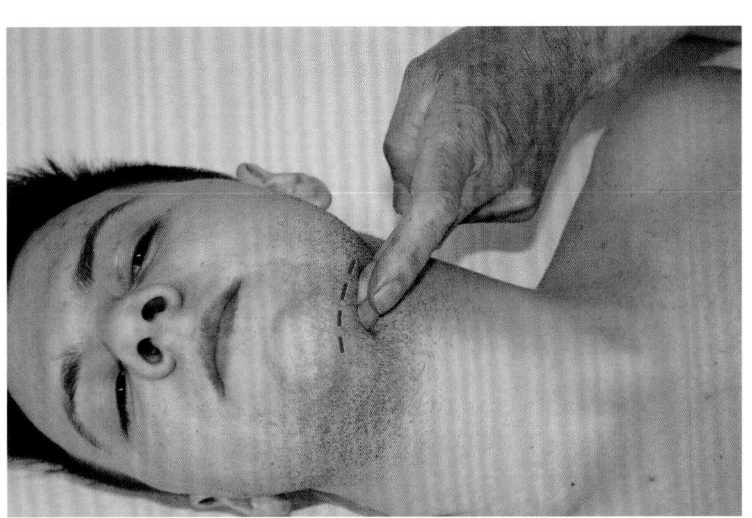

图 3.14　an-cp 3 协调中心（centre of coordination，CC）的触诊检查

示指和中指指尖置于下颌骨边缘下方，下颌角和下颌中间（ST 5）。触诊最敏感的点。建议触诊检查对侧相同 CC。

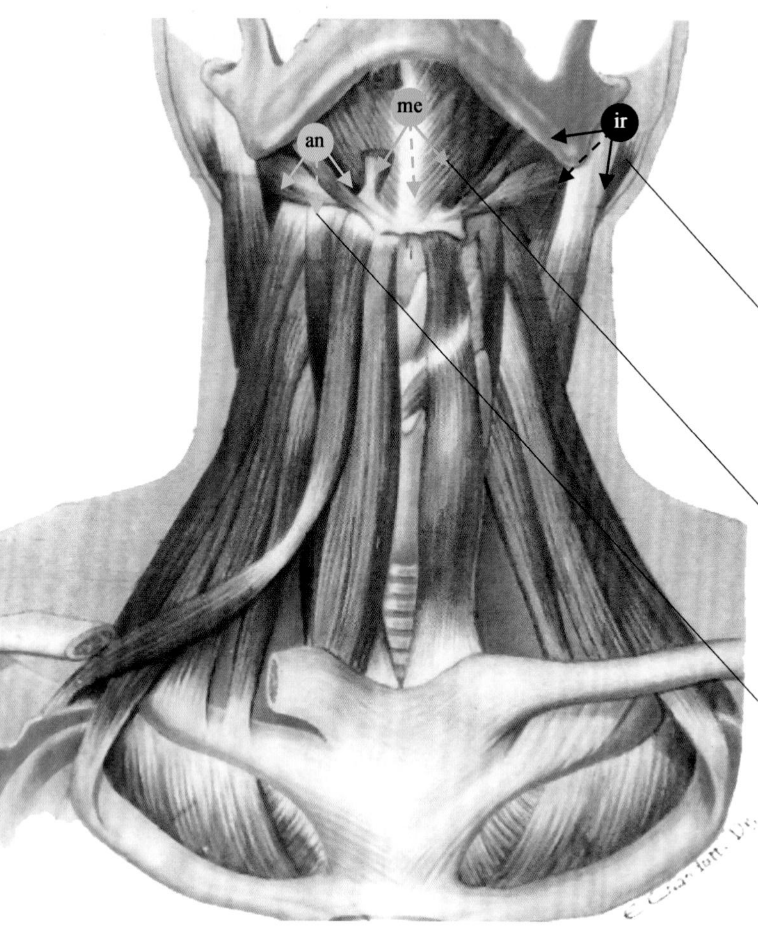

图 3.15　下颌骨处 CC 的对比触诊检查

ir-cp 3 位于下颌骨旁侧，单关节纤维（翼状肌）和双关节纤维（茎突舌骨肌）矢量汇聚的位置。

me-cp 3 位于舌下中缝，单关节纤维（下颌舌骨肌）和双关节纤维（二腹肌）矢量汇聚的位置。

an-cp 3 位于下颌骨下方，单关节纤维（下颌舌骨肌）和双关节纤维（二腹肌）矢量汇聚的位置，颈部筋膜与这些矢量相连。

（图 5.11 和图 7.15）

（原图出自 G.Chiarugi & L.Bucciante，由 Piccin 人体解剖学院改编）

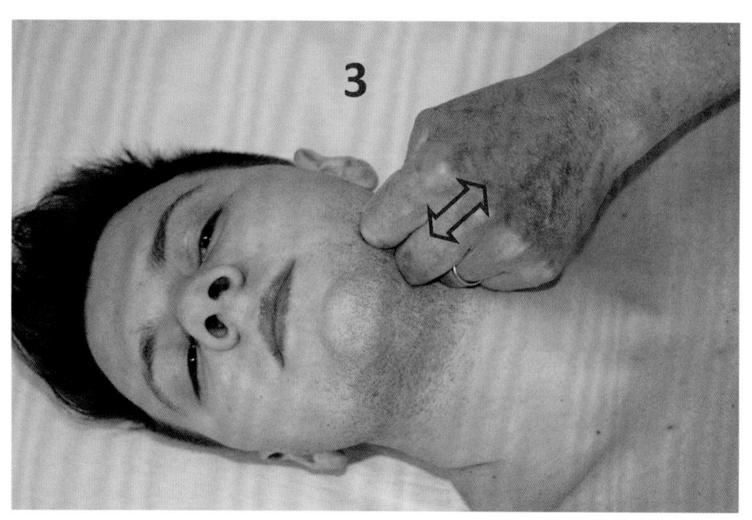

图 3.16　an-cp 3 CC 的治疗

患者仰卧，头轻微转向对侧。治疗师用指节在下颌骨下方边缘，下颌舌骨肌筋膜上施加中度压力（3），如果有需要，治疗师用另一手稳住患者头部。

向前-颈部(ante-collum)的肌筋膜单元

an-cl

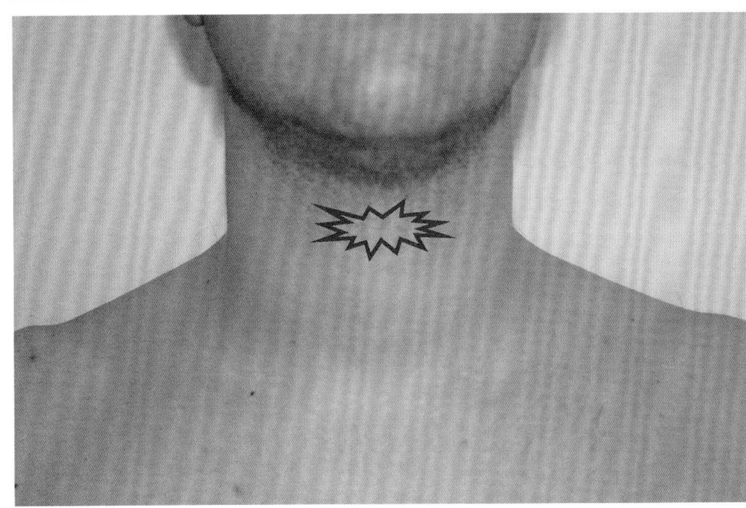

图 3.17　an-cl 肌筋膜单元的疼痛位置和感知中心(centre of perception,CP)

疼痛出现在前侧(主动肌),也可出现在后侧(拮抗肌)。频繁的头痛与颈痛有关。

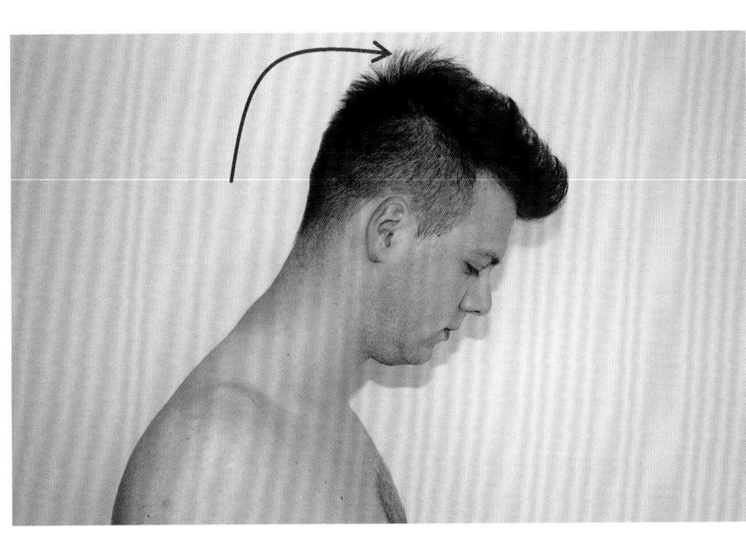

图 3.18　an-cl 肌筋膜单元的疼痛动作(PaMo)

当患者做以下动作时疼痛加重:

- 站立位向下看脚趾。
- 仰卧位抬起头。
- 收下巴触及或靠向胸骨。

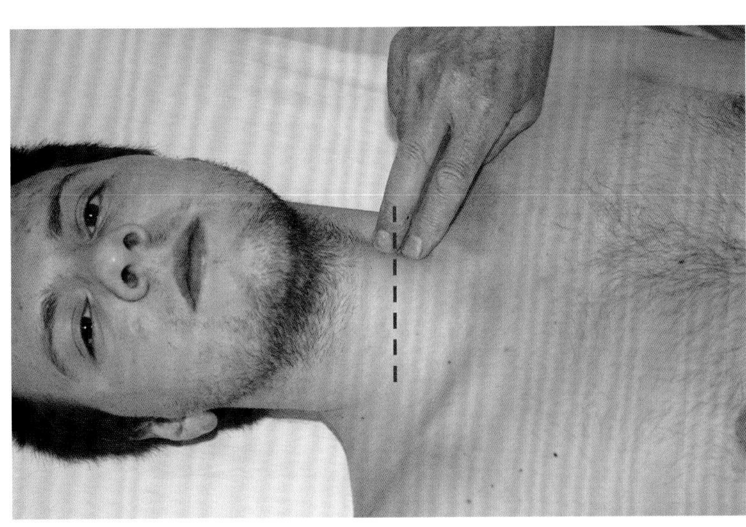

图 3.19　an-cl 协调中心(centre of co-ordination)的触诊检查

治疗师示指或中指指尖置于胸锁乳突肌前侧边缘,平甲状软骨(红色虚线)(ST 9),然后找出致密点或紧缩的肌纤维。

图 3.20 颈前部 CC 的对比触诊检查

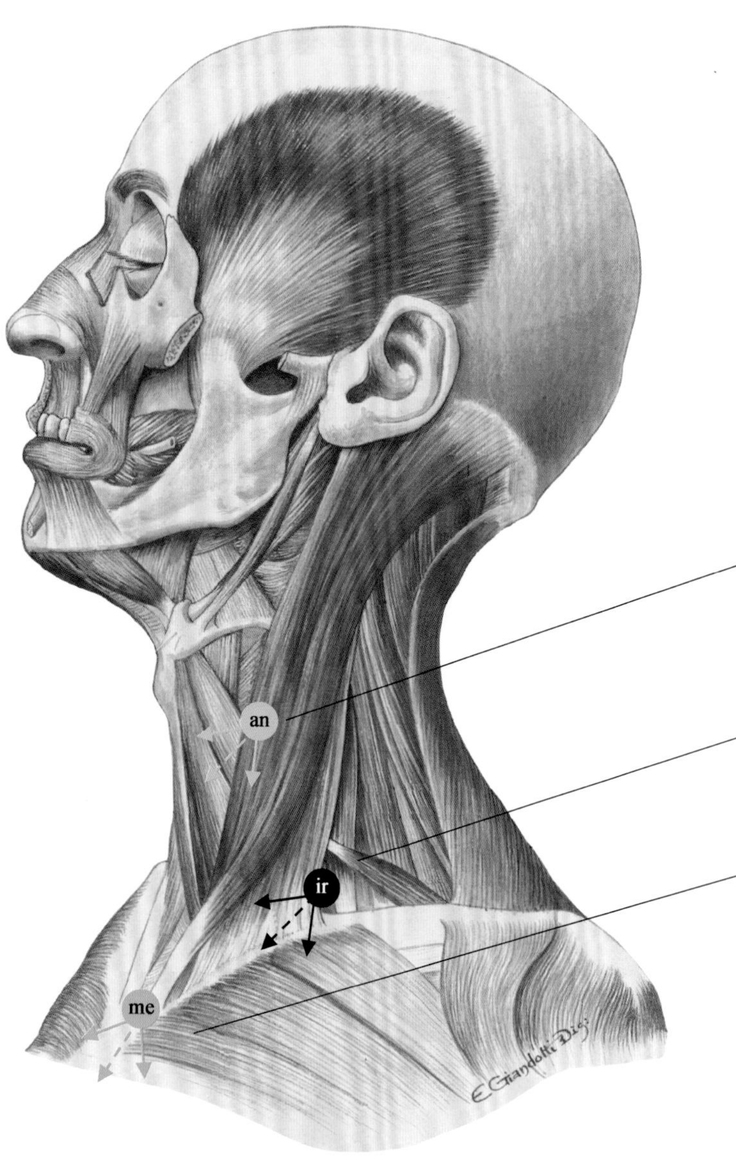

an-cl 向前-颈部位于甲状软骨旁，单关节纤维（舌骨下肌）和双关节纤维（胸锁乳突肌）矢量汇聚的位置。

ir-cl 向内-颈部位于锁骨上方，单关节纤维（肩胛舌骨肌）和双关节纤维（胸锁乳突肌锁骨头）矢量汇聚的位置。

me-cl 内旋-颈部位于胸骨窝，胸锁乳突肌胸骨头产生的矢量汇聚的位置。

（图 5.15 和图 7.20）

（原图出自 G.Chiarugi & L.Bucciante，由 Piccin 人体解剖学院改编）

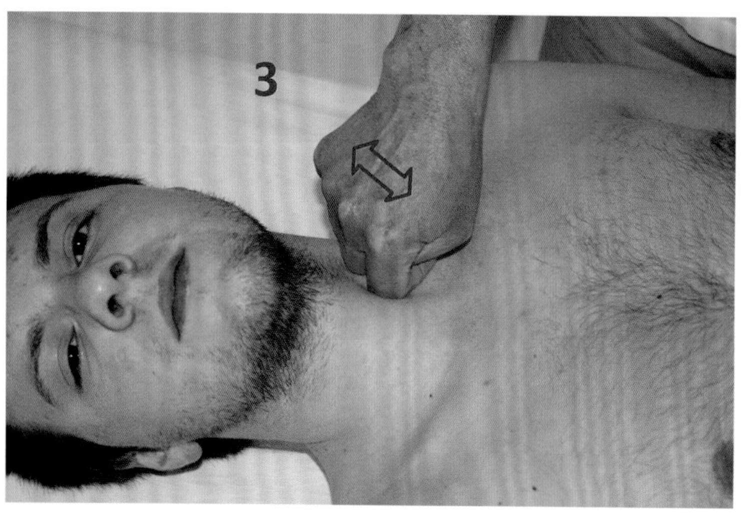

图 3.21 an-cl CC 的治疗

患者仰卧位，治疗师沿着胸锁乳突肌筋膜进行触诊；当患者告知出现针刺感时，治疗师用指关节施以中等强度压力进行手法操作（3）。

向前-胸部（ante-thorax）的肌筋膜单元 an-th

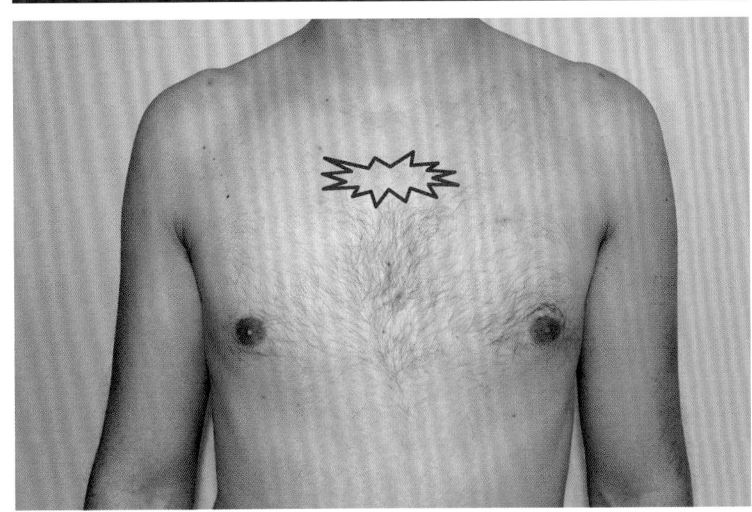

图 3.22　an-th 肌筋膜单元的疼痛位置和感知中心（centre of perception，CP）
胸骨前后活动障碍，前胸压迫感；这些症状常常让患者觉得自己心脏或呼吸系统有问题。

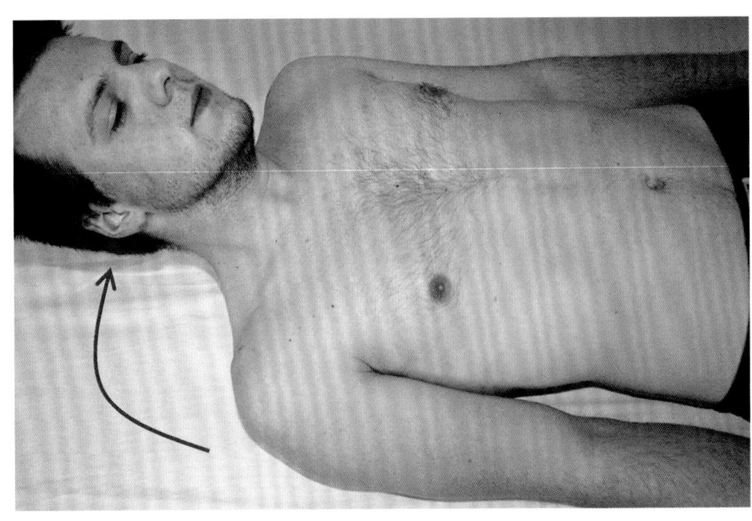

图 3.23　an-th 肌筋膜单元的疼痛动作（PaMo）
当患者仰卧位，尝试将胸部抬离床面时，疼痛加重。在该运动测试时，患者可将双手置于头后或放于体侧。

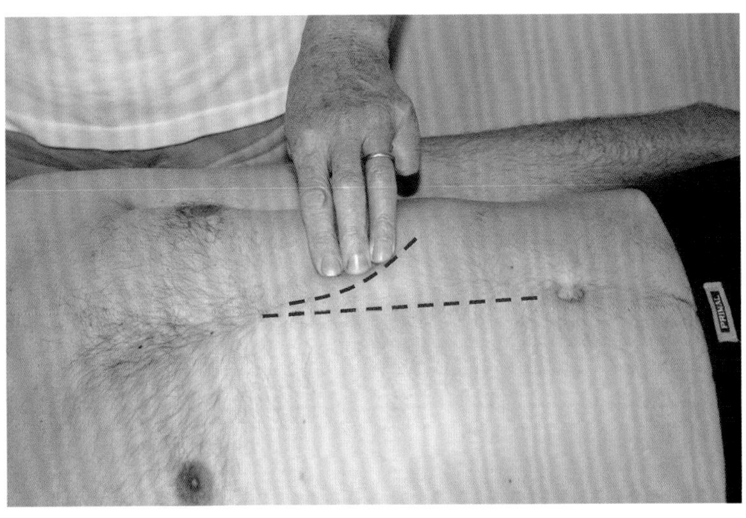

图 3.24　an-th 协调中心（centre of coordination）的触诊检查
治疗师用示指或中指指尖，在腹直肌位于肋骨的嵌入点附近寻找筋膜致密点；该点位于胸腔下缘靠近头端（红色弧形虚曲线）（近端 ST 18，ST 19）。

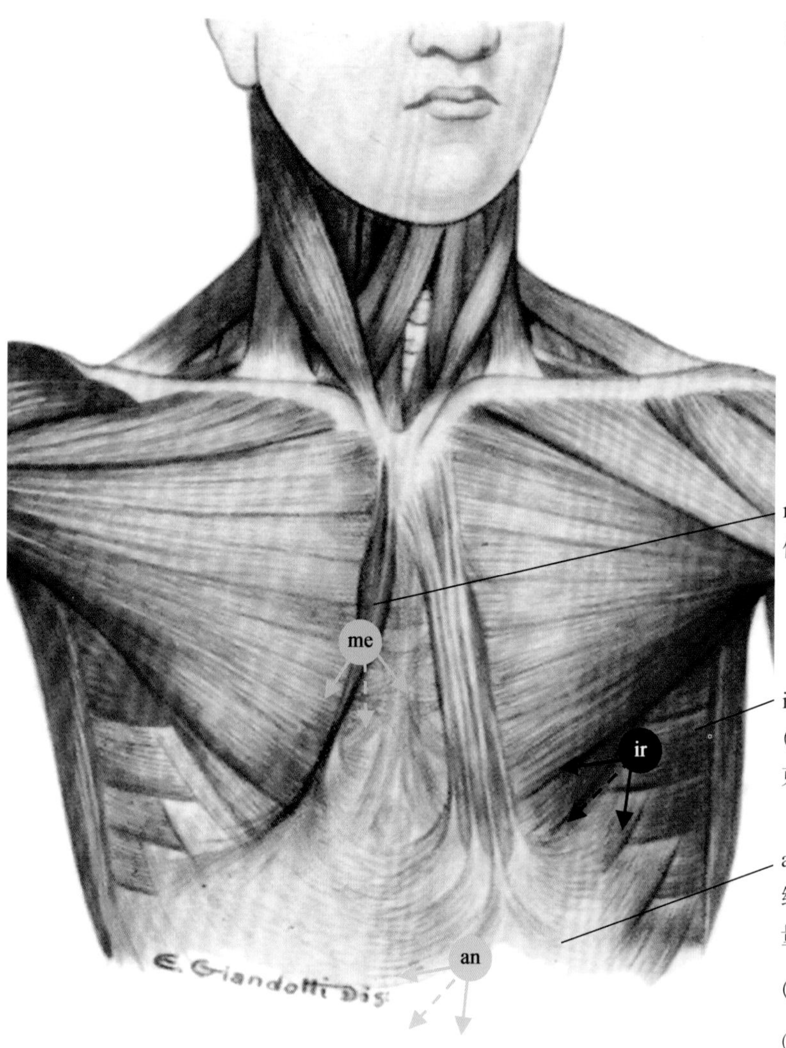

图 3.25 胸前部 CC 的对比触诊检查

me-th 内旋-胸部位于沿着胸骨柄上，两侧胸大肌矢量汇聚的位置。

ir-th 向内-胸部位于乳房下，单关节纤维（肋间内肌）和双关节纤维（胸大肌下束）矢量汇聚的位置。

an-th 向前-胸部位于剑突旁，单关节纤维（胸骨肌）和双关节纤维（腹直肌）矢量汇聚的位置。

（图 5.19 和图 7.25）

（原图出自 G.Chiarugi & L.Bucciante，由 Piccin 人体解剖学院改编）

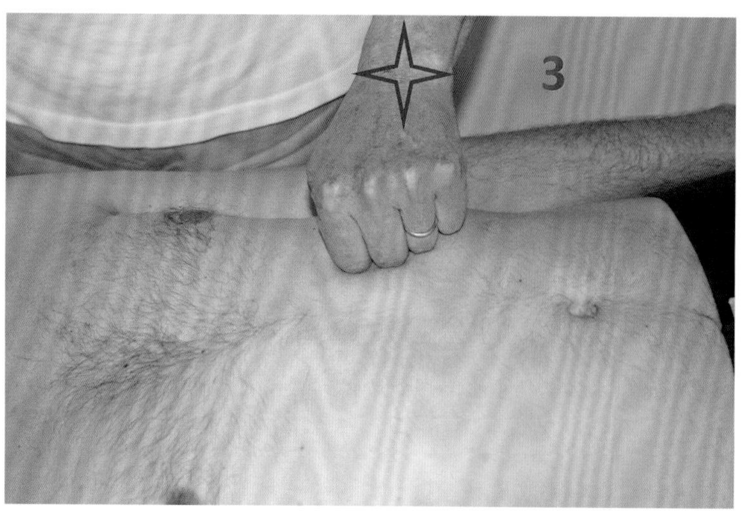

图 3.26 an-th CC 的治疗

患者仰卧位。

使用肘部，如果是比较瘦的患者，用指关节，治疗师对腹直肌筋膜进行按摩，直至局部疼痛和牵涉痛消失。

向前-腰部（ante-lumbi）的肌筋膜单元

an-lu

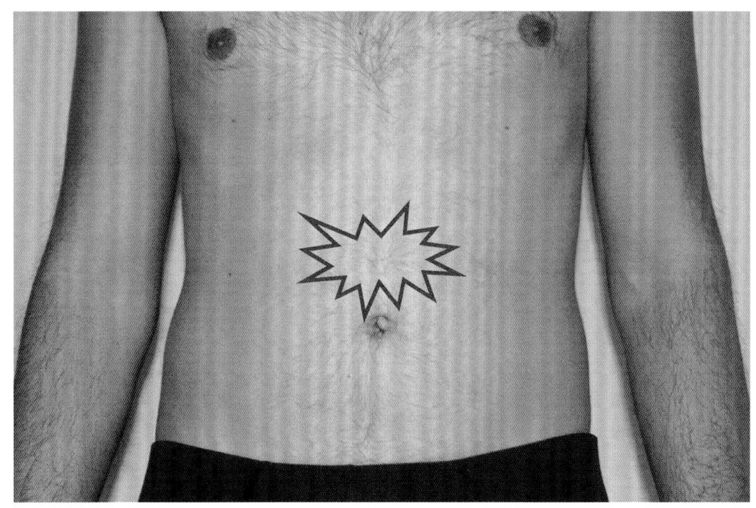

图 3.27　an-lu 肌筋膜单元的疼痛位置和感知中心(centre of perception,CP)

腹壁紊乱或疼痛,尤其是沿着整块腹直肌;由于过度力量训练导致的腹肌痉挛。有时,前侧的代偿引起腰椎疼痛。

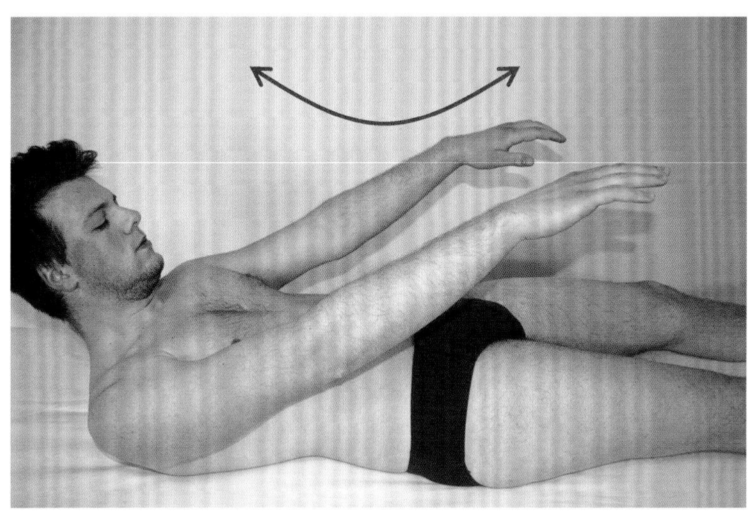

图 3.28　an-lu 肌筋膜单元的疼痛动作(PaMo)

患者仰卧位,当尝试上臂和胸部同时抬离床面时,腹部或背部疼痛加重。

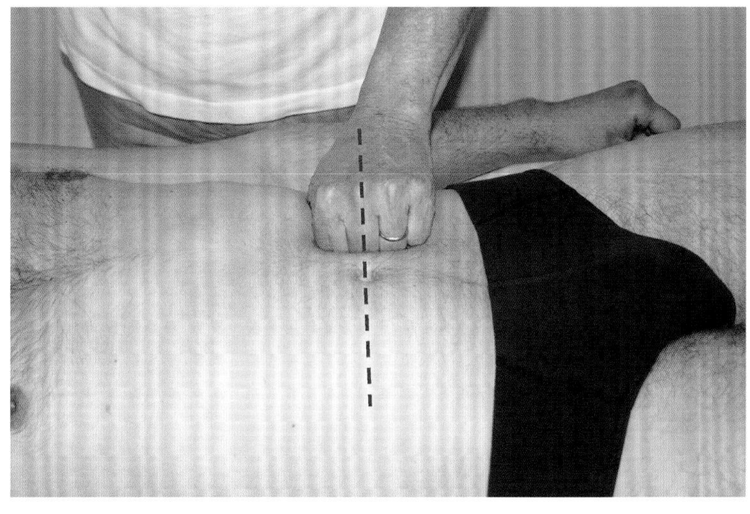

图 3.29　an-la 协调中心(centre of co-ordination,CC)的触诊检查

治疗师用后四指指尖或指节在脐水平的腹直肌鞘上(红色虚线)进行触诊检查,找出收缩最紧的点。在腹部很难找到致密点,但很容易找到紧缩的肌纤维束(ST 23p,ST 24,远端 ST 25)。

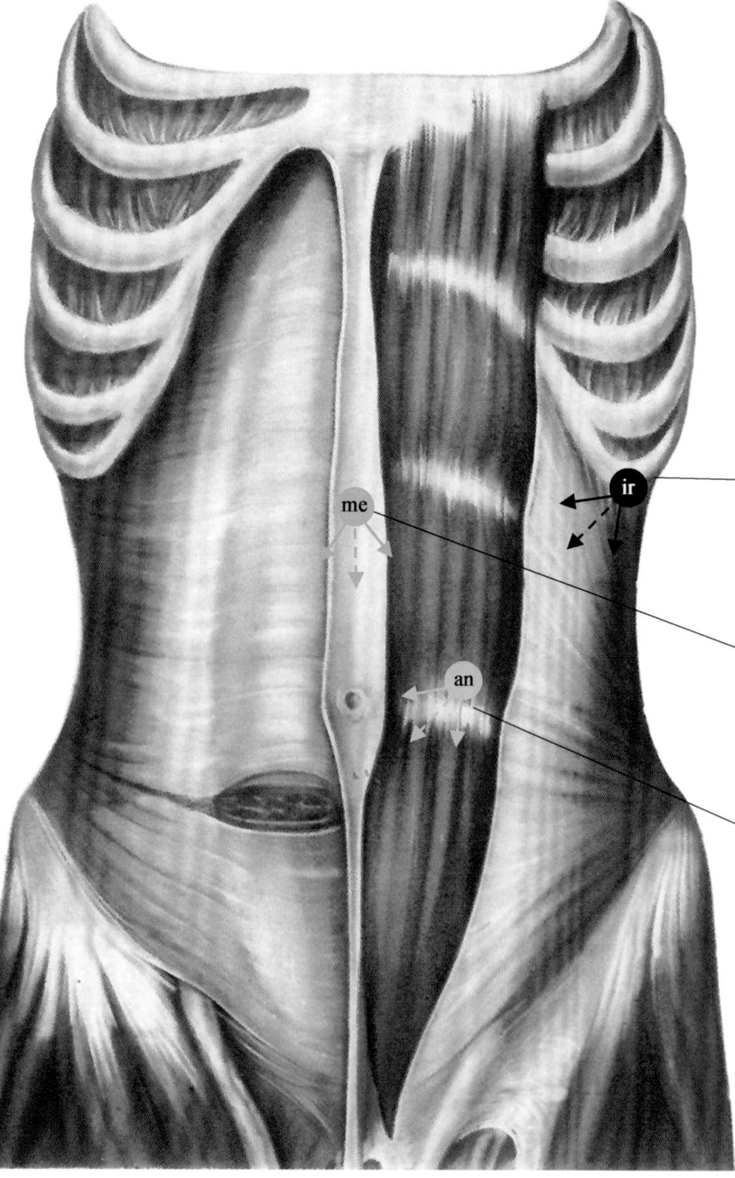

图 3.30　腰前部 CC 的对比触诊检查

ir-lu 位于第 11 肋下方，单关节纤维（腹横肌）和双关节纤维（腹斜肌）矢量汇聚的位置。

me-lu 位于脐上腹白线上，具有感知的作用。

an-lu 位于肚脐旁，单关节纤维（腹直肌）和双关节纤维（腹斜肌）矢量汇聚的位置。腹部筋膜与这些矢量相连。

（图 5.23 和图 7.30）

（原图出自 G.Chiarugi & L.Bucciante，由 Piccin 人体解剖学院改编）

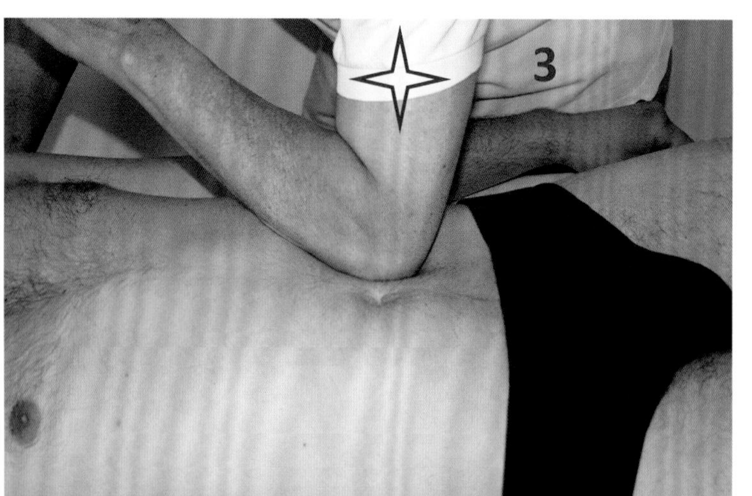

图 3.31　an-lu CC 的治疗

患者仰卧。

治疗师用肘部在肚脐水平，腹直肌鞘或筋膜上进行摩擦。有时，疼痛向耻骨或剑突方向放射。

向前-骨盆（ante-pelvis）的肌筋膜单元

an-pv

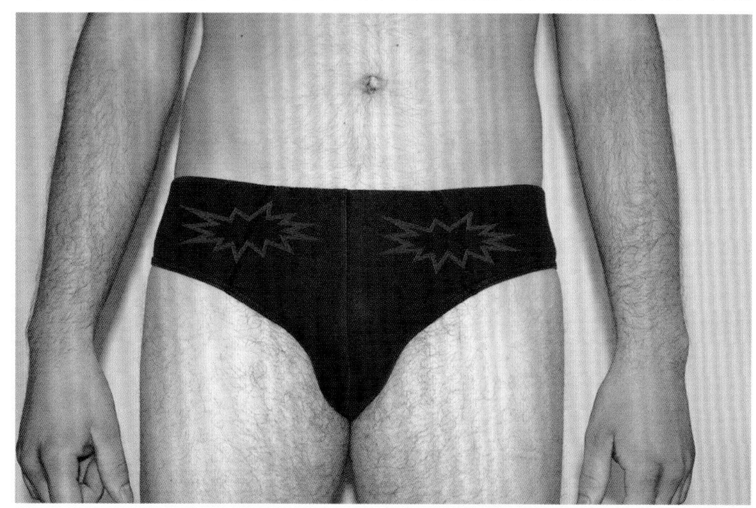

图 3.32　an-pv 肌筋膜单元的疼痛位置和感知中心（centre of perception，CP）

双侧或单侧髂窝有沉重感。大腿前侧、耻骨区域或骶骨疼痛。

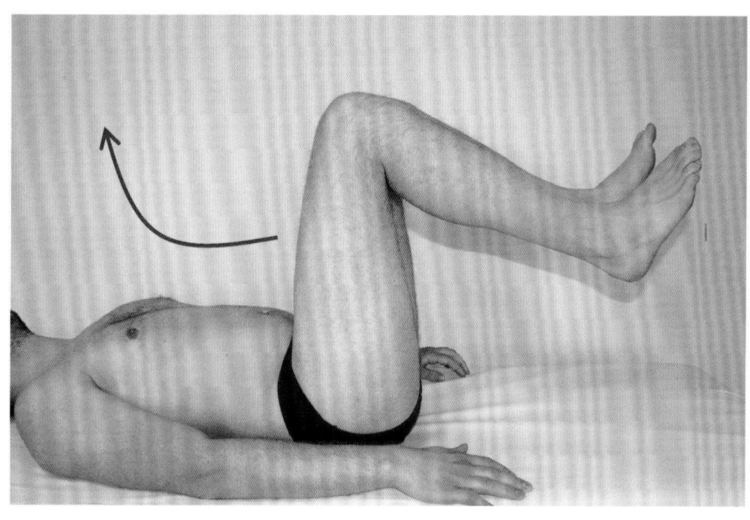

图 3.33　an-pv 肌筋膜单元的疼痛动作（PaMo）

当患者做以下动作时腹股沟区域出现疼痛：

- 同时伸展患侧大腿和骨盆。
- 仰卧位抬起双腿（如图所示）。

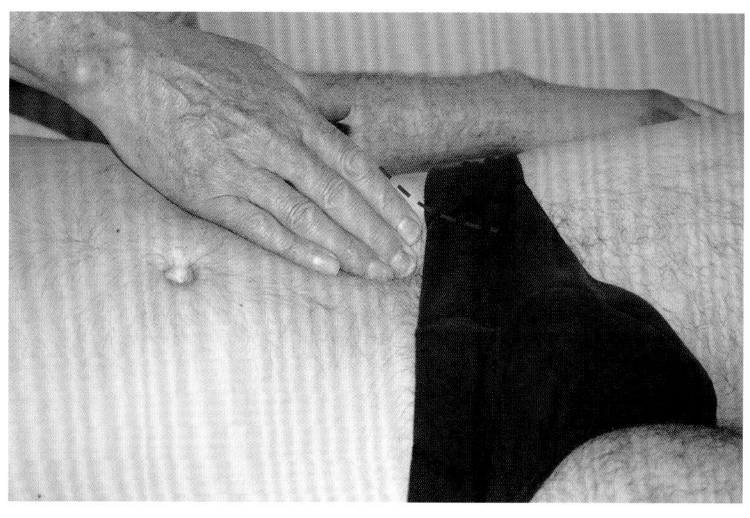

图 3.34　an-pv 协调中心（centre of coordination，CC）的触诊检查

治疗师用示指指尖或指关节抵着腹斜肌和髂肌筋膜，髂前上棘内下方，寻找最敏感和致密的点（SP 13）。

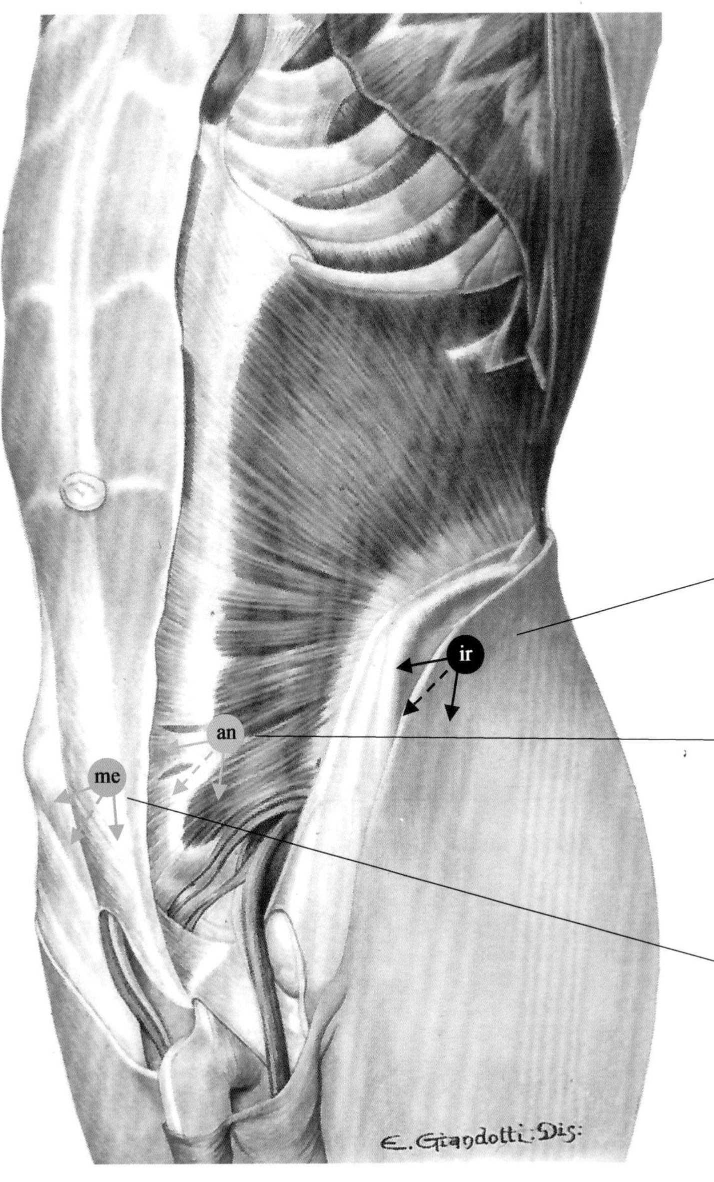

图 3.35 骨盆前侧 CC 的对比触诊检查

ir-pv 位于髂嵴远端,单关节纤维(臀小肌)和双关节纤维(腹斜肌和阔筋膜张肌)矢量汇聚的位置。

an-pv 位于髂前上棘内侧,单关节纤维(髂肌)和双关节纤维(腹斜肌和腹直肌)矢量汇聚的位置。

me-pv 位于脐下腹白线上,单关节纤维(锥状肌)和双关节纤维(腹直肌)矢量汇聚的位置。

(图 5.27 和图 7.35)

(原图出自 G.Chiarugi & L.Bucciante,由 Piccin 人体解剖学院改编)

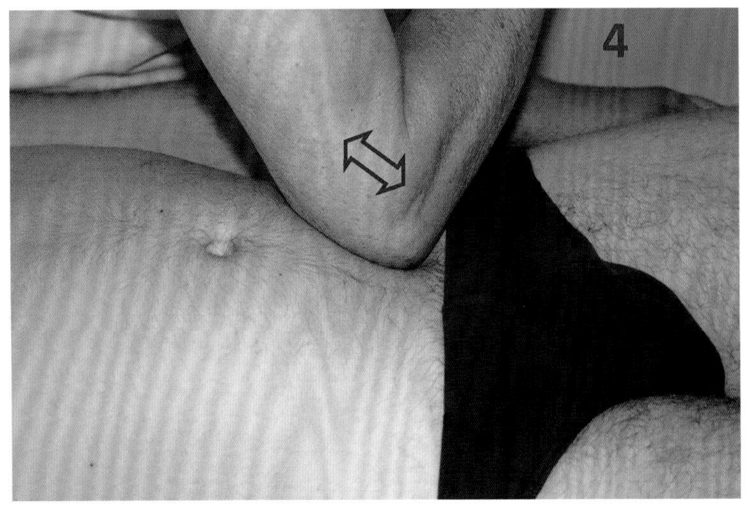

图 3.36 an-pv CC 的治疗

患者仰卧。

治疗师用肘部或指关节置于腹直肌外侧,向髂肌方向施加压力,等待腹部张力释放后才开始手法操作。治疗师可在同侧或者对侧处理该点。

向前-髋部（ante-coxa）的肌筋膜单元

an-cx

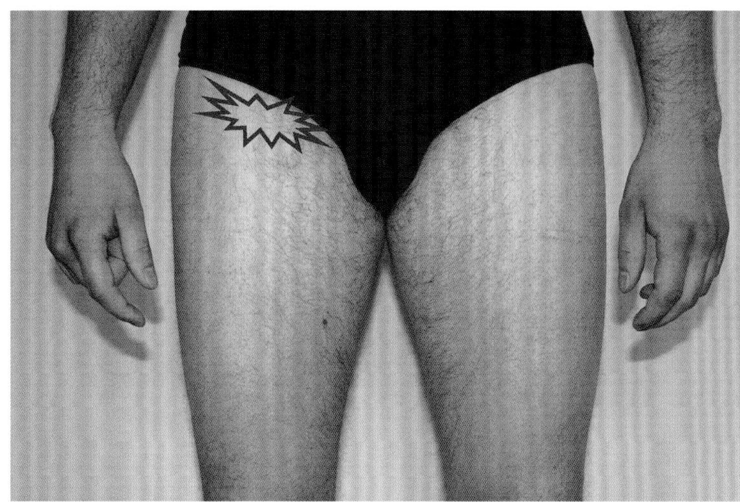

图 3.37　an-cx 肌筋膜单元的疼痛位置和感知中心（centre of perception，CP）

大腿前侧失调或疼痛，腹股沟区域尖锐痛，或延伸至大腿股直肌疼痛而引起跛行。

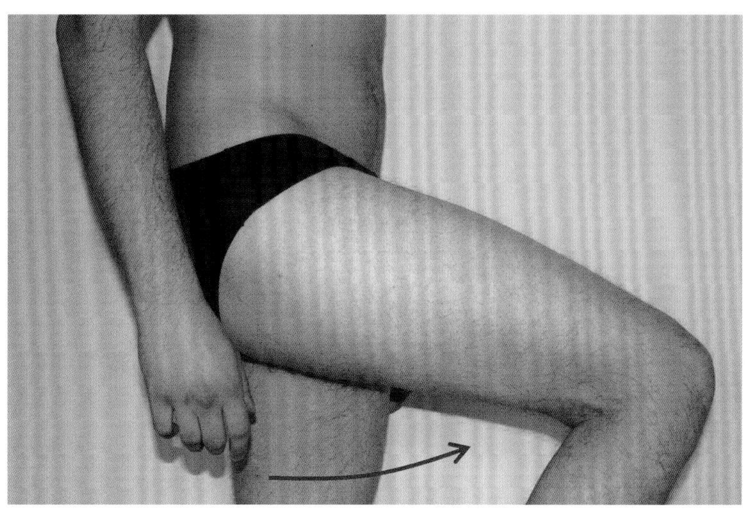

图 3.38　an-cx 肌筋膜单元的疼痛动作（PaMo）

当向前抬腿（屈髋）肌肉短缩时或者向后伸腿（伸髋）拉伸时，疼痛加重。

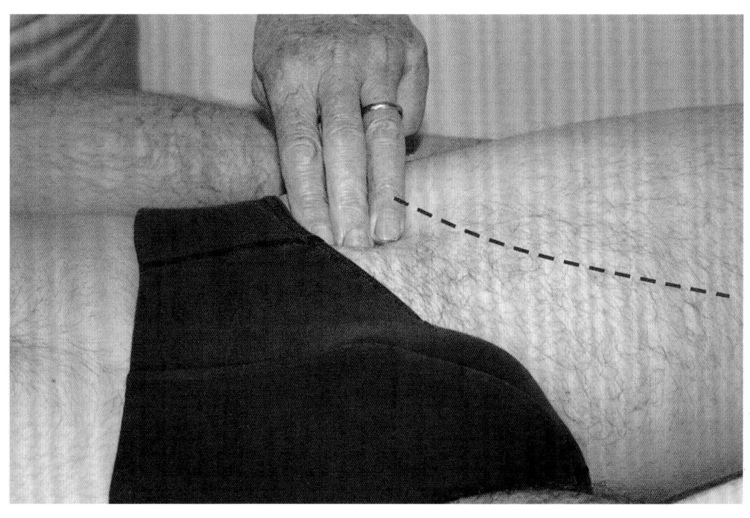

图 3.39　an-cx 协调中心（centre of coordination，CC）的触诊检查

治疗师用指尖在缝匠肌鞘内侧，腹股沟韧带下方，股动脉搏动外侧（ST 12），髂腰筋膜上寻找致密点和跳动征（患者受压之后的反应）。

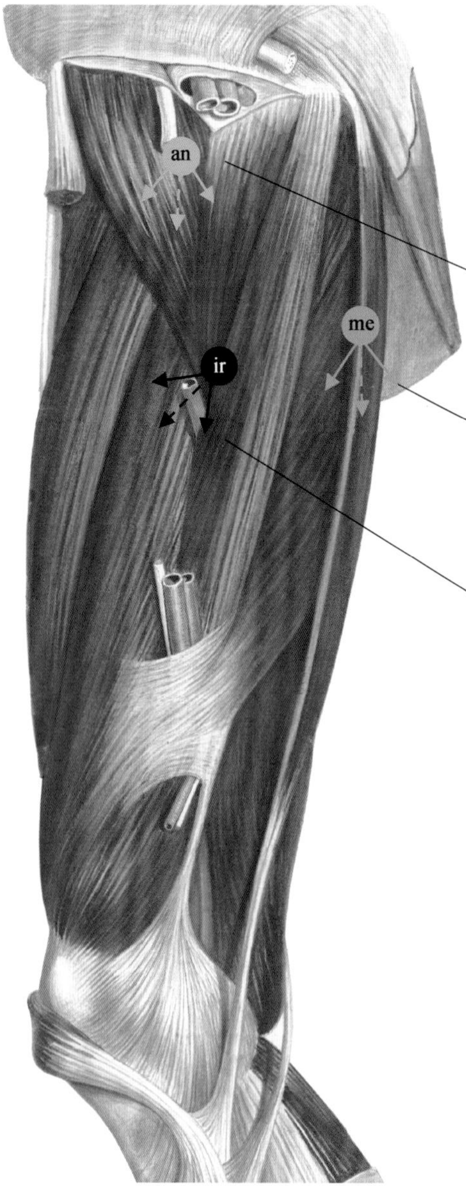

图 3. 40　髋部 CC 的对比触诊检查

an-cx 位于腹股沟韧带远端，单关节纤维（长收肌）和双关节纤维（腰大肌）矢量汇聚的位置。

me-cx 位于骨薄肌和内收肌上，单关节纤维（长收肌）和双关节纤维（骨薄肌）矢量汇聚的位置。

ir-cx 位于 Scarpa 三角（股三角）顶点，单关节纤维（耻骨肌）和双关节纤维（大收肌）矢量汇聚的位置。

（图 5. 34 和图 7. 40）

（原图出自 G.Chiarugi & L.Bucciante，由 Piccin 人体解剖学院改编）

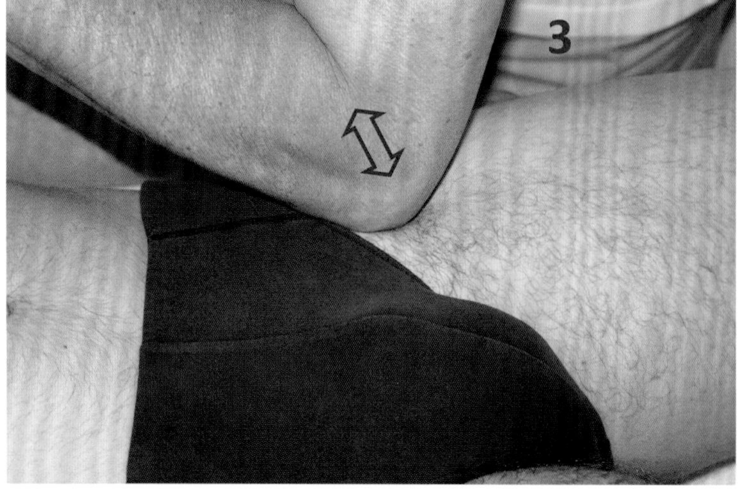

图 3. 41　an-cx CC 的治疗

患者仰卧。

治疗师用鹰嘴置于缝匠肌内侧，抵着股直肌和髂腰肌筋膜进行摩擦，直至局部和放射痛消失。

向前-膝部（ante-genu）的肌筋膜单元

an-ge

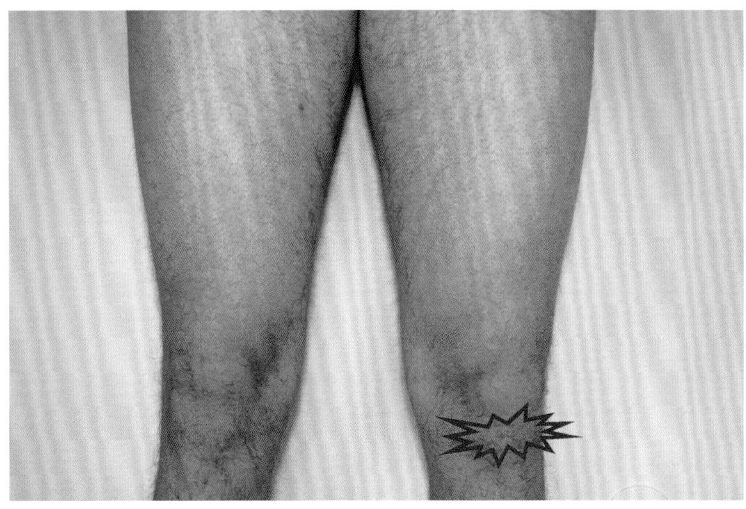

图 3.42　an-ge 肌筋膜单元的疼痛位置和感知中心（centre of perception，CP）
膝前侧失调：肌腱病，滑囊炎，髌骨软骨病。骨折或关节术后的僵硬、疼痛和受限。

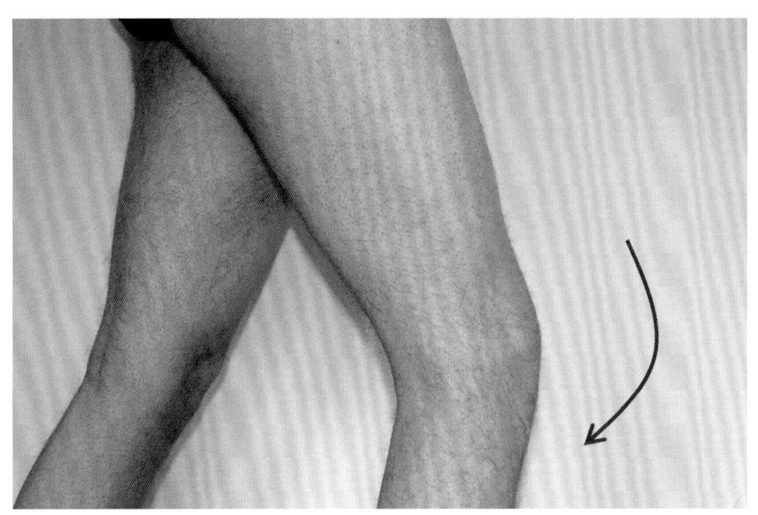

图 3.43　an-ge 肌筋膜单元的疼痛动作（PaMo）
当下楼梯或下山时，换句话说是当膝盖弯曲负重时患者主诉出现疼痛。疼痛可出现在肌腱处（CP）或膝关节里面。

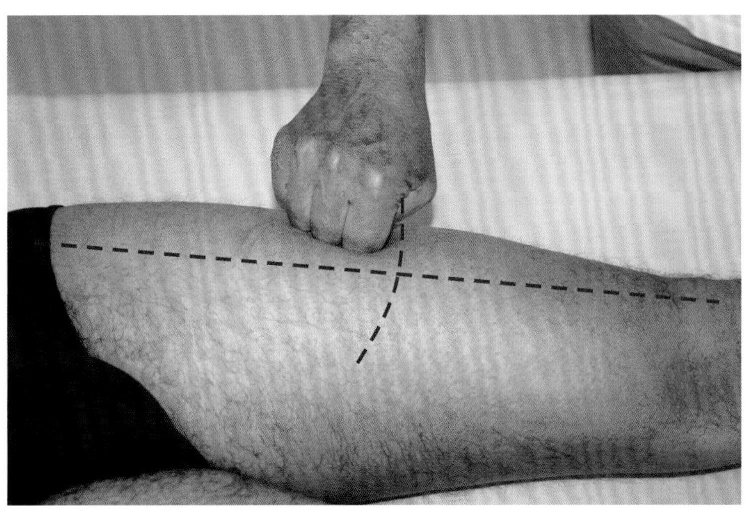

图 3.44　an-ge 协调中心（centre of coordination，CC）**的触诊检查**
治疗师用示指指节置于髌骨和腹股沟韧带连线的中间，股直肌外侧（红色虚线）筋膜上，然后寻找致密化或重现放射痛的位置（ST 32）。

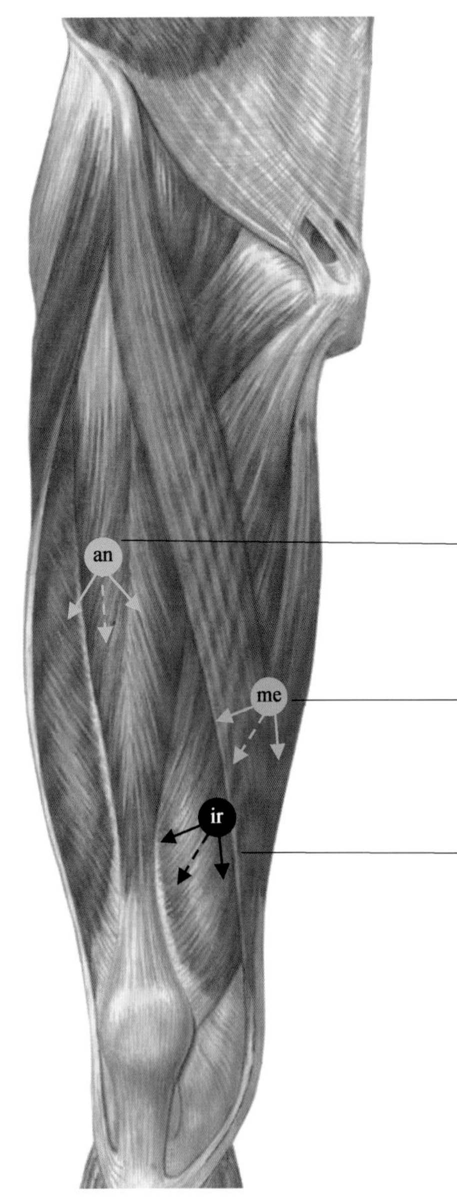

图 3.45　膝前部 CC 的对比触诊检查

an-ge 位于大腿中部，单关节纤维（股四头肌）和双关节纤维（股直肌）矢量汇聚的位置。

me-ge 位于内收肌或缝匠肌下凹槽筋膜的上（股内收肌隔膜），单关节纤维（半腱肌）和双关节纤维（股薄肌远端）矢量汇聚的位置。

ir-ge 位于股内侧肌肌腹上，单关节纤维（股内侧肌）和双关节纤维（缝匠肌）矢量汇聚的位置。

（图 5.39 和图 7.45）

（原图出自 G.Chiarugi & L.Bucciante，由 Piccin 人体解剖学院改编）

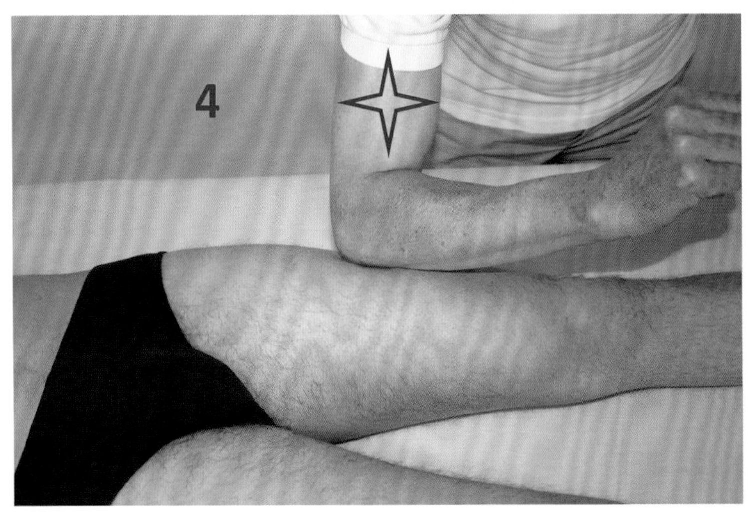

图 3.46　an-ge CC 的治疗

患者仰卧。

治疗师用鹰嘴像凿子一样抵着致密化的筋膜上进行摩擦。深层摩擦方向沿着肌纤维的纵向或横向。

向前-踝部（ante-talus）的肌筋膜单元

an-ta

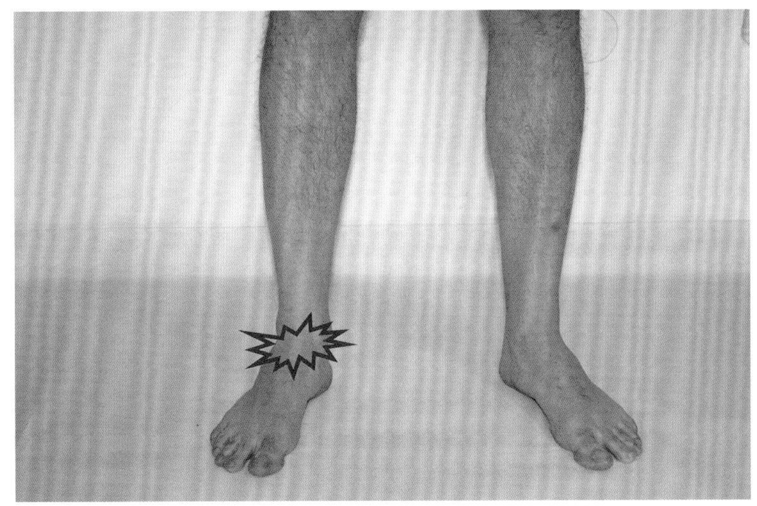

图 3.47　an-ta 肌筋膜单元的疼痛位置和感知中心（centre of perception，CP）

踝前侧失调：胫前肌或趾长伸肌肌腱病。扭伤或胫跗关节骨折后遗症。

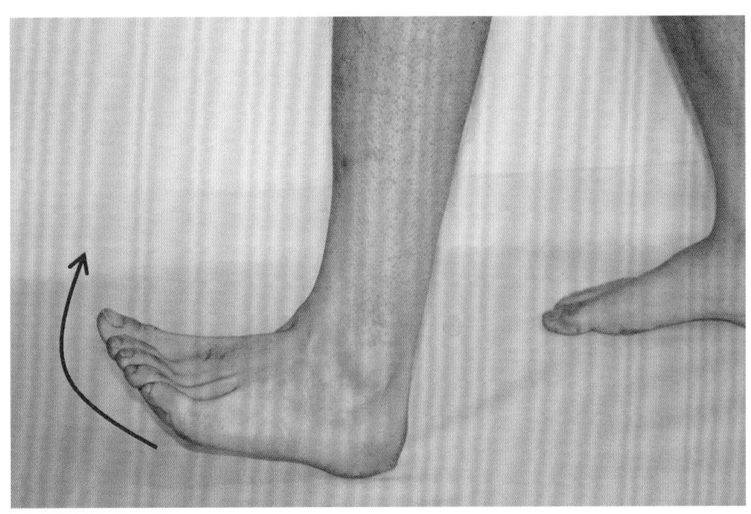

图 3.48　an-ta 肌筋膜单元的疼痛动作（PaMo）

走路或者前侧筋膜室短缩（背屈）或伸长（跖屈）时，患者主诉踝前侧出现疼痛。

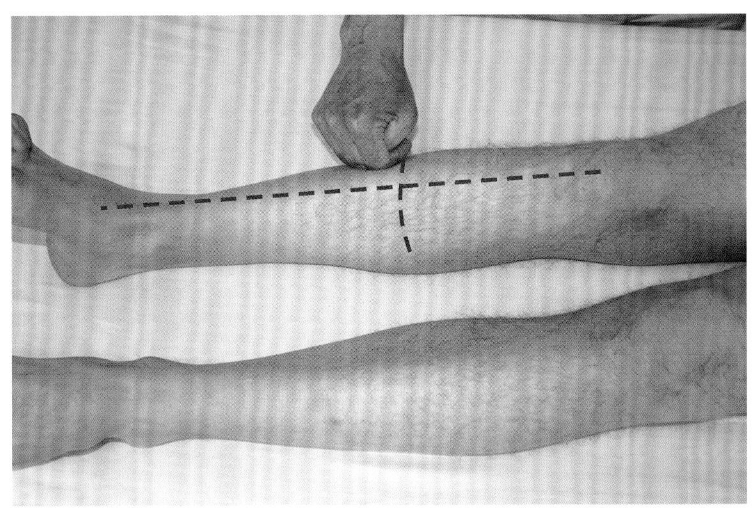

图 3.49　an-ta 协调中心（centre of coordination，CC）的触诊检查

根据个体差异，在小腿中间，胫骨前侧边缘旁边（红色虚线），胫前肌和趾长伸肌之间进行 an-ta CC 的触诊检查（ST 37、ST 38、ST 39d）。

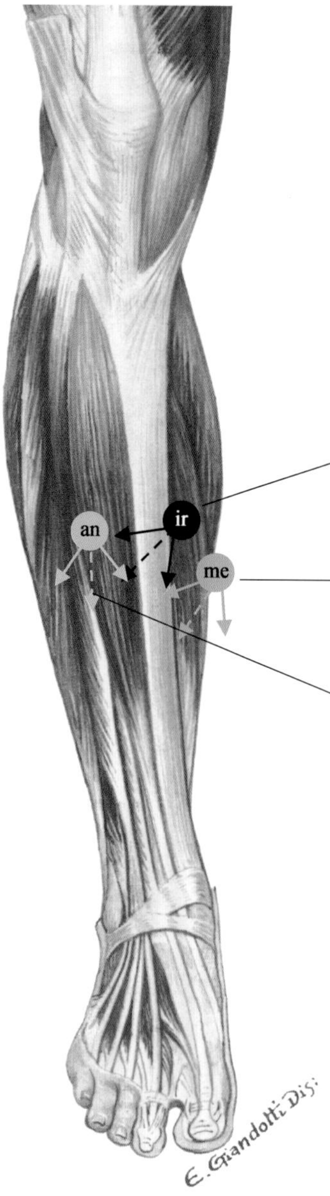

图 3.50　踝部前内侧 CC 的对比触诊检查

ir-ta 位于胫骨内侧缘后方，单关节纤维（胫后肌）和双关节纤维（趾屈肌）矢量汇聚的位置。

me-ta 位于比目鱼肌肌腹内侧，单关节纤维（比目鱼肌）和双关节纤维（趾屈肌）矢量汇聚的位置。

an-ta 位于前侧筋膜室中部，单关节纤维（胫前肌）和双关节纤维（趾伸肌）矢量汇聚的位置。

（图 5.44 和图 7.50）

（原图出自 G.Chiarugi & L.Bucciante，由 Piccin 人体解剖学院改编）

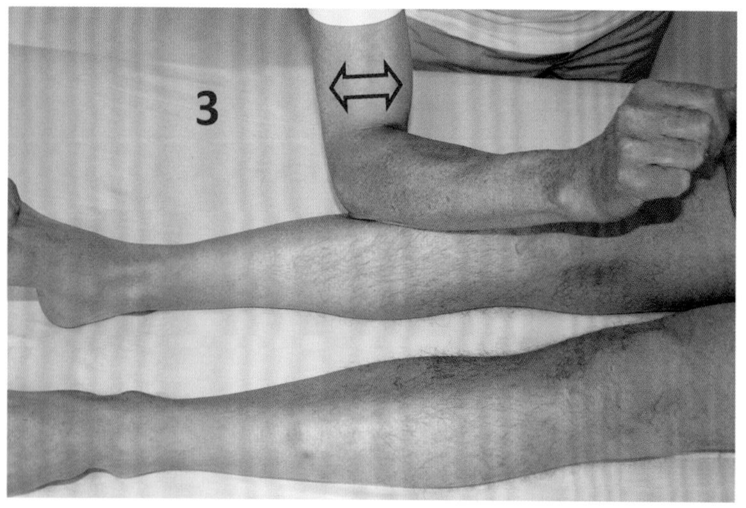

图 3.51　an-ta CC 治疗

患者仰卧。

治疗师用肘部置于该 CC 上，因为长期的致密化，可能需要持续摩擦 3～4 分钟。

向前-足部（ante-pes）的肌筋膜单元

an-pe

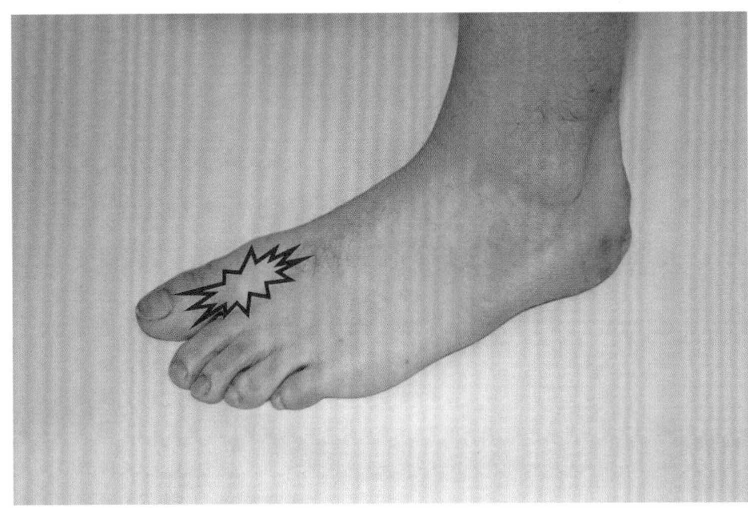

图 3.52　an-pe 肌筋膜单元的疼痛位置和感知中心（centre of perception，CP）

第一脚趾（大踇趾）跖趾关节和趾间关节紊乱；趾长伸肌和趾短伸肌肌腱病。

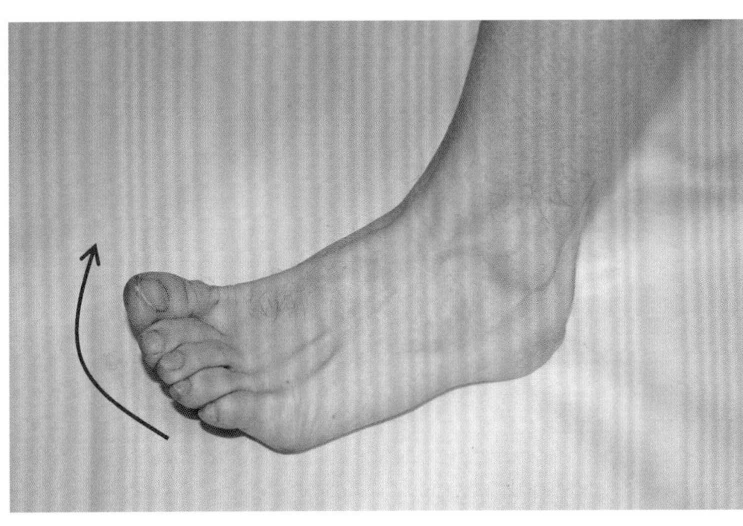

图 3.53　an-pe 肌筋膜单元的疼痛动作（PaMo）

患者主诉前足背屈缺乏力量（力弱），通常是大踇趾本身。其他时候，患者大脚趾出现关节受限和感觉异常。

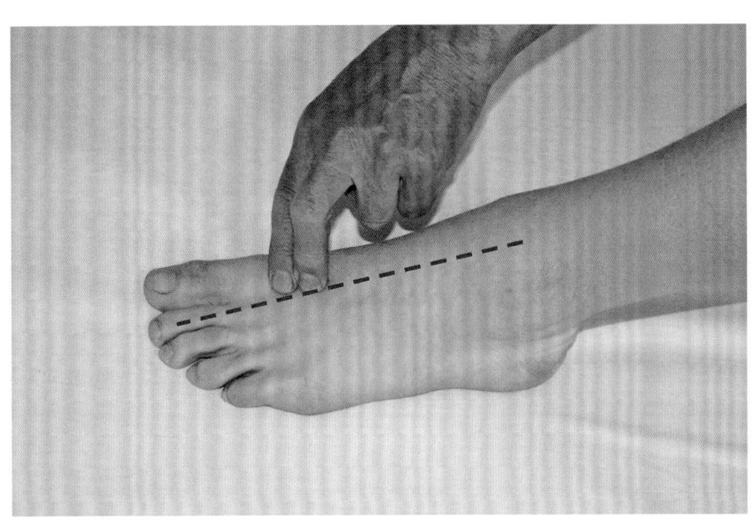

图 3.54　an-pe 协调中心（centre of coordination，CC）**的触诊检查**

治疗师用示指或中指指尖置于第一和第二跖骨间，寻找踇短伸肌筋膜上的致密化。

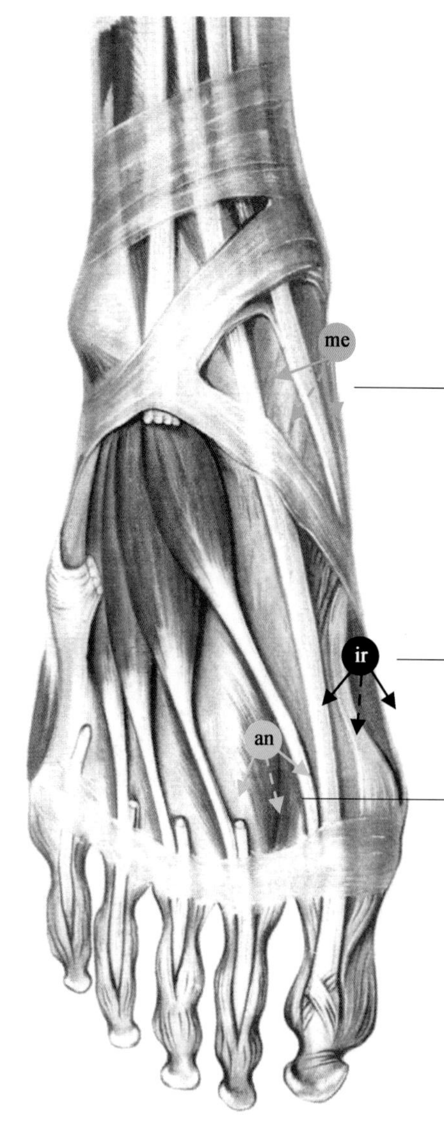

图 3.55 足部前内侧 CC 的对比触诊检查

me-pe 位于足舟骨下方，单关节纤维（骨间肌）和双关节纤维（趾屈肌）矢量汇聚的位置。

ir-pe 位于踇短展肌肌腹内侧上，单关节纤维（踇短展肌）和双关节纤维（踇长屈肌）矢量汇聚的位置。

an-pe 位于第一跖骨基底部旁凹槽，单关节纤维（趾短伸肌）和双关节纤维（趾长伸肌）矢量汇聚的位置。

（图 5.49 和图 7.55）

（原图出自 G.Chiarugi & L.Bucciante，由 Piccin 人体解剖学院改编）

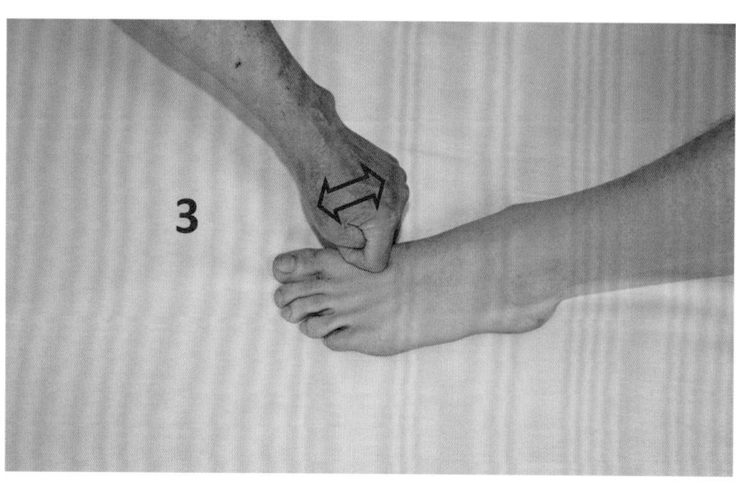

图 3.56 an-pe CC 的治疗

患者足部休息位于治疗床上，治疗师在趾短伸肌足背筋膜上施加摩擦，直至局部疼痛和放射痛消失。

向前-肩胛(ante-scapula)的肌筋膜单元

an-sc

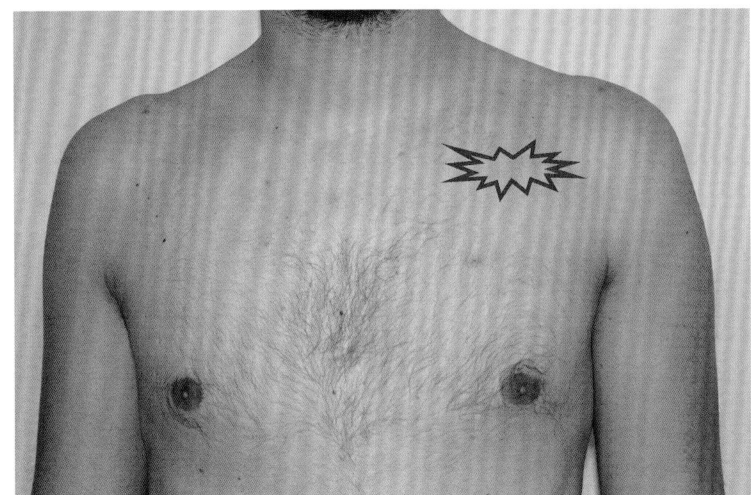

图 3.57　an-sc 肌筋膜单元的疼痛位置和感知中心(centre of perception,CP)

肩锁关节创伤或扭伤的后遗症;胸小肌综合征。

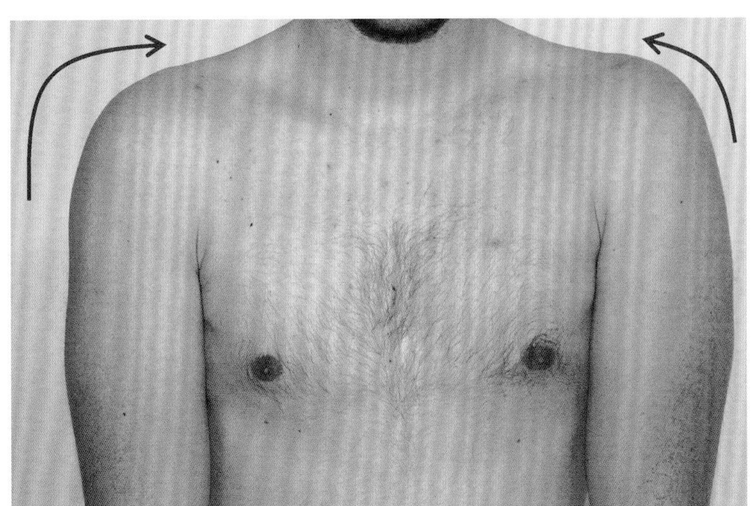

图 3.58　an-sc 肌筋膜单元的疼痛动作(PaMo)

当患者双侧肩前屈时可看见左右侧不对称。其他时候,疼痛出现在胸锁关节或肩锁关节。

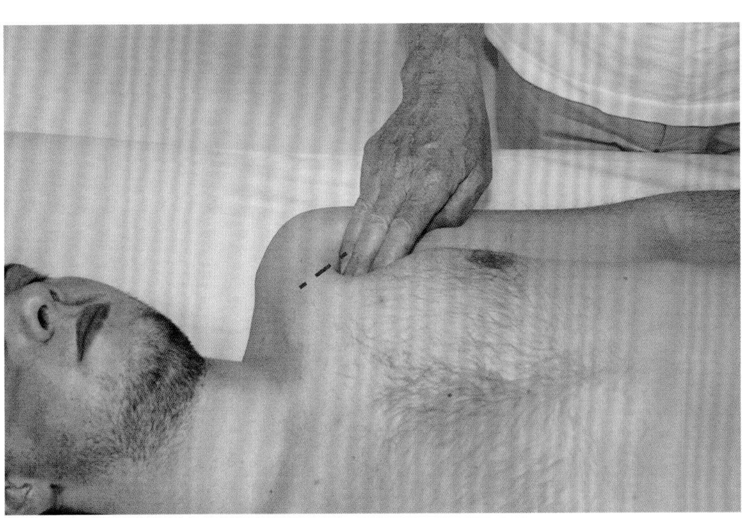

图 3.59　an-sc 协调中心(centre of coordination,CC)的触诊检查。

治疗师示指或中指指尖置于喙突下方,三角肌和胸大肌间沟内(红色虚线),去检查胸小肌筋膜的状态(LU 1)。

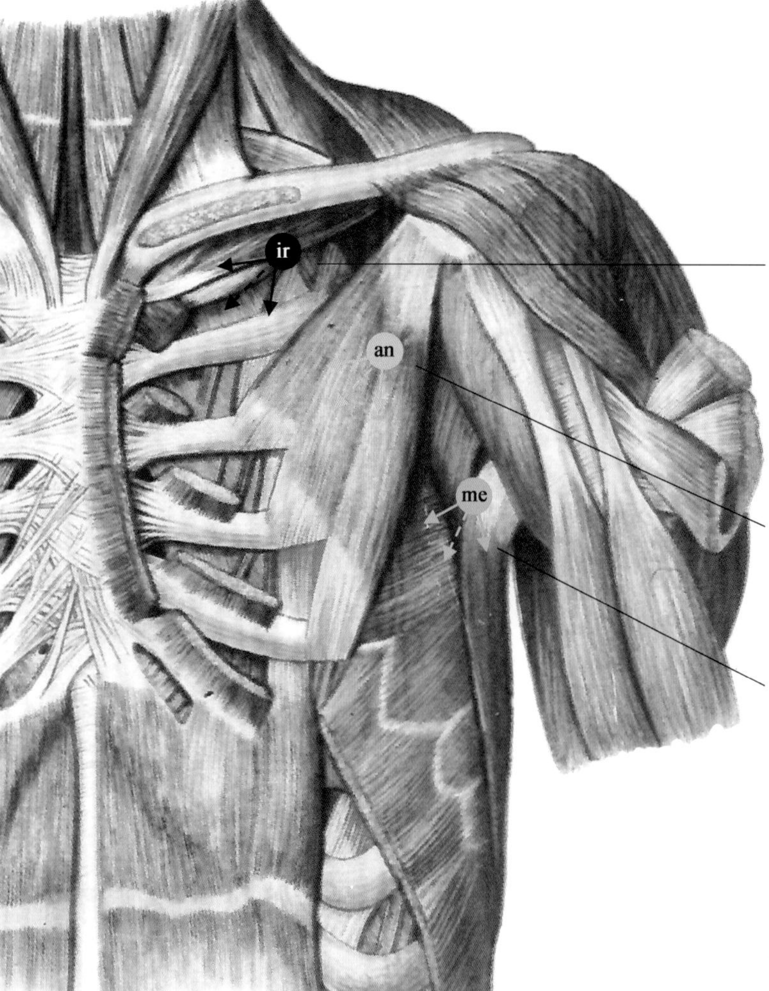

图 3.60　肩胛前部 CC 的对比触诊检查

ir-sc 位于锁骨内侧下方，单关节纤维（锁骨下肌）和双关节纤维（胸大肌）矢量汇聚的位置。

an-sc 位于胸小肌肌腹上，单关节纤维（胸小肌）和双关节纤维（胸大肌）矢量汇聚的位置。

me-sc 位于腋中线前侧，单关节纤维（前锯肌）和双关节纤维（胸大肌和背阔肌）矢量汇聚的位置。

（图 5.54 和图 7.60）

（原图出自 G.Chiarugi & L.Bucciante，由 Piccin 人体解剖学院改编）

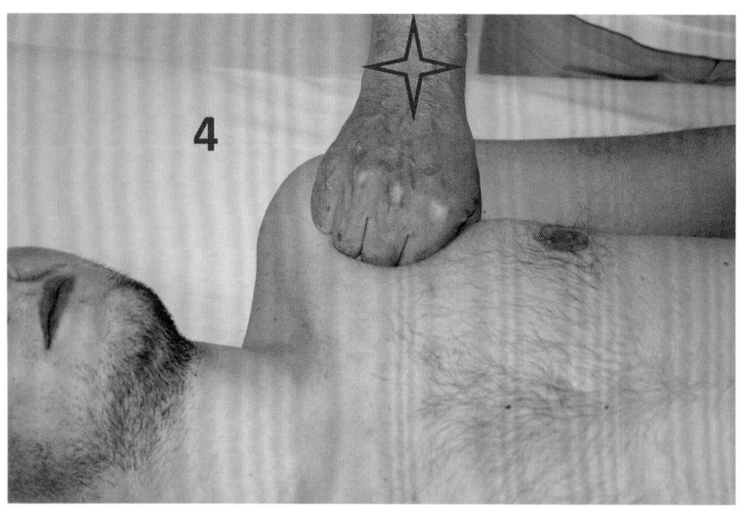

图 3.61　an-sc CC 的治疗

患者仰卧。

治疗师用指关节在喙突下的凹陷处寻找深筋膜最致密化和出现放射痛的位置。

向前-肱骨(ante-humerus)的肌筋膜单元

an-hu

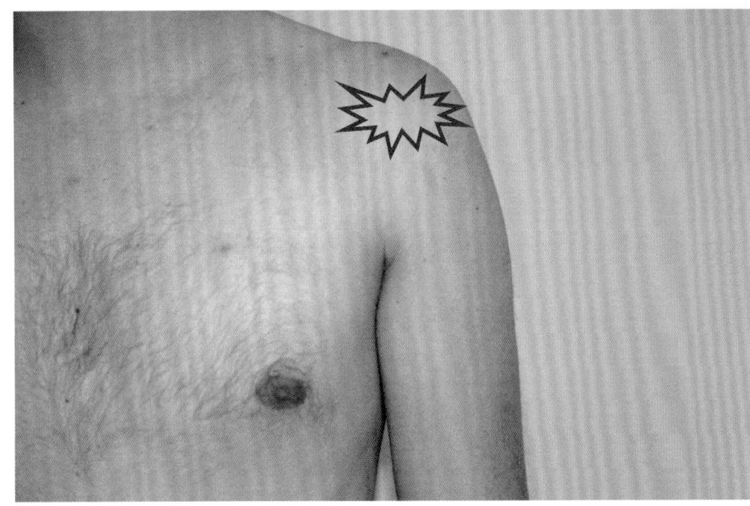

图 3.62 an-hu 肌筋膜单元的疼痛位置和感知中心(centre of the perception,CP)

肩前部失调,运动过程中、夜间以及手臂从体侧悬举时加重。

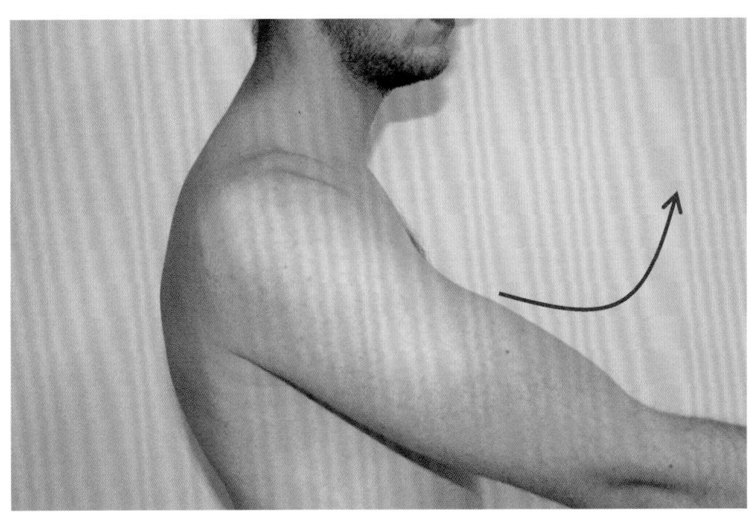

图 3.63 an-hu 肌筋膜单元的疼痛动作(PaMo)

当患者手臂向前运动时主诉疼痛加重,比如和某人招手或者当他们不得不提一个物体时。

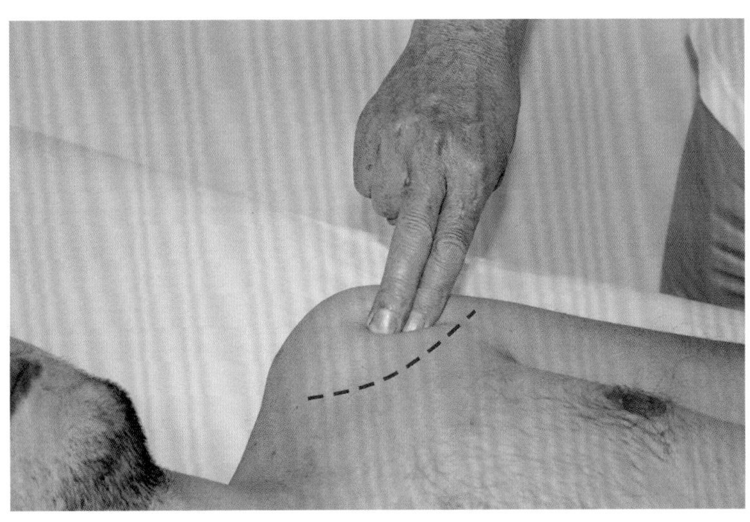

图 3.64 an-hu 协调中心(centre of coordination,CC)的触诊检查

治疗师用示指或中指指尖置于肱骨头水平,在三角肌前束下方去触诊肱二头肌短头和喙肱肌筋膜(LU 2)。

图 3. 65　肱骨节段 CC 的对比触诊检查

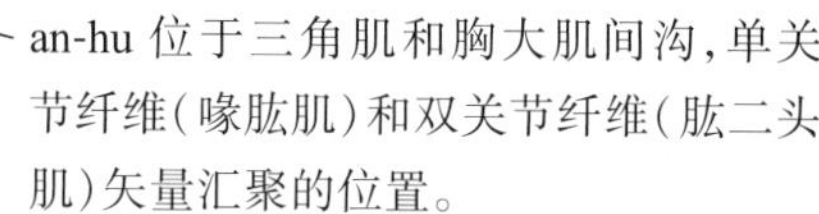

an-hu 位于三角肌和胸大肌间沟，单关节纤维（喙肱肌）和双关节纤维（肱二头肌）矢量汇聚的位置。

ir-hu 位于肩袖肌群的内旋肌群上，单关节纤维（肩胛下肌）和双关节纤维（背阔肌）矢量汇聚的位置。

me-hu 位于腋窝侧方或外侧的基底部，单关节纤维（喙肱肌）和双关节纤维（胸大肌）矢量汇聚的位置。

（图 5. 59 和图 7. 65）

（原图出自 G.Chiarugi & L.Bucciante，由 Piccin 人体解剖学院改编）

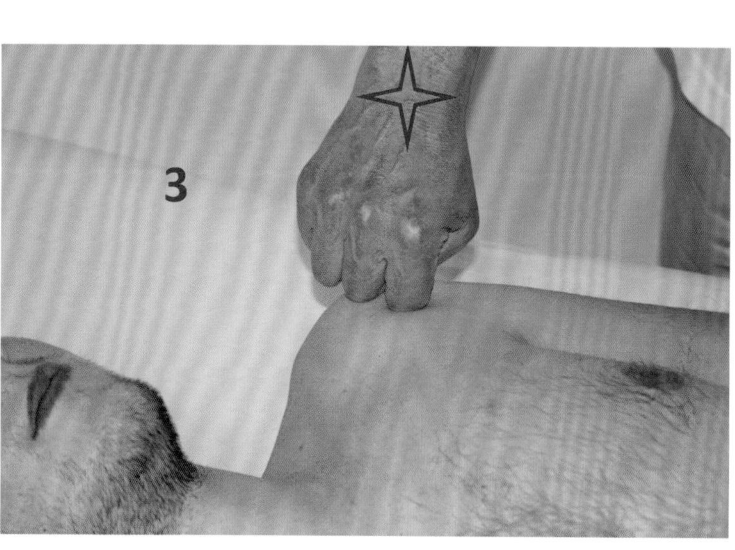

图 3. 66　an-hu CC 的治疗

患者仰卧，前臂旋后。

治疗师在三角肌内部筋膜上施加充分摩擦，为了寻找最敏感的点和放射痛，治疗师应该在患者的感觉指导下进行操作。

向前-肘部（ante-cubitus）的肌筋膜单元

an-cu

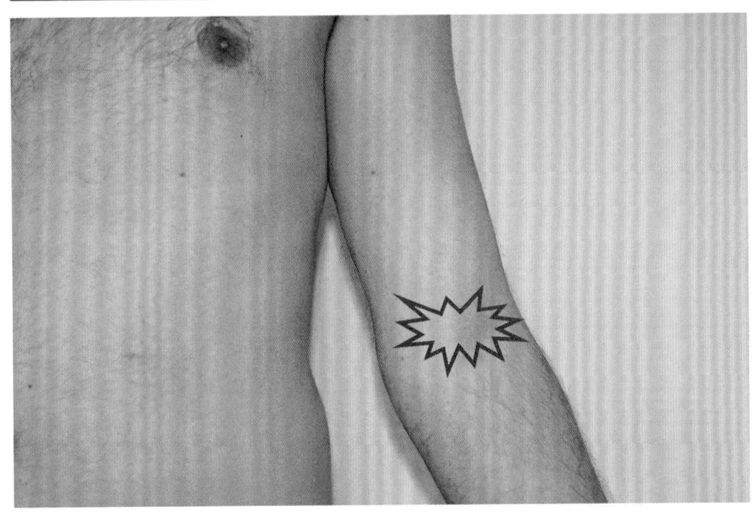

图 3.67　an-cu 肌筋膜单元的疼痛位置和感知中心（centre of the Perception，CP）

肘部弥散性疼痛，桡骨头骨折或脱位产生的症状，残留肘关节运动受限。

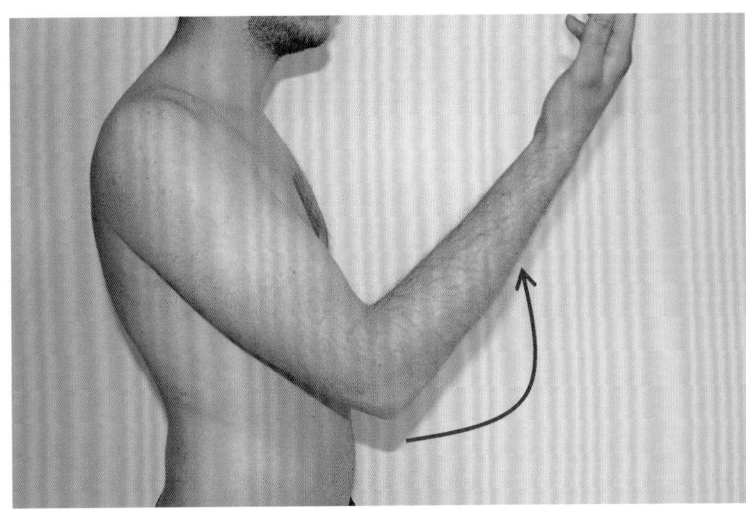

图 3.68　向前-肘部（ante-cubitus）**疼痛动作**（PaMo）

患者主诉屈肘力量不足或者不能用手摸到他们的肩膀，治疗前后测量中指指尖到肩峰的距离非常有用。

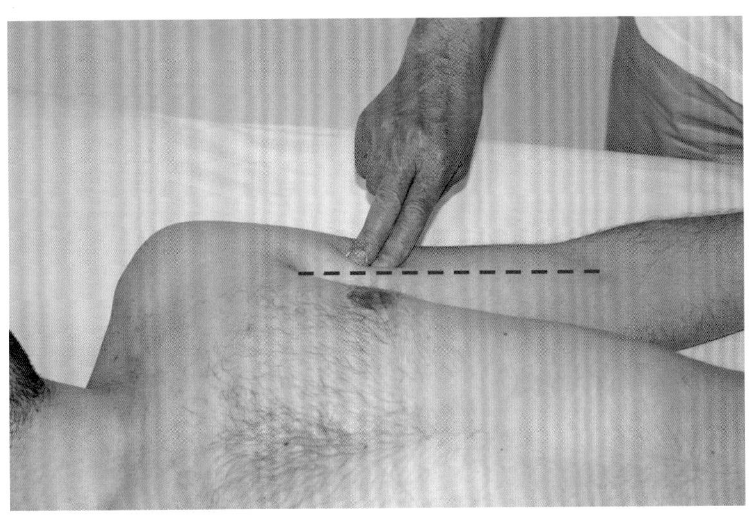

图 3.69　an-cu CC 的触诊检查

治疗师用示指指节或指尖探查 an-cu CC，在肱二头肌筋膜上进行触诊，位于手臂中线稍外，（红色虚线）（LU 4）。

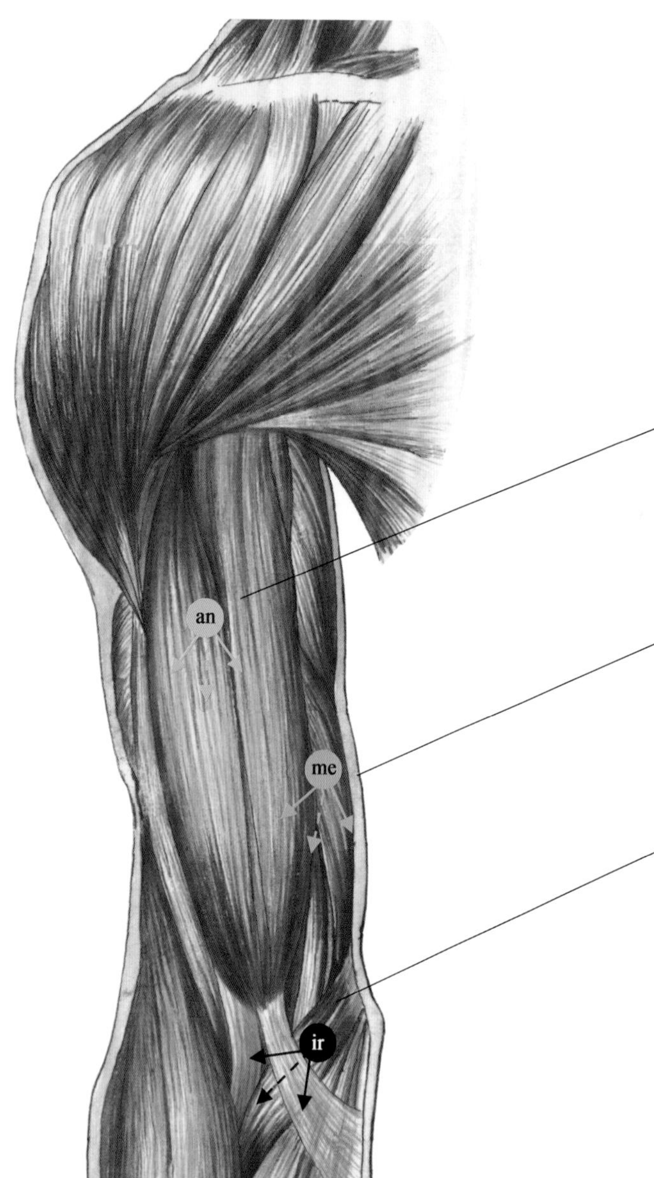

图 3.70 肘部前侧 CC 的对比触诊检查

an-cu 位于肱二头肌肌腹外侧，单关节纤维（肱肌）和双关节纤维（肱二头肌）矢量汇聚的位置。

me-cu 位于内侧肌间隔，单关节纤维（喙肱肌）和双关节纤维（尺侧腕屈肌肱部纤维）矢量汇聚的位置。

ir-cu 位于肘横纹中间，单关节纤维（旋前圆肌）和双关节纤维（掌长肌）矢量汇聚的位置。

（图 5.64 和图 7.70）

（原图出自 G.Chiarugi & L.Bucciante，由 Piccin 人体解剖学院改编）

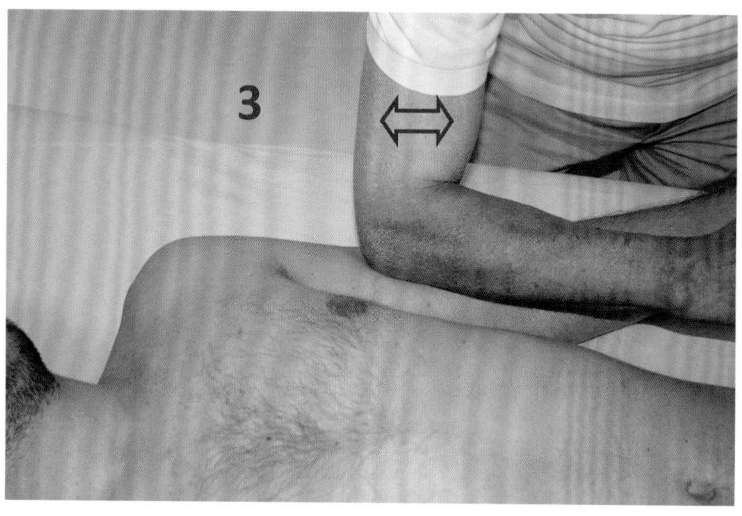

图 3.71 an-cu CC **的治疗**

患者仰卧，前臂旋后。

治疗师用指节或肘部在肱二头肌臂筋膜上探查致密的 CC。

当患者感觉疼痛放射到肘部时，他们就会明白为什么治疗师会在远离他们症状的点上进行治疗。

向前-腕部（ante-carpus）的肌筋膜单元

an-ca

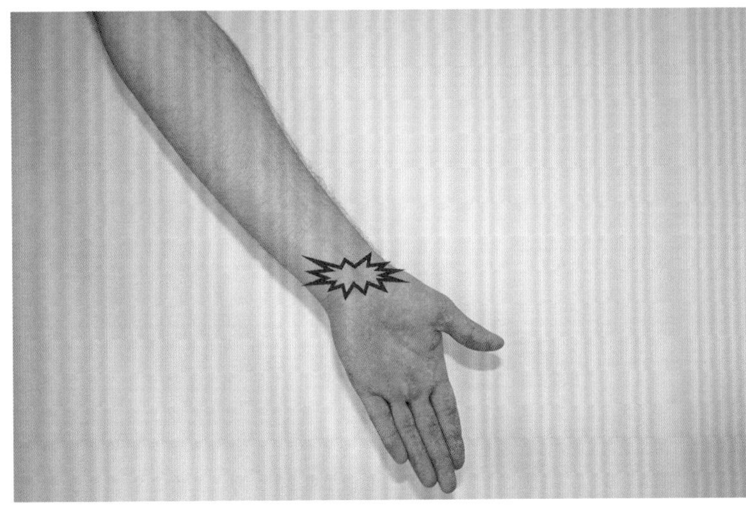

图 3.72 an-ca 肌筋膜单元的疼痛位置和感知中心（centre of the perception, CP）

桡侧腕屈肌肌腱病。腱囊肿是代偿和纠正肌肉异常张力后产生的结果。

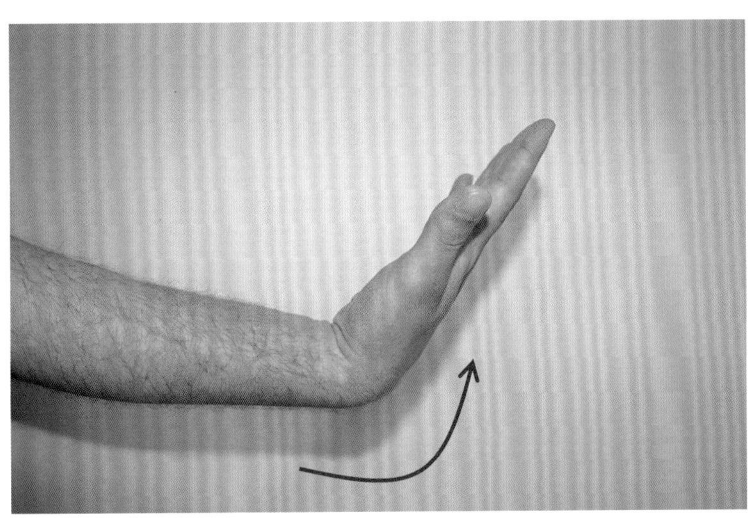

图 3.73 an-ca 肌筋膜单元的疼痛动作（PaMo）

当患者桡偏时出现强烈疼痛，随着时间推移，腕运动范围受限，疼痛缓解。

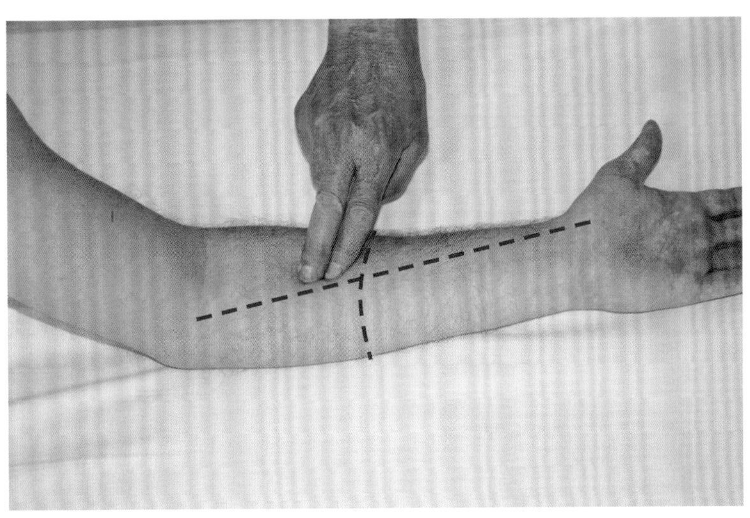

图 3.74 an-ca CC 的触诊检查

治疗师用示指指尖或指关节置于前臂筋膜中间，桡侧腕屈肌肌腹外侧（纵向虚线）（LU 6）。

图 3.75 腕前侧 CC 的对比触诊检查

an-ca 位于桡侧腕屈肌外侧，单关节纤维（桡侧腕屈肌）和双关节纤维（指屈肌）矢量汇聚的位置。

ir-ca 位于掌长肌肌腱上，单关节纤维（旋前方肌）和双关节纤维（掌长肌）矢量汇聚的位置。

me-ca 位于尺侧腕屈肌肌腱上，单关节纤维（尺侧腕屈肌）和双关节纤维（小指屈肌）矢量汇聚的位置。

（图 5.69 和图 7.75）

（原图出自 G.Chiarugi & L.Bucciante，由 Piccin 人体解剖学院改编）

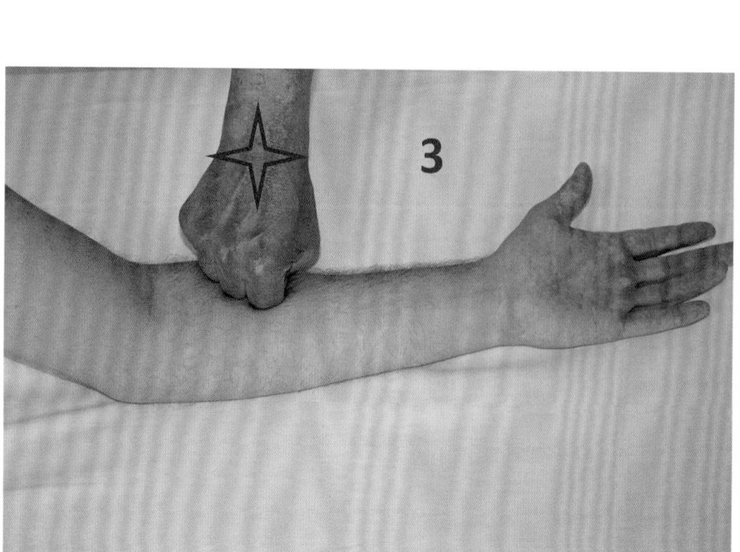

图 3.76 an-ca CC 的治疗

患者仰卧。

治疗师施加一个纵向和横向的深层摩擦。

若致密化是慢性形成的，则需要用肘关节治疗；因为需要一个较长的时间来恢复筋膜的液态状态。

向前-手部(ante-digiti)的肌筋膜单元

an-di

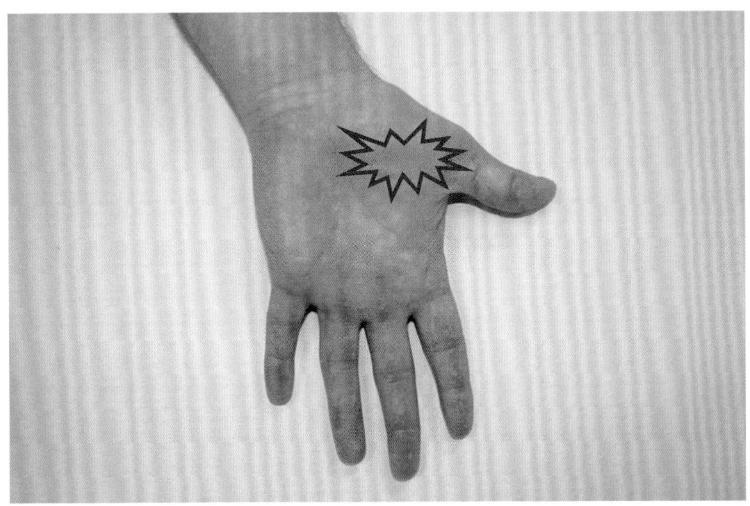

图 3.77　an-di 肌筋膜单元的疼痛位置和感知中心(centre of perception,CP)

大拇指疼痛,类似于书写痉挛。鱼际肌功能失调,以上症状都位于掌指关节处。

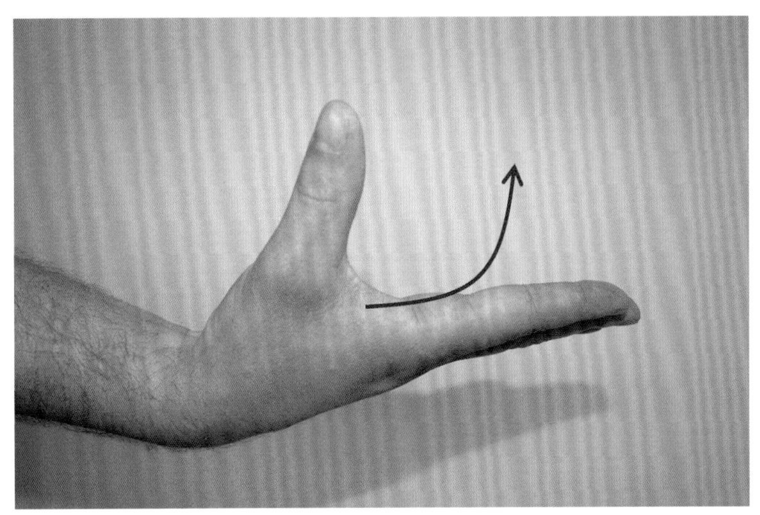

图 3.78　an-di 肌筋膜单元的疼痛动作(PaMo)

当患者抓握东西或者大拇指对指时大拇指指关节出现疼痛。

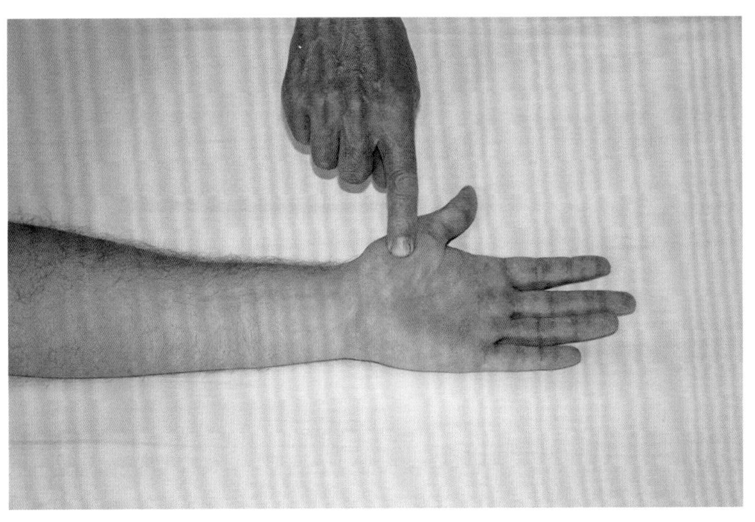

图 3.79　an-di CC 的触诊检查

为了检查手掌小肌肉间筋膜结构的弹性,治疗师用示指指尖或指关节触诊该区域的最高点(LU 10)。

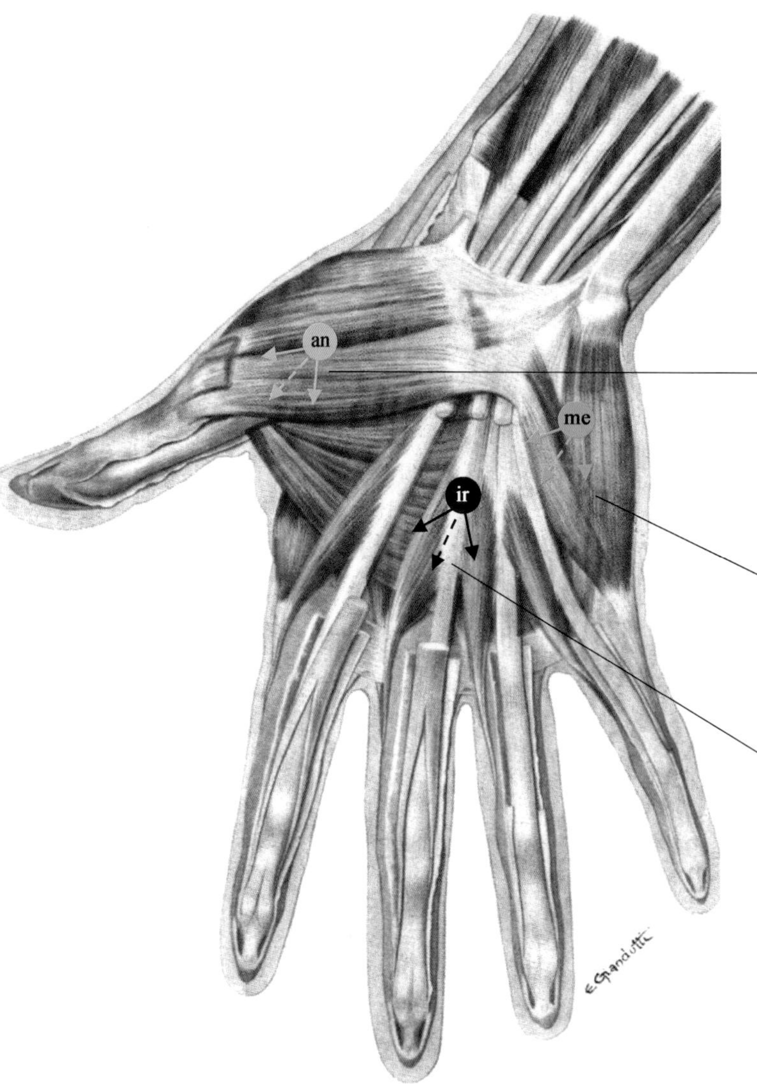

图 3. 80 手掌处 CC 的对比触诊检查

an-di 位于鱼际肌中间，单关节纤维（拇短屈肌）和双关节纤维（拇长屈肌）矢量汇聚的位置。

an-me 位于小鱼际上，单关节纤维（掌间肌）和双关节纤维（小指屈肌）纤维矢量汇聚的位置。

an-ir 位于手掌中央，单关节纤维（蚓状肌）和双关节纤维（指屈肌）矢量汇聚的位置。

（图 5. 74 和图 7. 80）

（原图出自 G.Chiarugi & L.Bucciante，由 Piccin 人体解剖学院改编）

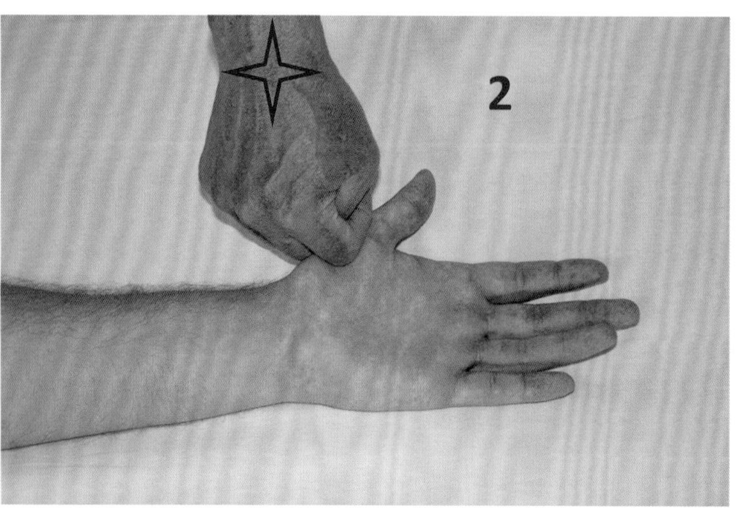

图 3. 81 an-di CC 的治疗

患者仰卧。

治疗师一手握稳患者大拇指，另一手示指指节进行治疗。

向前运动序列链的治疗策略

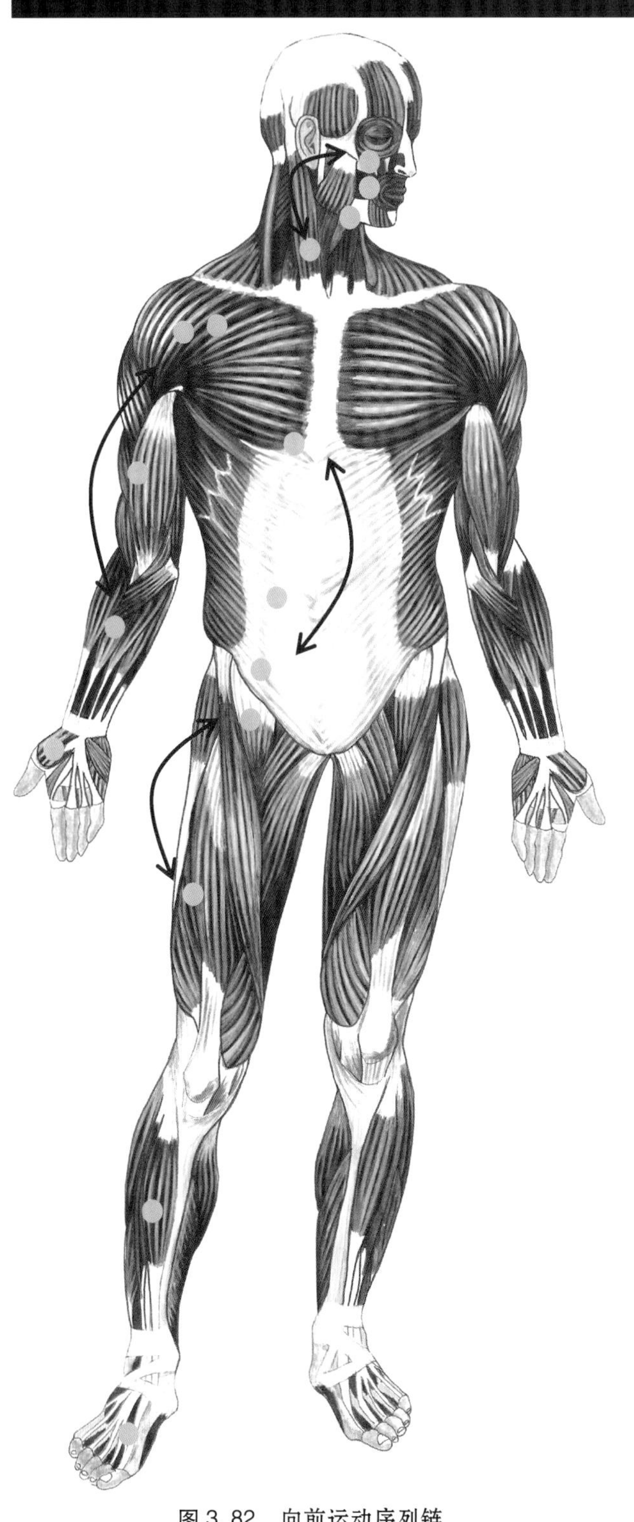

图 3.82　向前运动序列链

适应证

向前运动序列链通过筋膜间隔和肌腱扩展结构连接着所有向前运动肌筋膜单元。

最常见的向前运动肌筋膜单元失调是:

- 在颈和头部:有时出现脖子疼(颈椎痛),伴随眼失调;因此,an-cl 和 an-cp 1 同时治疗。
- 在胸腰区域:腹直肌鞘筋膜致密化可引起耻骨和胸骨痛,通过治疗 an-th 和 an-pv 可以改善。
- 在手臂和前臂:前侧肌肉是连续性的筋膜鞘的一部分,因此,同时治疗 an-hu 和 an-ca 可以改善肩部疼痛。
- 在髋膝部:膝疼可能由于阔筋膜张肌筋膜致密化引起,治疗 an-ge 和 an-cx 可以改善。

给出这些适应证是为了强调肢体、躯干和颈部的肌筋膜单元在单条序列链上的相互作用。

但是,有时候治疗 an-pv,腹股沟区域(an-cx)疼痛可以改善;或者治疗 an-cl、an-sc、an-ca,颈痛且延伸到手臂的疼痛可以改善,适合躯干和上肢序列链相关的 CC。

(祁奇　张海燕 译,李思雨 校,王于领　马明 审)

向后运动肌筋膜序列链

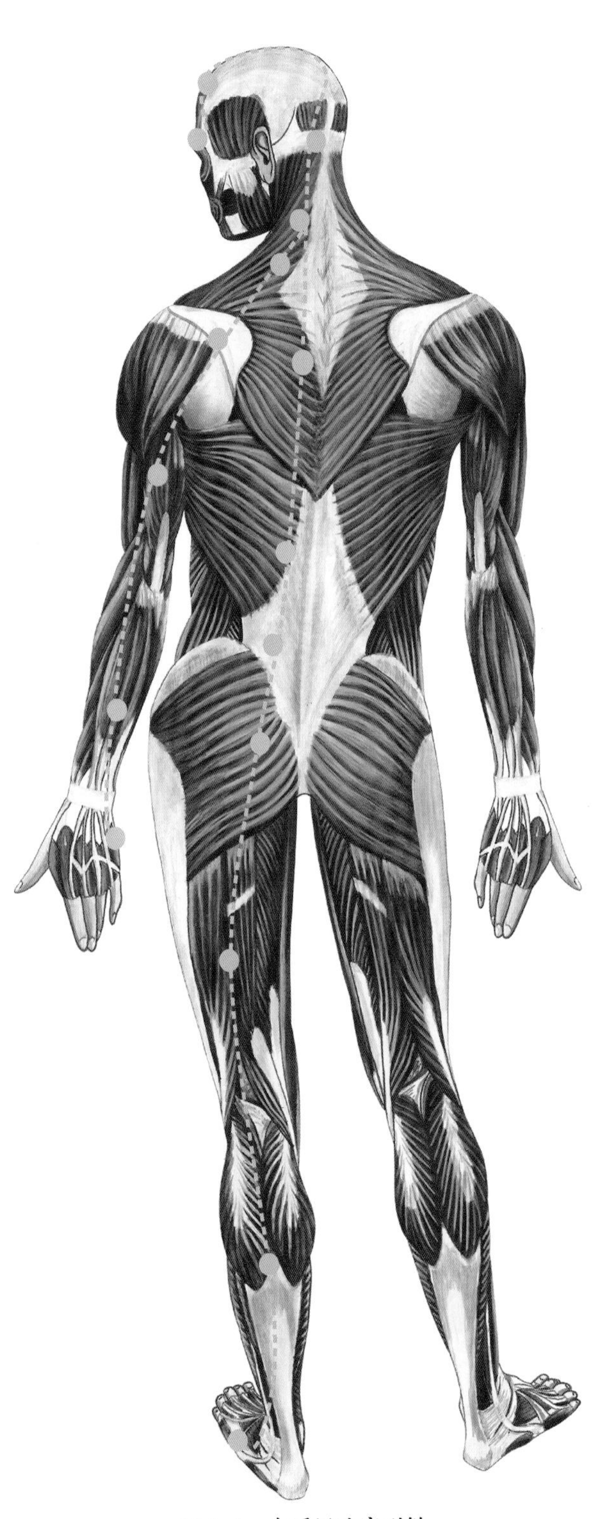

图 4.1　向后运动序列链

矢 状 面

该条序列链行走于身体各节段后侧，由以下肌筋膜单元组成：

躯干

向后-头部 1，2，3	re-cp 1，2，3
向后-颈部	re-cl
向后-胸部	re-th
向后-腰部	re-lu
向后-骨盆	re-pv

上肢

向后-肩胛	re-sc
向后-肱骨	re-hu
向后-肘部	re-cu
向后-腕部	re-ca
向后-手部	re-di

下肢

向后-髋部	re-cx
向后-膝部	re-ge
向后-踝部	re-ta
向后-足部	re-pe

向后-头部 1 的肌筋膜单元

re-cp 1

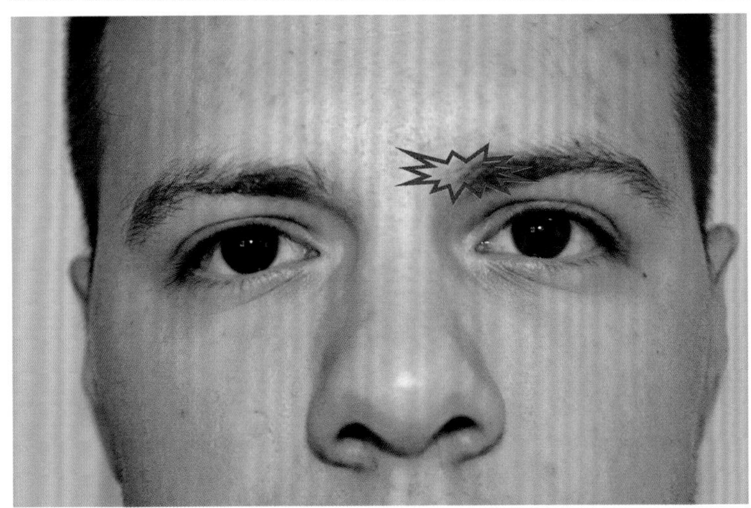

图 4.2 re-cp 1 肌筋膜单元的疼痛位置和感知中心(centre of perception, CP)

眼睛上直肌力弱。上眼睑下垂。近视,夜盲症,眼睛发红。

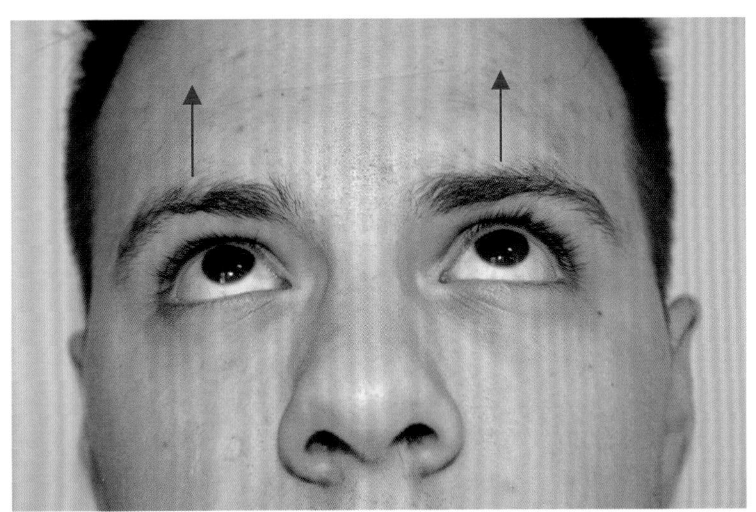

图 4.3 re-cp 1 肌筋膜单元的疼痛动作(PaMo)

当患者眼睛向上看时出现近视或斜视,此病症常与脑神经功能失调相关;而有时是由于眼球筋膜协调性缺乏导致的双眼不对称。

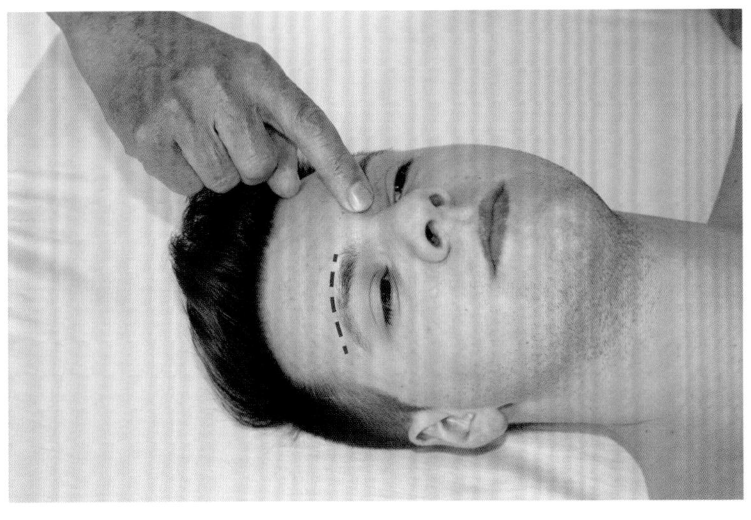

图 4.4 re-cp 1 协调中心(centre of coordination, CC)的触诊检查

re-cp 1 CC 位于眉毛内侧端上方的凹陷处,目内眦正上方(BL 2)。

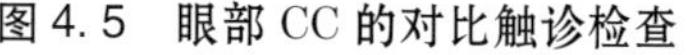

图 4.5　眼部 CC 的对比触诊检查

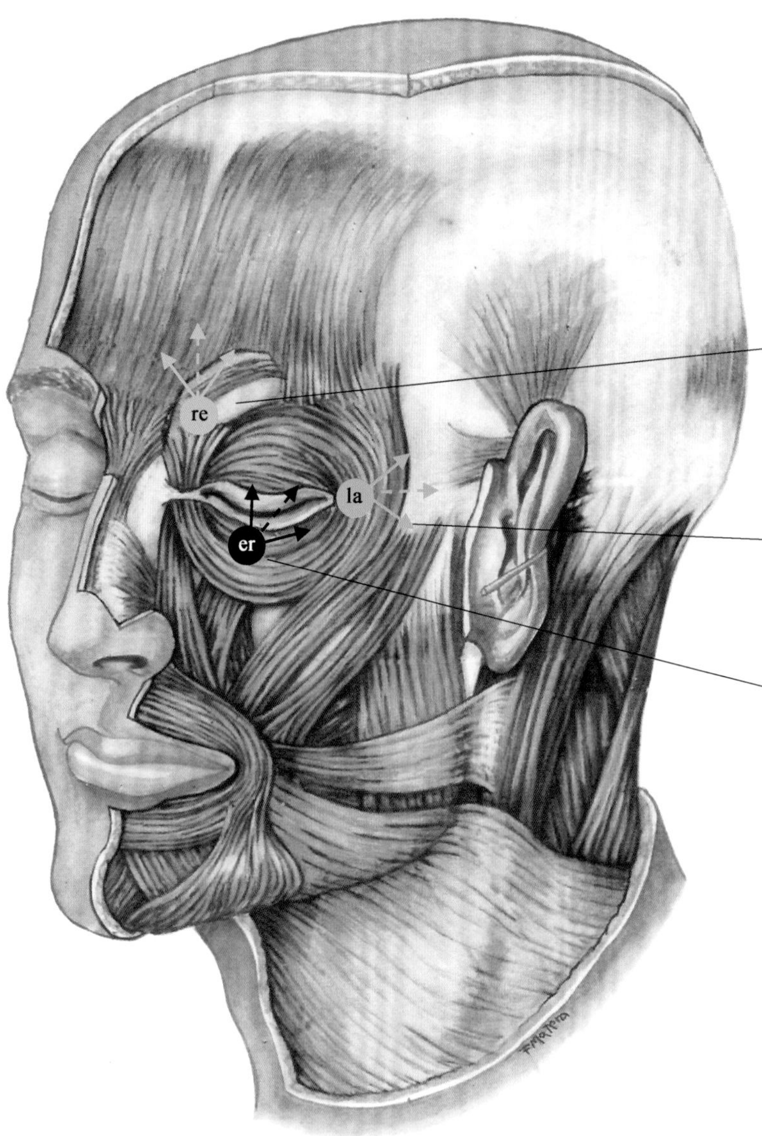

re-cp 1 CC 位于眉毛内侧边缘上，单关节纤维（上直肌）和双关节纤维（眼轮匝肌）矢量汇聚的位置。

la-cp 1 CC 位于目外眦，单关节纤维（外直肌）和双关节纤维（眼轮匝肌）矢量汇聚的位置。

er-cp 1 CC 位于眼球和眼眶下缘之间，单关节纤维（下斜肌）和双关节纤维（眼轮匝肌）矢量汇聚的位置。

（见图 6.5 和图 8.5）

（原图出自 G. Chiarugi & L. Bucciante，由 Piccin 人体解剖学院改编）

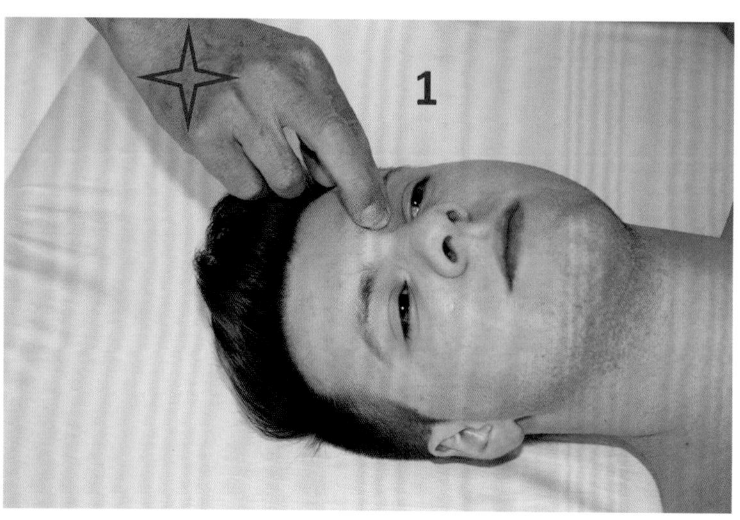

图 4.6　re-cp 1 CC 的治疗

患者仰卧。

治疗师用他们的拇指或示指指尖，用中指加压。根据所使用的手指，治疗师站在治疗床侧方或头侧。

向后-头部 2 的肌筋膜单元

re-cp 2

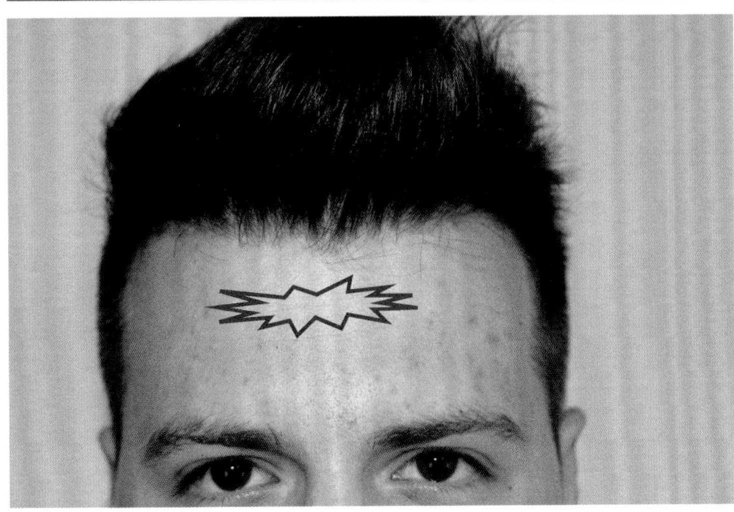

图 4.7　re-cp 2 肌筋膜单元的疼痛位置和感知中心(centre of preception, CP)

前额疼痛或沉重感。由于枕额肌僵硬与紧张导致的帽状腱膜异常张力引起的不稳定或平衡缺乏。

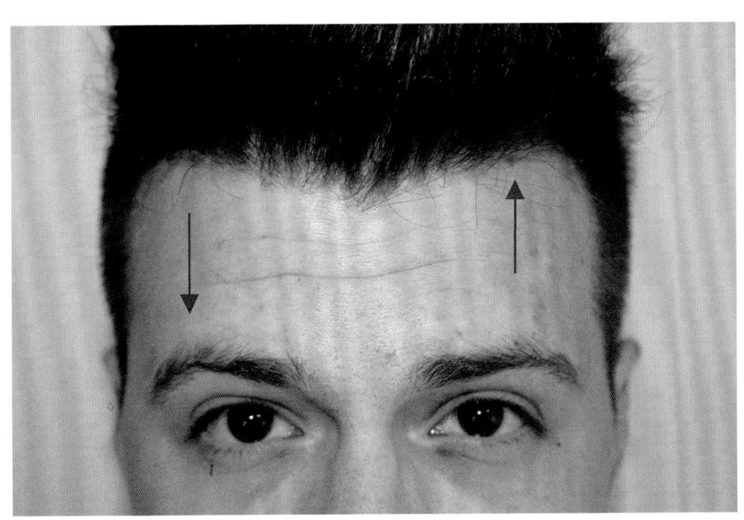

图 4.8　re-cp 2 肌筋膜单元的疼痛动作(PaMo)

由于一侧额肌力弱与不对称,导致前额额纹不对称。

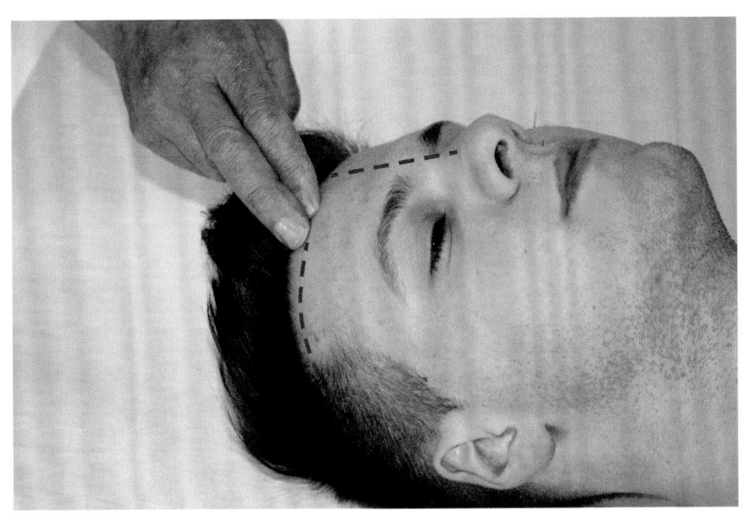

图 4.9　re-cp 2 协调中心(centre of coordination,CC)**的触诊检查**

经过 re-cp 1 CC 垂线上,在发际线附近进行触诊。

有时,筋膜的致密化可能在稍外侧找到(BL 4)。

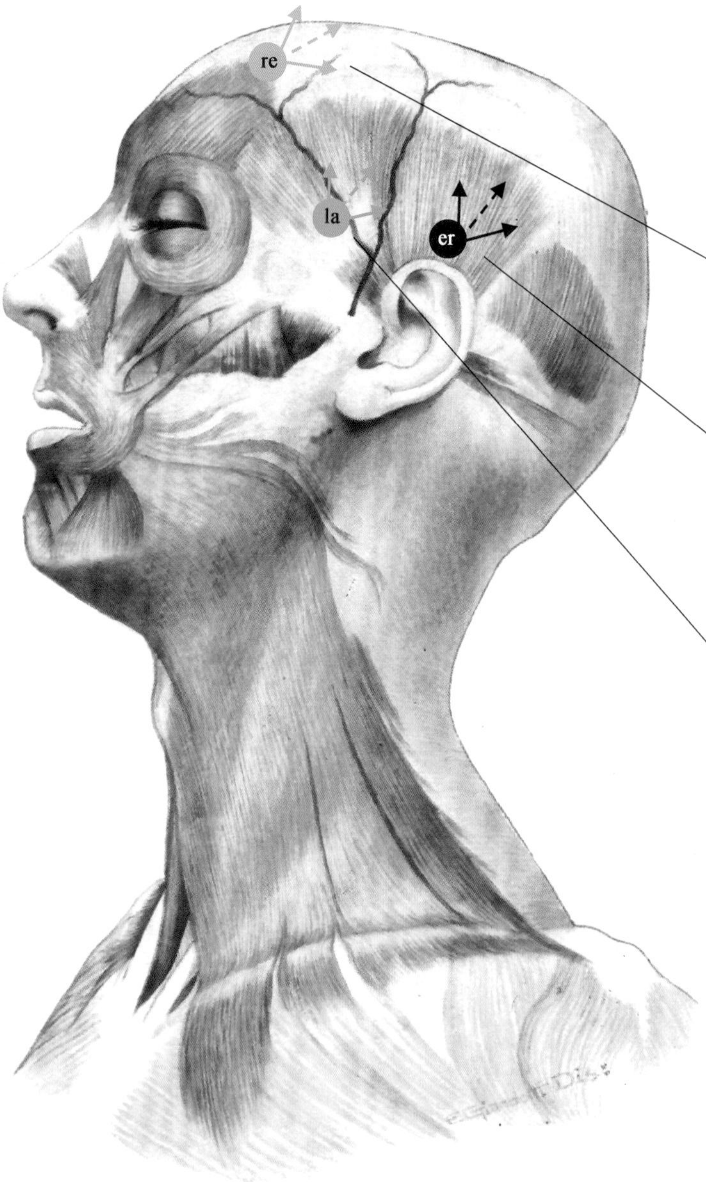

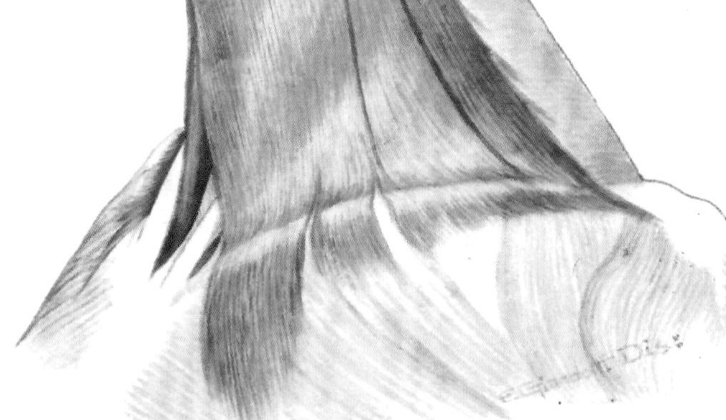

图 4.10　颅骨处 CC 的对比触诊检查

re-cp 2 CC 位于前额上部，单关节纤维（额肌）和双关节纤维（帽状腱膜）矢量汇聚的位置。

er-cp 2 CC 位于耳朵耳轮上方，单关节纤维（耳上肌）和双关节纤维（帽状腱膜）矢量汇聚的位置。

la-cp 2 位于颞肌筋膜上，单关节纤维（颞肌）和双关节纤维（帽状腱膜）矢量汇聚的位置。

（图 6.10 和图 8.10）

（原图出自 G. Chiarugi & L. Bucciante，由 Piccin 人体解剖学院改编）

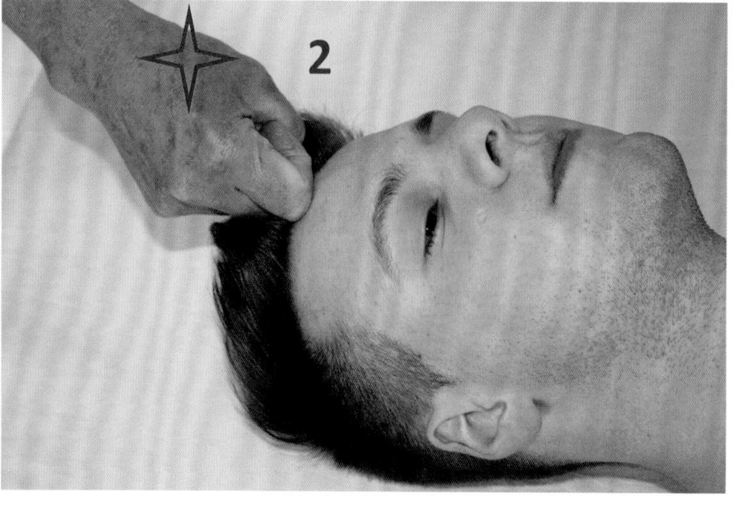

图 4.11　re-cp 2 CC 的治疗

患者仰卧。

治疗师用示指指节在 re-cp 2 CC 上摩擦，摩擦产生的热量会改善筋膜基质的黏性。

向后-头部 3 的肌筋膜单元

re-cp 3

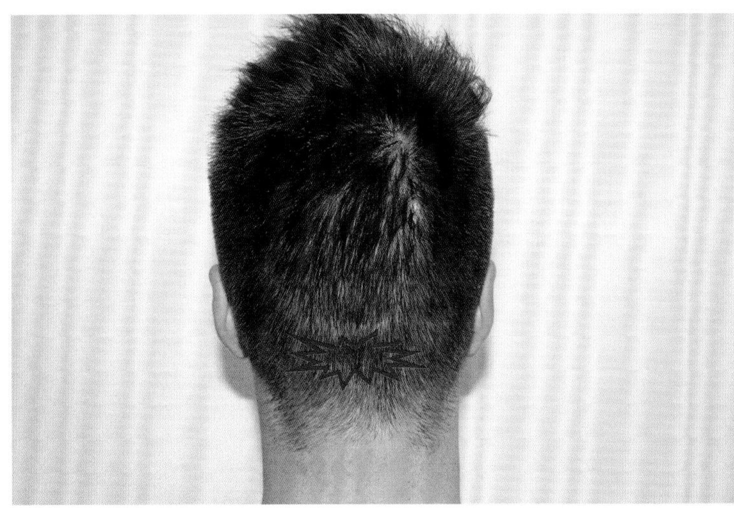

图 4.12　re-cp 3 肌筋膜单元疼痛位置和感知中心(centre of perception,CP)

头顶痛伴随头皮过敏;头部沉重感和颈部僵硬。

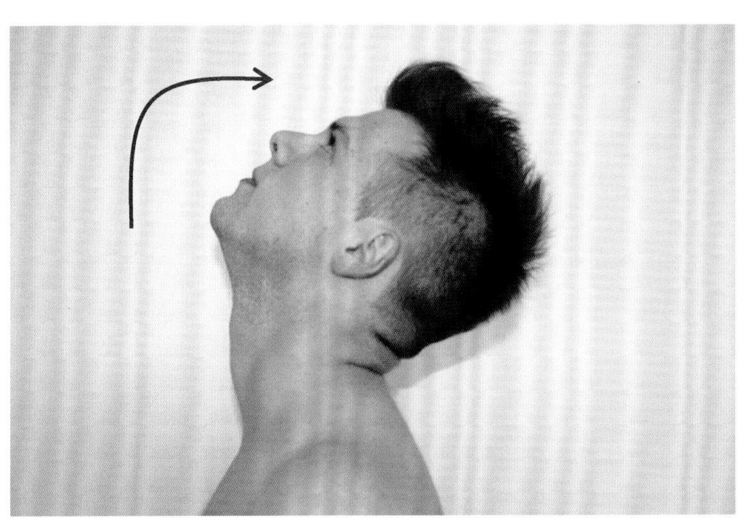

图 4.13　re-cp 3 肌筋膜单元的疼痛动作(PaMo)

患者向上看时感觉枕部肌肉紧张和疼痛;该动作偶尔让患者有眩晕或定向困难。

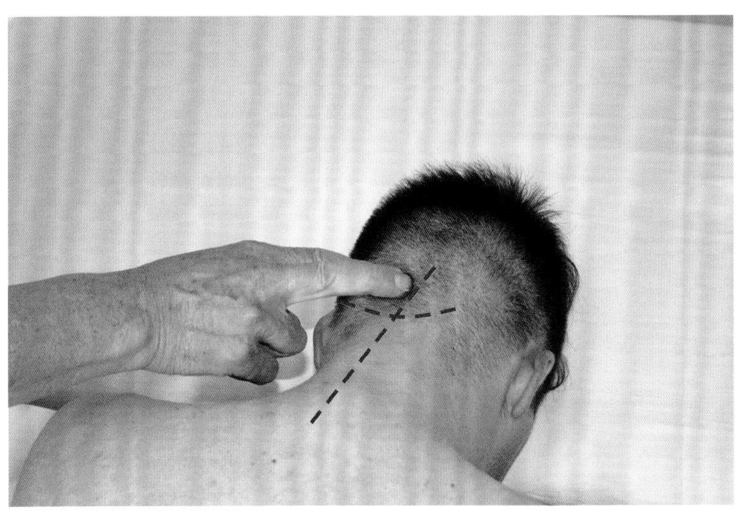

图 4.14　re-cp 3 协调中心(centre of coordination,CC)的触诊检查

治疗师用指尖在竖脊肌在枕骨嵌入点上找到该点。如果出现致密化,该 CC 在触诊时常常向前额放射(BL 10)。

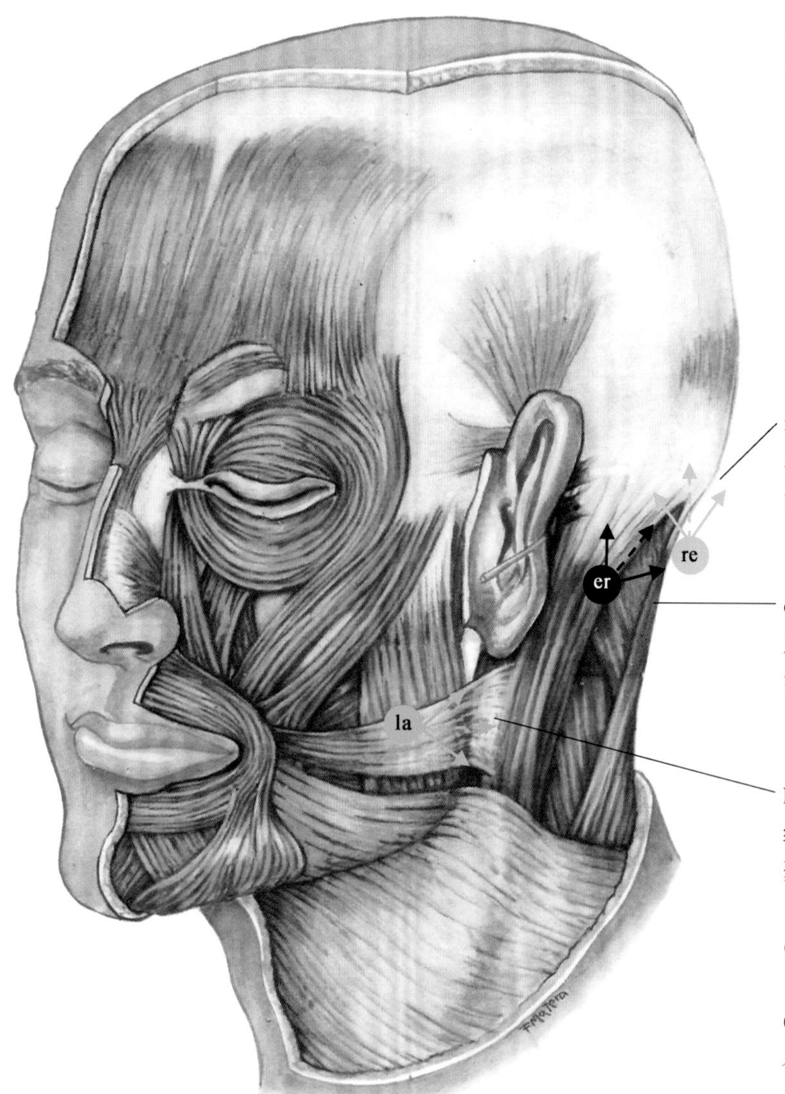

图 4.15　下颌骨后侧 CC 的对比触诊检查

re-cp 3 CC 位于枕骨粗隆下方，单关节纤维（枕肌）和双关节纤维（竖脊肌）矢量汇聚的位置。

er-cp 3 CC 位于乳突上，单关节纤维（耳后肌）和双关节纤维（胸锁乳突肌）矢量汇聚的位置。

la-cp 3 CC 位于咬肌筋膜上，单关节纤维（咬肌）和双关节纤维（笑肌）矢量汇聚的位置。

（图 6.15 和图 8.15）

（原图出自 G. Chiarugi & L. Bucciante，由 Piccin 人体解剖学院改编）

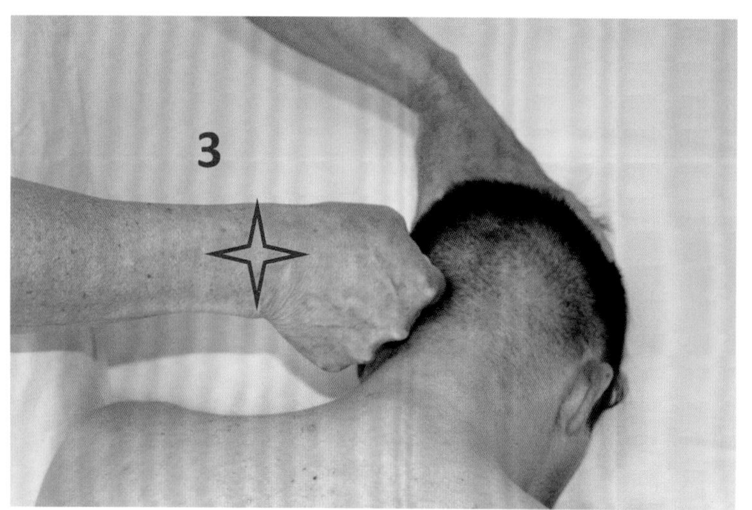

图 4.16　re-cp 3 CC 的治疗

患者坐位，头倚靠双手上。

治疗师用指节在枕骨粗隆下方和外侧头盖筋膜进行操作治疗，左右侧交替。

向后-颈部的肌筋膜单元

re-cl

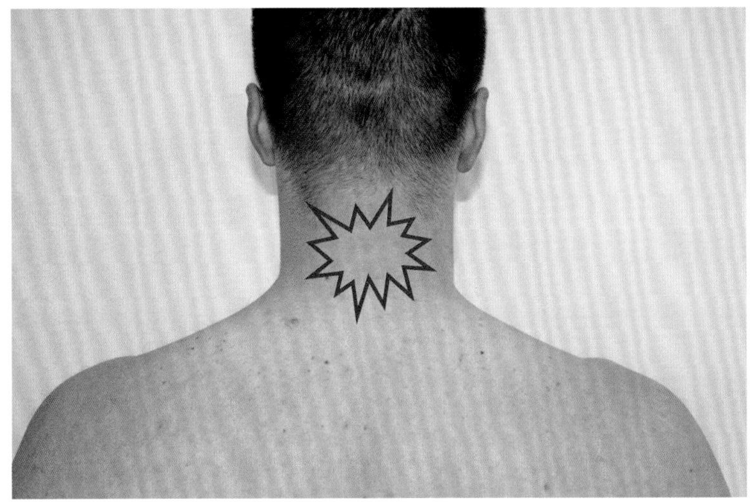

图 4.17 re-cl 肌筋膜单元的疼痛位置和感知中心(centre of perception,CP)

疼痛沿着颈椎,颈项背感觉异常,紧张性颈反射的改变;眼部疼痛。

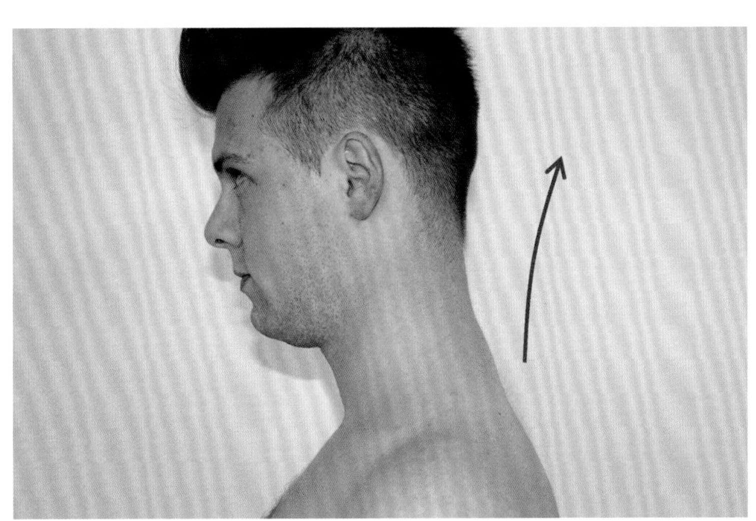

图 4.18 re-cl 肌筋膜单元的疼痛动作(PaMo)

患者主诉感觉颈部僵硬,向上看时,后伸运动受限,只有很小的幅度,疼痛加重。这种情况,颈椎前凸常常变直。

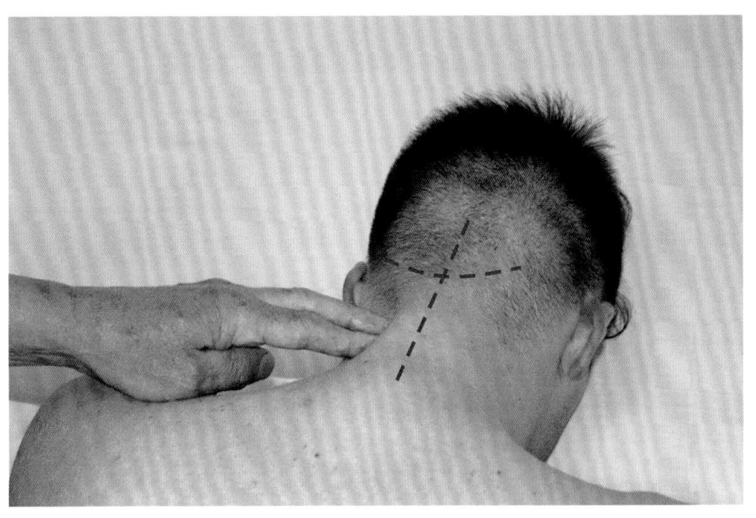

图 4.19 re-cl 协调中心(centre of co-ordination,CC)的触诊检查

为了抵达竖脊肌下方,治疗师用手指在上部斜方肌外侧缘移动,大约第六颈椎水平检查项背筋膜(SI 16)。

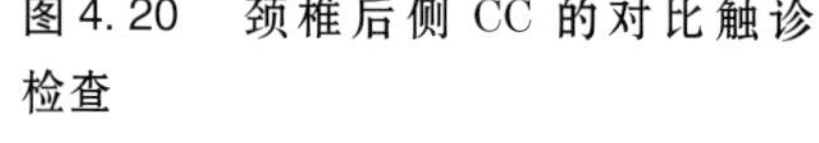

图 4.20　颈椎后侧 CC 的对比触诊检查

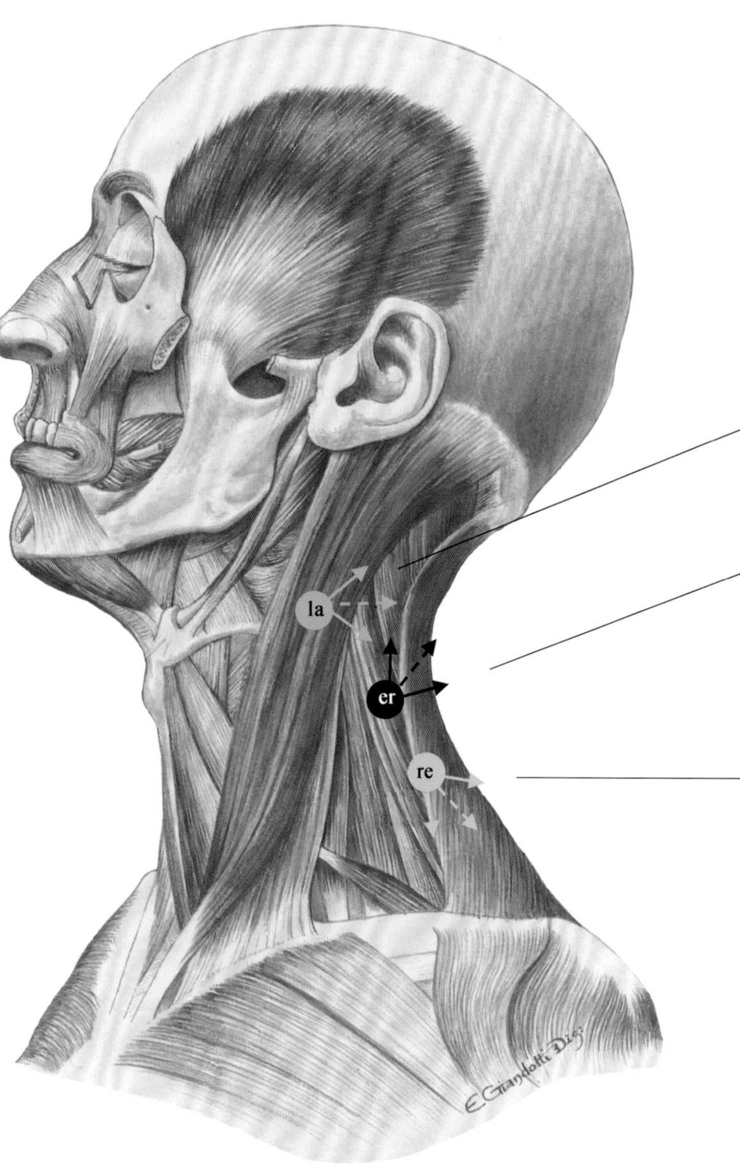

la-cl CC 位于胸锁乳突肌筋膜上，单关节纤维（斜角肌中束）和双关节纤维（胸锁乳突肌）矢量汇聚的位置。

er-cl CC 位于第三颈椎横突上，单关节纤维（颈夹肌）和双关节纤维（肩胛提肌）矢量汇聚的位置。

re-cl CC 位于第六颈椎水平，单关节纤维（多裂肌）和双关节纤维（最长肌）矢量汇聚的位置。

（图 6.20 和图 8.20）

（原图出自 G. Chiarugi & L. Bucciante，由 Piccin 人体解剖学院改编）

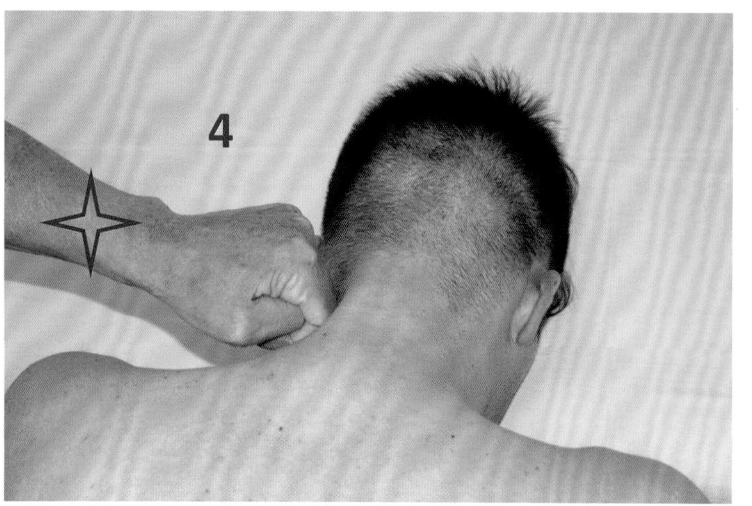

图 4.21　re-cl CC 的治疗

患者坐位，前额靠在治疗床上。

当治疗师触诊检查找到致密化后，进行纵向和横向手法操作。

向后-胸部的肌筋膜单元

re-th

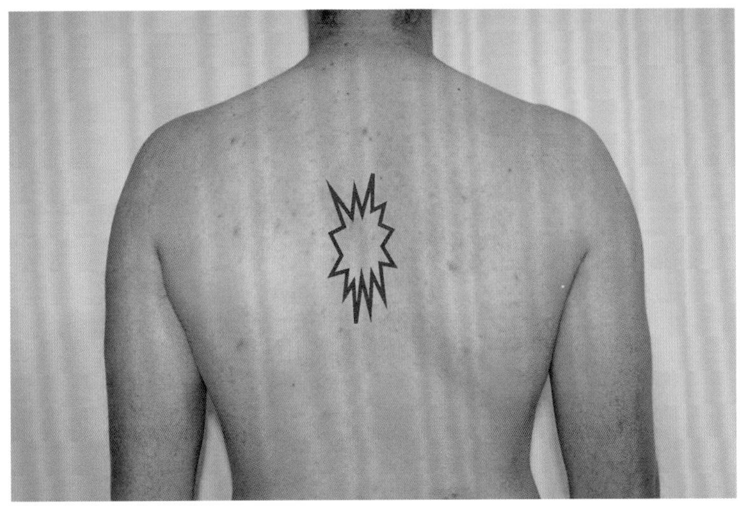

图 4.22　re-th 肌筋膜单元的疼痛位置和感知中心(centre of perception,CP)
背痛,常常被胸椎僵硬掩盖。脊柱变形。胸部压迫感。

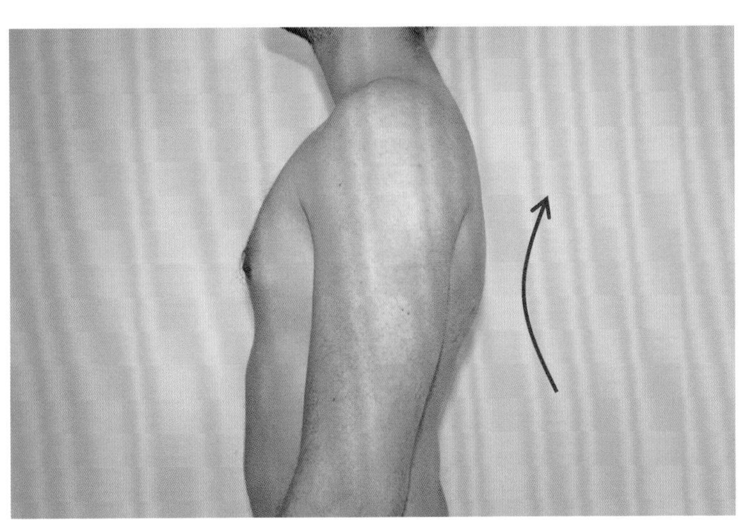

图 4.23　re-th 肌筋膜单元的疼痛动作(PaMo)
当患者后缩肩胛骨时主诉肩胛内侧疼痛,因为椎旁肌肉筋膜不能适应这个动作。

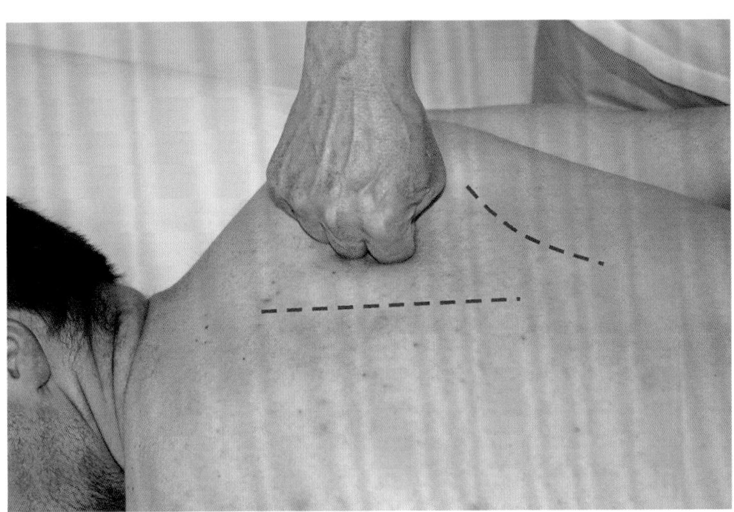

图 4.24　re-th 协调中心(centre of coordination,CC)的触诊检查
治疗师将示指指节置于背部曲度的最高点(大约第四、第五棘突旁)竖脊肌肌腹上,慢慢移动寻找最致密的点(BL 14,BL 15 d)。

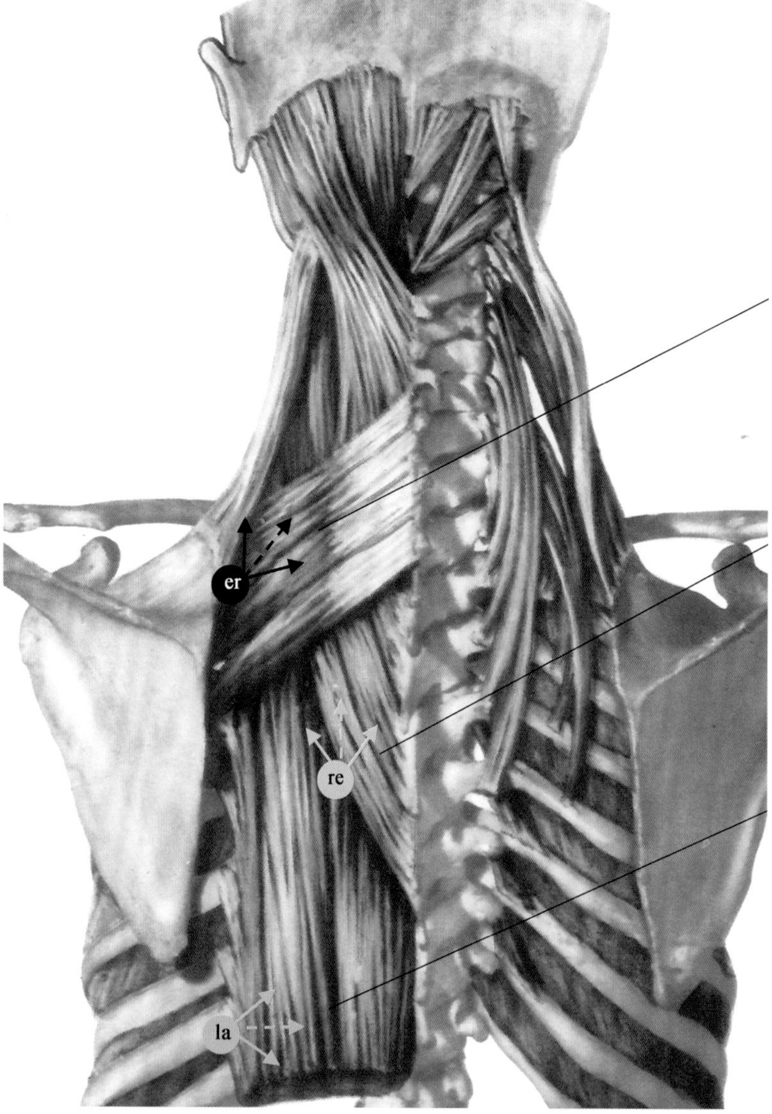

图 4.25　胸部后侧 CC 的对比触诊检查

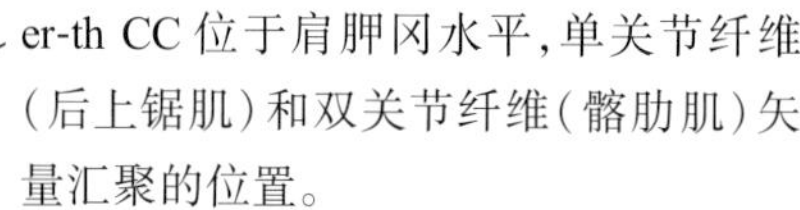

er-th CC 位于肩胛冈水平，单关节纤维（后上锯肌）和双关节纤维（髂肋肌）矢量汇聚的位置。

re-th CC 位于第四胸椎水平，单关节纤维（胸部多裂肌）和双关节纤维（胸最长肌）矢量汇聚的位置。

la-th CC 位于第八和第十肋之间，单关节纤维（棘突间肌）和双关节纤维（胸髂肋肌）矢量汇聚的位置。

（图 6.25 和图 8.25）

（原图出自 G. Chiarugi & L. Bucciante，由 Piccin 人体解剖学院改编）

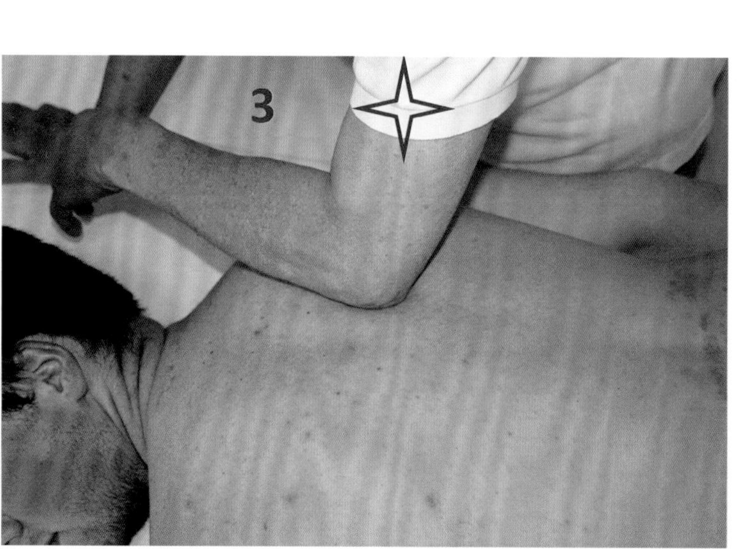

图 4.26　re-th CC 的治疗
患者俯卧，手臂伸展置于体侧。
治疗师用肘部治疗之前触诊检查找到的点。

向后-腰部的肌筋膜单元

re-lu

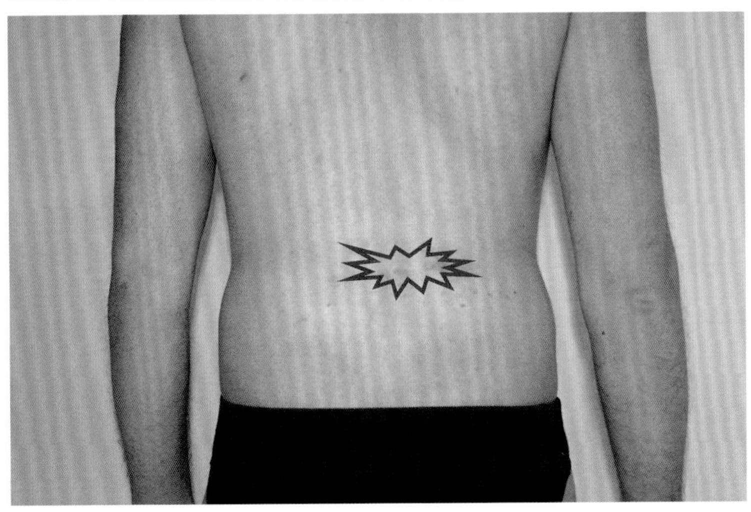

图 4.27　re-lu 肌筋膜单元的疼痛位置和感知中心（centre of perception，CP）
急慢性下背痛，疼痛分布在肌筋膜失调最明显的腰骶部。

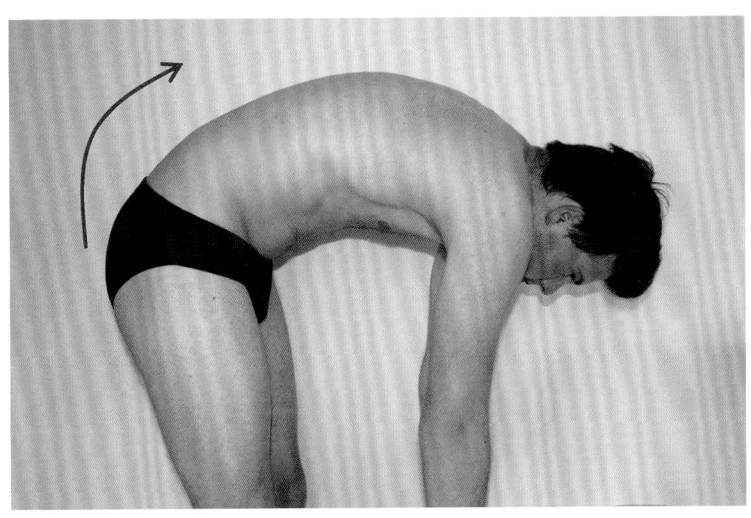

图 4.28　re-lu 肌筋膜单元的疼痛动作（PaMo）
当患者弯腰（椎旁肌肉离心收缩）时疼痛增加。其次，当夜间镇痛性肌肉收缩放松时，疼痛加重。

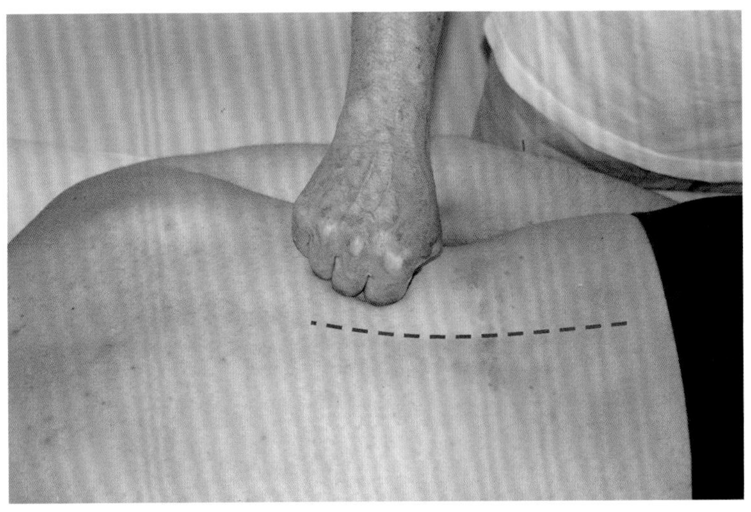

图 4.29　re-lu 协调中心（centre of co-ordination，CC）**的触诊检查**
治疗师指节置于竖脊肌肌腹高点上，第一腰椎水平，找到产生放射到骶骨最痛的点。建议双侧对比触诊，因为对侧常常有潜伏的 CC（BL 21，BL 22d）。

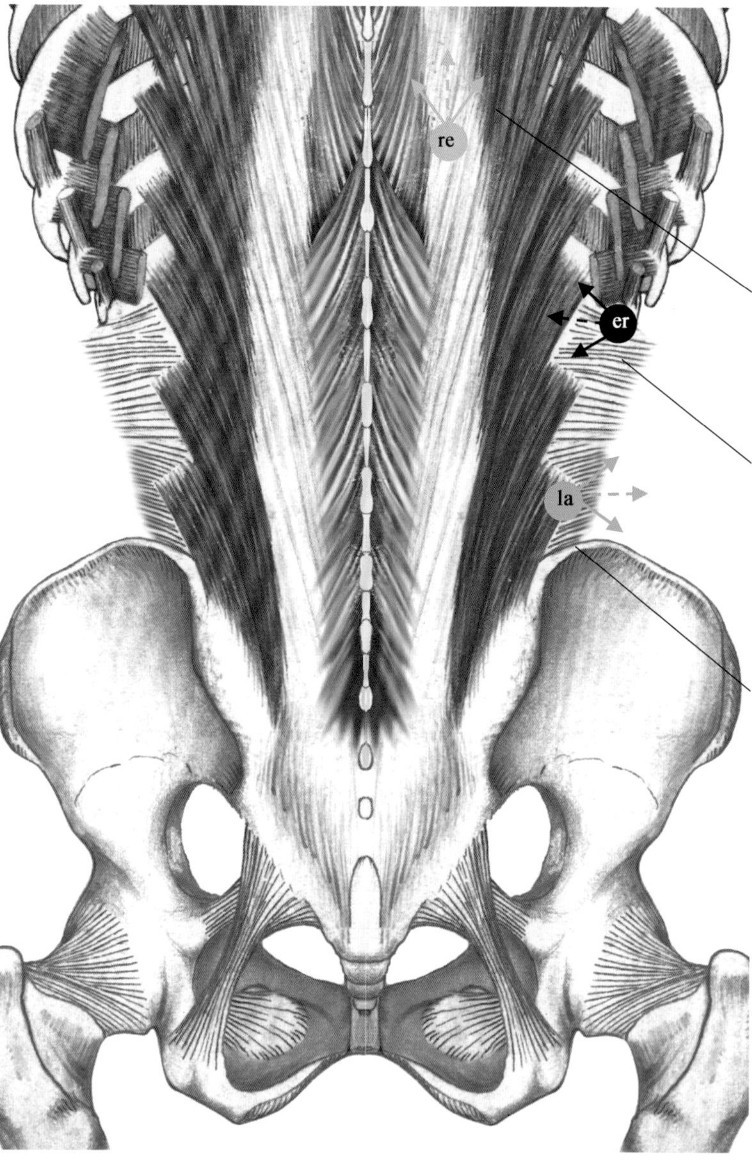

图 4.30 后腰部 CC 的对比触诊检查

re-lu CC 位于第一腰椎水平，单关节纤维（多裂肌）和双关节纤维（最长肌）矢量汇聚的位置。

er-lu CC 位于第十二肋下方，单关节纤维（后下锯肌）和双关节纤维（内斜肌）矢量汇聚的位置。

la-lu CC 位于竖脊肌鞘外侧，单关节纤维（腰方肌）和双关节纤维（髂肋肌）矢量汇聚的位置。

（图 6.30 和图 8.30）

（原图出自 G. Chiarugi & L. Bucciante，由 Piccin 人体解剖学院改编）

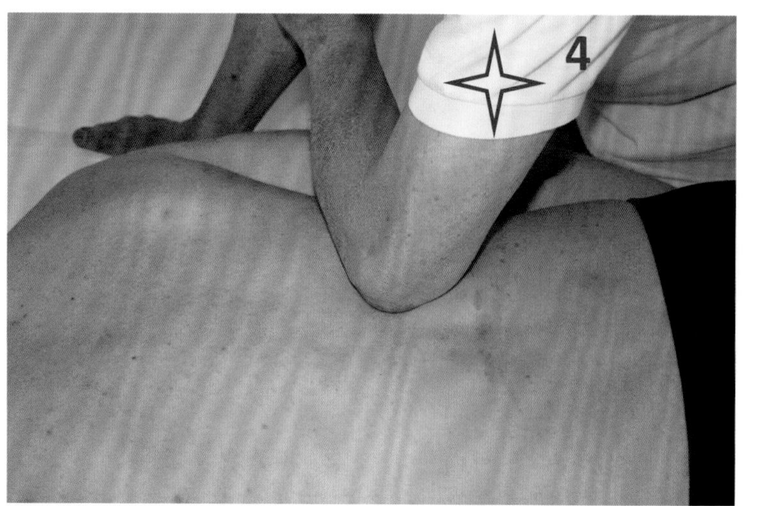

图 4.31 re-lu CC 的治疗
患者俯卧，手臂伸展置于体侧。
治疗师用肘部在第一、第二腰椎旁的胸腰筋膜上操作治疗。

向后-骨盆的肌筋膜单元

re-pv

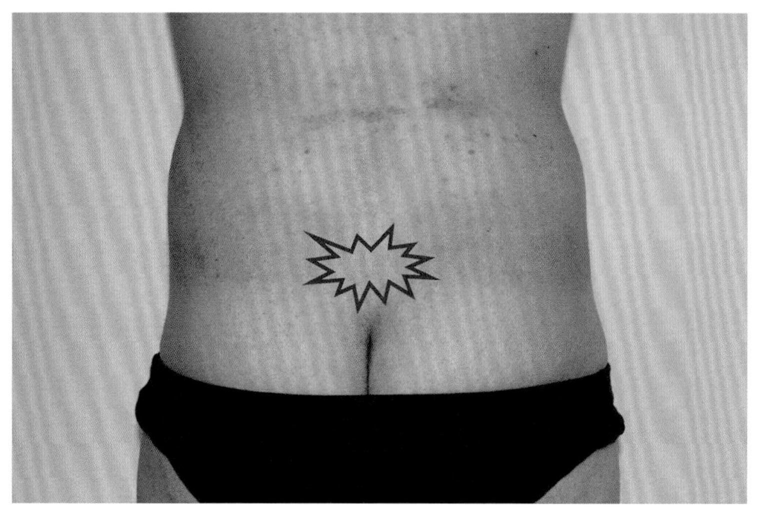

图 4.32　re-pv 肌筋膜单元的疼痛位置和感知中心(centre of perception,CC)

疼痛位于骶髂关节处,单侧或者双侧。脊椎基底部疲劳感。下肢疼痛。

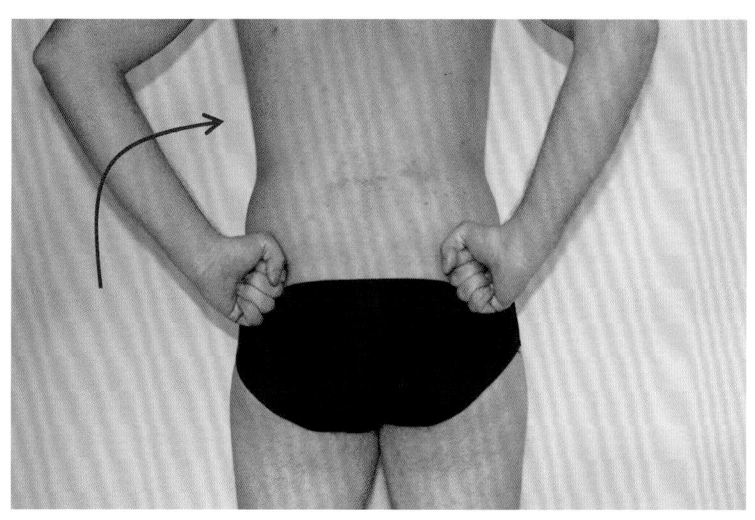

图 4.33　re-pv 肌筋膜单元的疼痛动作(PoMo)

当患者向前弯腰牵拉到僵硬筋膜或拱背进行收缩运动时,感觉腰骶部和骶髂区域疼痛。

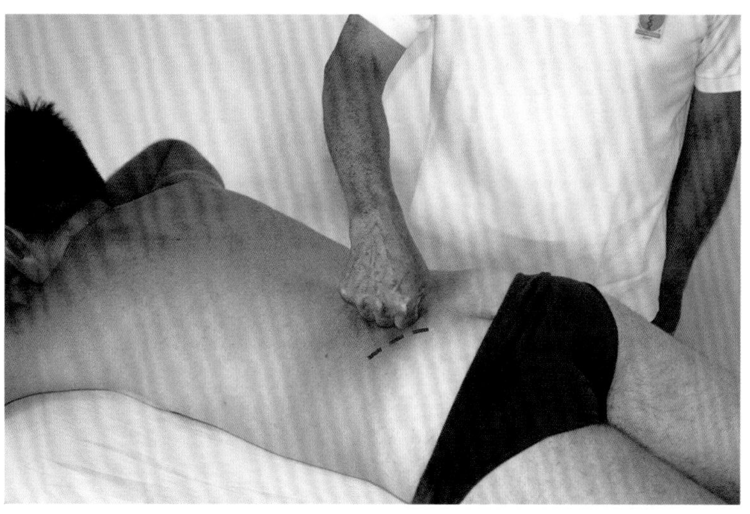

图 4.34　re-pv 协调中心(centre of coordination,CC)的触诊检查

为了触诊覆盖在腰骶区域的筋膜,治疗师需要用指节在第五腰椎棘突和髂后上棘之间探查(BL 26)。

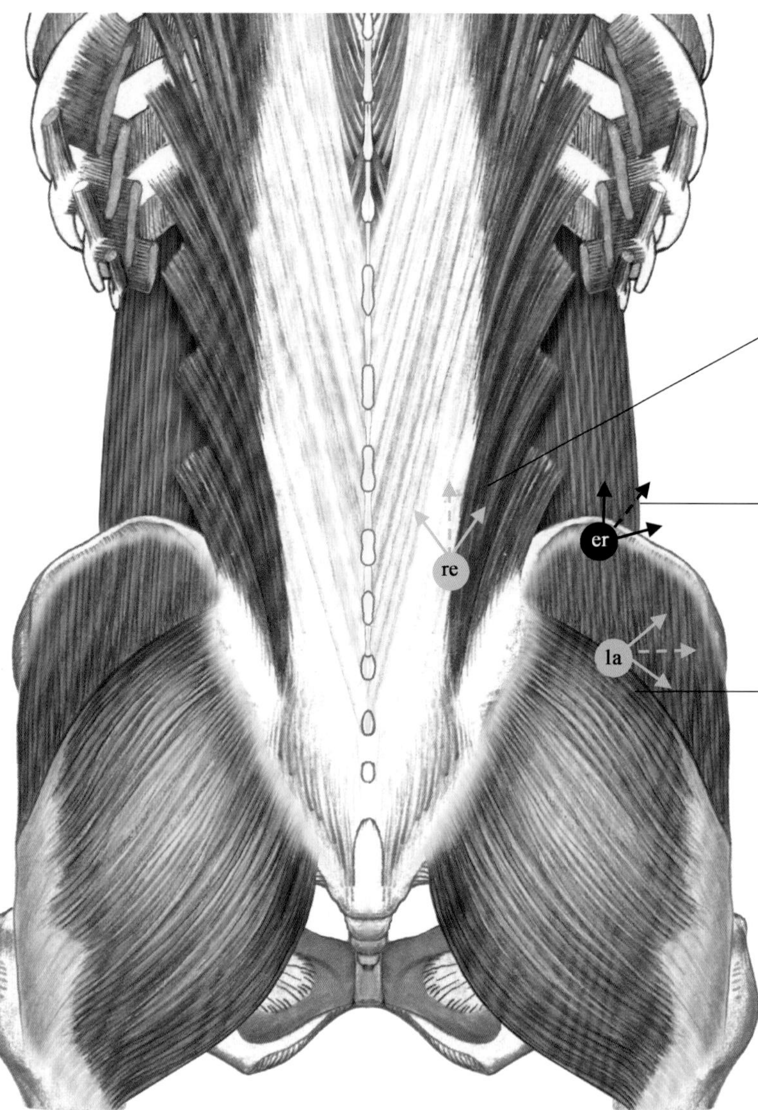

图 4.35 骨盆后侧 CC 的对比触诊检查

re-pv CC 位于髂腰韧带上，单关节纤维（多裂肌）和双关节纤维（最长肌）矢量汇聚的位置。

er-pv CC 位于髂嵴最高点（顶点）下方，单关节纤维（臀中肌）和双关节纤维（臀大肌）矢量汇聚的位置。

la-pv CC 位于臀大肌上缘，单关节纤维（臀中肌）和双关节纤维（臀大肌）矢量汇聚的位置。

（图 6.35 和图 8.35）

（原图出自 G. Chiarugi & L. Bucciante，由 Piccin 人体解剖学院改编）

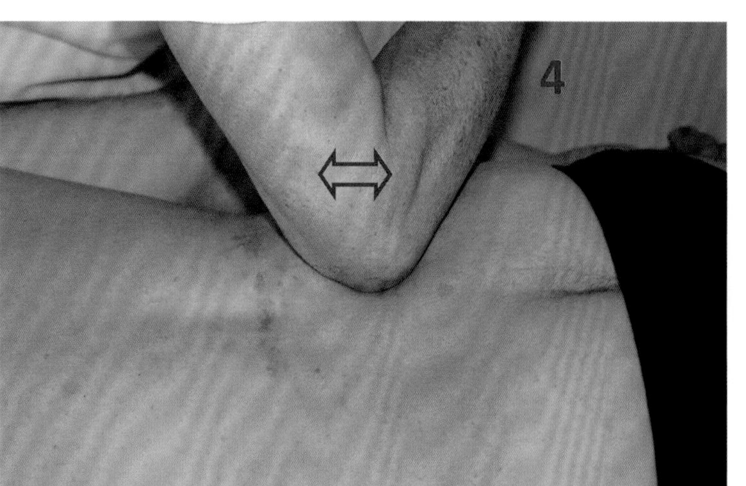

图 4.36 re-pv 的治疗

患者俯卧或者俯卧时大腿悬在治疗床外。

治疗师将肘部置于第五腰椎棘突和髂后上棘之间的凹陷处，等患者放松后再进行纵向操作治疗该筋膜结构。

向后-髋部的肌筋膜单元

re-cx

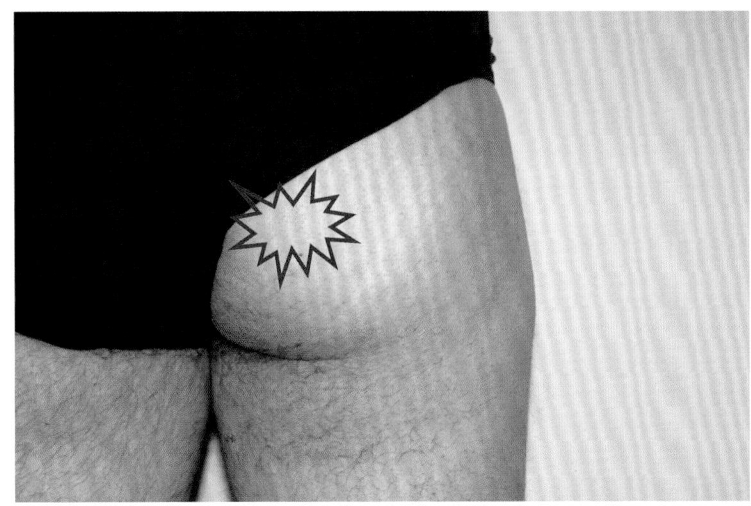

图 4.37　re-cx 肌筋膜单元的疼痛位置和感知中心（centre of perception，CP）
疼痛沿着腘绳肌长轴分布。坐位时臀大肌疼痛。会阴部感觉异常。

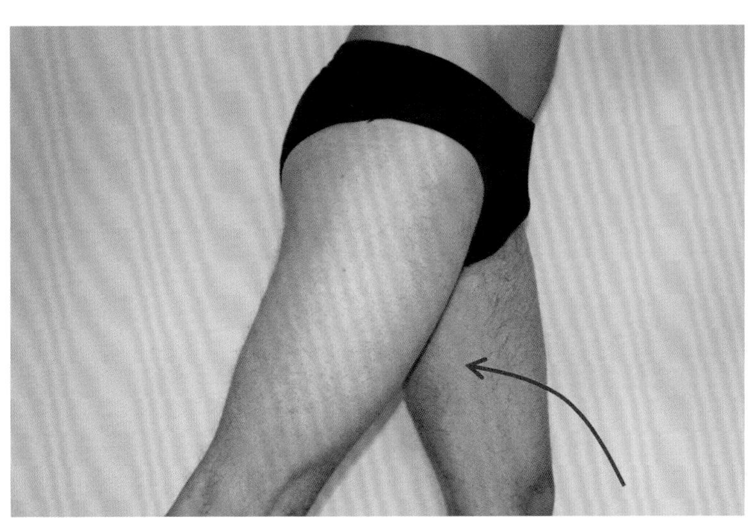

图 4.38　re-cx 肌筋膜单元的疼痛动作（PaMo）
当大腿快速向后运动筋膜短缩或大腿快速向前运动筋膜牵伸时患者疼痛加剧。

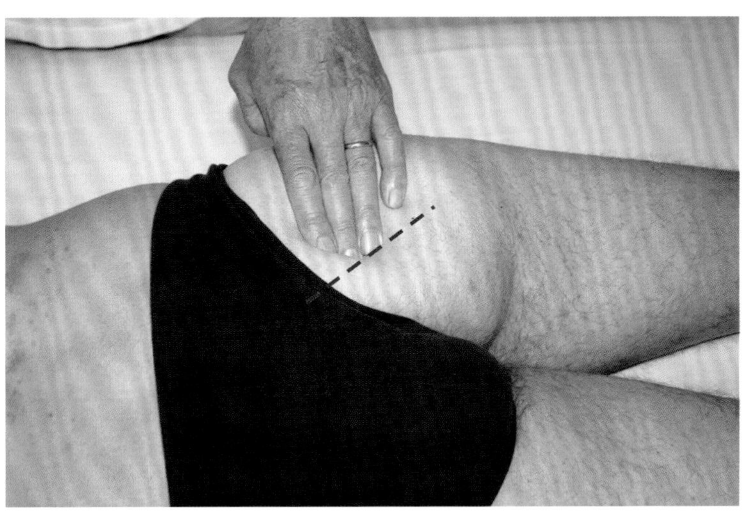

图 4.39　re-cx 协调中心（centre of coordination，CC）
由于臀大肌肌肉组织的一致性，该 CC 可用指节进行触诊检查，沿着骶结节韧带的方向探查（红色虚线）是很重要的（BL 30）。

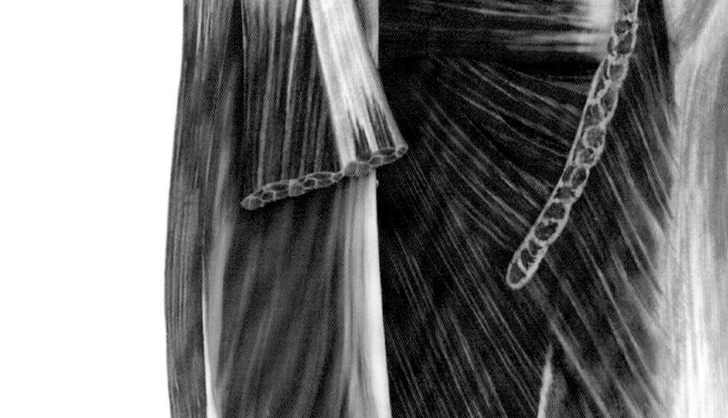

图 4.40 髋后侧 CC 的对比触诊检查

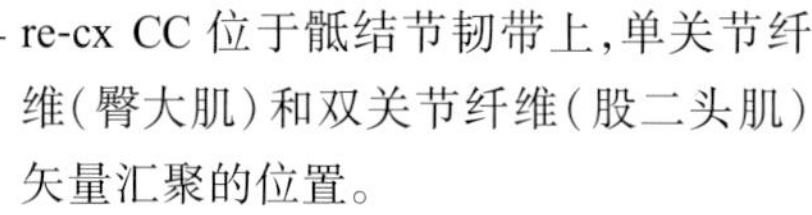

re-cx CC 位于骶结节韧带上，单关节纤维（臀大肌）和双关节纤维（股二头肌）矢量汇聚的位置。

la-cx CC 位于阔筋膜张肌上，单关节纤维（臀小肌）和双关节纤维（阔肌筋膜张肌）矢量汇聚的位置。

er-cx CC 位于外旋肌群上，单关节纤维（梨状肌）和双关节纤维（臀大肌）矢量汇聚的位置。

（图 6.40 和图 8.40）

（原图出自 G. Chiarugi & L. Bucciante，由 Piccin 人体解剖学院改编）

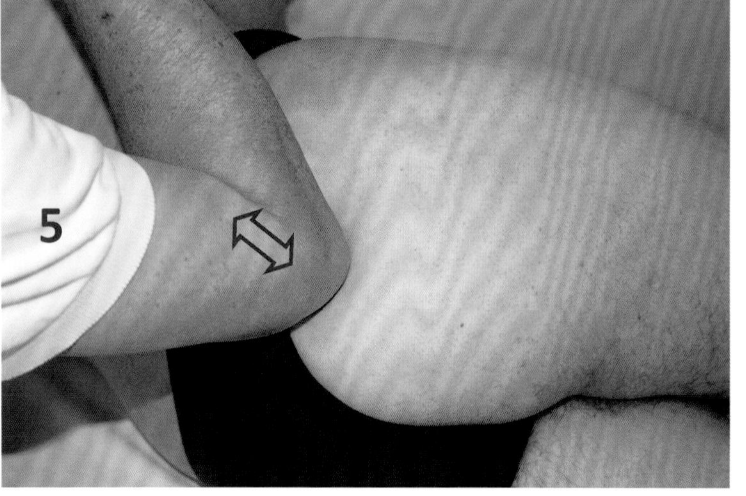

图 4.41 re-cx 的治疗

患者侧卧，治疗侧在上，髋半屈位。

为了产生纤维组织上的炎症反应，治疗师将肘部置于骶结节韧带近端进行手法操作，在需要增加弹性的组织上产生局部炎症反应。

向后-膝部的肌筋膜单元

re-ge

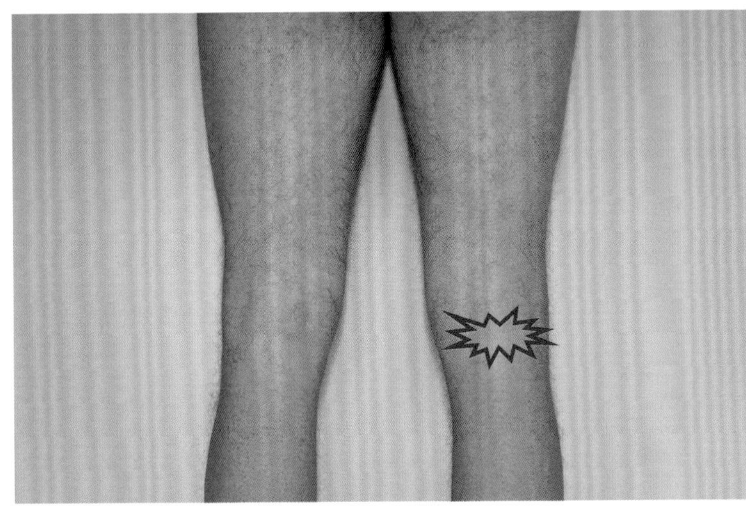

图 4.42　re-ge 肌筋膜单元的疼痛位置和感知中心（centre of perception，CP）

腘窝或周围肌腱疼痛；有时，出现 Baker 囊肿。

大腿后侧夜间痉挛。

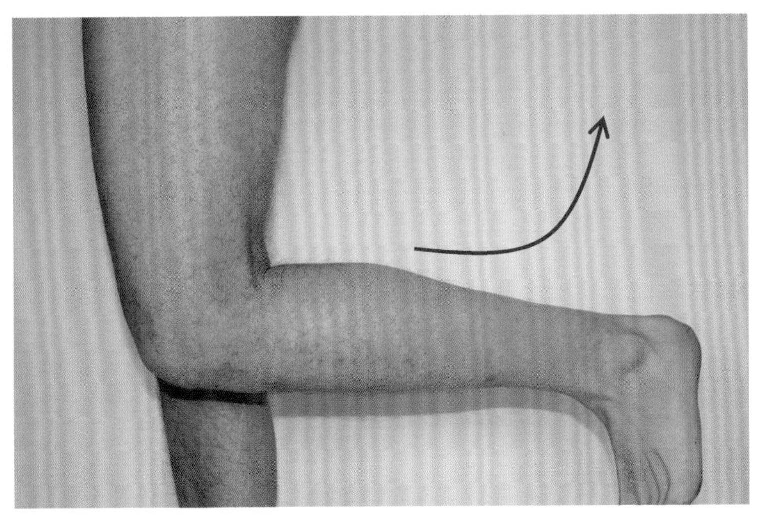

图 4.43　re-ge 肌筋膜单元的疼痛动作（PaMo）

当屈膝（主动运动）时，深蹲（被动挤压）过程，或过伸（牵伸）时，患者可能感觉腘窝疼痛。

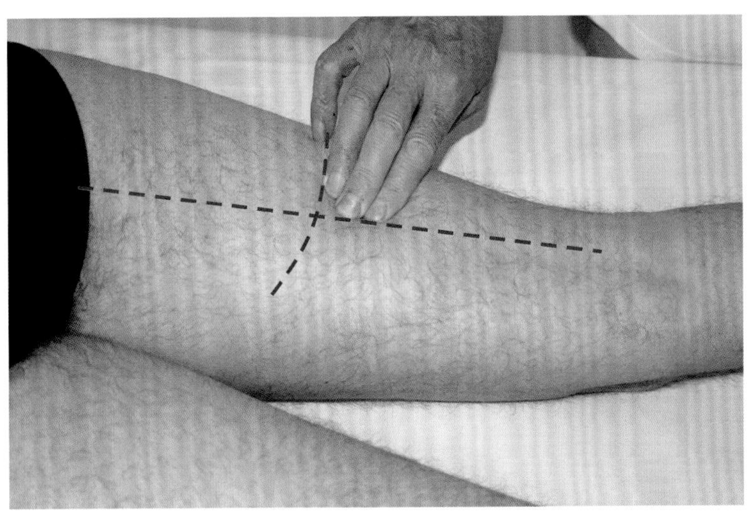

图 4.44　re-ge 协调中心（centre of coordination，CC）的治疗

在大腿后侧中间，股二头肌和半腱肌之间的凹陷处进行触诊检查。为了协助定位该点，参照这些肌肉，但是触诊定位在这些肌肉筋膜上（BL 37）。

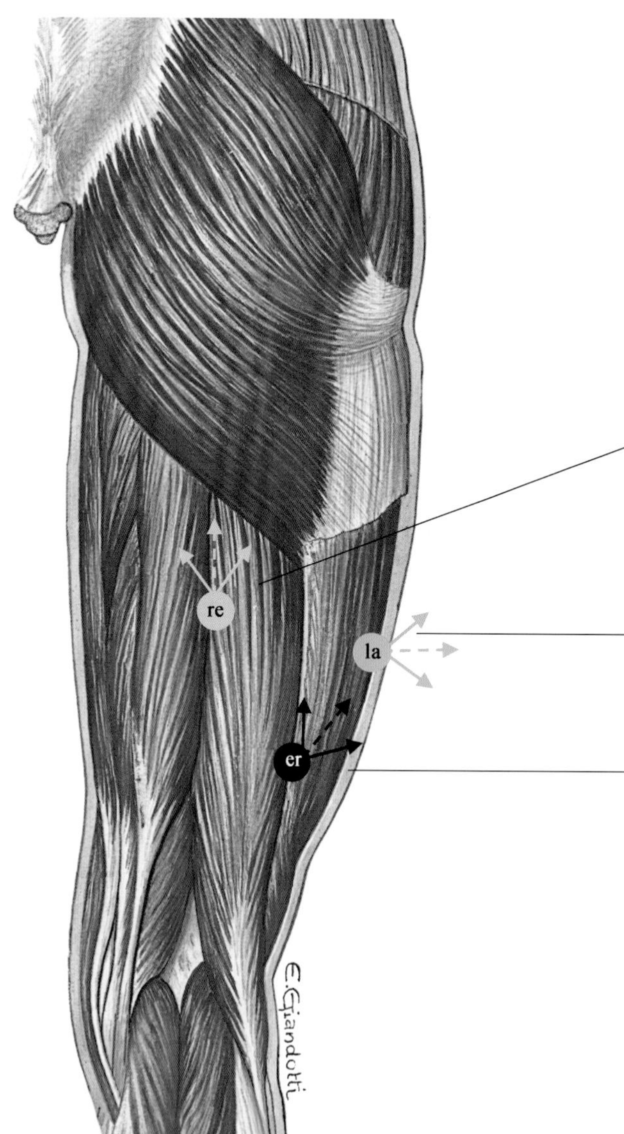

图 4.45 膝后侧 CC 的对比触诊检查

re-ge CC 位于胭绳肌凹陷里，单关节纤维（股二头肌短头）和双关节纤维（半腱肌）矢量汇聚的位置。

la-ge CC 位于髂胫束中间，单关节纤维（股外侧肌）和双关节纤维（阔筋膜张肌）矢量汇聚的位置。

er-ge CC 位于外侧肌间隔上，单关节纤维（股二头肌短头）和双关节纤维（股二头肌长头）矢量汇聚的位置。

（图 6.45 和图 8.45）

（原图出自 G. Chiarugi & L. Bucciante，由 Piccin 人体解剖学院改编）

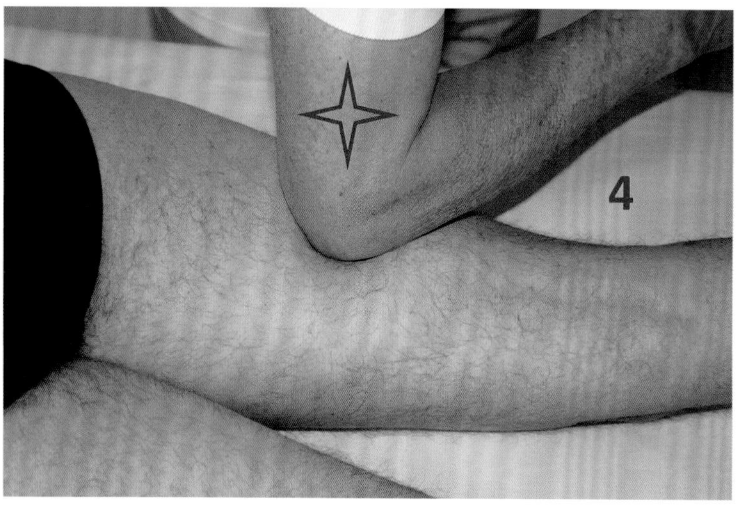

图 4.46 re-ge CC 的治疗
患者仰卧。
治疗师肘部置于臀横纹和胭横纹中间施加摩擦，尤其在股二头肌筋膜上。

向后-小腿的肌筋膜单元

re-ta

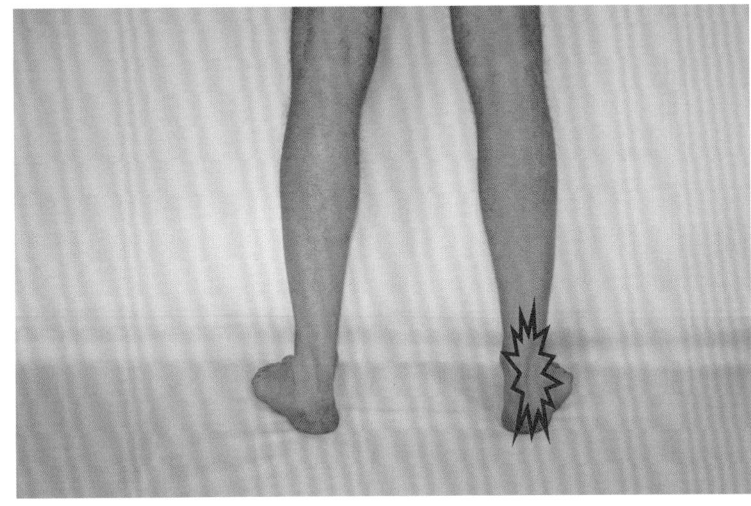

图 4.47 re-ta 肌筋膜单元的疼痛位置和感知中心(centre of perception,CP)

Achille 跟腱病,足跟周围炎症,足底筋膜炎,足跟骨刺和肌腱止点痛。小腿和足部疼痛。

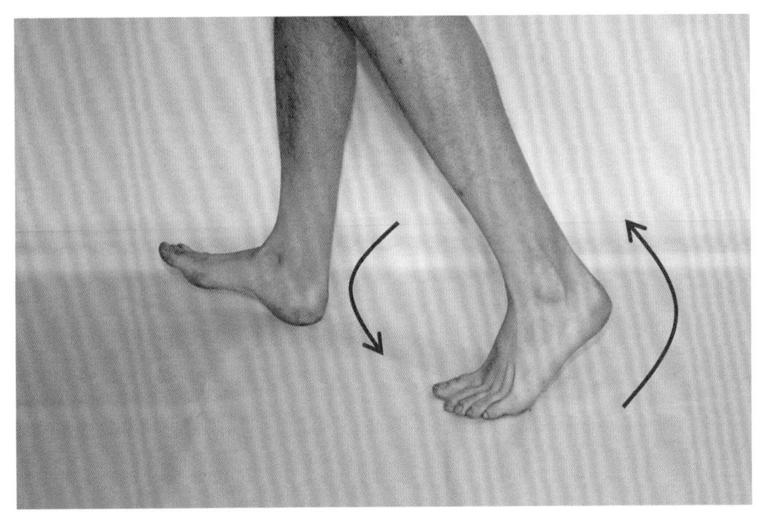

图 4.48 re-ta 肌筋膜单元的疼痛动作(PaMo)

在 Achille 跟腱功能障碍案例中,患者主诉不能用脚尖走路;在末端病或跟骨骨膜炎案例中,患者主诉不能用足跟负重。

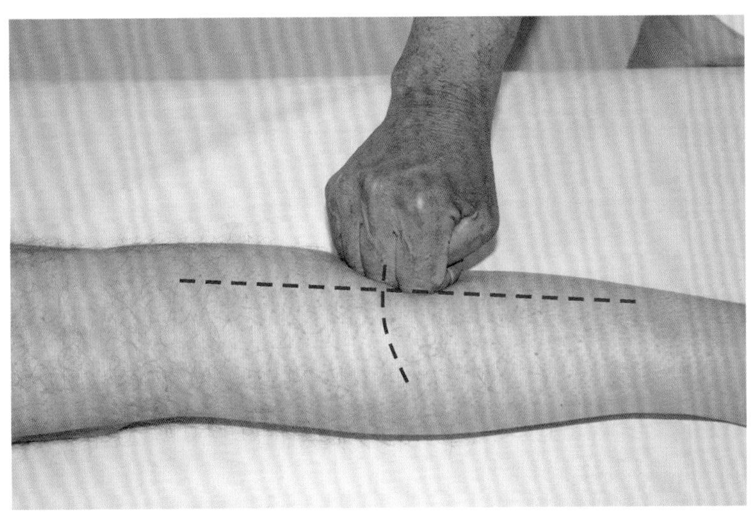

图 4.49 re-ta 协调中心(centre of coordination,CC)的触诊检查

在腓肠肌肌腱处触诊检查该点,在腓肠肌外侧或者两肌肉肌腹之间。

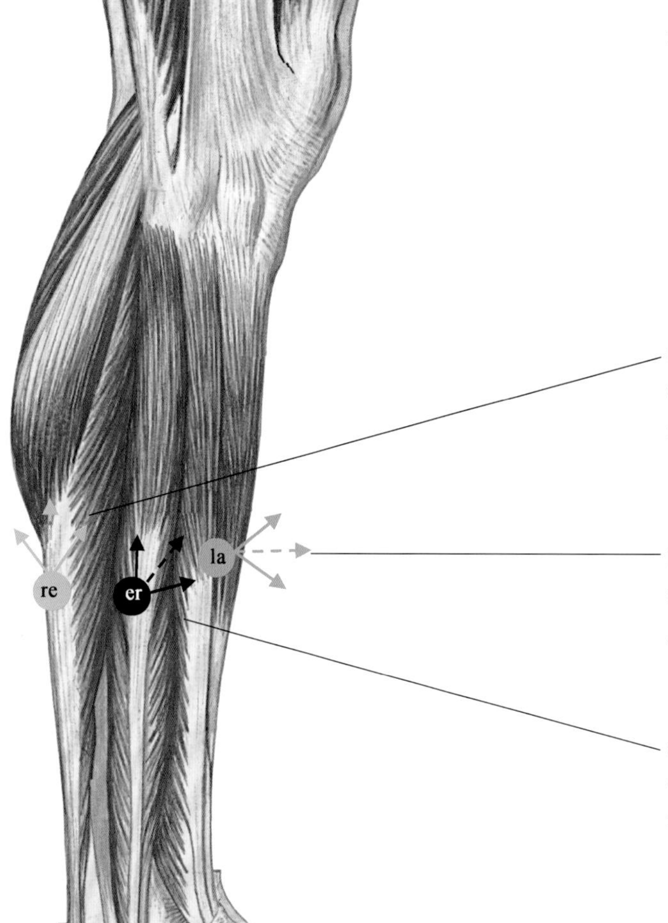

图 4.50　小腿后侧 CC 的对比触诊检查

re-ta CC 位于下肢后侧中间，单关节纤维（比目鱼肌）和双关节纤维（腓肠肌）矢量汇聚的位置。

la-ta CC 位于前部外侧边缘，单关节纤维（第三腓骨肌）和双关节纤维（趾长伸肌）矢量汇聚的位置。

er-ta CC 位于腓骨肌上，单关节纤维（腓骨短肌）和双关节纤维（腓骨长肌）矢量汇聚的位置。

（图 6.50 和图 8.50）

（改编自 G. Chiarugi & L. Bucciante, Istituzioni di anatomia dell'uomo. Piccin）

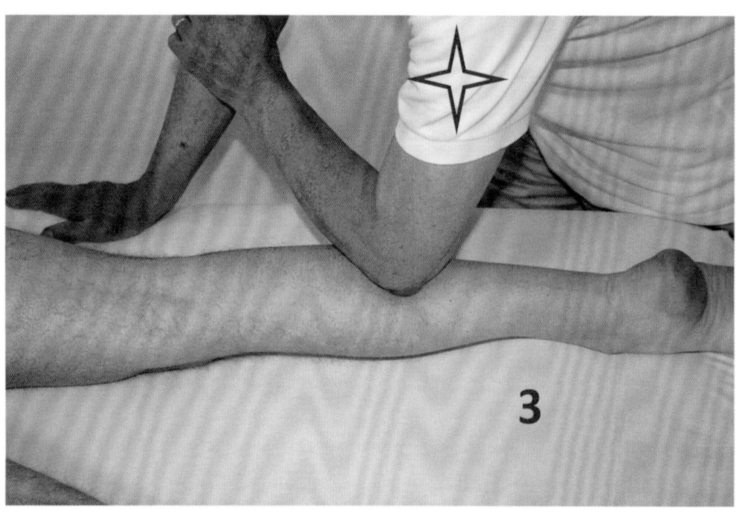

图 4.51　re-ta CC 的治疗

患者仰卧。

治疗师用肘部，施加大约 2kg 或 3kg 的压力，在大约 3cm 的范围内，每秒两次的频率进行双向移动。该点可以治疗 5 分钟，期间可以插入简短停歇。

向后-足部的肌筋膜单元

re-pe

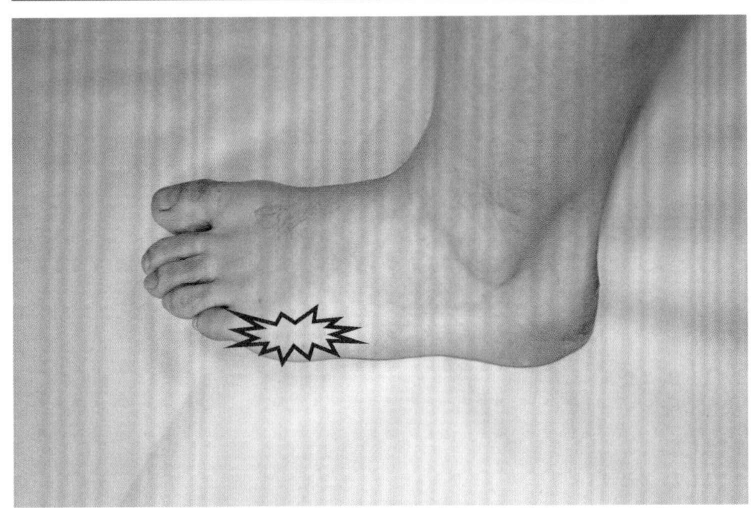

图 4.52　re-pe 肌筋膜单元的疼痛位置和感知中心(centre of perception,CP)

疼痛位于足外侧边缘。在慢性案例中,第五脚趾有硬茧或炎症。

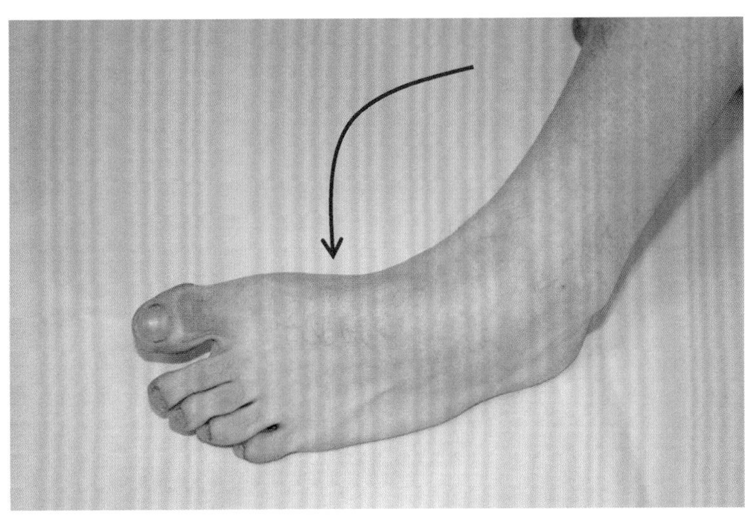

图 4.53　re-pe 肌筋膜单元的疼痛动作(PaMo)

当患者足外侧负重时出现强烈疼痛。第五跖骨骨折后常常残留小趾展肌镇痛性收缩。

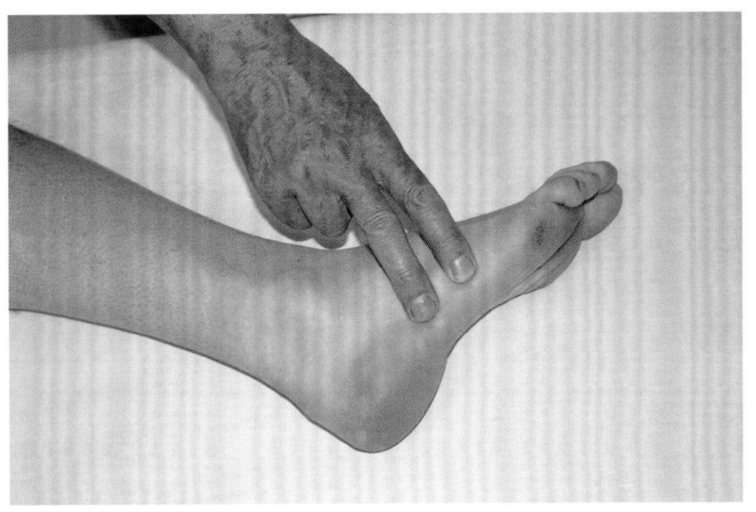

图 4.54　re-pe 协调中心(centre of coordination,CC)的触诊检查

该点在第五跖骨近端和远端进行触诊检查,小趾外展肌筋膜上(BL 64p,BL 65,BL 66d)。

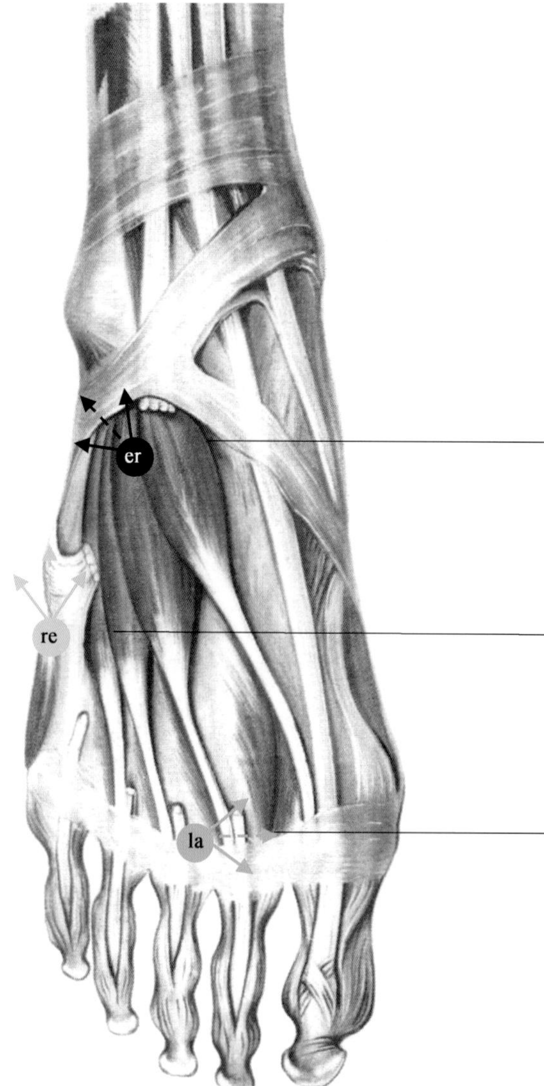

图 4.55 足外侧 CC 的对比触诊检查

er-pe CC 位于十字伸肌支持带下方。单关节纤维（趾短伸肌）和双关节纤维（趾长伸肌）矢量汇聚的位置。

re-pe CC 位于足外侧，单关节纤维（小趾展肌）和双关节纤维（腓骨短肌）矢量汇聚的位置。

la-pe CC 位于第二、三、四跖骨头之间，单关节纤维（背侧骨间肌）和双关节纤维（趾长伸肌）矢量汇聚的位置。

（图 6.55 和图 8.55）

（原图出自 G. Chiarugi & L. Bucciante，由 Piccin 人体解剖学院改编）

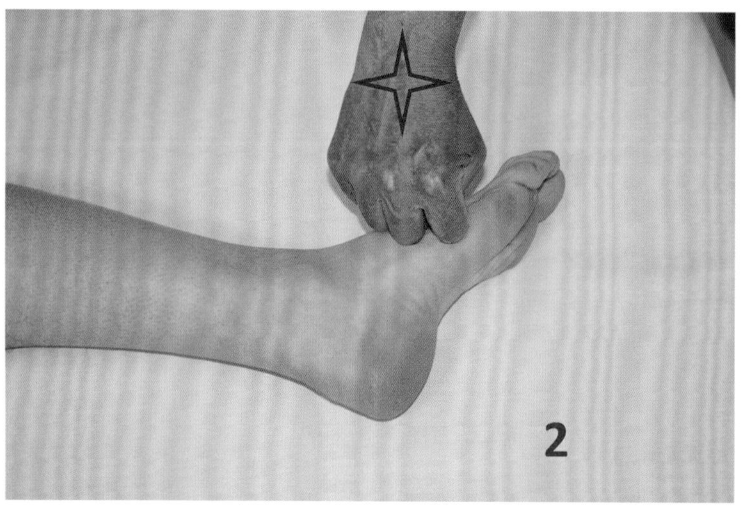

图 4.56 re-pe CC 的治疗
患者仰卧位，足部内侧缘靠在治疗床上。治疗师指节置于足部外侧，在最致密的筋膜上进行手法操作。

向后-肩胛的肌筋膜单元

re-sc

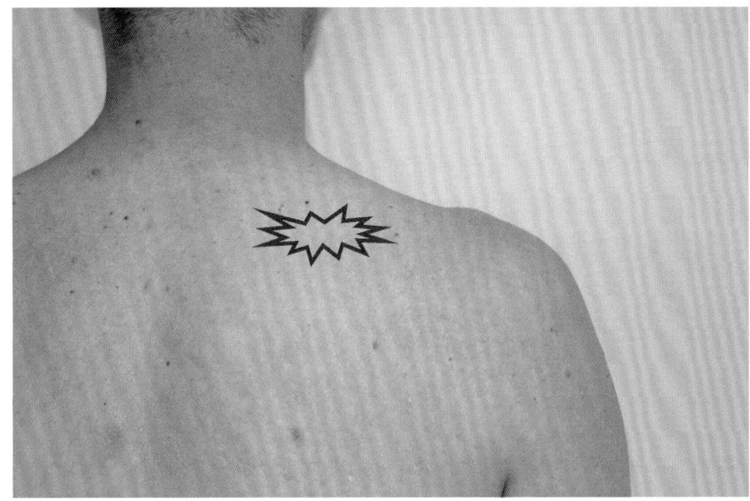

图 4.57　re-sc 肌筋膜单元的疼痛位置和感知中心(centre of perception,CP)
疼痛位于单侧或双侧肩膀和颈部;有时疼痛放射到上肢或出现无力感和感觉异常(针刺感)。

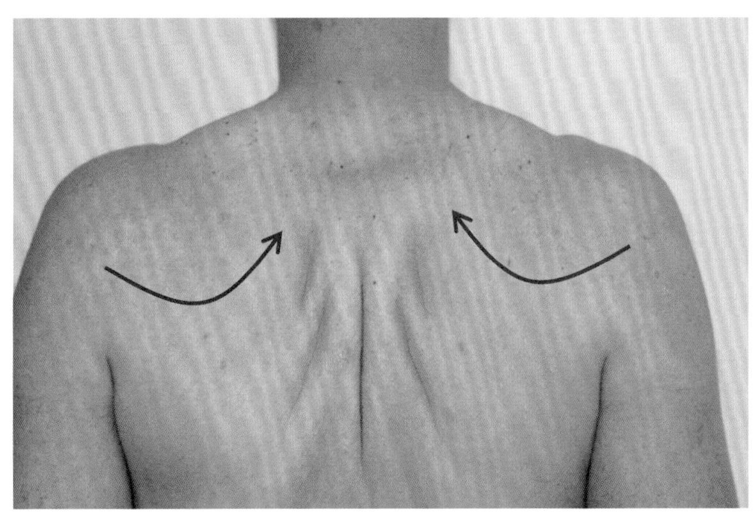

图 4.58　re-sc 肌筋膜单元的疼痛动作(PoMo)
由于患者维持肩胛后伸肌群长期收缩或者工作、情绪压力而出现肩胛区域疼痛和沉重感。

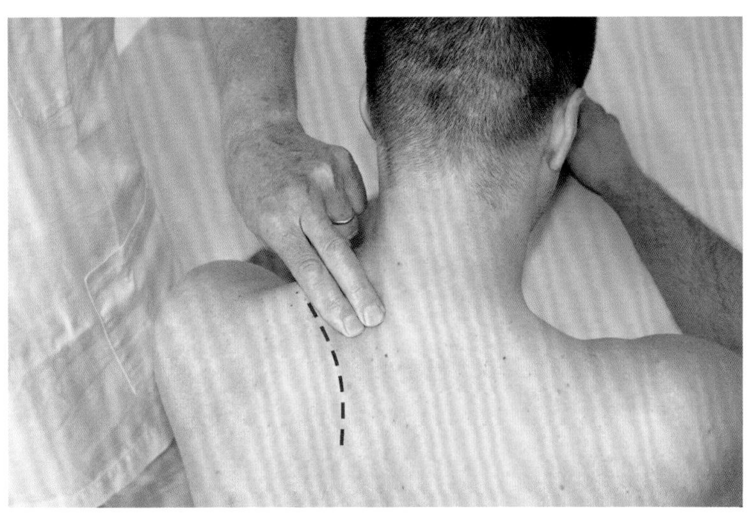

图 4.59　re-sc 协调中心(centre of coordination,CC)的触诊检查
该 CC 在小菱形肌上,肩胛冈和第七颈椎中间进行触诊检查(SI 14,SI 15p)。

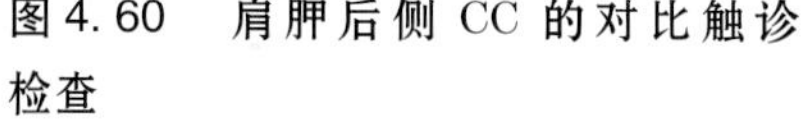
图 4.60 肩胛后侧 CC 的对比触诊检查

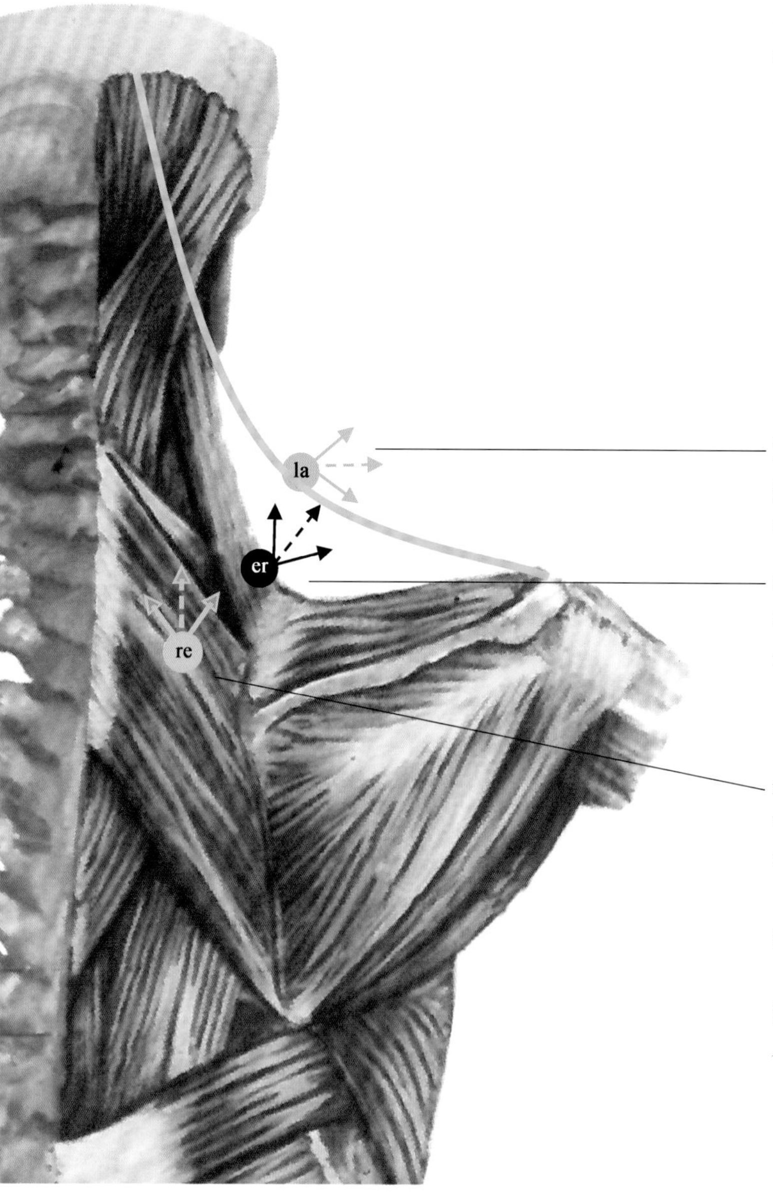

la-sc CC 位于斜方肌前侧或边缘上，单关节纤维（肩胛舌骨肌）和双关节纤维（斜方肌）矢量汇聚的位置。

er-sc CC 位于肩胛上角上，单关节纤维（肩胛提肌）和双关节纤维（斜方肌）矢量汇聚的位置。

re-sc CC 位于肩胛冈和椎体中间，单关节纤维（菱形肌）和双关节纤维（斜方肌中束）矢量汇聚的位置。

（图 6.60 和图 8.60）

（原图出自 G. Chiarugi & L. Bucciante，由 Piccin 人体解剖学院改编）

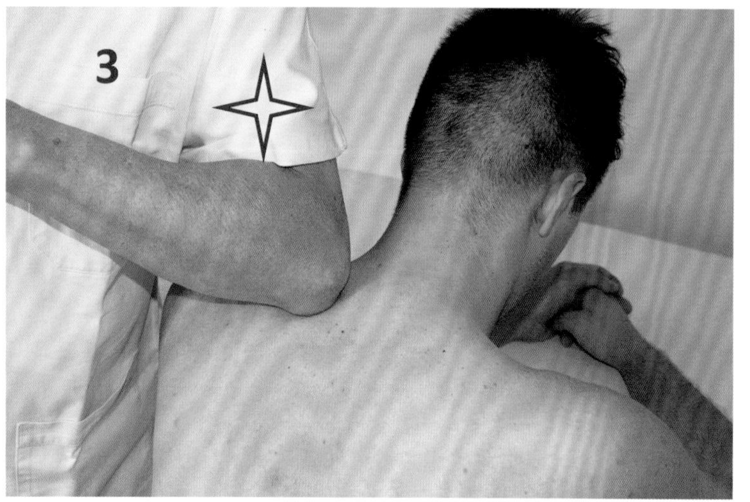

图 4.61 re-sc CC 的治疗

患者坐位。

通过手法操作，治疗师尝试去恢复斜方肌筋膜、小菱形肌筋膜和竖脊肌筋膜之间的滑动性。

向后-肱骨的肌筋膜单元

re-hu

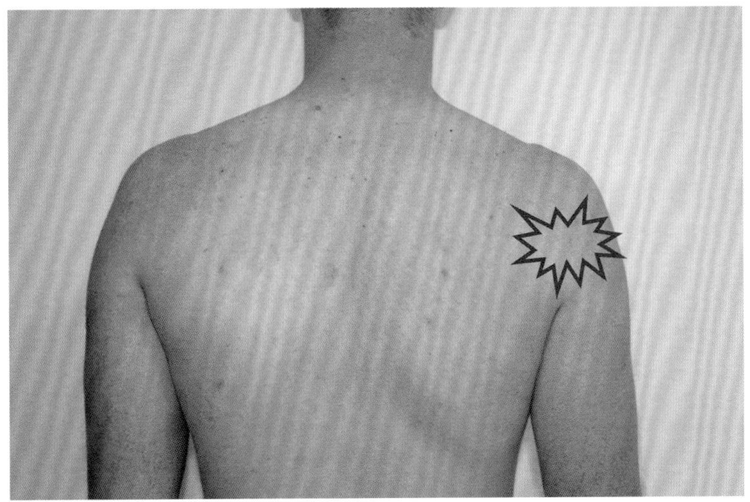

图 4.62 re-hu 肌筋膜单元的疼痛位置和感知中心(centre of perception,CP)
肩部疼痛,张力减退,"冻结肩"。三角肌和上肢后侧感觉异常。

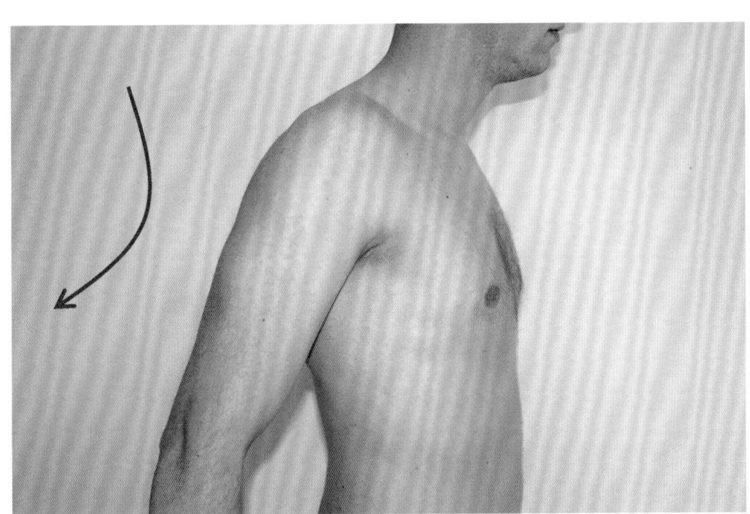

图 4.63 re-hu 肌筋膜单元的疼痛动作(PaMo)
后伸手臂时患者主诉肩部疼痛加重。

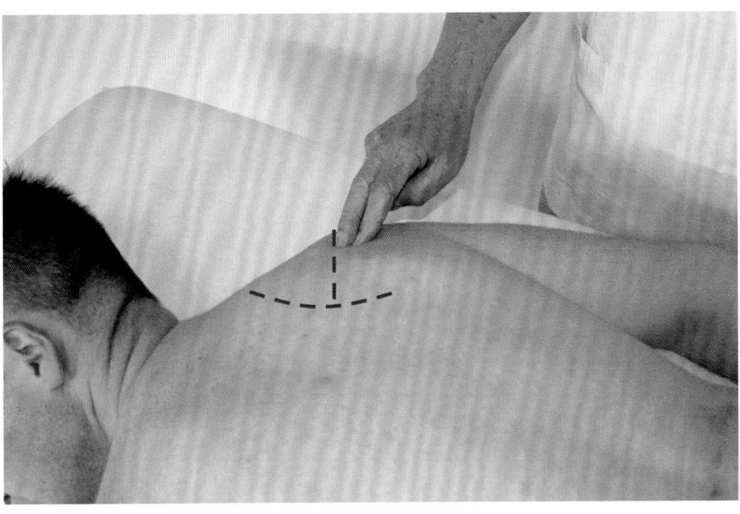

图 4.64 re-hu 协调中心(centre of coordination,CC)的触诊检查
re-hu 协调中心(CC)在冈下窝上进行触诊检查,准确地说位于上斜方肌和三角肌后束边缘在肩胛冈的嵌入点之间(红色虚线)(SI 11)。

图 4. 65　**肱骨后侧 CC 的对比触诊检查**

la-hu CC 位于大结节前侧，单关节纤维（三角肌外侧束）和双关节纤维（肱二头肌）矢量汇聚的位置。

er-hu CC 位于旋转套上，单关节纤维（冈下肌）和双关节纤维（三角肌）矢量汇聚的位置。

re-hu CC 位于肩胛冈尾端，单关节纤维（大圆肌）和双关节纤维（三角肌和肱三头肌长头）矢量汇聚的位置。

（图 6. 65 和图 8. 65）

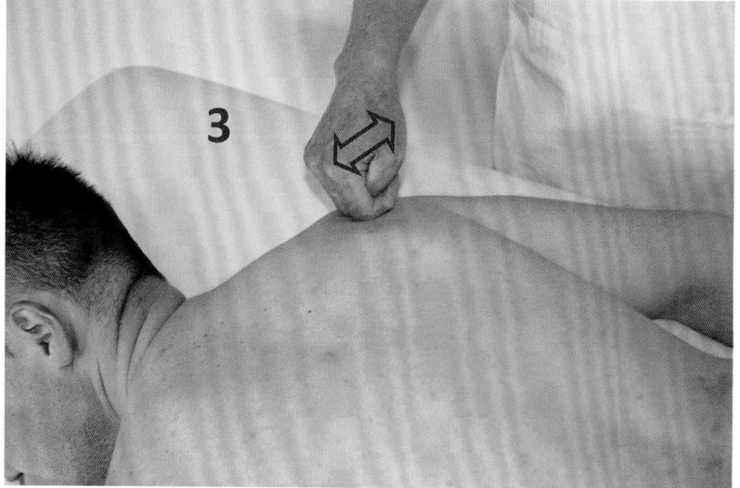

图 4. 66　**re-hu CC 的治疗**

患者俯卧。

治疗师用指节或肘部置于三角肌在肩胛冈嵌入点和斜方肌之间，松解此处筋膜直到局部和放射痛消失。

向后-肘部的肌筋膜单元

re-cu

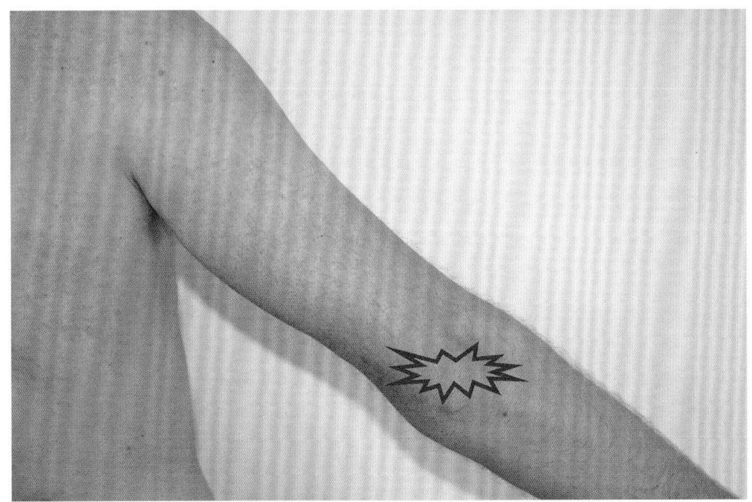

图 4.67 re-cu 肌筋膜单元的疼痛位置和感知中心(centre of perception,CP)

疼痛位于鹰嘴处,患者不能完全伸展或屈曲肘部。

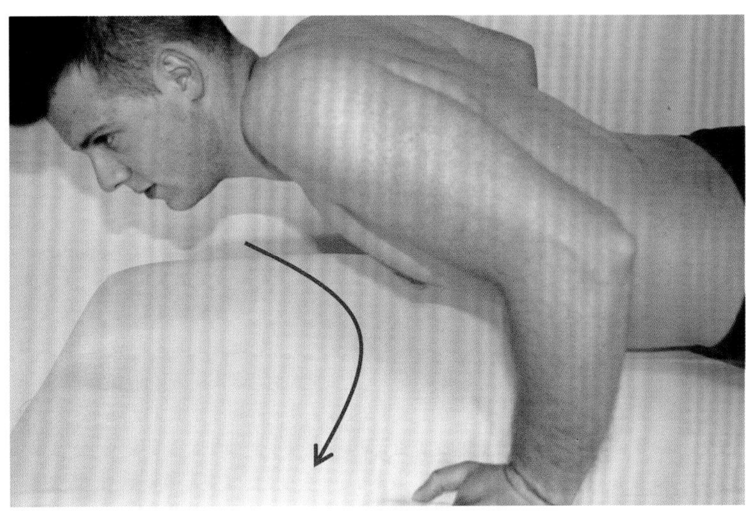

图 4.68 re-cu 肌筋膜单元的疼痛动作(PaMo)

肘部伸展时该肌筋膜单元张力性代偿显著;患者主诉不能用手臂撑起自己。

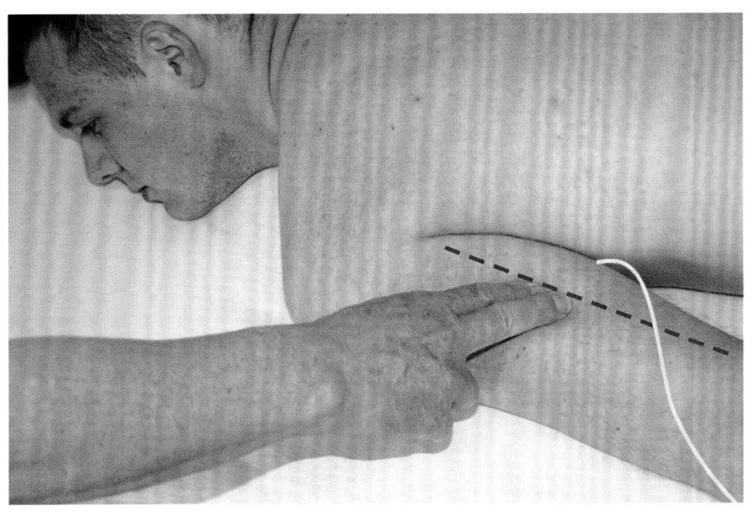

图 4.69 re-cu 协调中心(centre of coordination,CC)的触诊检查

该 CC 触诊检查抵着肱三头肌外侧头(红色虚线),三角肌粗隆水平稍下(TE 12)。黄色线表示桡神经走向。

图 4. 70　肘部 CC 的对比触诊检查

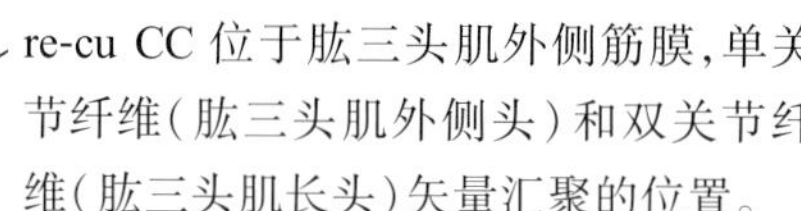

re-cu CC 位于肱三头肌外侧筋膜，单关节纤维（肱三头肌外侧头）和双关节纤维（肱三头肌长头）矢量汇聚的位置。

la-cu CC 位于外侧肌间隔，单关节纤维（肱桡肌）和双关节纤维（桡侧腕长伸肌）矢量汇聚的位置。

er-cu CC 位于外侧肌间隔和鹰嘴之间，单关节纤维（旋后肌）和双关节纤维（肱桡肌）矢量汇聚的位置。

（图 6. 70 和图 8. 70）

（原图出自 G. Chiarugi & L. Bucciante，由 Piccin 人体解剖学院改编）

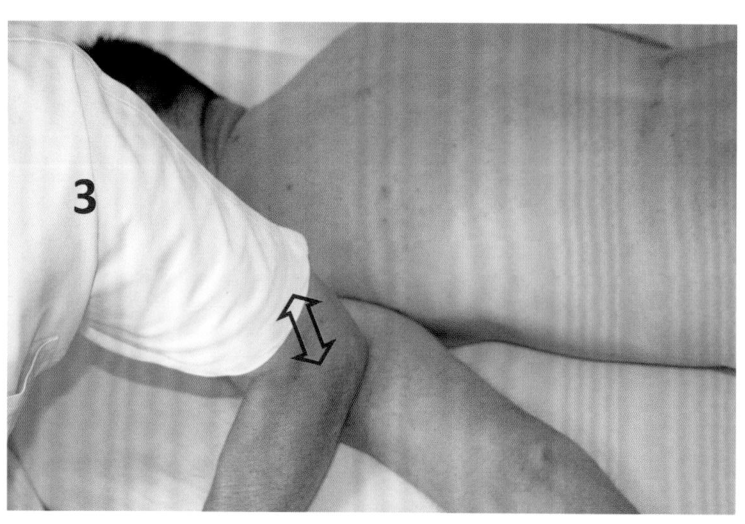

图 4. 71　re-cu CC 的治疗

患者俯卧，前臂至于治疗床侧方。治疗师将肘部置于三头肌（外侧头）肌腹上，注意不要按压到桡神经。

向后-腕部的肌筋膜单元

re-ca

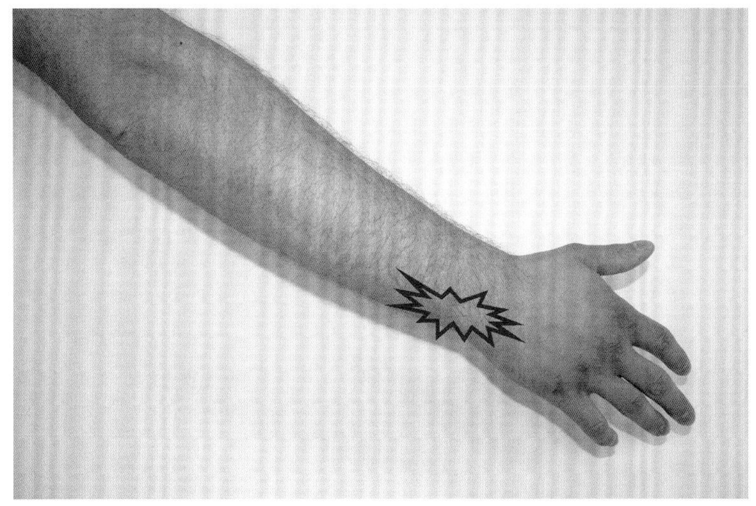

图 4.72　re-ca 肌筋膜单元疼痛位置和感知中心(centre of perception,CP)
感觉尺侧腕伸肌肌腱和尺骨茎突疼痛。骨折和石膏制动后的腕部僵硬。

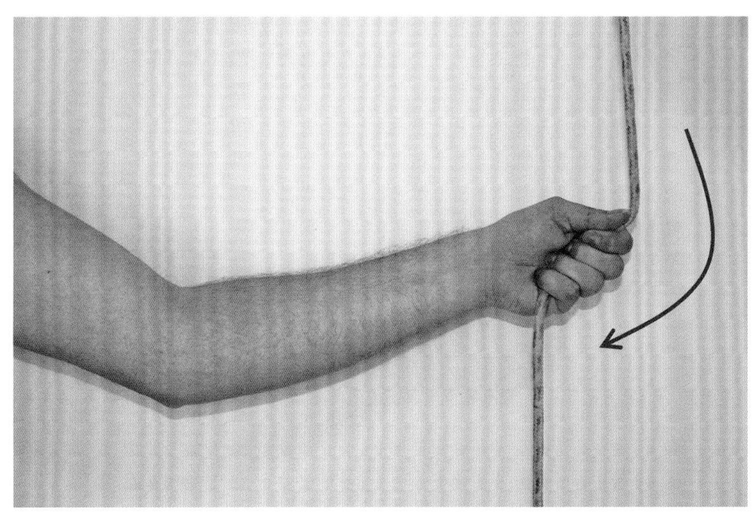

图 4.73　re-ca 肌筋膜单元的疼痛动作(PaMo)
患者手腕活动时出现疼痛和僵硬。手腕沉重感,手指无力。

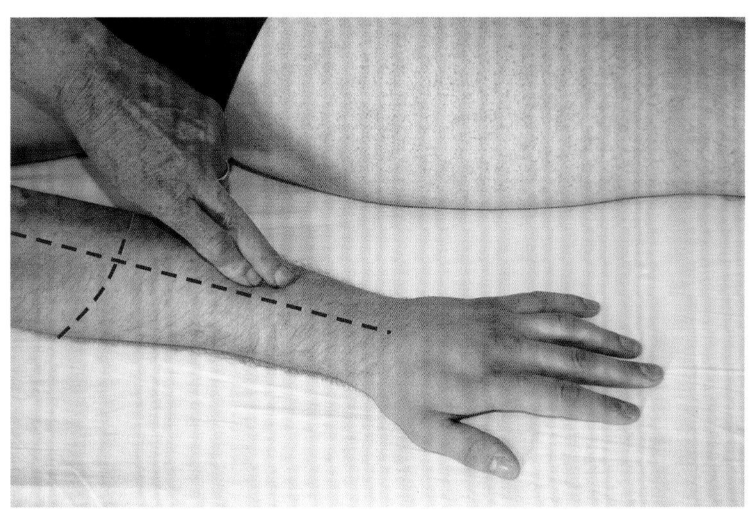

图 4.74　re-ca 协调中心(centre of coordination,CC)的触诊检查
在前臂中段远端进行 re-ca 协调中心(CC)触诊检查,位于鹰嘴和手腕中间连线内侧(SI 7)。

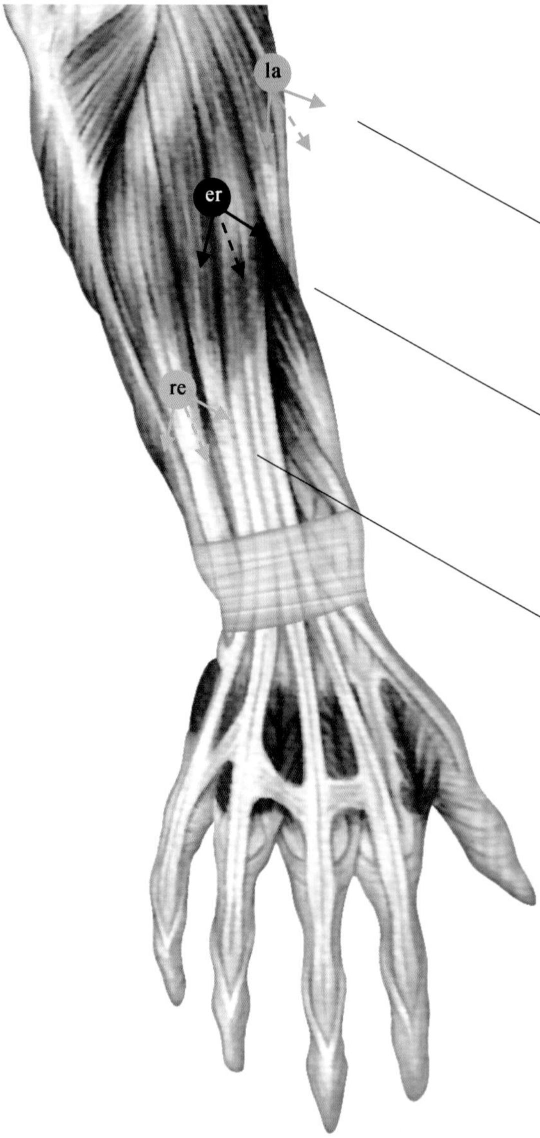

图 4.75 腕后侧 CC 的对比触诊检查

la-ca CC 位于两桡侧伸肌间隔，单关节纤维（桡侧腕短伸肌）和双关节纤维（桡侧腕长伸肌）矢量汇聚的位置。

er-ca CC 位于背侧筋膜上，单关节纤维（拇长伸肌）和双关节纤维（指伸肌）矢量汇聚的位置。

re-ca CC 位于尺侧腕伸肌上，单关节纤维（尺侧腕伸肌）和双关节纤维（源自肱骨同一肌肉纤维）矢量汇聚的位置。

（图 6.75 和图 8.75）

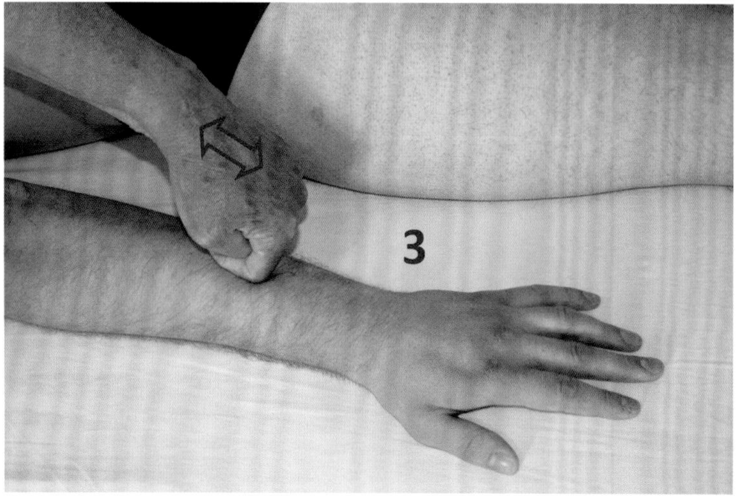

图 4.76 re-ca CC 的治疗

患者仰卧。

当治疗师治疗小肌肉群时，应该使用示指指节，因为需要在肌肉内的致密点上进行更多的“手术”和渗透作用。

向后-手部的肌筋膜单元

re-di

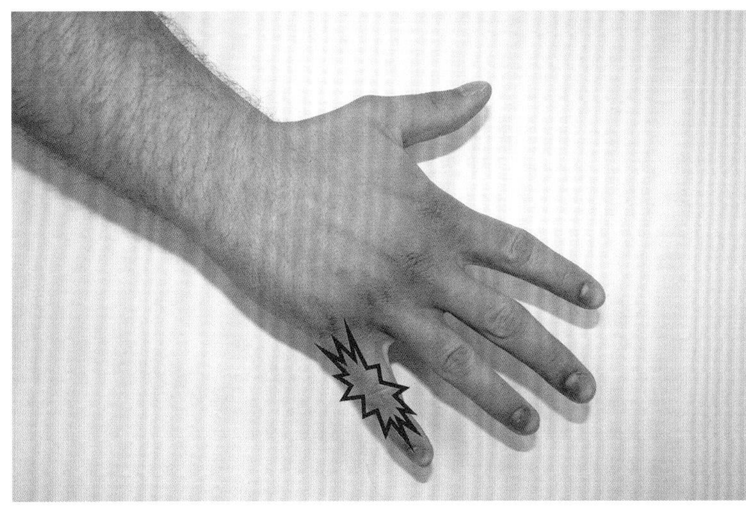

图 4.77　re-di 肌筋膜单元的疼痛位置和感知中心(centre of perception,CP)
全手运动整体笨拙。小指扳机指和伸肌肌腱炎。

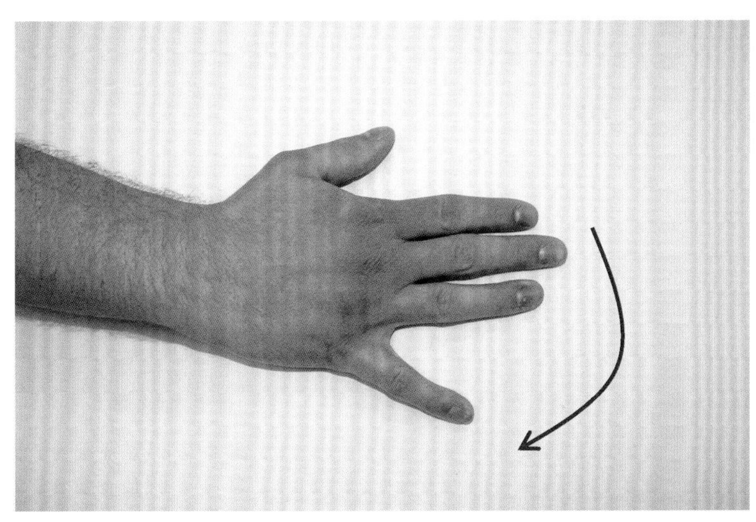

图 4.78　re-di 肌筋膜单元的疼痛动作(PaMo)
患者不能外展小指。这里所说的外展,其实是上肢向后运动的一部分。

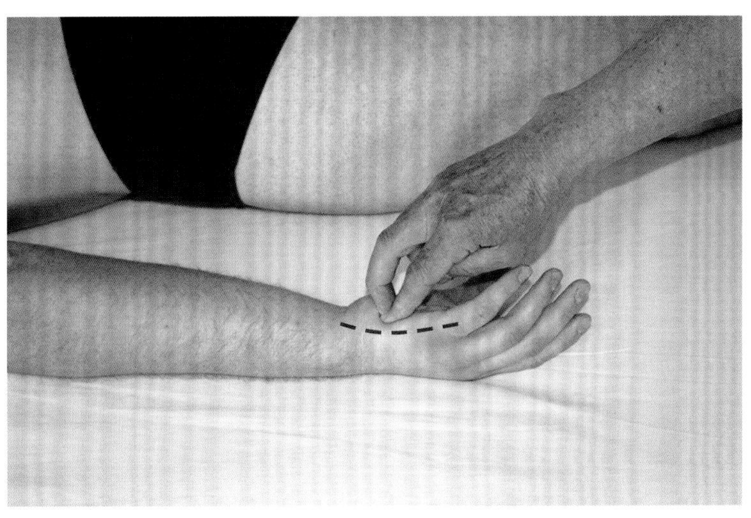

图 4.79　re-di 协调中心(centre of co-ordination,CC)的治疗
该 CC 的触诊检查在小指外展肌上操作,第五掌骨中间(SI 14,SI 3)和第一指骨基底部。

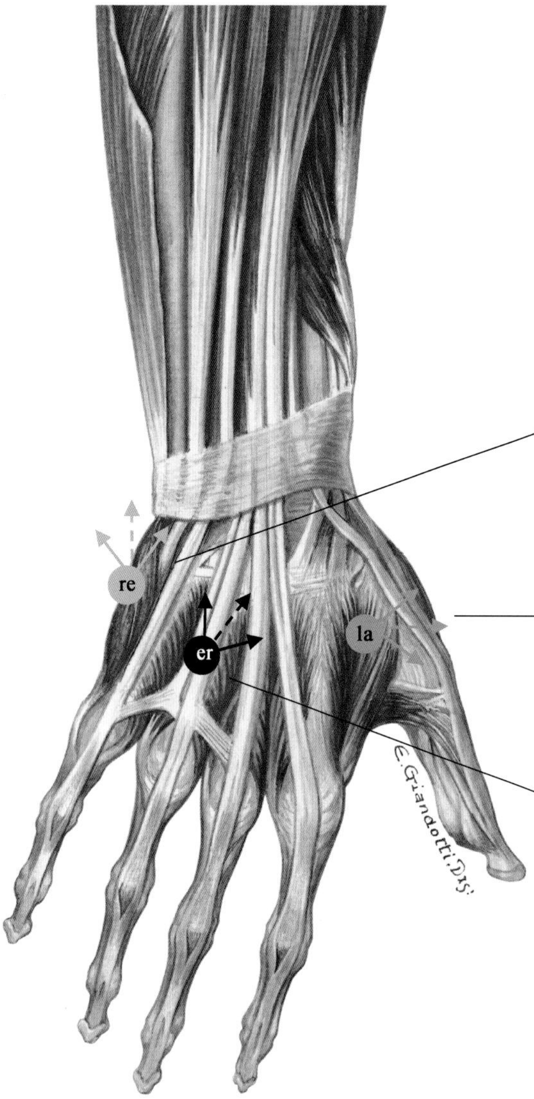

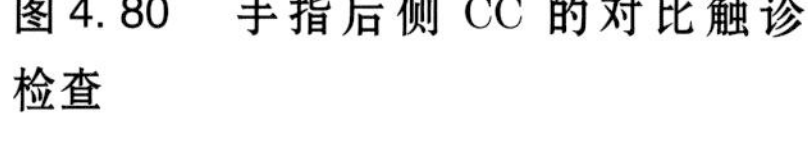

图 4.80　手指后侧 CC 的对比触诊检查

re-di CC 位于手部尺侧筋膜上，单关节纤维（小指展肌）和双关节纤维（小指伸肌）矢量汇聚的位置。

la-di CC 位于骨间肌筋膜上，单关节纤维（第一骨间肌）和双关节纤维（桡侧腕伸肌）矢量汇聚的位置。

er-di CC 位于第五手指肌腱附近，单关节纤维（蚓状肌）和双关节纤维（指长伸肌）矢量汇聚的位置。

（图 6.80 和图 8.80）

（原图出自 G. Chiarugi & L. Bucciante，由 Piccin 人体解剖学院改编）

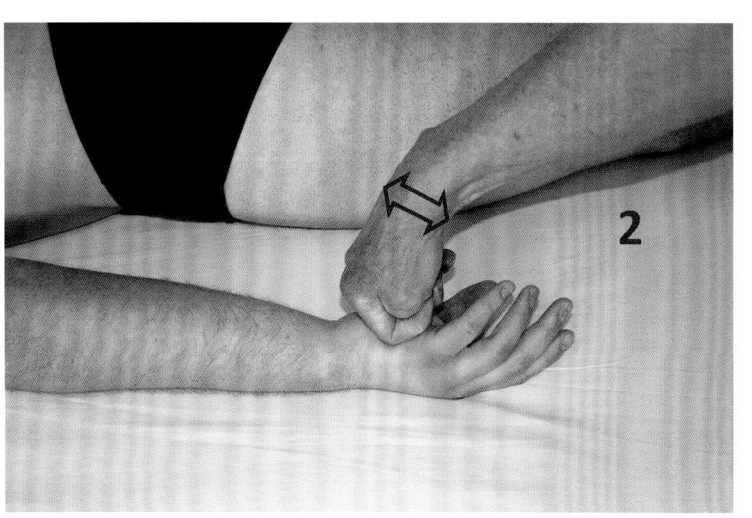

图 4.81　re-di CC 的治疗

患者仰卧。

治疗师用示指指节在小鱼际外侧边缘手法操作时，固定患者的手。

向后运动序列链的治疗策略

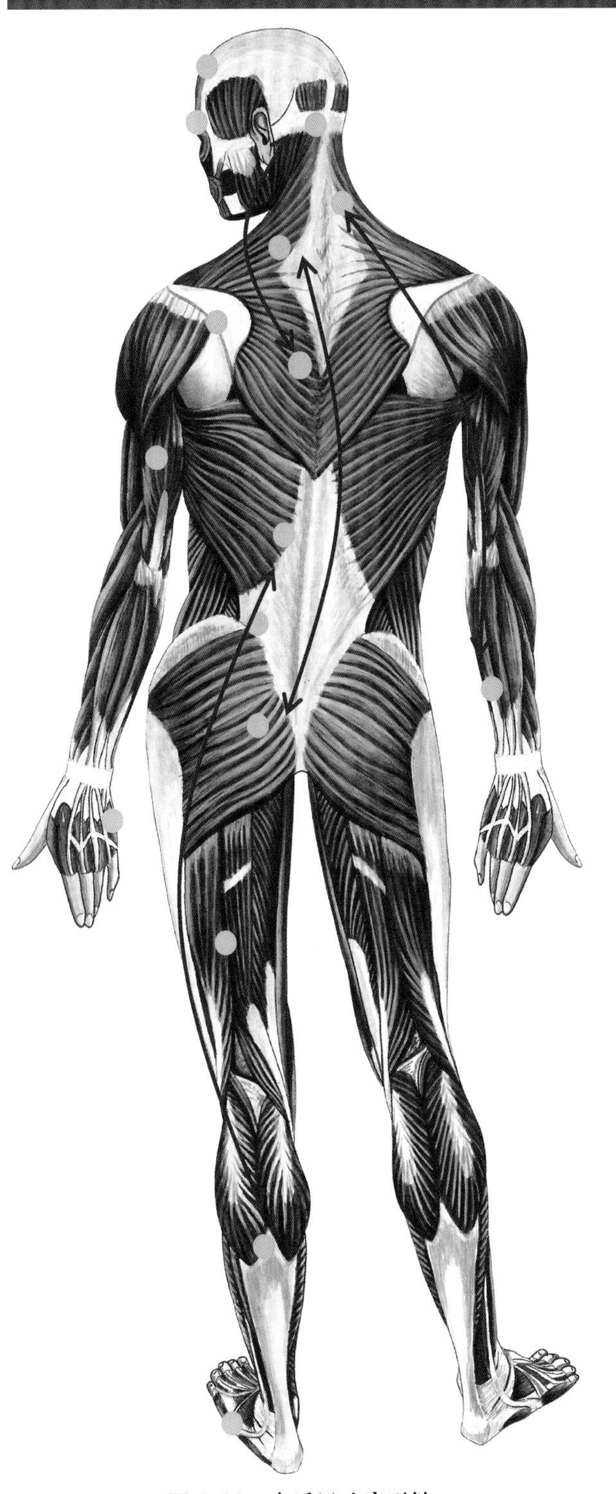

图 4.82　向后运动序列链

矢　状　面

向前运动序列链的上、下肢和躯干，颈部和头部肌筋膜单元的相互作用在前面已叙述（见第三章）。

而向后运动序列链的上、下肢和躯干，颈部和头部肌筋膜单元的相互作用将会在下面叙述：

- 头和躯干：例如，同时治疗单侧或双侧的 re-cp3 和 re-th CC 对头痛有益。
- 肩带和骨盆带：例如，通过治疗双侧的 re-sc、an-sc 和 re-cx、an-cx CC 可以改善四肢弥散性疼痛。
- 颈部和上肢：例如，对颈-臂痛有好处可以同时治疗同侧的 re-cl 和 re-cp。
- 躯干和下肢：例如，通过治疗 re-lu，同侧或双侧以及相关联小腿的 re-ta 可以解决坐骨神经类型疼痛。

这些适应证显示了点位的搭配治疗多种多样。因此不可能预先提供精准的指引，而只能通过治疗师自身去触诊查得。

（刘四文　李思雨 译，马全胜　汤炳煌 校，王于领　马明 审）

第五章

向内运动肌筋膜序列链

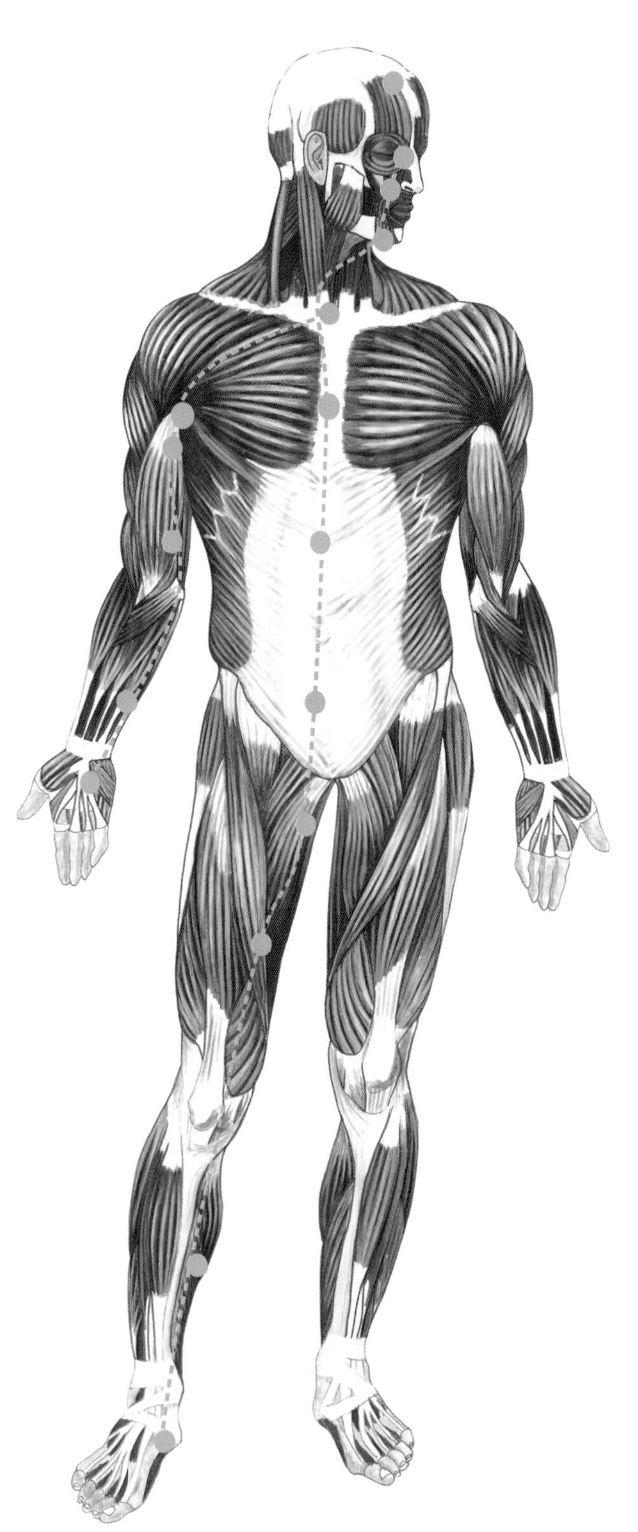

图 5.1 向内运动序列链

冠 状 面

这条序列链行走于人体中线各个节段，由以下肌筋膜单元组成：

躯干

向内-头部(medio-caput)1,2,3	me-cp 1,2,3
向内-颈部(medio-collum)	me-cl
向内-胸部(medio-thorax)	me-th+r
向内-腰部(medio-lumbi)	me-lu+r
向后-骨盆(medio-pelvis)	me-pv+r

上肢

向内-肩胛(medio-scapula)	me-sc
向内-肱骨(medio-humerus)	me-hu
向内-肘部(medio-cubitus)	me-cu
向内-腕部(medio-carpus)	me-ca
向内-手部(medio-digiti)	me-di

下肢

向内-髋部(medio-coxa)	me-cx
向内-膝部(medio-genu)	me-ge
向内-踝部(medio-talus)	me-ta
向内-足部(medio-pes)	me-pe

躯干向内运动序列链具有特定的本体感觉作用；因此，在头部、颈部和躯干(除 me-cp 1 外)只给出治疗点的定位，没有疼痛位置、疼痛动作和触诊检查。

向内-头部 1 的肌筋膜单元

me-cp 1

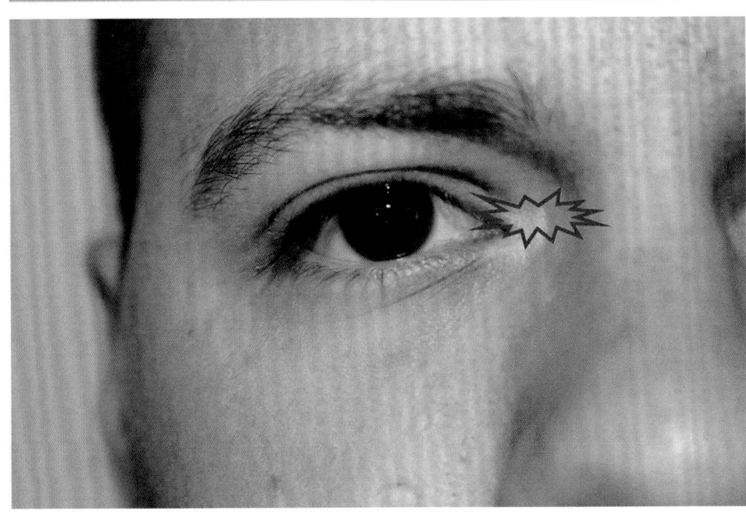

图 5.2 me-cp 1 肌筋膜单元的疼痛位置和感知中心(centre of perception, CP)

疼痛位于目内眦,接近眼眶内侧边缘。眼泪过度分泌(流泪),眼红和视力模糊。

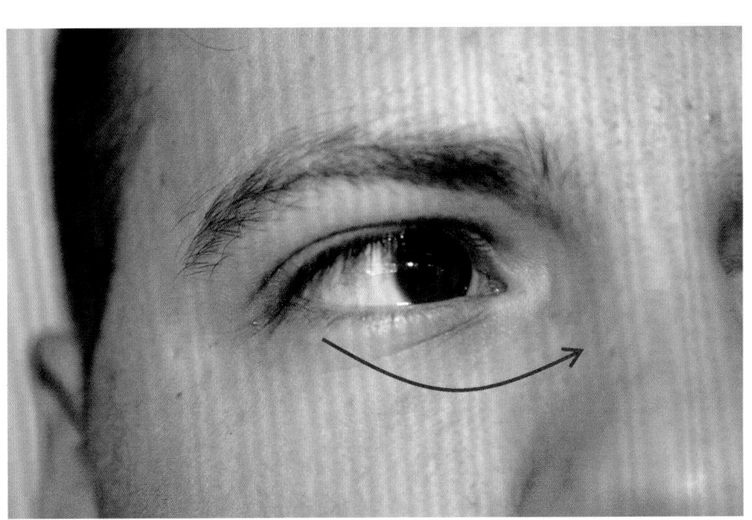

图 5.3 me-cp 1 肌筋膜单元的疼痛动作(PaMo)

由于眼部内直肌致密,患者向左或向右看时感觉复视。

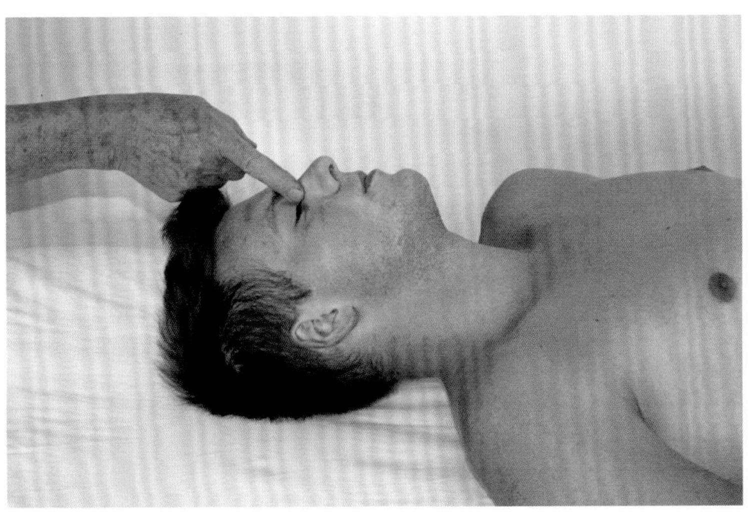

图 5.4 me-cp 1 协调中心(centre of coordination, CC)的触诊检查

用示指指尖进行触诊。该触诊让治疗师可以感受得到眼睛目内眦附近筋膜的滑动(BL 1)。

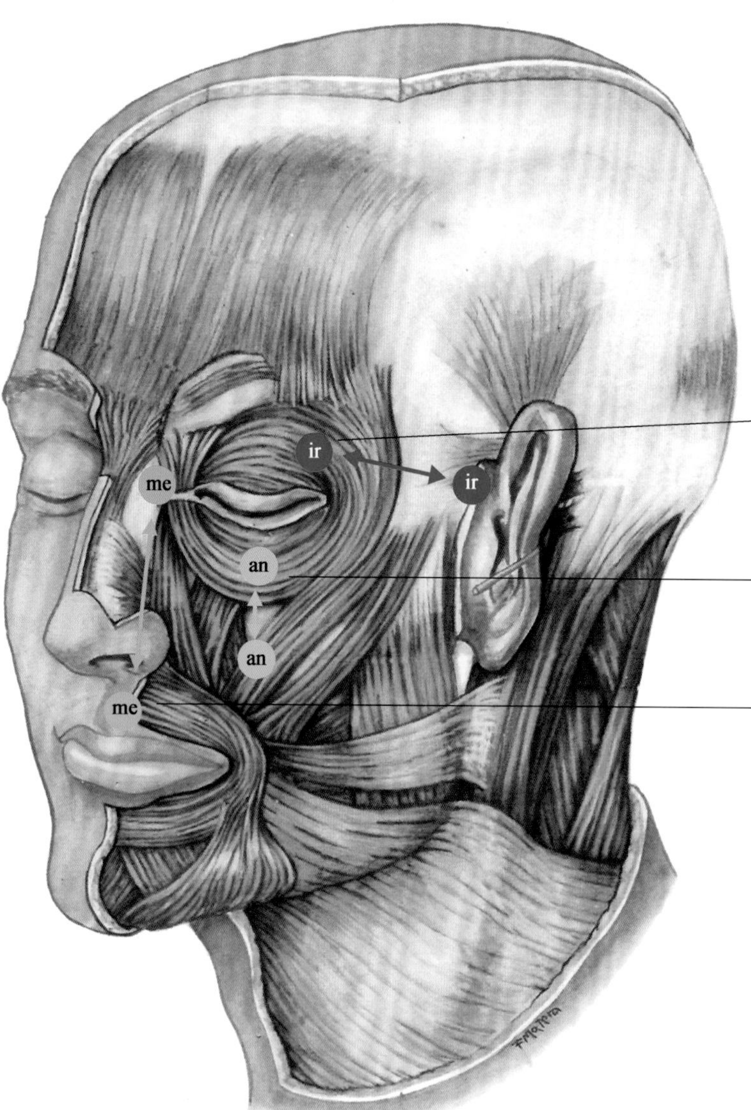

图 5.5　沿着肌筋膜序列链 CC 的对比触诊检查

耳前肌在眼轮匝肌上的牵拉力（ir-cp 1-2）。

上唇方肌颧骨部在眼轮匝肌上的牵拉力（an-cp 1-2）。

上唇方肌口角部在内侧眼睑韧带和口轮匝肌内侧缝之间牵拉力（me-cp 1-2）。

（图 3.5 和图 7.5）

（原图出自 G. Chiarugi & L. Bucciante，由 Piccin 人体解剖学院改编）

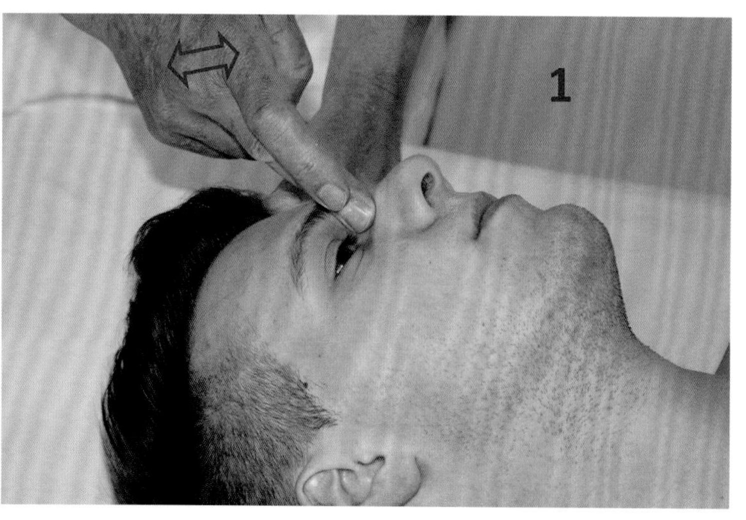

图 5.6　me-cp 1 CC 的治疗

治疗师用食指指尖进行手法操作，另一手固定患者头部，抵着鼻骨进行摩擦。

向内-头部 2 的肌筋膜单元

me-cp 2

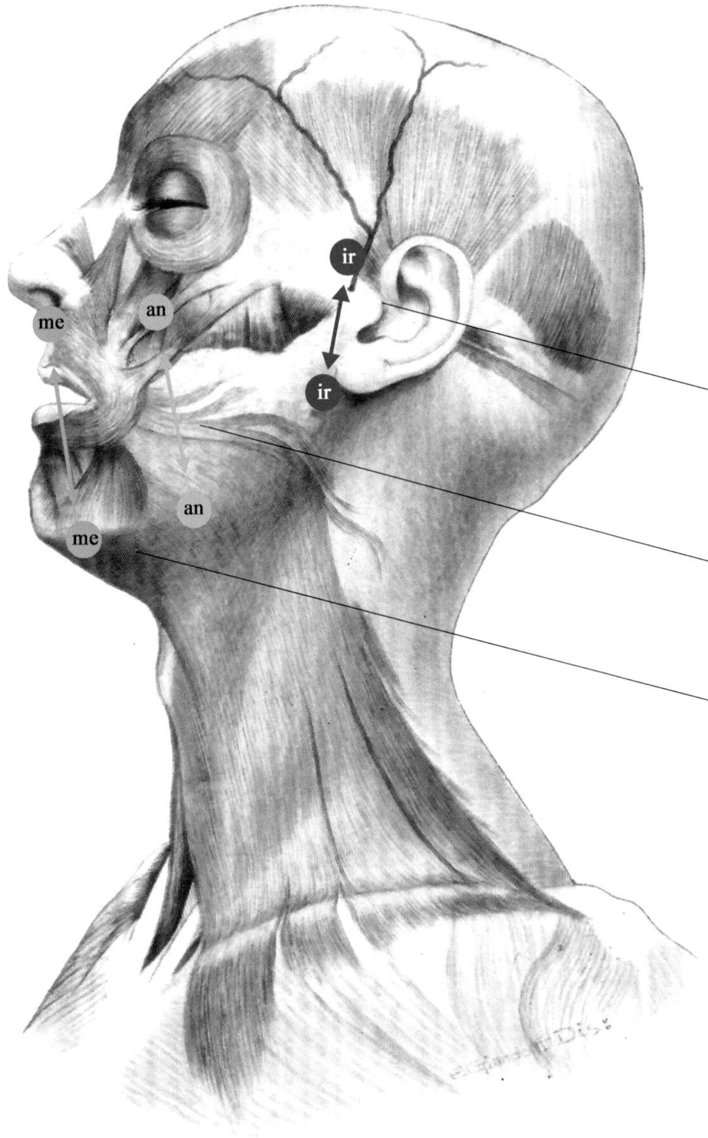

图 5.7　沿着肌筋膜序列链 CC 的对比触诊检查

耳前肌受翼状肌在头端和尾端方向上的牵拉力(ir-cp 2-3)。

上唇受唇方肌向上的牵拉力和颈阔肌向下的牵拉力(an-cp 2-3)。

嘴唇内侧弹性纤维层受口轮匝肌向上牵拉力和受颈阔肌内侧纤维向下牵拉力(me-cp 2-3)。

(图 3.10 和图 7.10)

(原图出自 G. Chiarugi & L. Bucciante,由 Piccin 人体解剖学院改编)

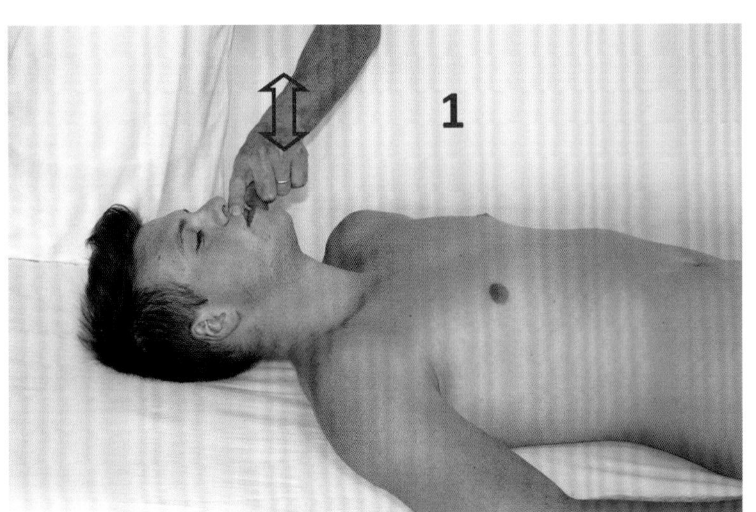

图 5.8　me-cp 2 CC **的触诊检查**

在唇中缝或者人中上进行触诊(Du 或者 GV 26)。该点的适应证大多数与内部的或精神失调相关。

后侧向内-头部（medio-caput）2 的肌筋膜单元

me-cp 2 r

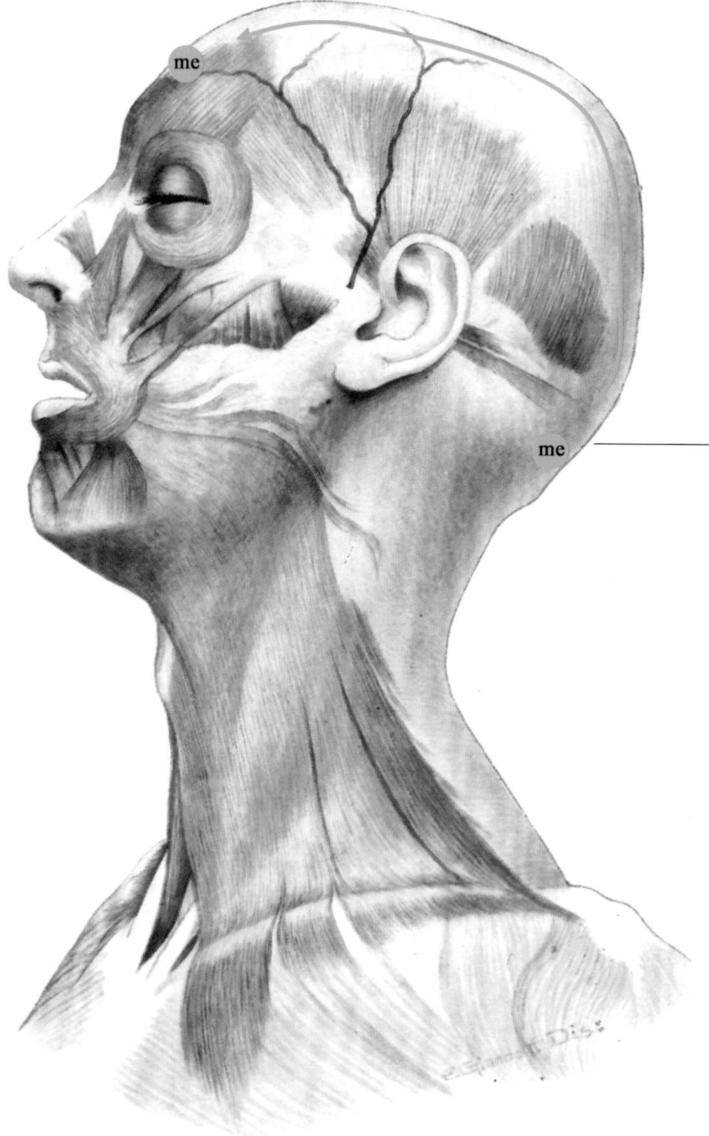

图 5.9　沿着肌筋膜序列链 CC 的对比触诊检查

帽状腱膜中线受两侧额肌向前和枕肌与竖脊肌向后的牵拉力(me-cp 2 和 me-cp 3 r)。

(原图出自 G. Chiarugi & L. Bucciante,由 Piccin 人体解剖学院改编)

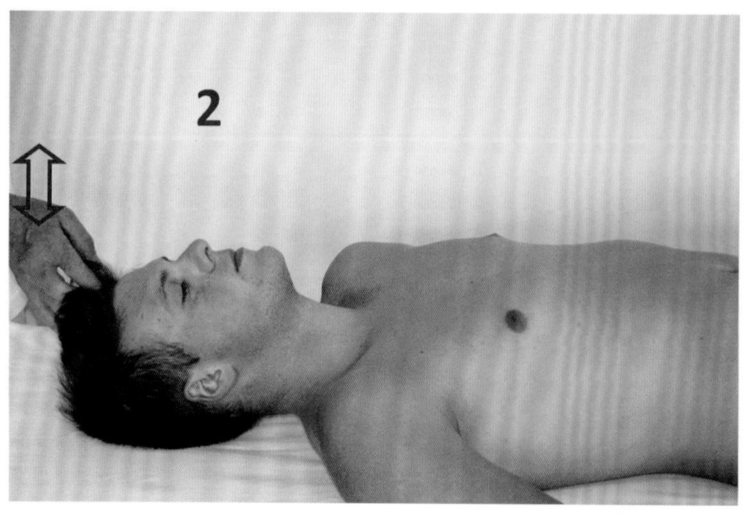

图 5.10　me-cp 2 r CC 的触诊检查

在前额上部进行触诊检查,位于颅骨中线和发际线上(GV 24)。该点的适应证与内部的或精神失调相关。

向内-头部（medio-caput）3 的肌筋膜单元

me-cp 3

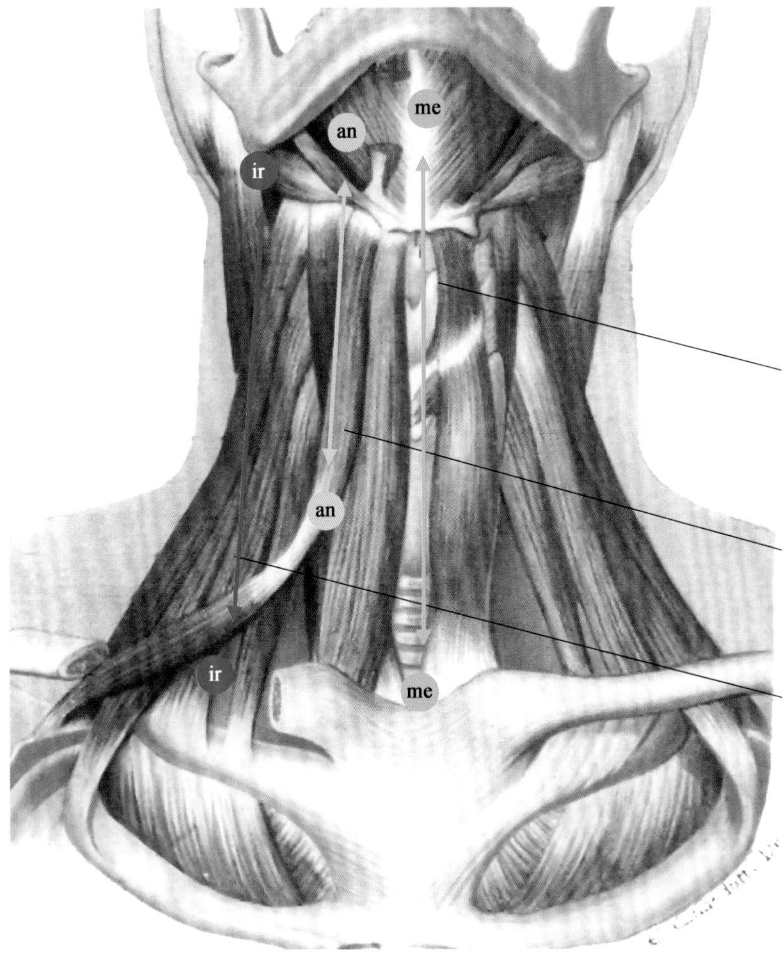

图 5.11　沿着肌筋膜序列链 CC 的对比触诊检查

颈白线受下颌舌骨纤维中缝和胸骨上窝中心之间的牵拉力（me-cp 3，me-cl）。

受胸锁乳突肌（此处无图示）在尾端的产生的牵拉力和受二腹肌在头端产生的牵拉力（an-cl 和 an-cp 3）。

受茎突舌骨肌在头端方向产生的牵拉力和受胸骨舌骨肌在尾端方向的牵拉力（ir-cp 3 和 ir-cl）。

（图 3.15 和图 7.15）

（原图出自 G. Chiarugi 和 Bucciante，由 Piccin 人体解剖学院改编）

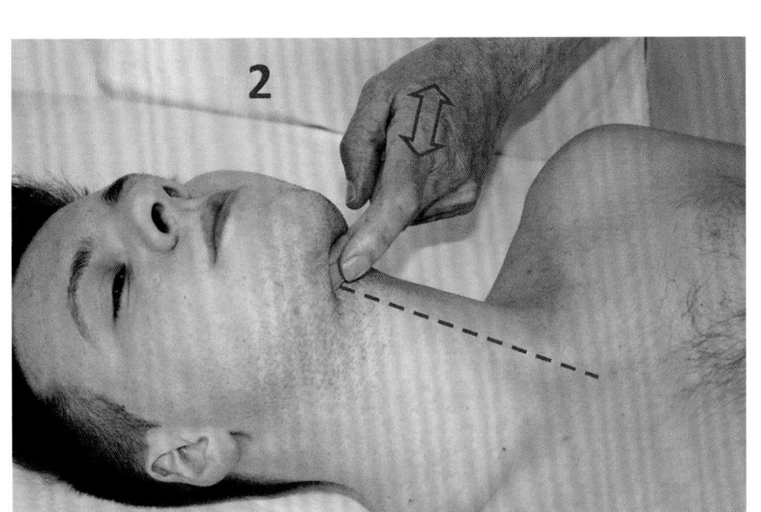

图 5.12　me-cp 3 CC **的触诊检查**

沿着下颌和舌骨的连线进行触诊检查，准确地说是在下颌舌骨肌中缝上（Ren 或 CV 23）。该点可用于舌头僵硬的治疗。

向内-头部 3 后侧的肌筋膜单元

me-cp 3 r

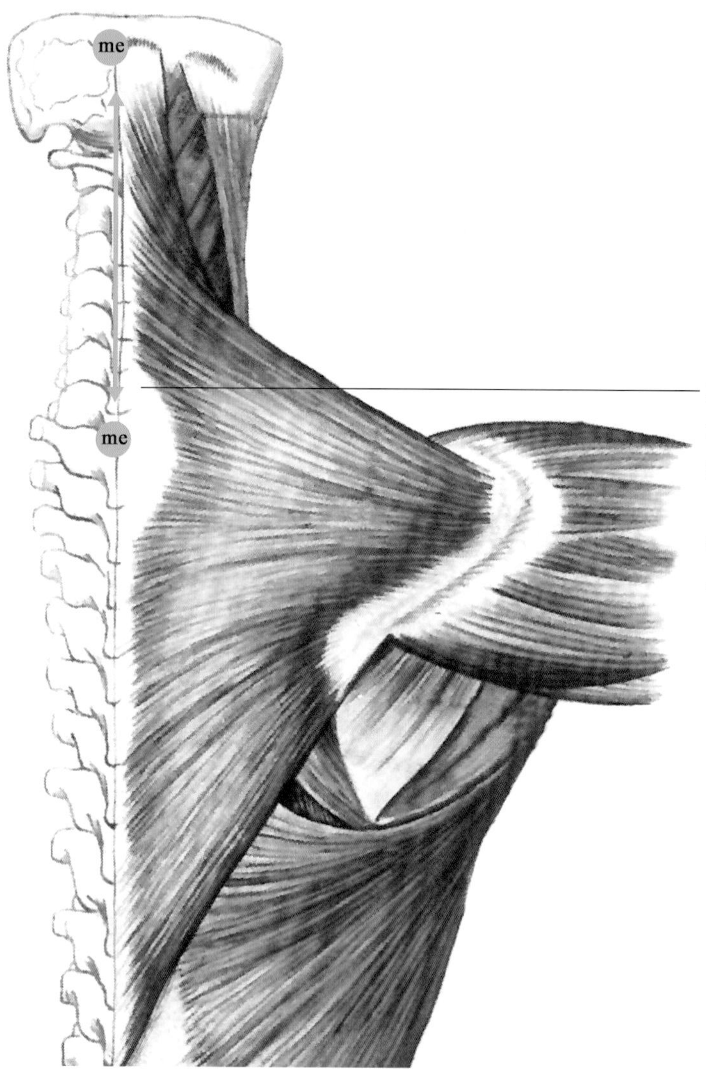

图 5.13 沿着肌筋膜序列链 CC 的对比触诊检查

项韧带是颈椎棘上韧带;向上连接着中项线,向下连接着第七颈椎棘突(me-cp 3 r,me-cl r)。

(原图出自 G. Chiarugi 和 Bucciante,由 Piccin 人体解剖学院改编)

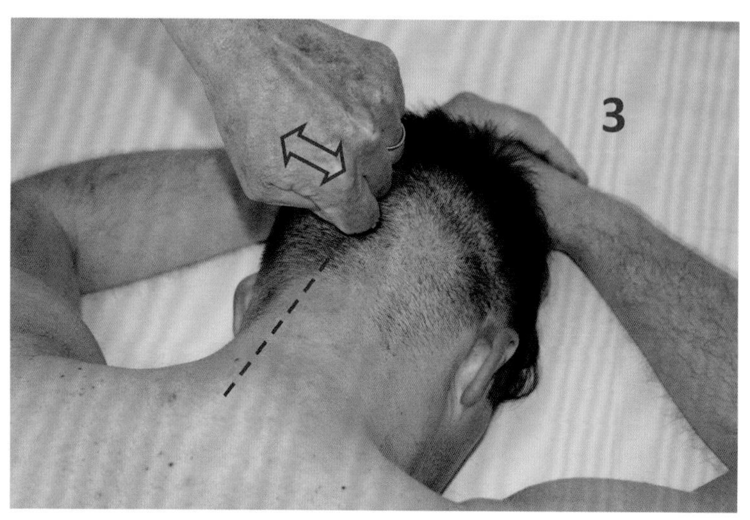

图 5.14 me-cp 3 r CC 的触诊检查

沿枕骨粗隆下中线进行触诊检查,在发际线水平(GV 16)。结合 la-cl 和 la-sc 可用于平衡障碍的治疗。

向内-颈部的肌筋膜单元

me-cl

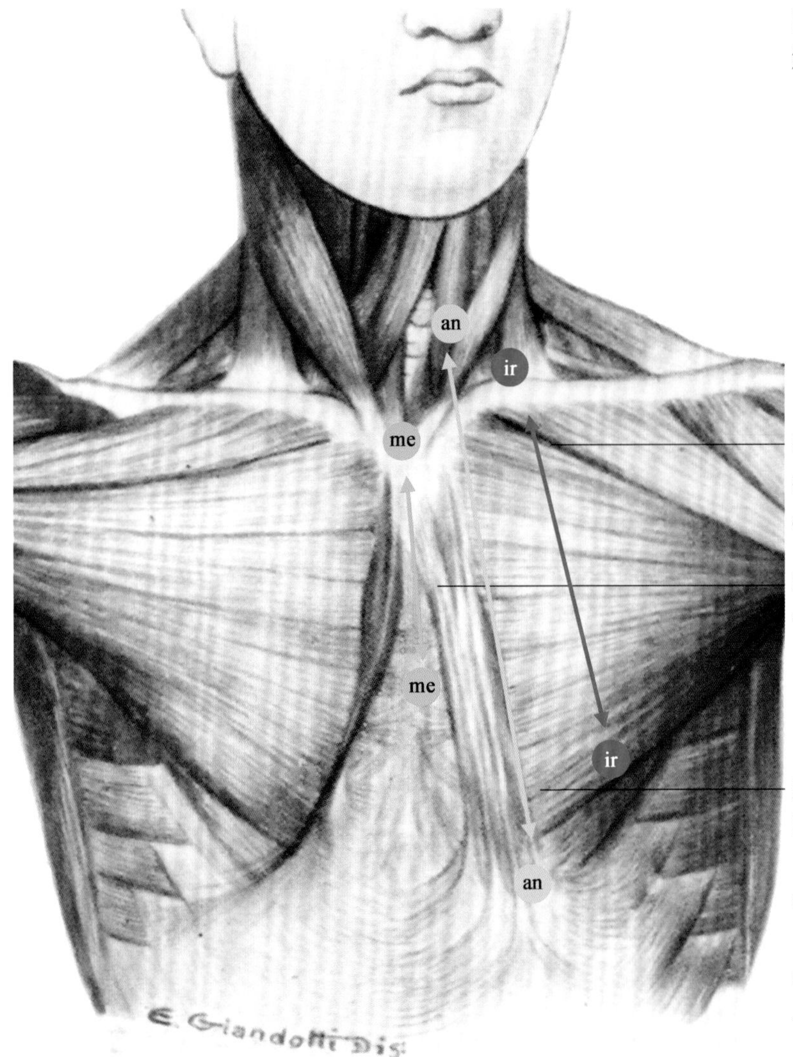

图 5.15 沿着肌筋膜链的 CC 点对比触诊检查

颈部筋膜中层受肩甲舌骨肌向上的牵拉力，以及肋间筋膜向下的牵拉力（ir-cl，ir-th）。

颈部和腰部之间的白线受胸骨上窝韧带产生的牵拉力（me-cl，me-th）。

胸旁筋膜受胸锁乳突肌向头端和腹直肌起点向尾端的牵拉力（an-cl，an-th）。

（图 3.20 和图 7.20）

（原图出自 G. Chiarugi 和 Bucciante，由 Piccin 人体解剖学院改编）

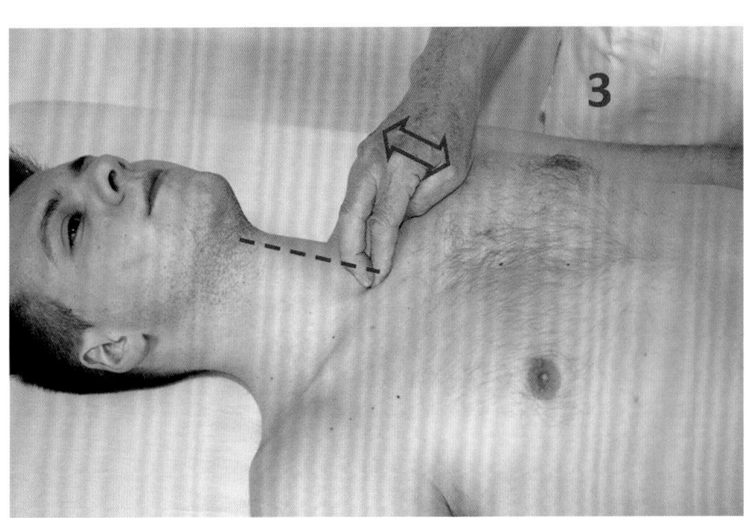

图 5.16 me-cl CC 的触诊检查和治疗

患者仰卧。

对此 CC 点的触诊检查和治疗是相似的。这些韧带结构非常小；因此，用指尖去松解它们就足够了。这个点位于胸骨上窝中间（CV 22）。

向内-颈部 后侧肌筋膜单元

me-cl r

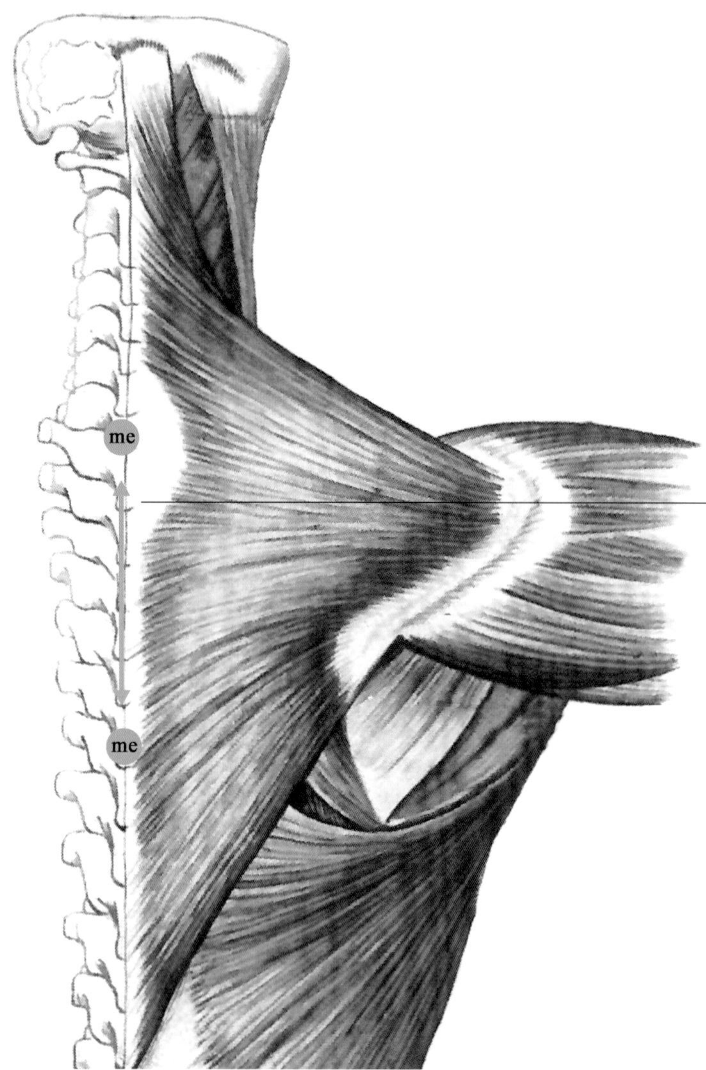

图 5.17　沿着筋膜序列链 CC 的对比触诊检查

胸部棘上韧带是项韧带的延续部分，它们也和棘间韧带相延续；它们对躯干垂直力线和位置共同发挥着本体感觉作用（me-cl，me-th）。

（细节、原图出自 G. Chiarugi 和 Bucciante，由 Piccin 人体解剖学院改编）

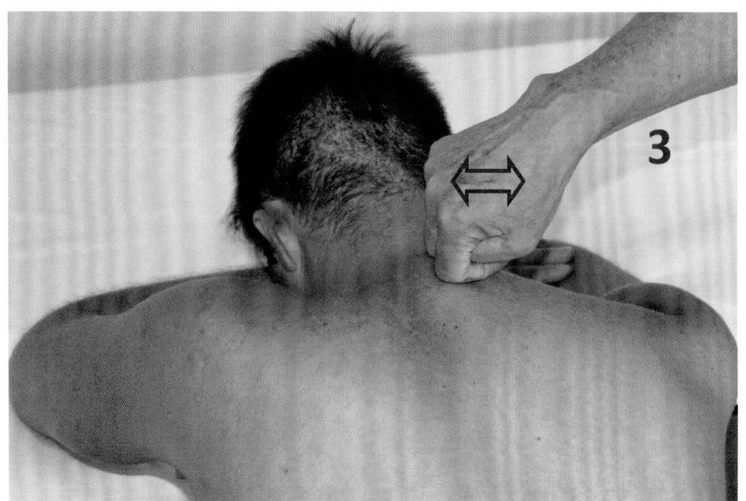

图 5.18　me-cl r CC 的触诊检查和治疗

患者坐位前额靠在他们的双手上。治疗师在棘上韧带上进行横向手法操作，位于项韧带在第七颈椎和第一胸椎嵌入点水平（GV 14）。

向内-胸部的肌筋膜单元

me-th

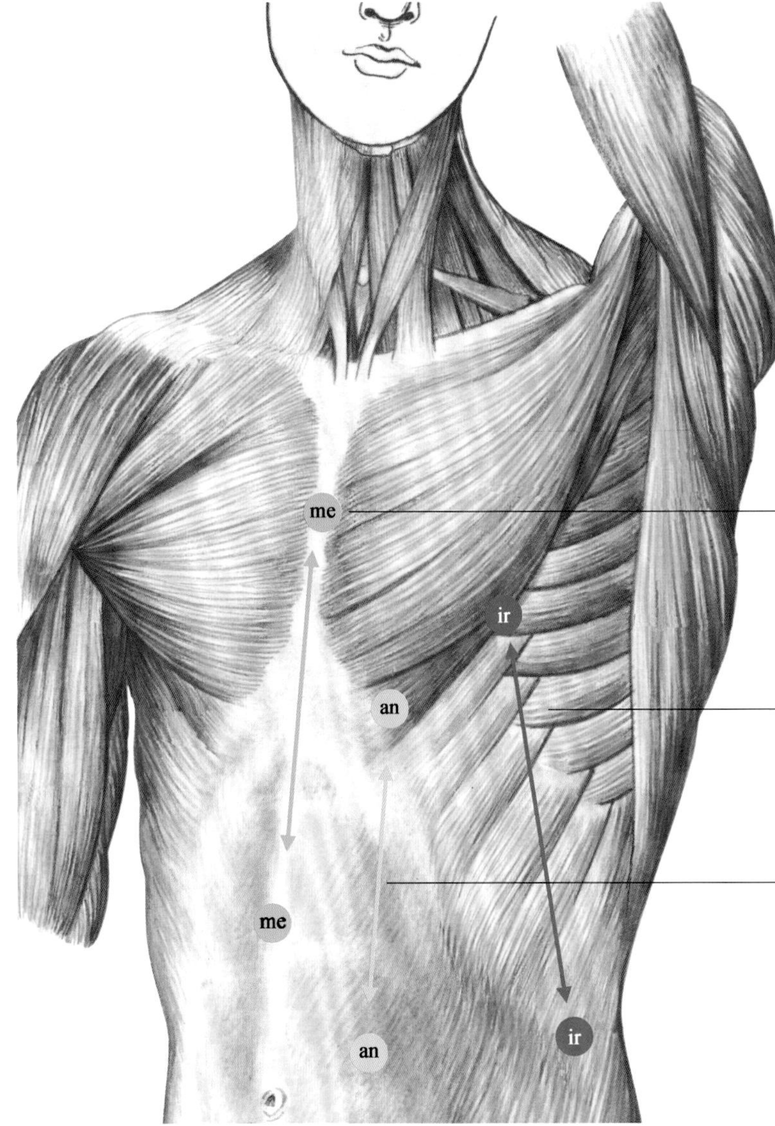

图 5.19 沿着肌筋膜序列链 CC 的对比触诊检查

脐上腹白线向上锚定于胸骨，向下嵌入到腹直肌鞘肌肌腱（me-th，me-lu）。

斜肌筋膜的牵拉力是由前锯肌在头端方向上和斜肌本身在尾端方向上产生的（ir-th，ir-lu）。

腹直肌鞘在头端受到胸大肌牵拉和在尾端受到腹直肌鞘肌腱嵌入点牵拉（an-th，an-lu）。

（图 3.25 和图 7.25）

（细节、原图出自 G. Chiarugi 和 Bucciante，由 Piccin 人体解剖学院改编）

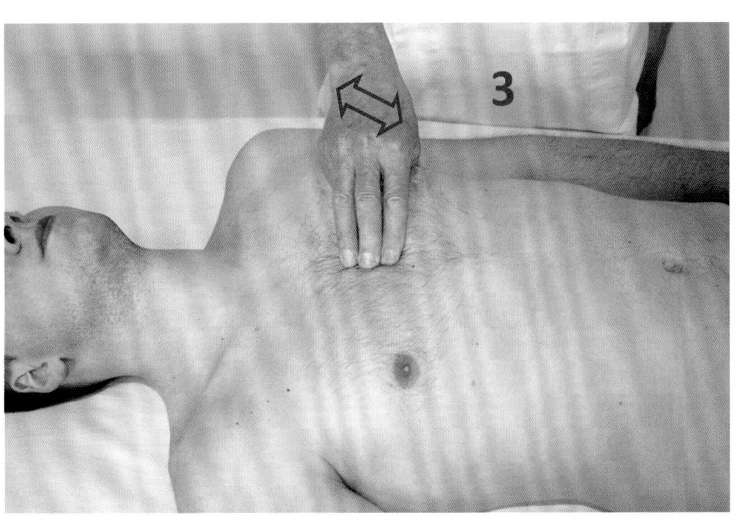

图 5.20 me-th CC 的触诊检查和治疗 该 CC 的触诊检查和治疗是类似的。治疗师用指节抵着胸骨韧带力线施加横向摩擦（近端 CV 20，远端 CV 16）。

向内-胸部 后侧的肌筋膜单元

me-th r

图 5.21 沿着肌筋膜序列链 CC 的对比触诊检查

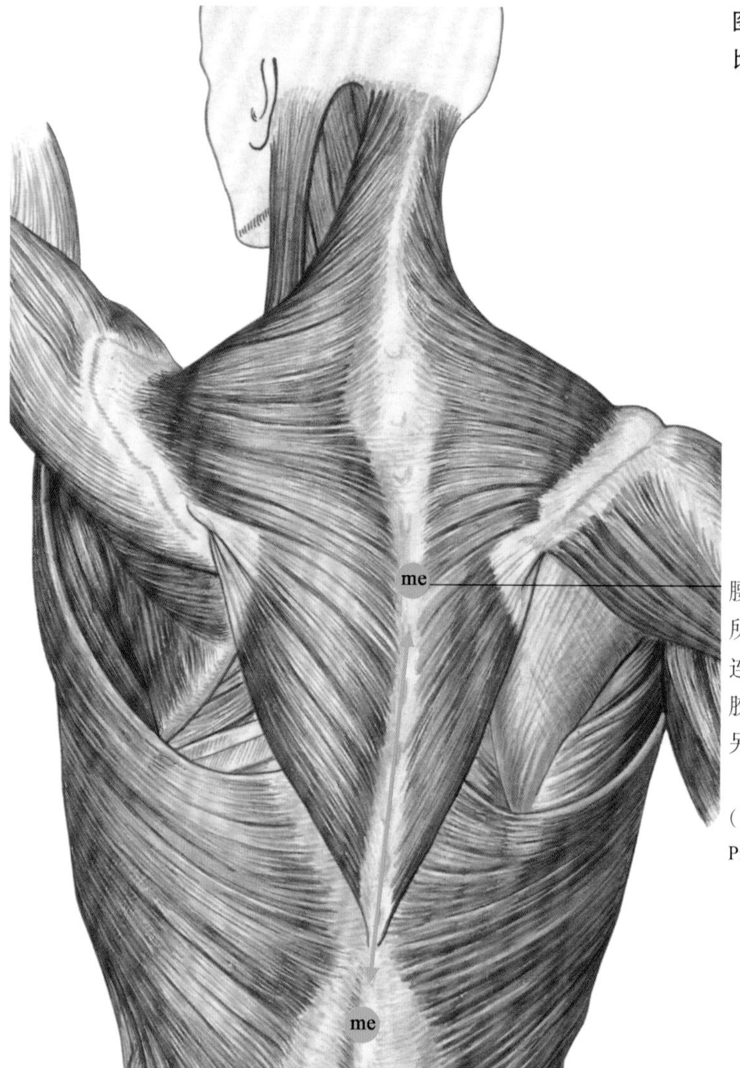

腰椎棘上韧带和胸椎棘上韧带相延续。所有的棘上韧带和椎旁肌肉筋膜也是连续的。在腰部区域,部分胸腰筋膜的胶原纤维在棘上韧带上从一侧交叉到另一侧。

(细节、原图出自 G. Chiarugi 和 Bucciante,由 Piccin 人体解剖学院改编)

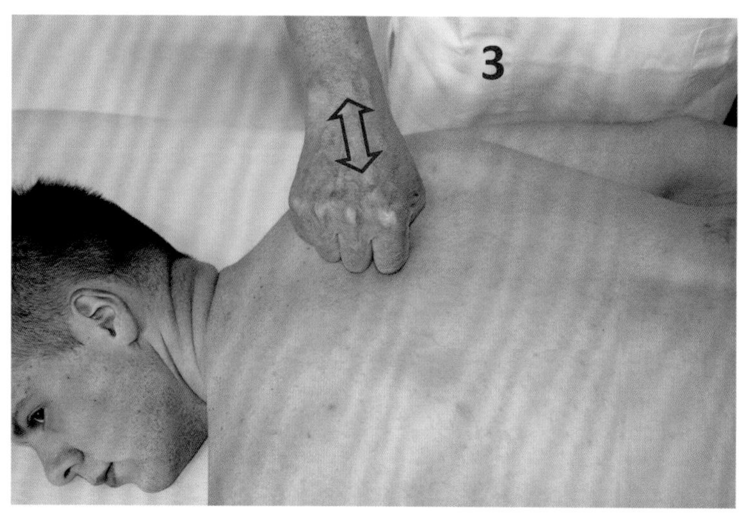

图 5.22 me-th r CC 的触诊检查和治疗

患者俯卧。

治疗师用指节在胸椎棘突间按压,进行横向手法操作,在韧带上通过触诊找到最敏感的部位(GV 13p,GV 11,GV 9d)。

向内-腰部的肌筋膜单元

me-lu

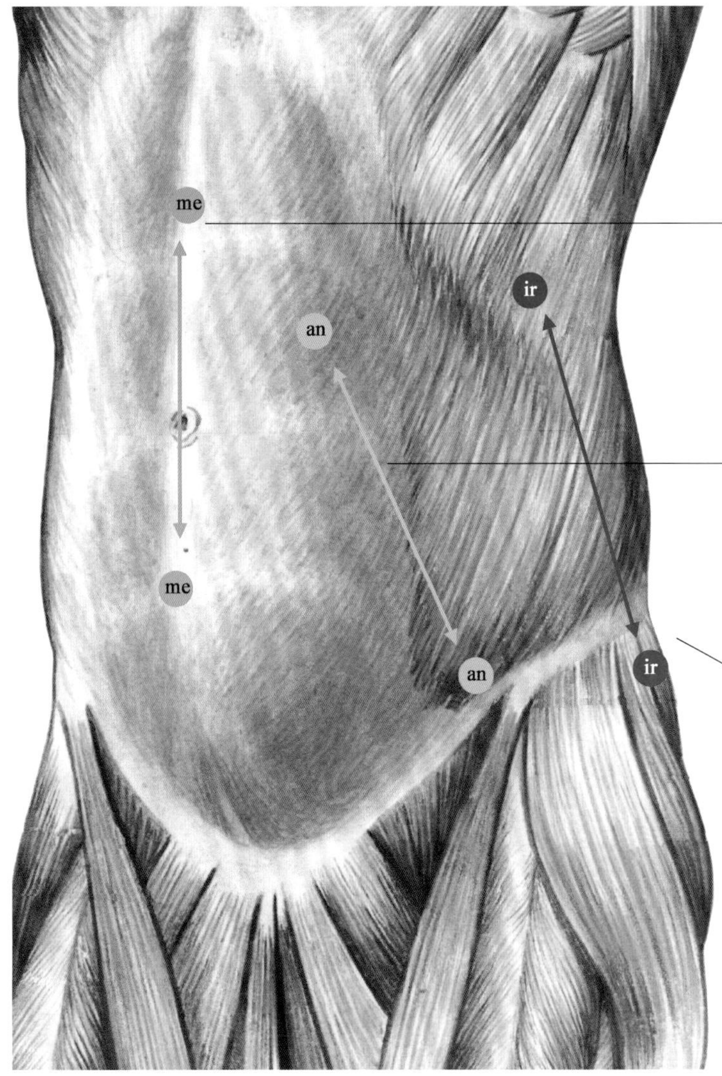

图 5. 23 沿着肌筋膜序列链 CC 的对比触诊检查

脐上腹白线受外斜肌向头端的牵拉力，而脐下腹白线受锥状肌的牵拉力(me-lu,me-pv)。

腹直肌鞘在头端方向上受腱性嵌入点的牵拉力,以及髂肌在尾端方向上的牵拉力(an-lu,an-pv)。

外斜肌筋膜在头端方向上受外斜肌的牵拉力,在尾端方向上受臀中肌、臀小肌的牵拉力(ir-lu,ir-pv)。

(图 3. 30 和图 7. 30)

(细节、原图出自 G. Chiarugi 和 Bucciante,由 Piccin 人体解剖学院改编)

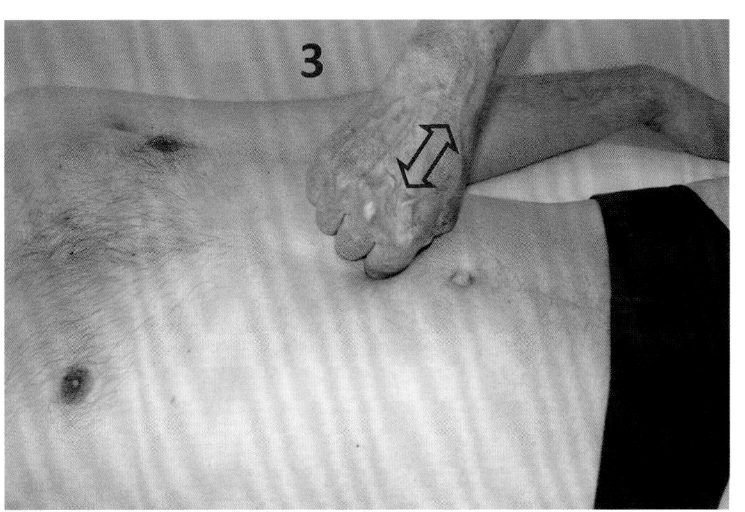

图 5. 24 me-lu CC 的触诊检查和治疗

患者仰卧。

该 CC 的触诊检查和治疗类似。

治疗师用指节沿着脐上白线施加一个横向摩擦力(VC 14p,VC 12,VC 10d)。

向内-腰部-后侧肌筋膜单元

me-lu r

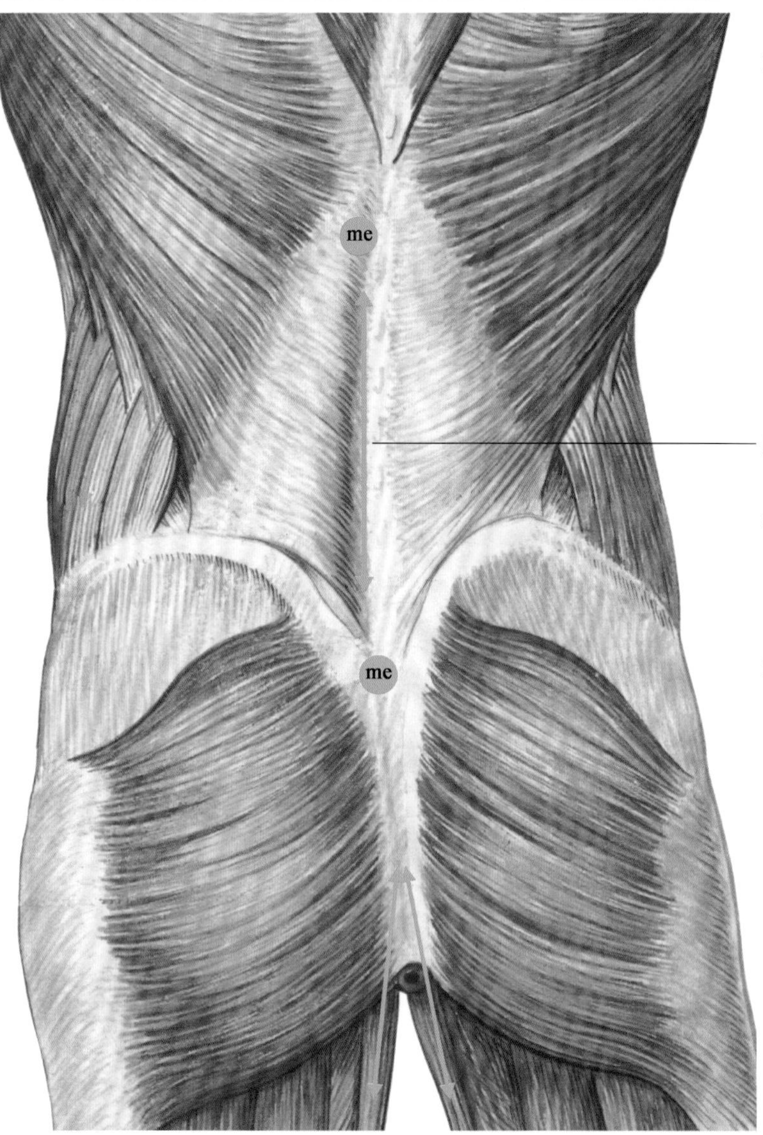

图 5.25　沿着肌筋膜序列链上 CC 的对比触诊检查

腰椎棘上韧带与骶骨相连延续至尾骨(me-lu,me-pv);在这个水平上,内侧纤维束向下走行到左右侧大收肌筋膜上(me-pv 和左右侧 me-cx)。

(细节、原图出自 G. Chiarugi 和 Bucciante,由 Piccin 人体解剖学院改编)

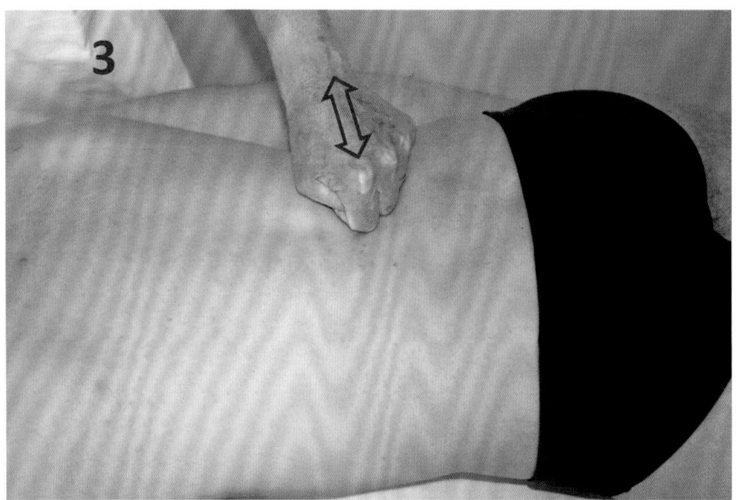

图 5.26　me-lu r CC 的触诊检查和治疗

患者仰卧。

如果腰部棘上韧带特别痛,治疗师应首先治疗 re-lu 或 la-lu,因为该韧带的高敏感性常常由于椎旁肌肉的僵硬引起的。之后,如果依然敏感可以治疗该韧带(VG 8p,VG 6,VG 5d)。

向内-骨盆的肌筋膜单元

me-pv

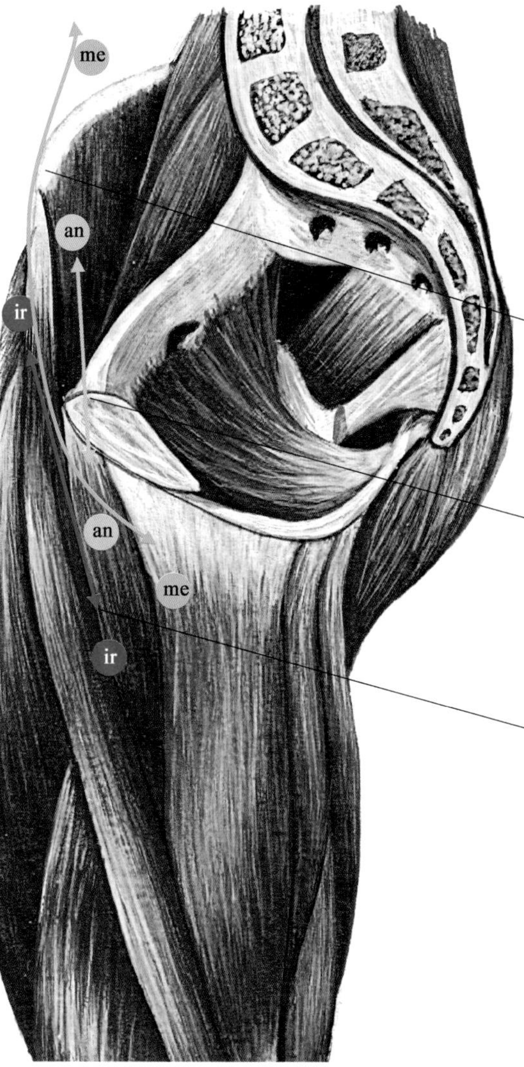

图 5. 27　沿着肌筋膜序列链上 CC 的对比触诊检查

脐下白线骨盆区域；耻骨前侧，股薄肌部分纤维嵌入该白线（me-pv，me-cx）。

大腿水平髂腰肌筋膜与股内侧肌筋膜相延续，没有间断（an-pv，an-cx）。

臀小肌和阔筋膜张肌通过腹股沟韧带与耻骨肌以及大收肌相连（ir-pv，ir-cx）。

（图 3. 35 和图 7. 35）

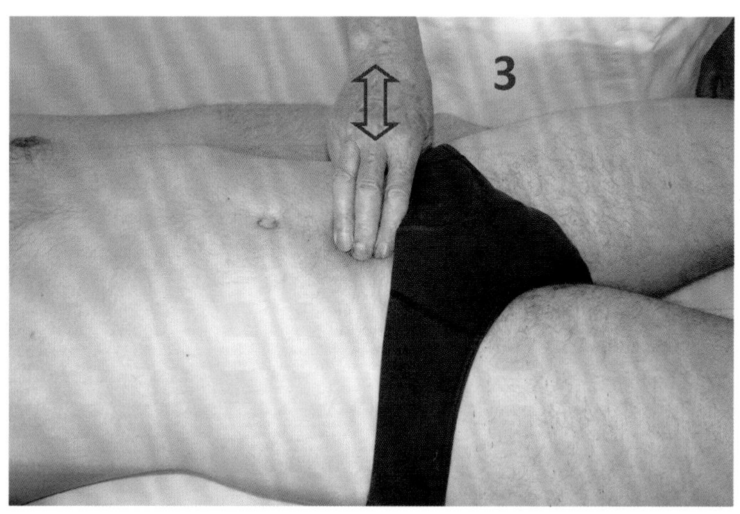

图 5. 28　me-pv CC 的触诊检查和治疗

患者仰卧。

可用指尖对该 CC 进行触诊检查，由于该区域浅筋膜的厚度很难触及白线，建议用指节进行治疗（VC 7p，VC 5，VC 3d）。

向内-骨盆-后侧的肌筋膜单元

re-pv r

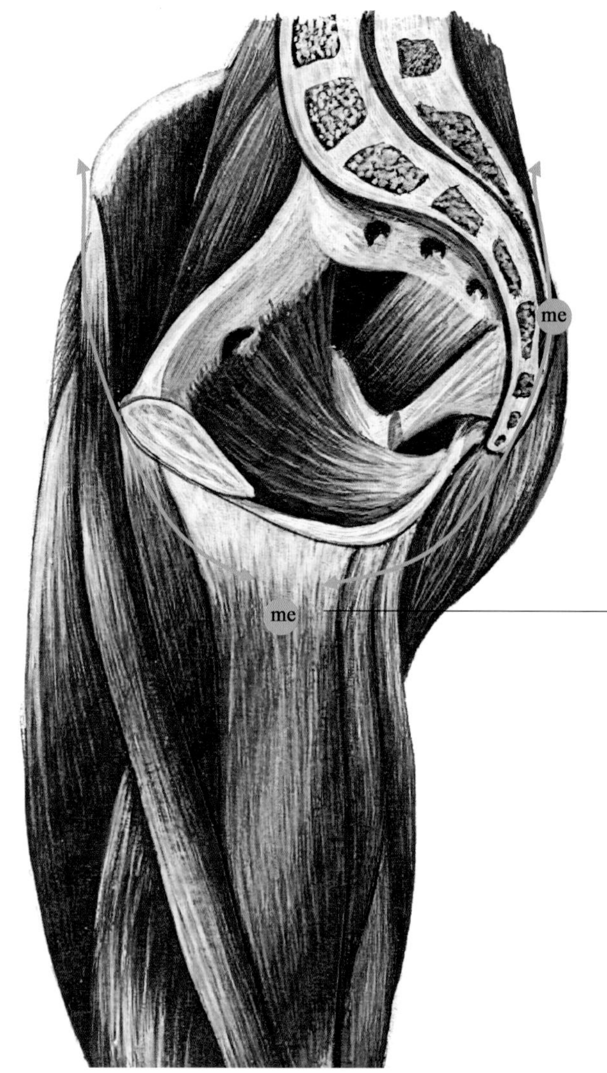

图 5.29 沿着肌筋膜序列链上 CC 的对比触诊检查

大收肌起自坐骨与耻骨支；这样，髋节段向内运动在前侧与白线相连，在后侧与棘上韧带相连（前后侧 me-pv 结合 me-cx）。

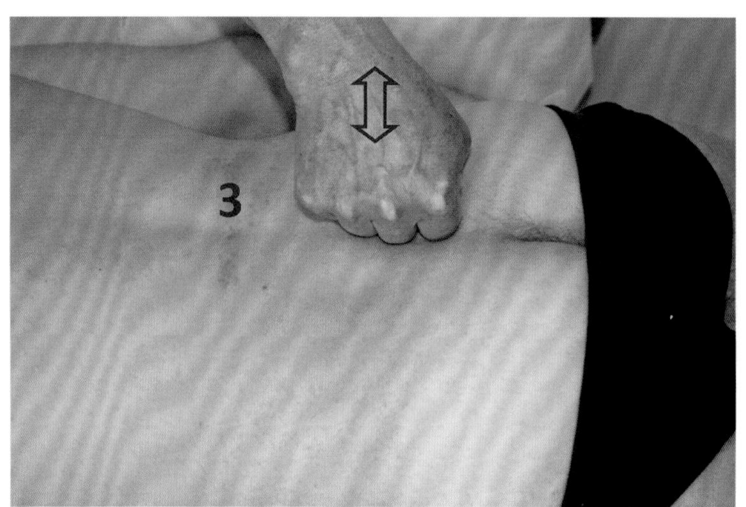

图 5.30 me-pv r CC 的触诊检查和治疗

患者俯卧。

me-pv r CC 的触诊检查和治疗会影响自主神经；因此，跟前侧向内运动的 CC 一样，这些 CC 对内部失调尤其有用（VG 3，VG 2d）。

向内-髋部的肌筋膜单元

me-cx

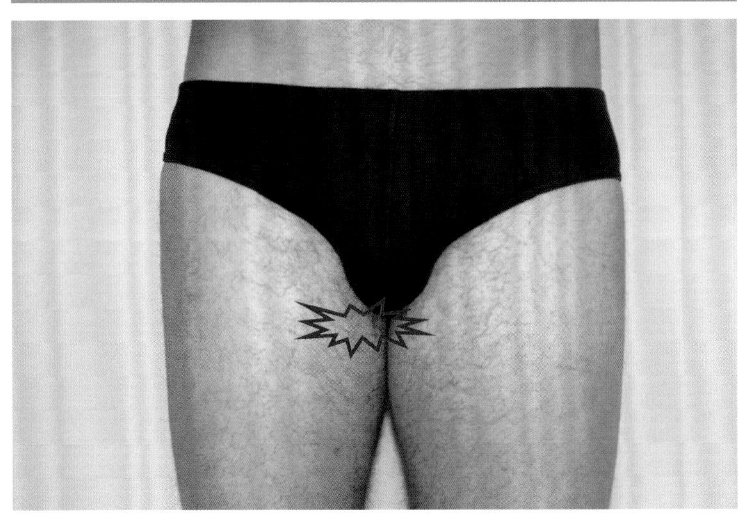

图 5.31　me-cx 肌筋膜单元的疼痛位置和感知中心（centre of perception, CP）

疼痛位于腹股沟韧带和耻骨区域，当患者内收大腿，或髋外展时股薄肌受到牵拉时加重。疝气和髋部疼痛。

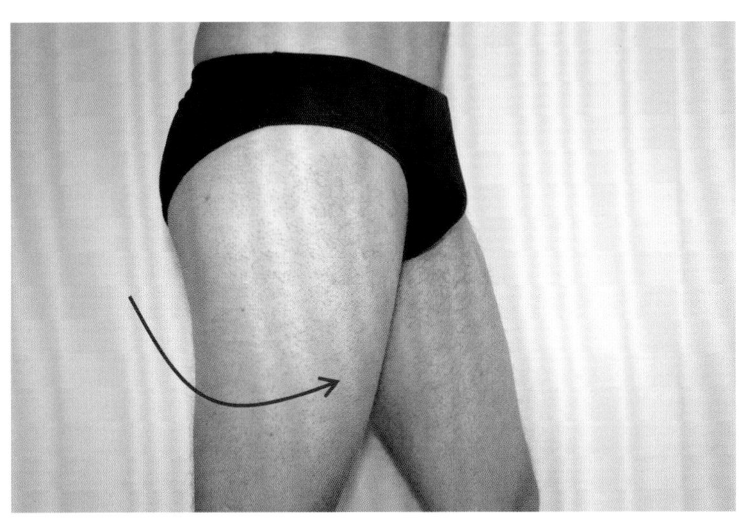

图 5.32　me-cx 肌筋膜单元的疼痛动作（PaMo）

当患者尝试内收下肢或一个突然的内收肌牵拉时，腹股沟韧带和耻骨区域疼痛加重。

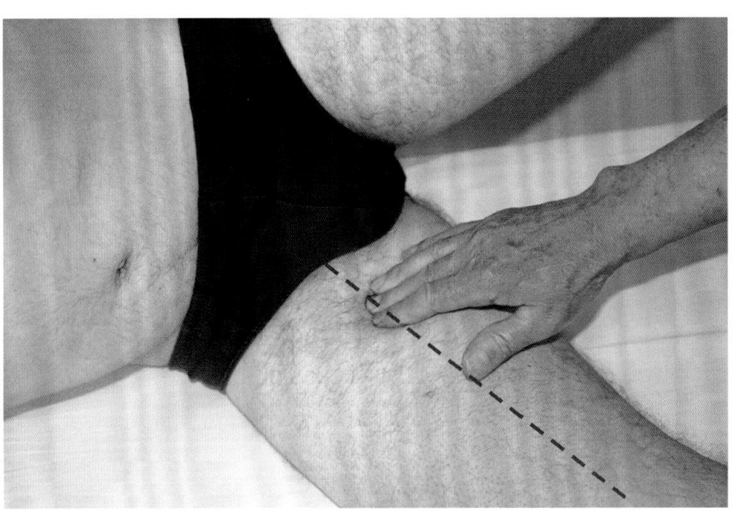

图 5.33　me-cx 协调中心（centre of coordination, CC）的触诊检查

在股薄肌筋膜间隔上进行触诊检查找出致密化。该点的触诊和治疗可以靠近患者后侧进行操作（LV 10）。

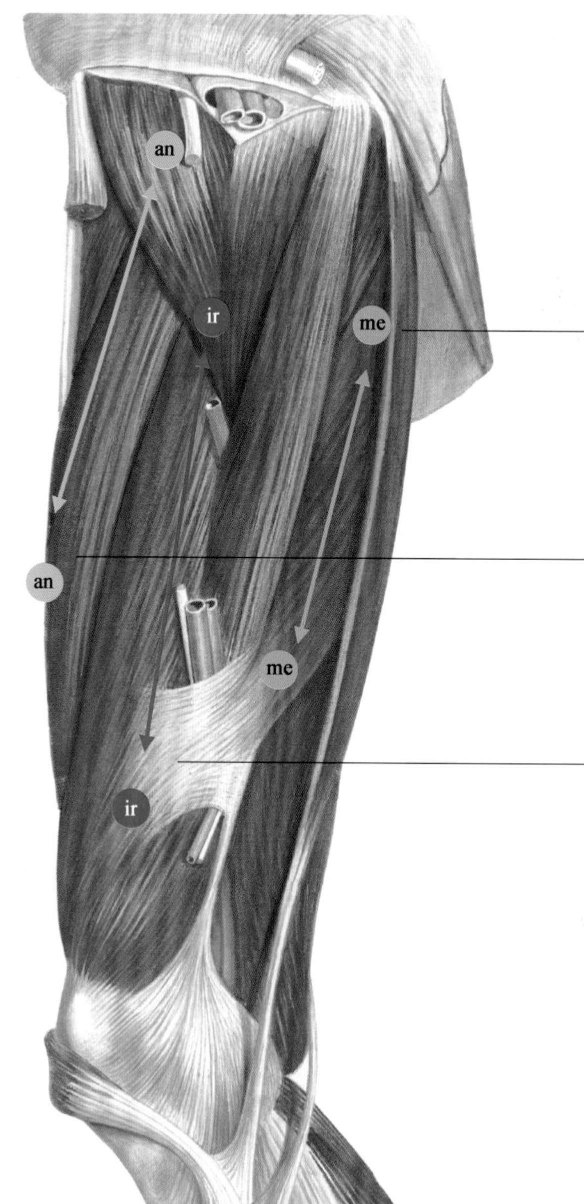

图 5. 34　沿着肌筋膜序列链 CC 的对比触诊检查

内收肌筋膜在近端方向上受内收肌起点牵拉力，在远端方向上受到这些相同肌肉嵌入点牵拉力（me-cx，me-ge）。

深层阔筋膜受腰大肌近端的牵拉力和股中间肌在远端的牵拉力（an-cx，an-ge）。

耻骨肌在股内侧肌隔膜（位于内收肌管上的筋膜）上产生近端的牵拉力，而股内侧肌间隔上产生远端的牵拉力（ir-cx，ir-ge）。

（图 3. 40 和图 7. 40）

（原图出自 G. Chiarugi 和 Bucciante，由 Piccin 人体解剖学院改编）

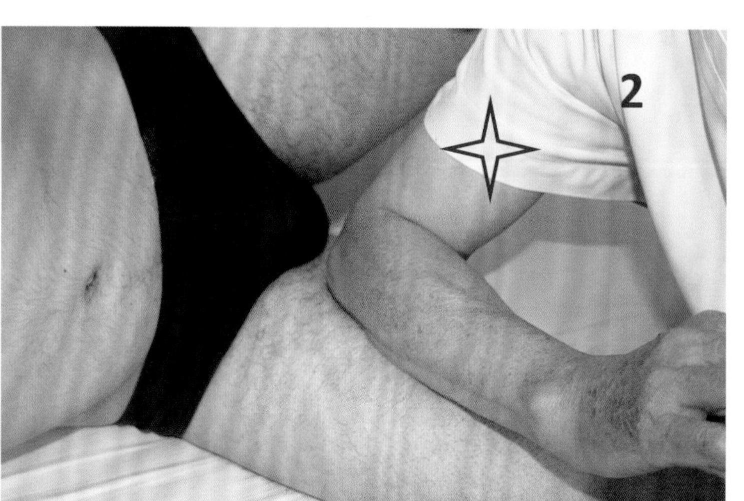

图 5. 35　me-cx CC 的治疗

患者侧卧，治疗侧下肢在下。

me-cx 治疗期间，治疗师根据患者的敏感度（例如针刺痛，放射痛）进行，由于该区域的脂肪组织较厚而很难清晰确定该区域的致密化。

向内-膝部的肌筋膜单元

me-ge

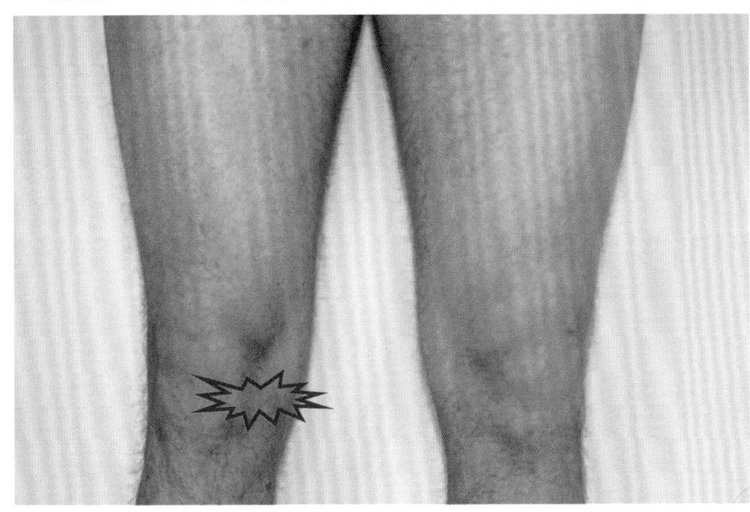

图 5.36　me-ge 肌筋膜单元的疼痛位置和感知中心(centre of perception, CP)

疼痛位于膝关节内侧。患者主观感觉膝内侧副韧带缺乏稳定。

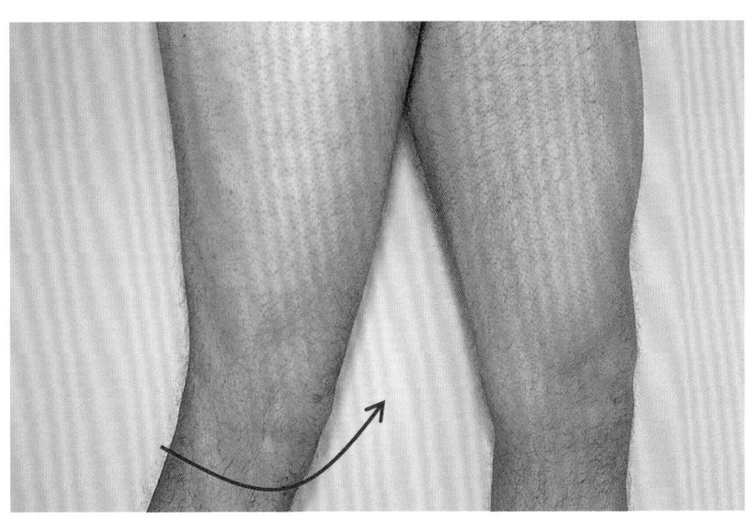

图 5.37　me-ge 肌筋膜单元的疼痛动作(PaMo)

当患者尝试内收他们的下肢或者由于缺乏肌肉张力的保护,膝内侧韧带出现一个突然的牵拉时,膝内部疼痛加重。

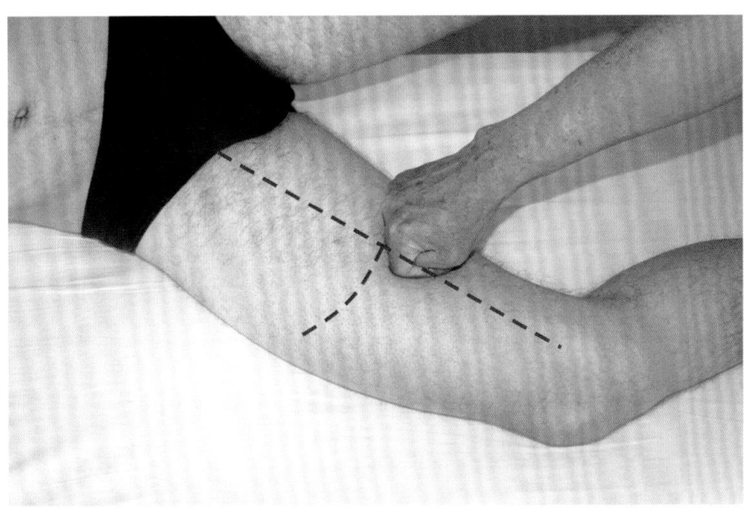

图 5.38　me-ge 协调中心(centre of coordination, CC)的触诊检查

在股薄肌肌腹高点前形成的凹槽里进行触诊检查。治疗师用示指指节在股内收肌隔膜上寻找该点(SP 11)。

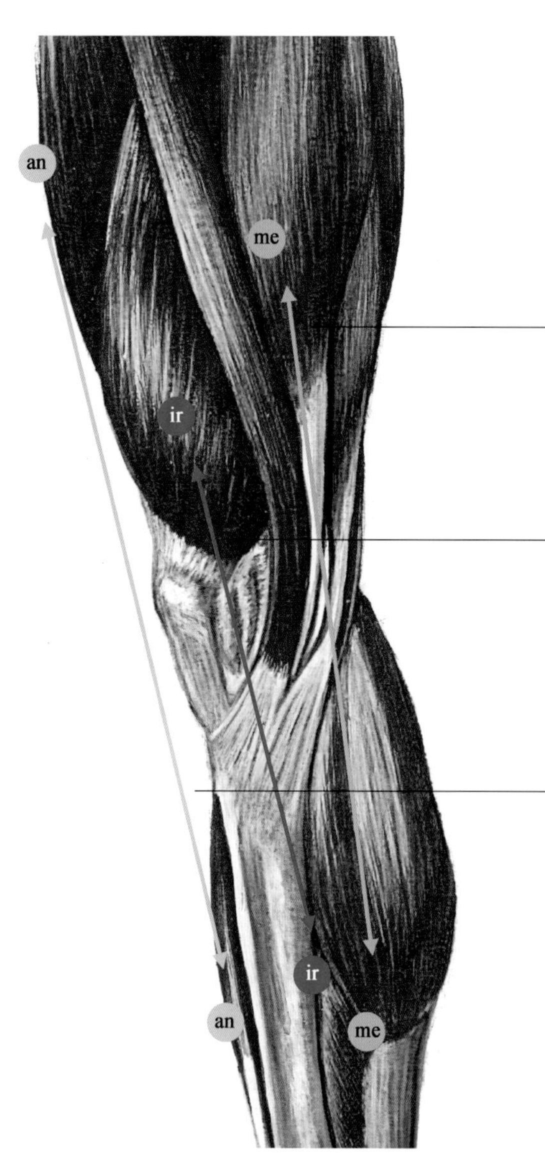

图 5.39　沿着肌筋膜序列链 CC 的对比触诊检查

小腿内侧筋膜近端的牵拉力是由股薄肌产生，比目鱼肌产生远端牵拉力（me-ge，me-ta）。

小腿浅层内侧筋膜的近端拉力是由股内侧肌和缝匠肌产生的，远端牵拉力是由胫骨前、后肌产生的（ir-ge，ir-ta）。

小腿前侧筋膜近端牵拉力是由股四头肌肌腱产生的，远端牵拉力是由趾伸肌产生的（an-ge，an-ta）。

（图 3.45 和图 7.45）

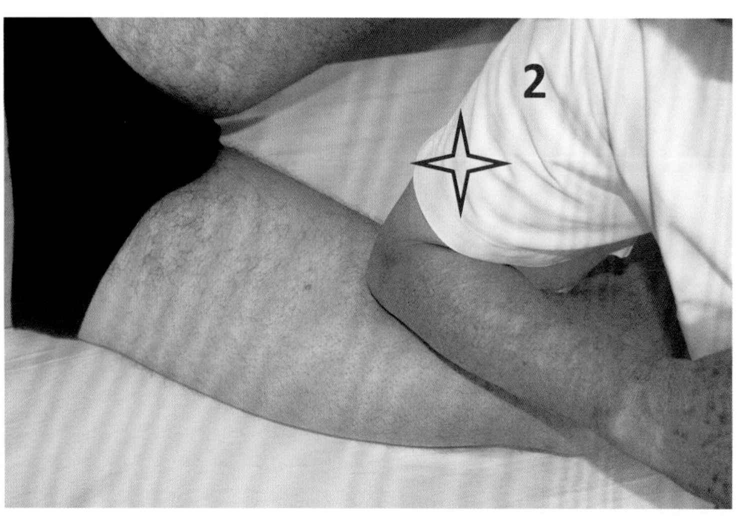

图 5.40　me-ge CC 的治疗

患者侧卧，治疗侧下肢在治疗床上。

治疗师在大腿远端三分之一，股内收肌筋膜上进行手法操作。这个点常常用于下肢循环失调的治疗。

向内-踝部的肌筋膜单元

me-ta

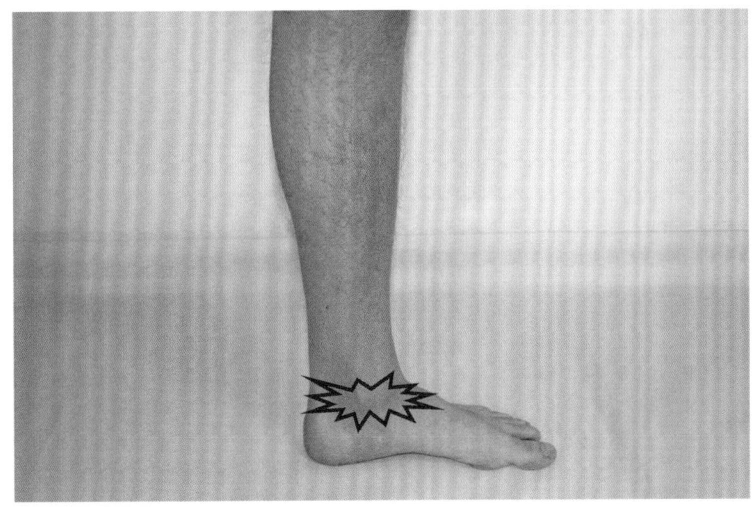

图 5.41　me-ta 肌筋膜单元疼痛位置和感知中心(centre of perception,CP)

疼痛位于脚踝内侧。下肢小腿内侧抽筋。踇长屈肌和趾长屈肌肌腱病。

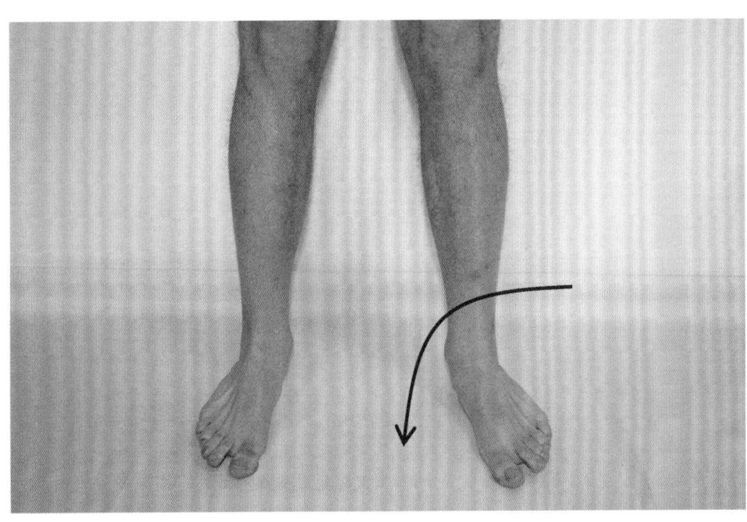

图 5.42　me-ta 肌筋膜单元的疼痛动作(PaMo)

由于该 CC 点的张力性代偿引起 Achille 肌腱内侧起止点病变。当内侧足跟边缘负重时患者主诉尖锐疼痛。

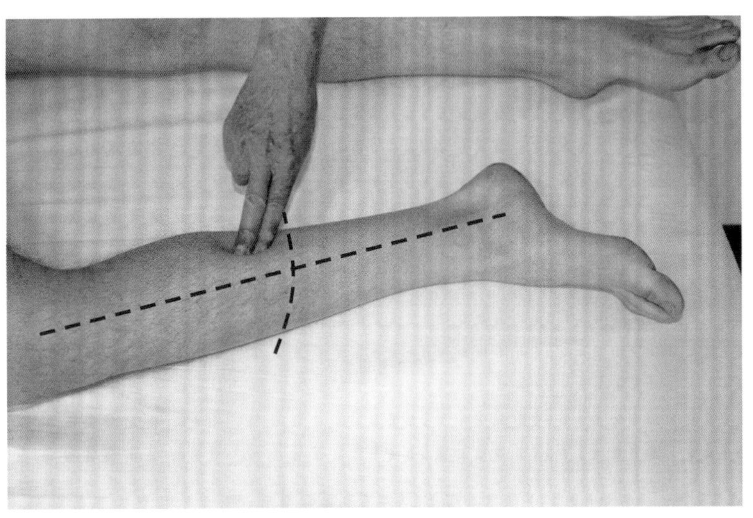

图 5.43　me-ta 协调中心(centre of coordination,CC)的治疗

用示指指节在下肢小腿中间,腓肠肌内侧从比目鱼肌分离处进行触诊检查(KI 9)。

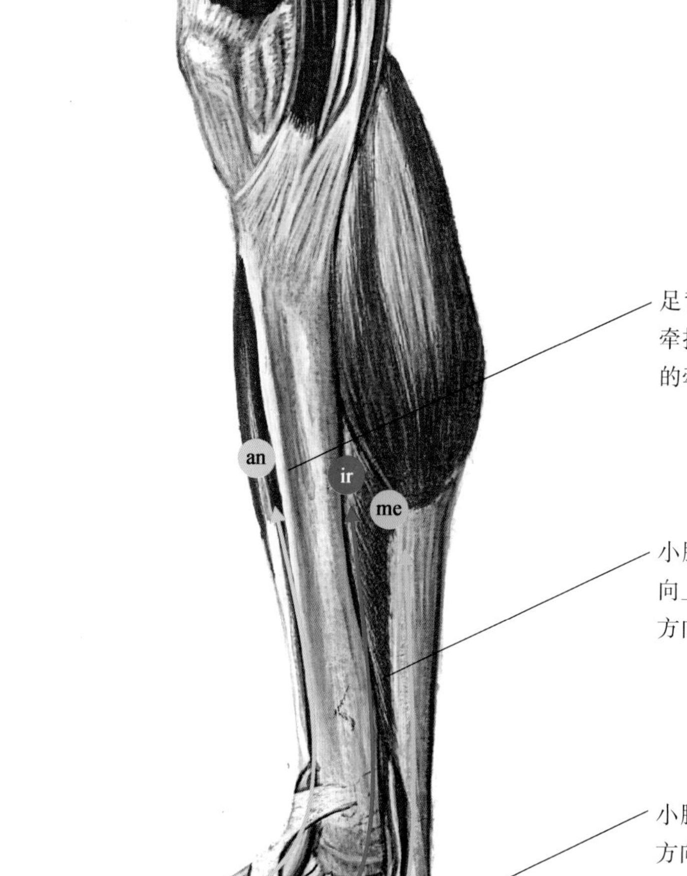

图 5.44 沿着肌筋膜序列链 CC 的对比触诊检查

足背侧筋膜受趾伸肌在近端方向上的牵拉力，以及受踇短伸肌在远端方向上的牵拉力（an-ta，an-pe）。

小腿内侧肌筋膜受两胫骨肌在近端方向上的牵拉力，以及受踇外展肌在远端方向上的牵拉力（ir-ta，ir-pe）。

小腿内侧深层筋膜受比目鱼肌在近端方向上的牵拉受力，以及足底肌肉在远端方向上的牵拉力（me-ta，me-pe）。

（图 3.50 和图 7.50）

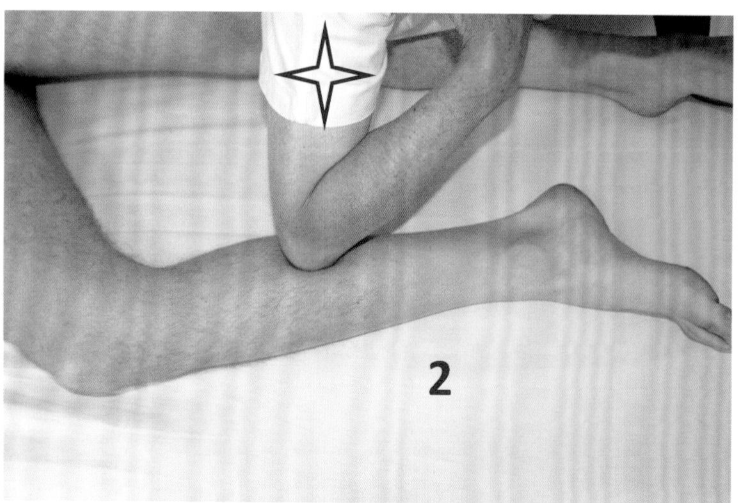

图 5.45 me-ta CC 的治疗

患者侧卧。治疗师用肘部进行手法操作，为了更有效地调整施力，另一手臂在治疗床上支撑身体。

向内-足部的肌筋膜单元

me-pe

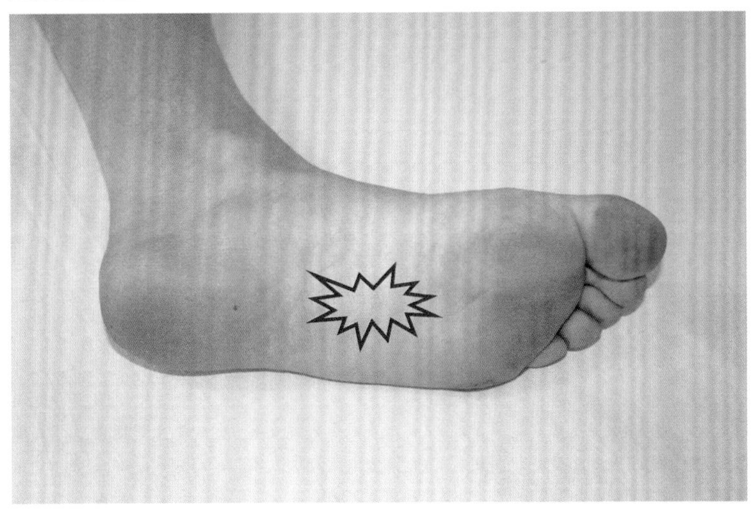

图 5.46　me-pe 肌筋膜单元的疼痛位置和感知中心(centre of perception, CP)

疼痛位于跖骨附近,足底筋膜上。如果患者的足弓过高或过平,体重分布不合理会引起足底炎症和疼痛。

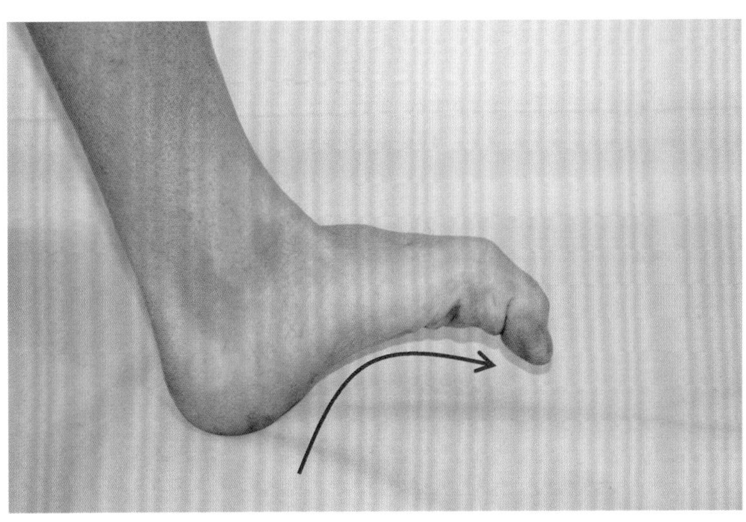

图 5.47　me-pe 肌筋膜单元的疼痛动作(PaMo)

连接在足底肌肉筋膜弹性的减少或者在主动运动中或由于寒冷、过度使用或制动而引起抽筋。

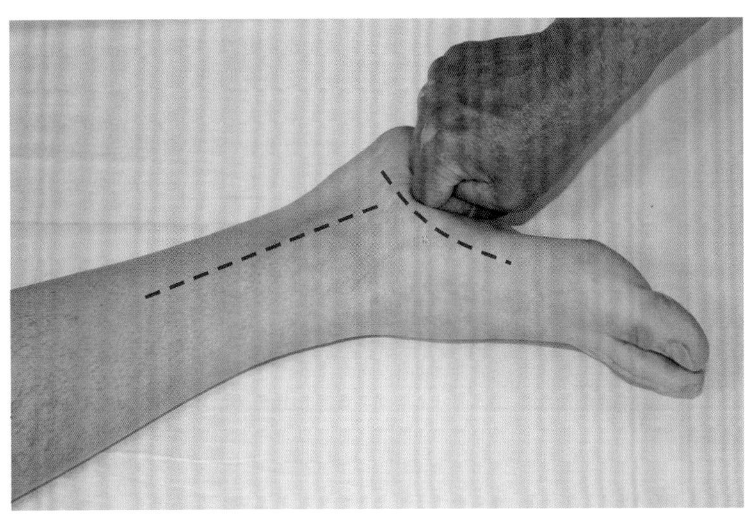

图 5.48　me-pe 协调中心(centre of coordination, CC)的触诊检查

在内踝(垂直线)附近和足弓起始部(曲线)直接进行该 CC 的触诊检查(KI 2)。

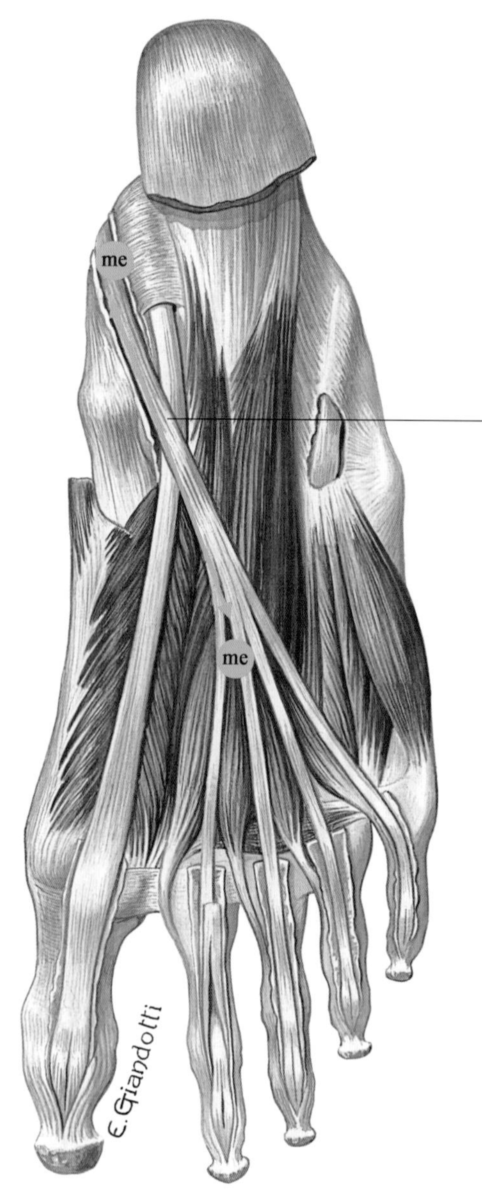

图 5. 49 沿着肌筋膜序列链 CC 的对比触诊检查

股薄肌肌腱位于鹅足腱深层，下肢小腿深筋膜的深层与足部深层肌肉相连。足底骨间肌与深筋膜和趾长屈肌肌腱相连（me-pe）。

（图 3. 55 和图 7. 55）

（原图出自 G. Chiarugi 和 Bucciante，由 Piccin 人体解剖学院改编）

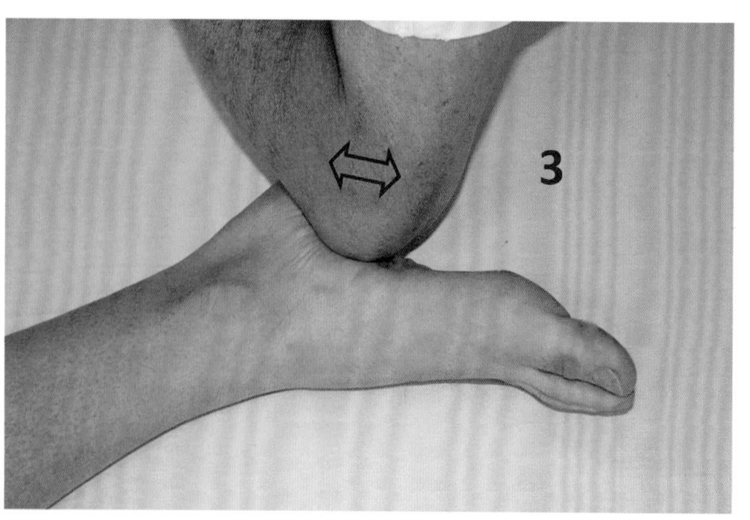

图 5. 50 me-pe CC 的治疗
患者侧卧。触诊过程中，治疗师用鹰嘴对着该点上寻找致密化，然后进行肘部横向移动。

向内-肩胛的肌筋膜单元

me-sc

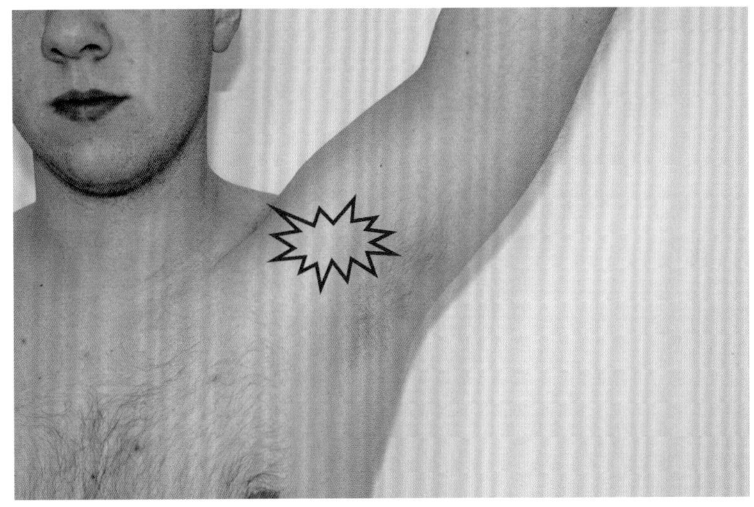

图 5.51 me-sc 肌筋膜单元的疼痛位置和感知中心(centre of perception, CP)

肩部疼痛;患者常被诊断为肩胛肱骨关节炎。如果肩胛内收肌筋膜致密,肩胛和肱骨外展会同时受影响。

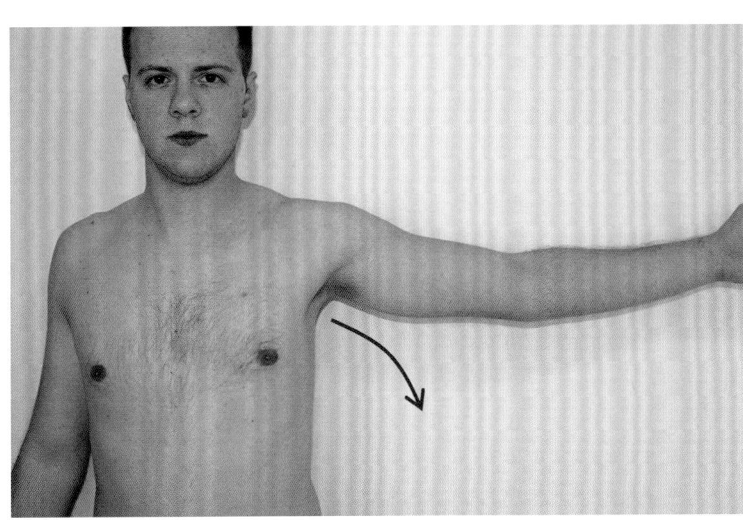

图 5.52 me-sc 肌筋膜单元的疼痛动作(PaMo)

在内收过程中,me-sc CC 的致密化很少出现症状,反而肱骨外展时常常出现肩峰下疼痛。这是由于肩胛上提缺乏同步和协调性。

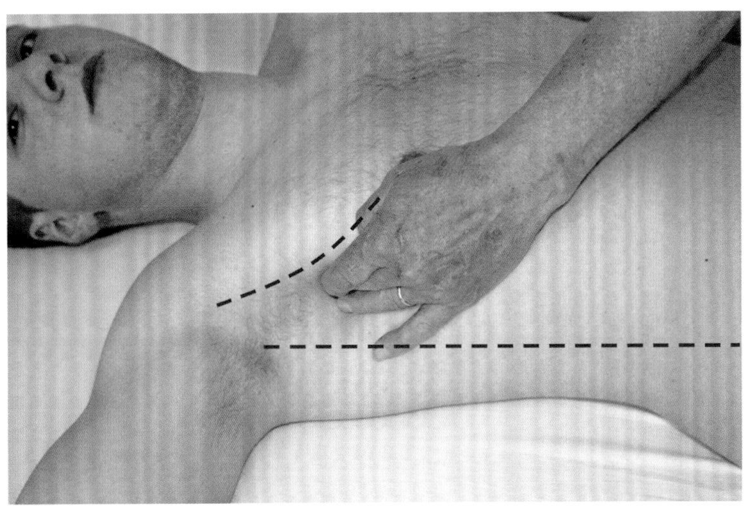

图 5.53 me-sc 协调中心(centre of coordination, CC)的触诊检查

在腋窝远端直接进行该 CC 的触诊检查,腋线(垂直线)前方和胸大肌边缘(曲线)后方(GB 22)。

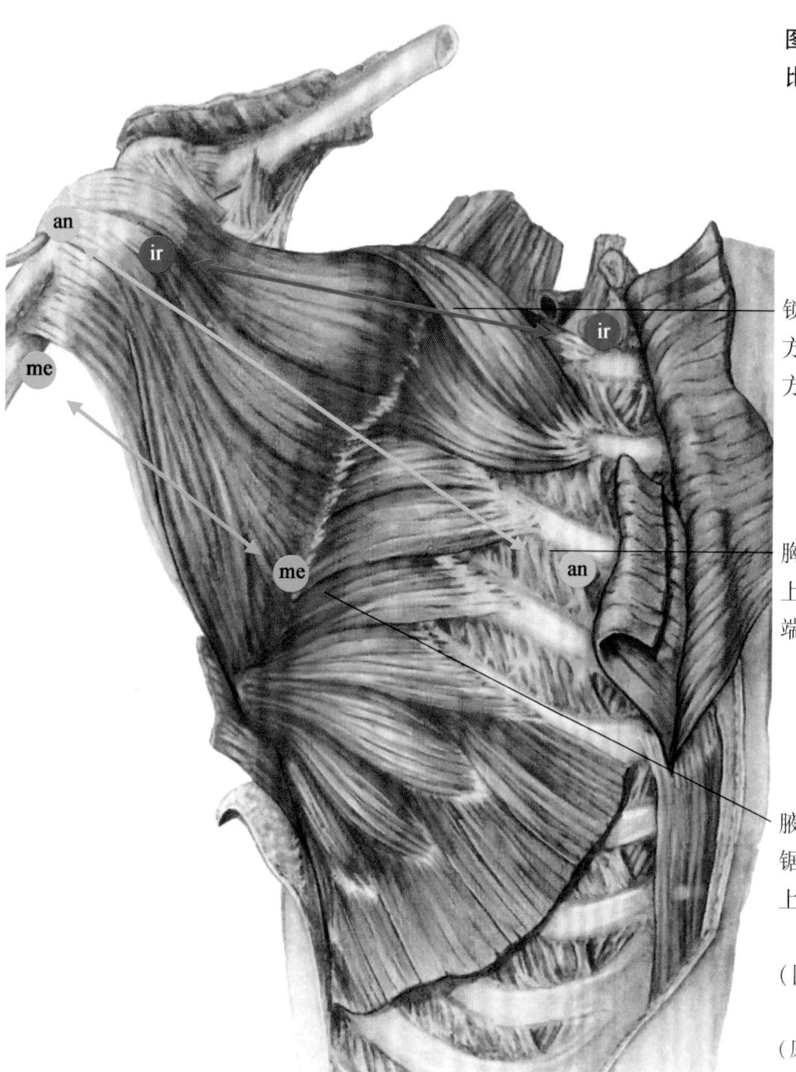

图 5.54 沿着肌筋膜序列链 CC 的对比触诊检查

锁喙腋下筋膜(ir-sc)受锁骨下肌在近端方向上的牵拉力和受肩胛下肌在远端方向上的牵拉力(ir-hu)。

胸肌筋膜受胸小肌(an-sc)在近端方向上的牵拉力以及受肱二头肌短头在远端方向上的牵拉力(an-hu)。

腋窝内侧筋膜的牵拉力由背阔肌和前锯肌(me-sc)产生的,腋窝外侧筋膜受上臂肌肉的牵拉(me-hu)。

(图 3.60 和图 7.60)

(原图出自 G. Chiarugi 和 Bucciante,由 Piccin 人体解剖学院改编)

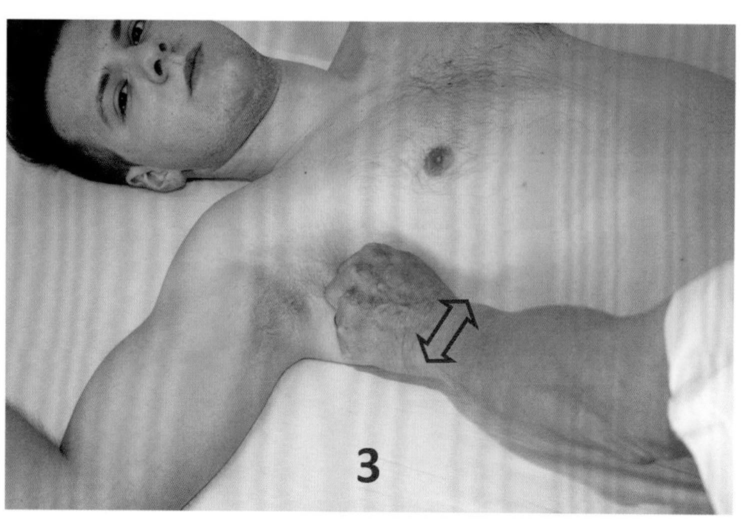

图 5.55 me-sc CC 的治疗

患者仰卧,上臂外展。

治疗师治疗已触诊验证的点;治疗师可以是站位或坐位,可以在治疗床同侧或对侧进行操作。

向内-肱骨的肌筋膜单元

me-hu

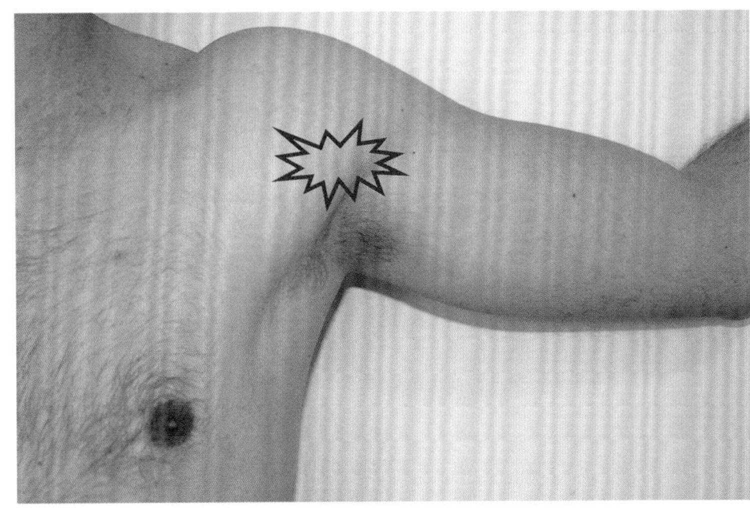

图 5.56　me-hu 肌筋膜单元的疼痛位置和感知中心(centre of perception, CP)

疼痛位于肩部前侧区域。诊断可以为撞击综合征(关节撞击)、冻结肩,创伤后的肌腱损伤或肌腱病的其中一个,例如扭伤和拉伤。

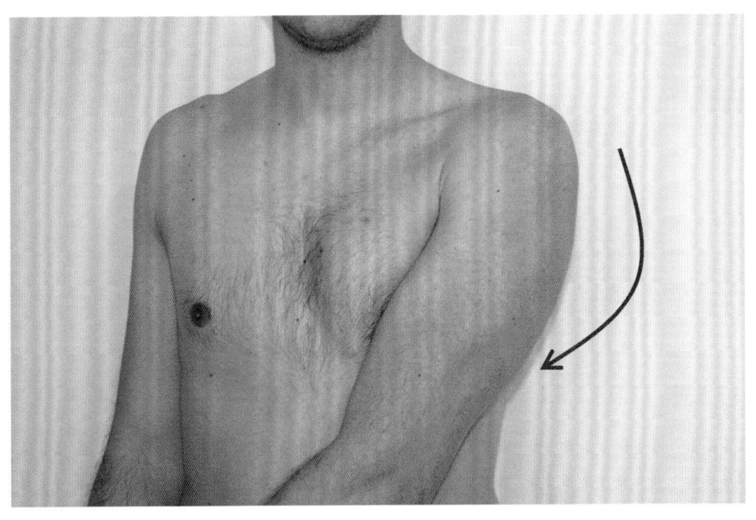

图 5.57　me-hu 肌筋膜单元的疼痛动作(PaMo)

当涉及患者一手抓握东西时,该肌筋膜单元的张力性代偿常常产生肱骨半脱位或肩部外侧疼痛。

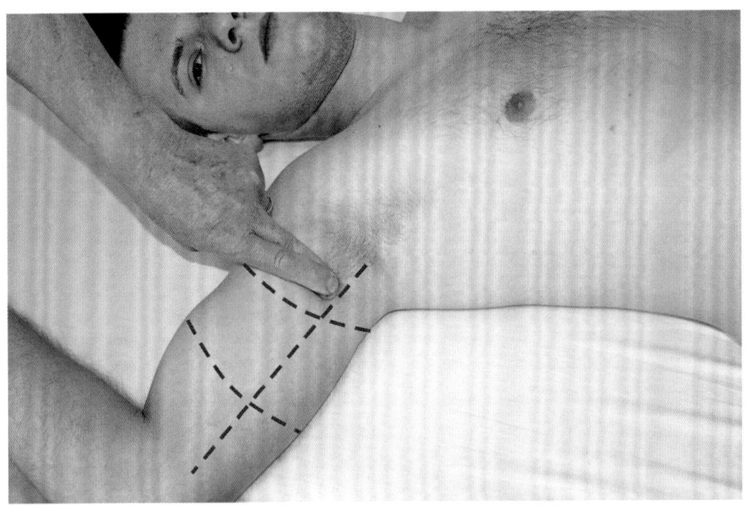

图 5.58　me-hu 协调中心(centre of coordination,CC)的触诊检查

在喙肱肌与内侧肌间隔(垂直线)相连的部分进行触诊检查。me-hu CC 位于上臂近端三分之一和中段三分之一交界处(曲线)(HT 1)。

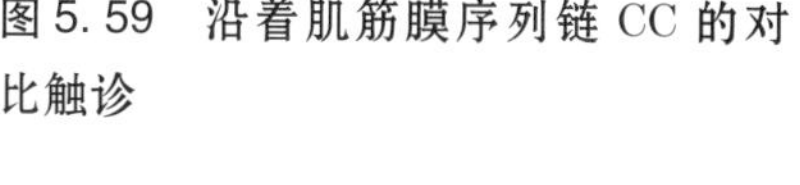
图 5.59　沿着肌筋膜序列链 CC 的对比触诊

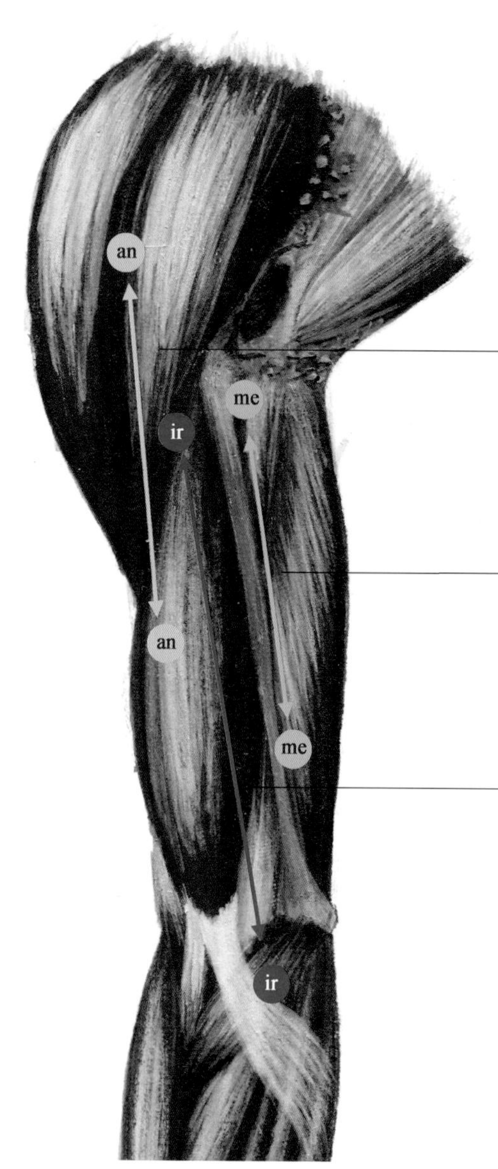

筋膜受向前-肱骨（ante-humerus）肌筋膜单元在近端方向上的牵拉力以及受向后-肘部（ante-cubitus）肌筋膜单元在远端方向上的牵拉力（an-hu，an-cu）。

内侧肌间隔受向内-肱骨（medio-humerus）肌筋膜单元在近端方向上的牵拉力以及受向内-肘部（medio-cubitus）肌筋膜单元在远端方向上的牵拉力（me-hu，me-cu）。

内侧肌间隔受肩胛下肌和喙肱肌（ir-hu）向内的牵拉力以及受旋前圆肌（ir-cu）远端的牵拉力。

（图 3.65 和图 7.65）

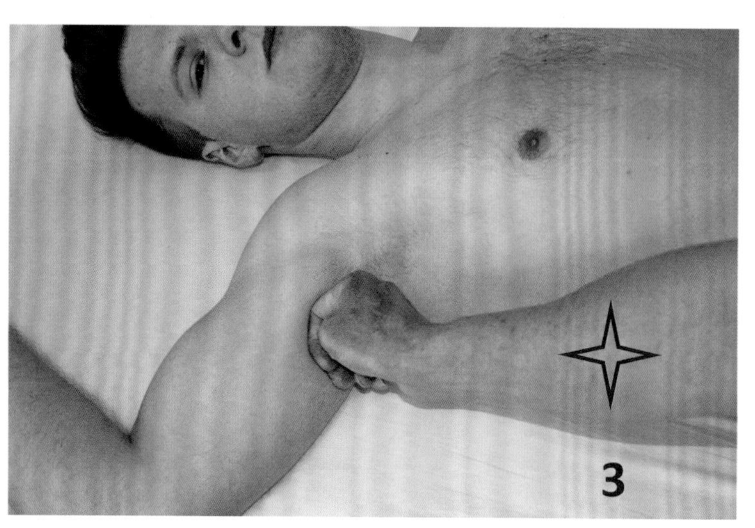

图 5.60　me-hu CC 的治疗

患者仰卧，肘部外展，手置于头上。治疗师在喙肱肌和内侧肌间隔进行手法操作直至致密化消失。因为该 CC 位于神经血管束上，按压应该柔和稳定。

向内-肘部的肌筋膜单元

me-cu

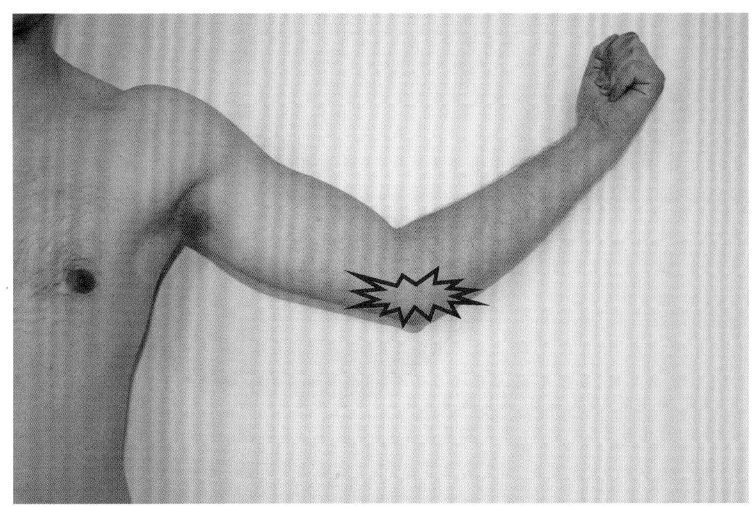

图 5.61 me-cu **肌筋膜单元的疼痛位置和感知中心**(centre of perception, CP)

内上髁炎或者高尔夫球肘,沿着尺神经支配的区域感觉异常。尺神经半脱位。

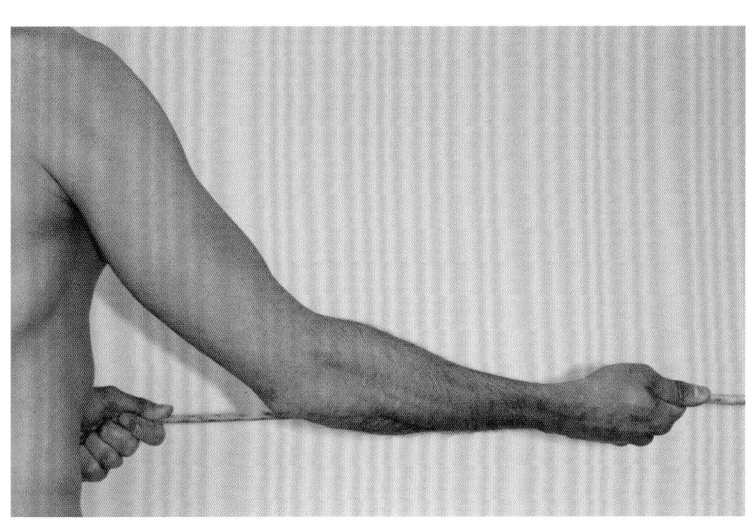

图 5.62 me-cu **肌筋膜单元的疼痛动作**(PaMo)

握拳或拉绳子时,患者主诉内外上髁同时出现疼痛。偶尔,屈肘时感觉第五手指电击感。

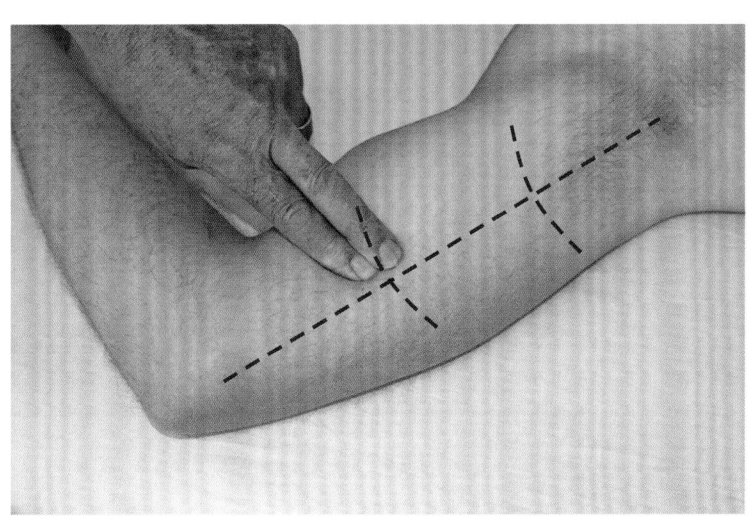

图 5.63 me-cu **协调中心**(centre of coordination, CC)**的触诊检查**

在内侧肌间隔(垂直线)上触诊探查 me-cu CC 点,确切位于上臂中段三分之一和远段三分之一交界处(弧线)(HT 2)。

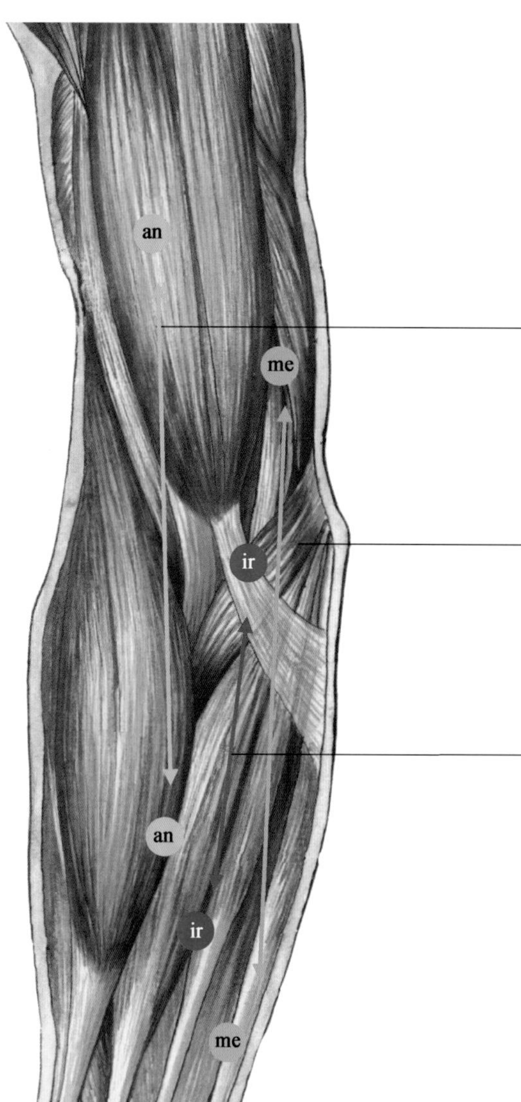

图 5.64 沿着肌筋膜序列链 CC 的对比触诊检查

该筋膜受二头肌在近端方向上的牵拉力和受桡侧腕屈肌在远端方向上的牵拉力(an-cu,an-ca)。

肌间隔受喙肱肌在近端方向上的牵拉力和受尺侧腕屈肌在远端方向上的牵拉力(me-cu,me-ca)。

该筋膜受旋前圆肌在近端方向上产生的牵拉力和受旋前方肌在远端方向上产生的牵拉力(ir-cu,ir-ca)。

(图 3.70 和图 7.70)

(原图出自 G. Chiarugi 和 Bucciante,由 Piccin 人体解剖学院改编)

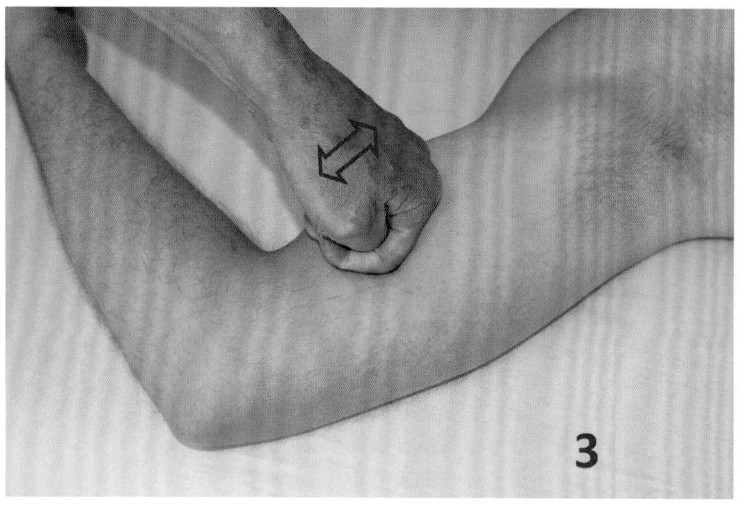

图 5.65 me-cu CC 的治疗

根据治疗计划和结合其他相关 CC,患者可以仰卧或俯卧。治疗师在内侧肌间隔进行手法操作,注意避免抵着肱骨按压尺神经。

向内-腕部的肌筋膜单元

me-ca

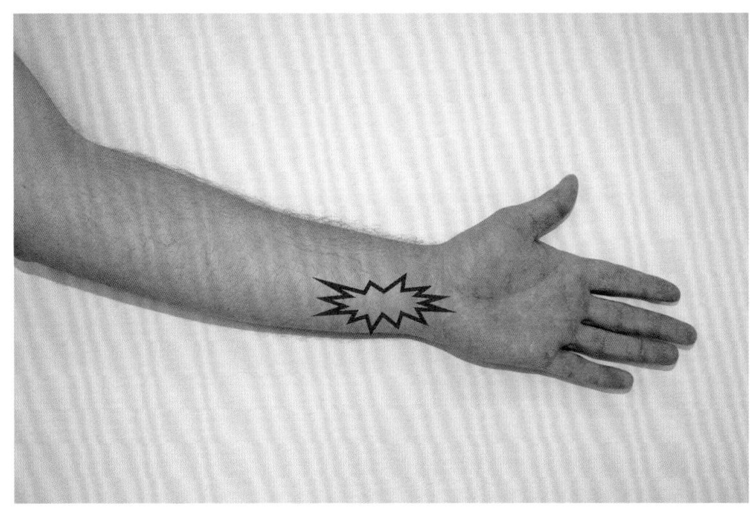

图 5.66　me-ca 肌筋膜单元的疼痛位置和感知中心(centre of perception, CP)

疼痛位于尺侧腕屈肌在豌豆骨的嵌入点上(起止点病)。

疼痛可能沿着尺侧腕屈肌肌腱放射(肌腱病)。

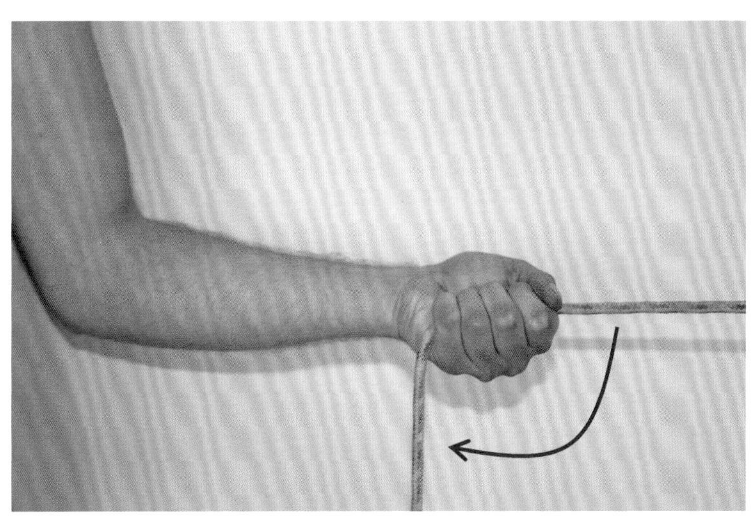

图 5.67　me-ca 肌筋膜单元疼痛动作(PaMo)

患者不能进行手腕用力的动作,尤其是涉及激活尺侧腕屈肌,如拉绳子。我们会告知读者(reader)这是疼痛抑制了肌肉收缩。

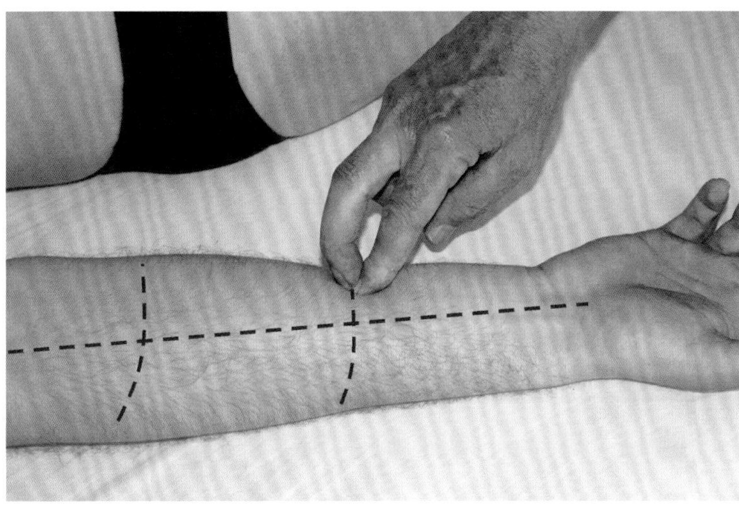

图 5.68　me-ca 协调中心(centre of coordination, CC)**的触诊检查**

在前臂中三分之一和远端三分之一(弧线)交界处进行 me-ca CC 点的触诊检查,沿着尺侧腕屈肌肌腱(垂线内侧)(HT 4)。

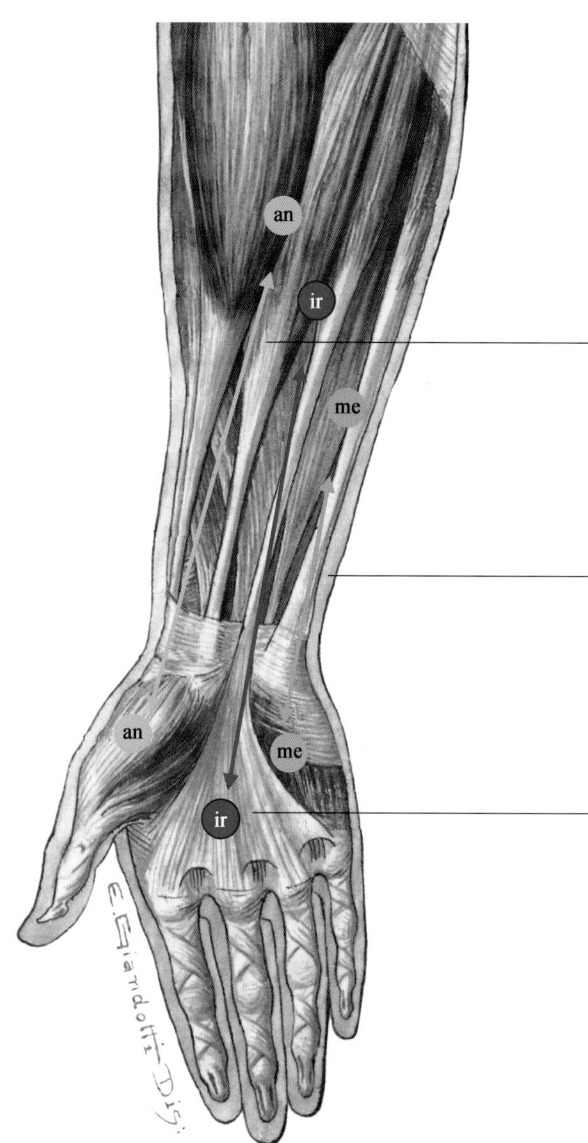

图 5.69 沿着肌筋膜序列链 CC 的对比触诊检查

鱼际筋膜受桡侧腕屈肌在近端的牵拉力和受拇短肌在远端方向上的牵拉力(an-ca,a-di)。

小鱼际筋膜的近端牵拉力是由尺侧腕屈肌产生的,而远端牵拉力是由掌短肌产生的(me-ca,me-di)。

掌腱膜受掌长肌在近端方向上的牵拉力和受蚓状肌在远端方向上的牵拉力(ir-ca,ir-di)。

(图 3.75 和图 7.75)

(细节、原图出自 G. Chiarugi 和 Bucciante,由 Piccin 人体解剖学院改编)

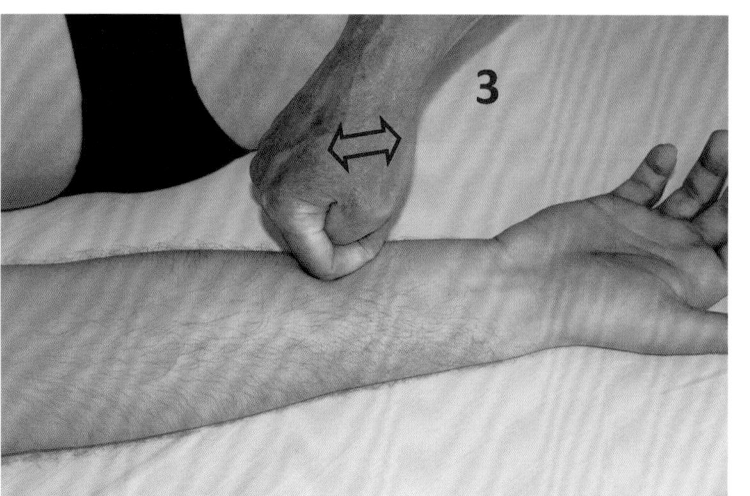

图 5.70 me-ca CC 的治疗

患者仰卧。

治疗师交替使用肘部和指节,以及左右手操作治疗该 CC。

向内-手部的肌筋膜单元

me-di

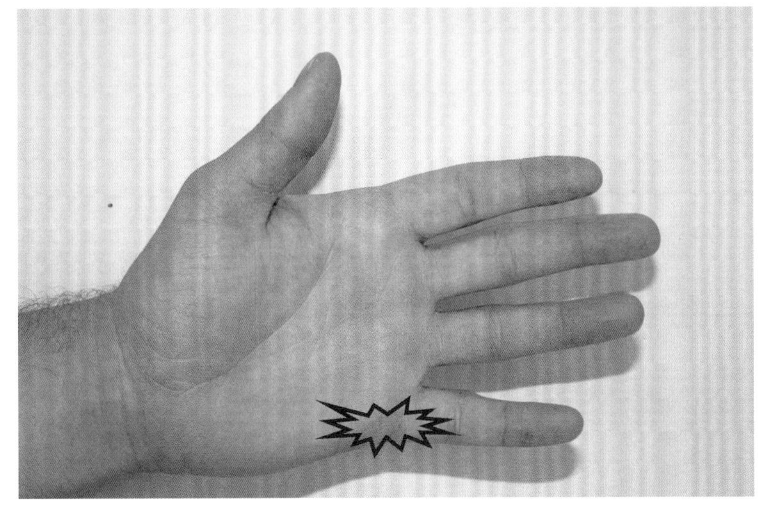

图 5.71　me-di 肌筋膜单元的疼痛位置和感知中心(centre of perception, CP)

疼痛位于第五掌骨区域,或者同一手指的指骨间关节。小指有这类型疼痛的患者常说“我才意识到了小指在手部姿势是多么的重要啊!”

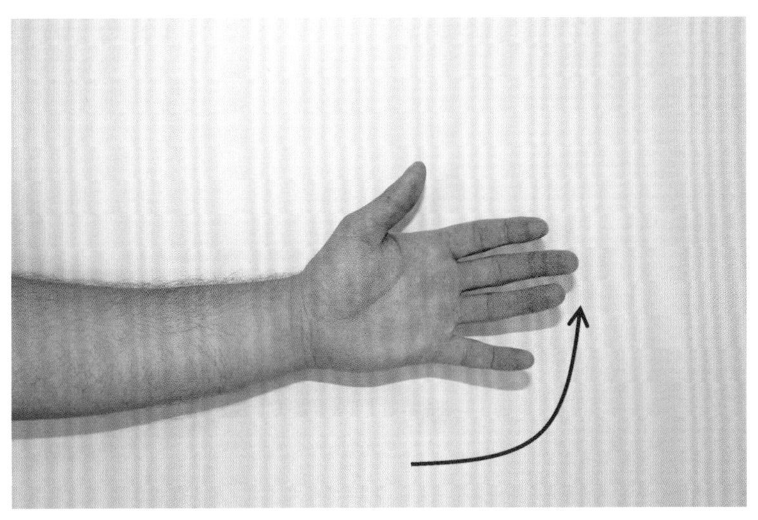

图 5.72　me-di 肌筋膜单元的疼痛动作(PaMo)

该肌筋膜单元出现张力性代偿阻碍了第五手指内收,或者引起第二和第四手指向中线靠拢时无力。

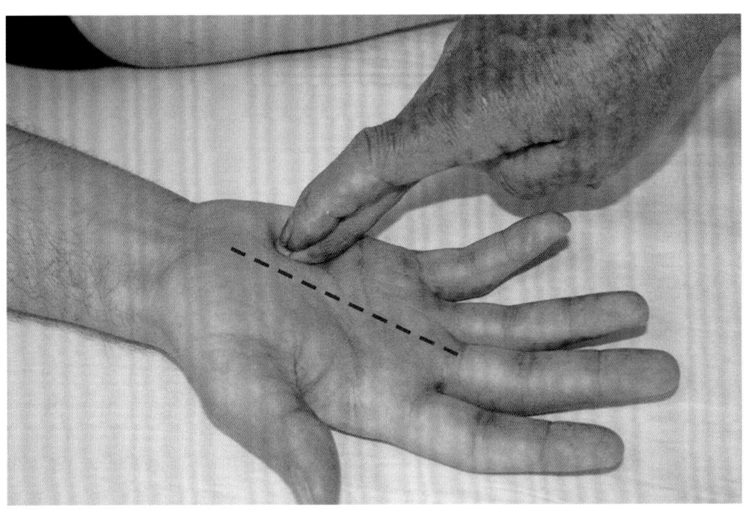

图 5.73　me-di 协调中心(centre of coordination,CC)的触诊检查

该 CC 在小鱼际筋膜上进行触诊检查,位于第五掌骨基底部(HT 8)。

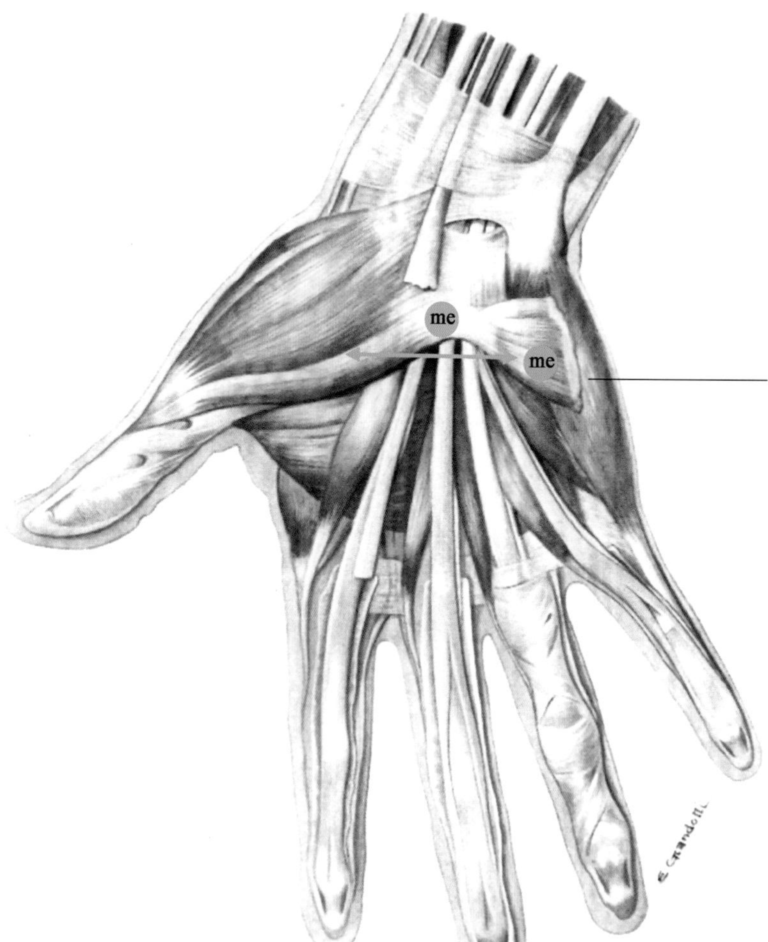

图 5.74 沿着肌筋膜序列链 CC 的对比触诊检查

掌短肌和小指短肌在腕横韧带尺侧嵌入。拇短屈肌起自同一韧带的桡侧。当拇指与小指对指时，腕横韧带和掌骨间肌筋膜同时参与手指向内运动?(me-di)。

(图 3.80 和图 7.80)

(原图出自 G. Chiarugi 和 Bucciante，由 Piccin 人体解剖学院改编)

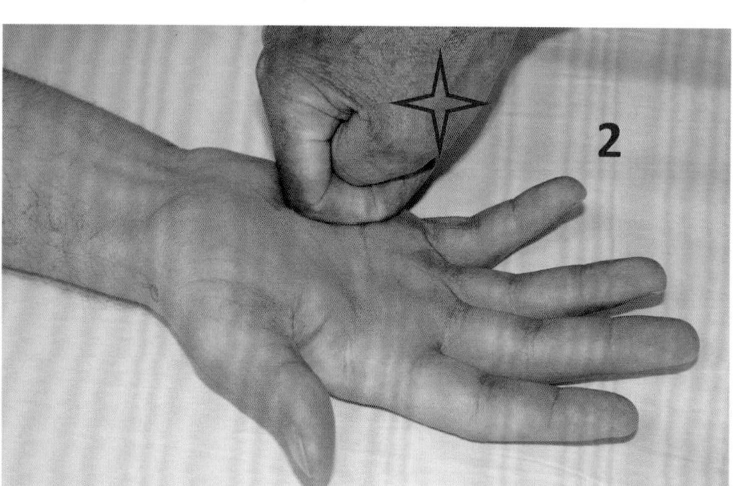

图 5.75 me-di CC 的治疗

患者仰卧。

治疗师用示指指节使 me-di CC 液态化，而另一手固定患者的手(治疗师固定手在这里没有呈现，是为了能够更清晰看清治疗手)。

向内运动序列链的治疗策略

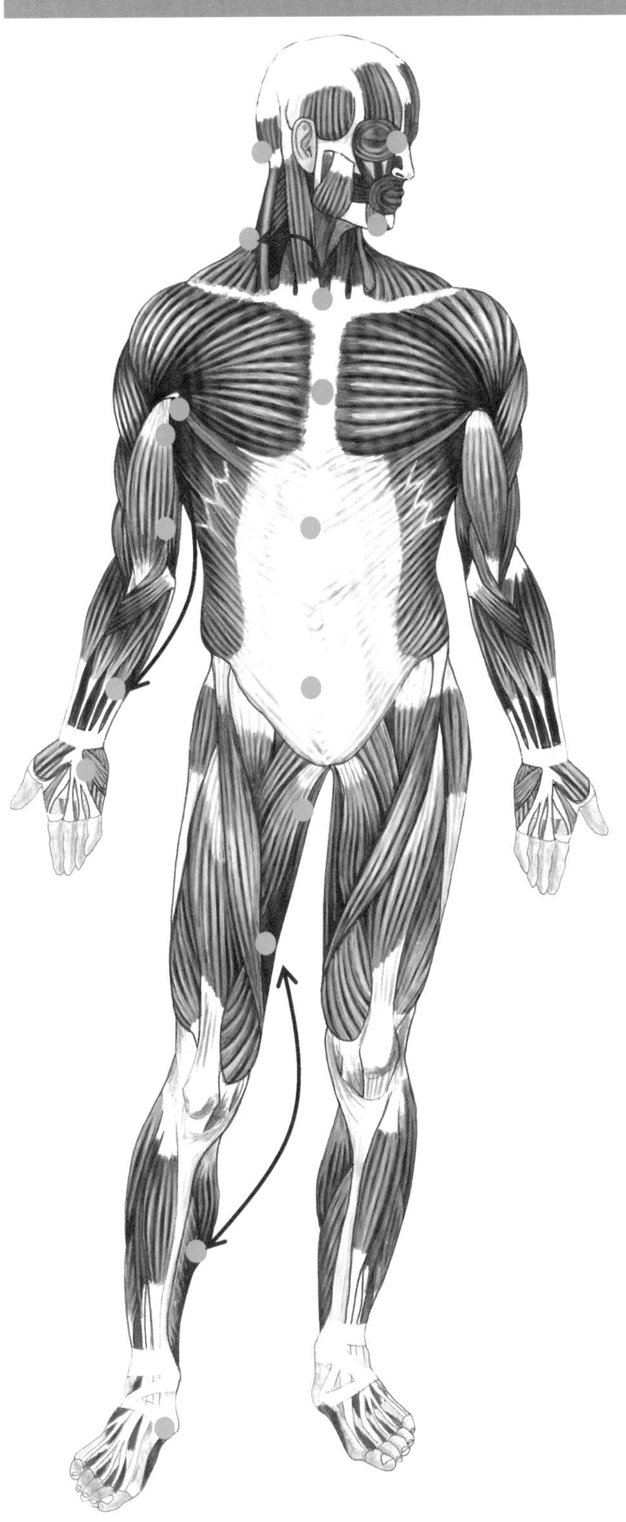

图 5.76　向内运动序列链

适　应　证

向内运动肌筋膜单元通过筋膜胶原纤维与其他部位筋膜相连，然而却不一定有相应的肌肉结构与之相连。

在躯干，向内运动肌筋膜单元没有相关联的肌肉：

- 在颈部，前侧的向内-颈部（medio-collum）CC 和后侧向内-颈部（medio-collum r）相互作用给向外运动肌肉提供颈椎垂直力线上的相关信息。
- 在胸部，腰部和骨盆节段，前侧的向内运动的 CC 和后侧向内运动的 CC 相互作用给所有附着在腹白线和棘上韧带上的肌肉提供垂直力线上的相关信息。

然而，四肢和头部向内运动的肌筋膜单元拥有它们相关联肌肉。

- 在上肢，喙肱肌（me-hu）的张力性失调会引起尺侧腕屈肌（me-ca）反向张力，某种程度上源自内侧肌间隔。
- 在下肢，大收肌筋膜（me-ge）的致密化会引起膝部内侧肌间隔和下肢深筋膜回缩，随之伴随着踝部向内运动肌群（me-ta）的激活。

根据运动张力性再平衡的观点，躯干向内运动的 CC 与四肢向内运动序列的失调极少相关。

（武俊英　张鹏 译，李思雨 校，王于领 审）

向外运动肌筋膜序列链

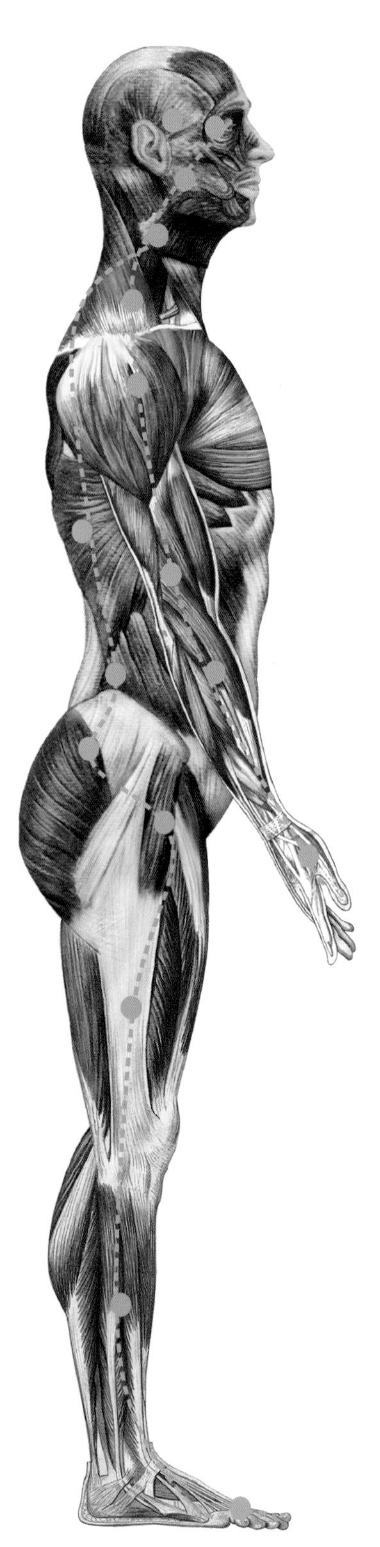

图 6. 1　外向运动的肌筋膜序列链

冠 状 面

该肌筋膜序列分布于人体不同节段的中线(或外侧),由以下肌筋膜单元组成:

躯干

向外-头部(latero-caput)1,2,3	la-cp 1,2,3
向外-颈部(latero-collum)	la-cl
向外-胸部(latero-thorax)	la-th
向外-腰部(latero-lumbi)	la-lu
向外-骨盆(latero-pelvis)	la-pv

上肢

向外-肩胛(latero-scapula)	la-sc
向外-肱骨(latero-humerus)	la-hu
向外-肘部(latero-cubitus)	la-cu
向外-腕部(latero-carpus)	la-ca
向外-手指(latero-digiti)	la-di

下肢

向外-髋部(latero-coxa)	la-cx
向外-膝部(latero-genu)	la-ge
向外-踝部(latero-talus)	la-ta
向外-足部(latero-pes)	la-pe

向外-头部 1 的肌筋膜单元

la-cp 1

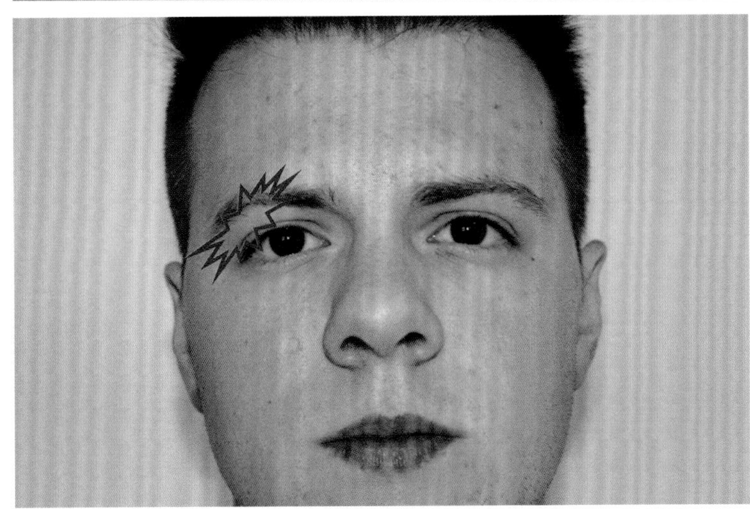

图 6.2　la-cp 1 肌筋膜单元疼痛部位和感知中心（CP 点）

眼睛出现莫名的疼痛。斜视时眼睛不协调。流泪、复发性结膜炎。

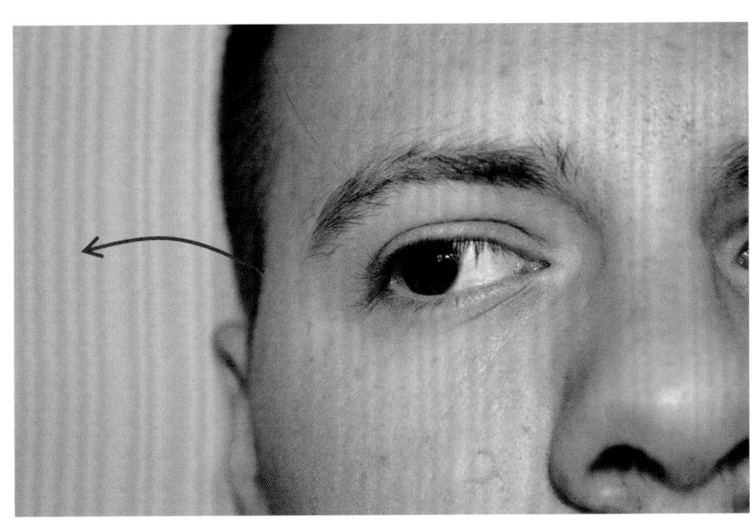

图 6.3　la-cp 1 肌筋膜单元的动作验证（PaMo）

该肌筋膜单元张力性代偿引起视觉聚焦较差。患者主诉向侧看时复视。

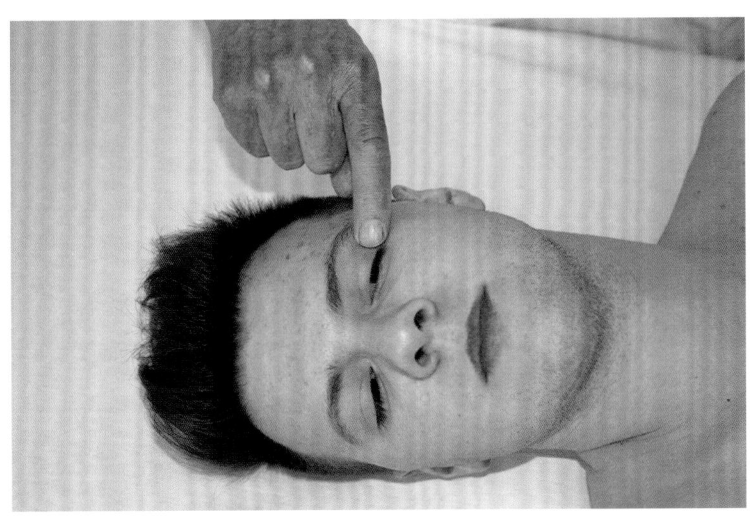

图 6.4　la-cp 1 协调中心（CC 点）的触诊验证

在眼窝外侧边缘进行触诊检查，即目外眦附近（GB 1）。

进行双侧触诊，因为对侧直肌的筋膜也可能出现致密化。

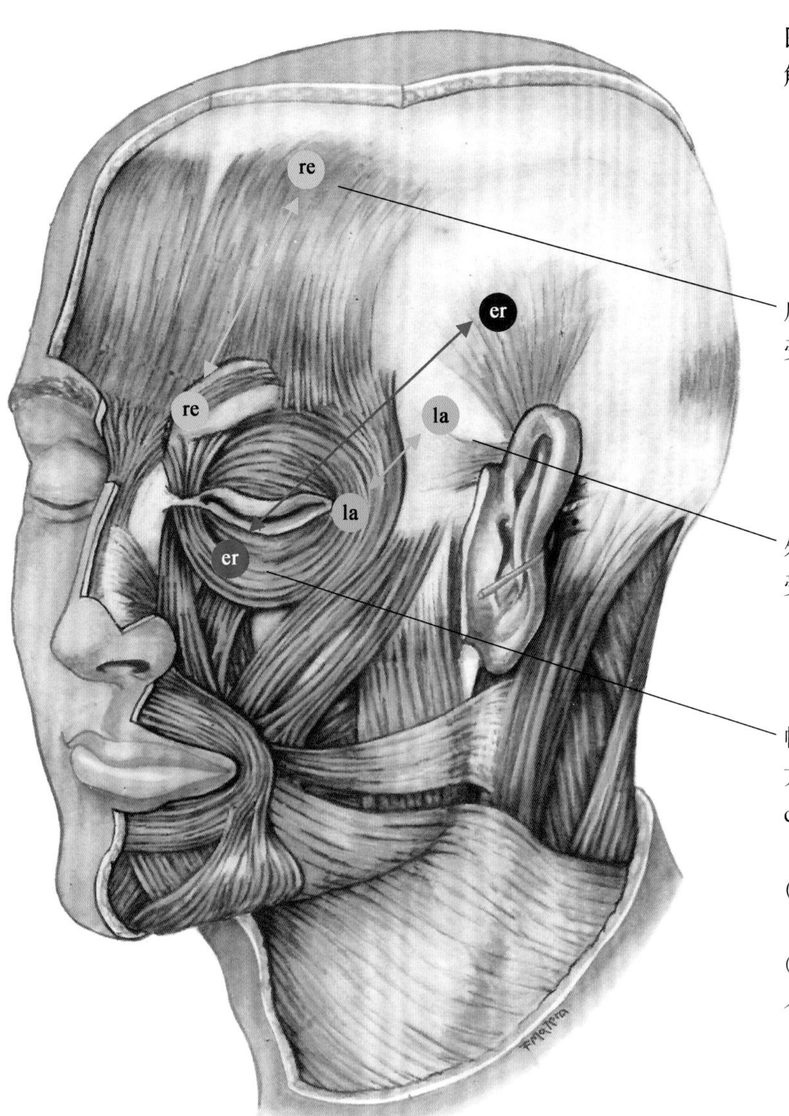

图 6.5　沿着肌筋膜序列 CC 点的对比触诊

后侧方向上受额肌的牵拉,前侧方向上受眼轮匝肌和皱眉肌的牵拉(re-cp1-2)。

外侧方向上受颞肌的牵拉,内侧方向上受到外直肌的牵拉(la-cp 1-2)。

帽状腱膜斜向方向上受耳上肌牵拉,反方向上受下斜肌和眼轮匝肌的牵拉(er-cp 1-2)。

(图 4.5 和图 8.5)

(原图出自 G. Chiarugi & L. Bucciante,由 Piccin 人体解剖学院改编)

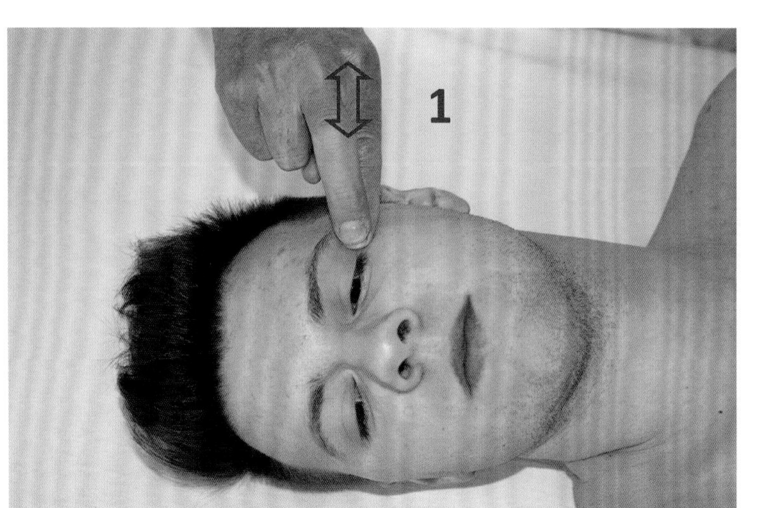

图 6.6　la-cp 1　CC 点的治疗

患者仰卧。

治疗师可以站在患者头侧或旁侧,在外侧施加一个轻摩擦力,如图箭头所示。在这个点上按压应该非常轻(1)。

向外-头部 2 的肌筋膜单元

la-cp 2

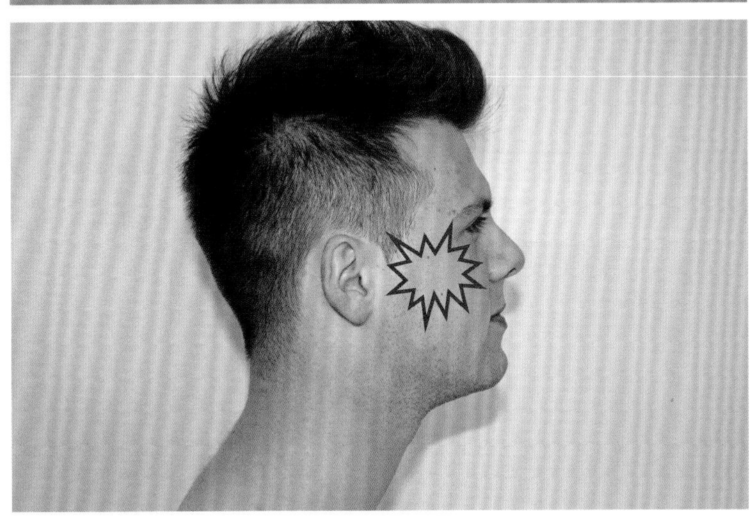

图 6.7　la-cp 2 肌筋膜单元的疼痛部位和感知中心(CP 点)

上颌或牙痛、三叉神经痛、单侧头痛(偏头痛)。面瘫、眼睛瘙痒。

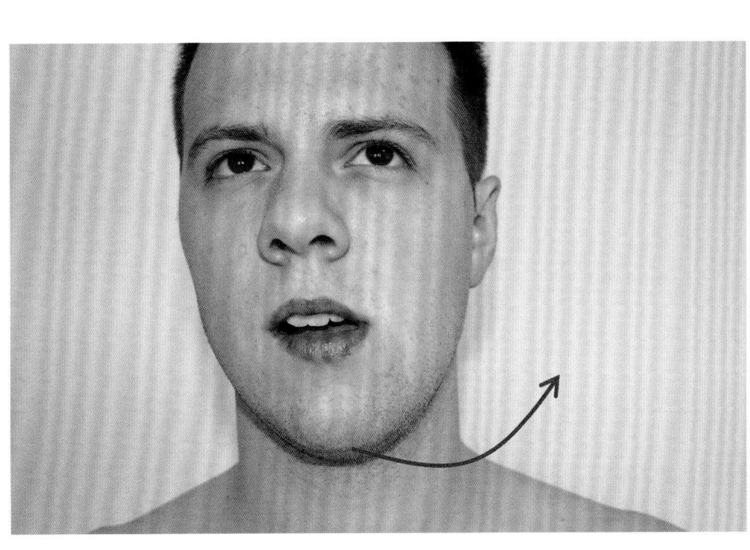

图 6.8　la-cp 2 肌筋膜单元的动作验证(PaMo)

该肌筋膜单元张力性代偿引起下颌向外侧偏移,可以看见或明显听见来自颞下颌关节的响声(例如咔哒声,机械声,磨牙声)。

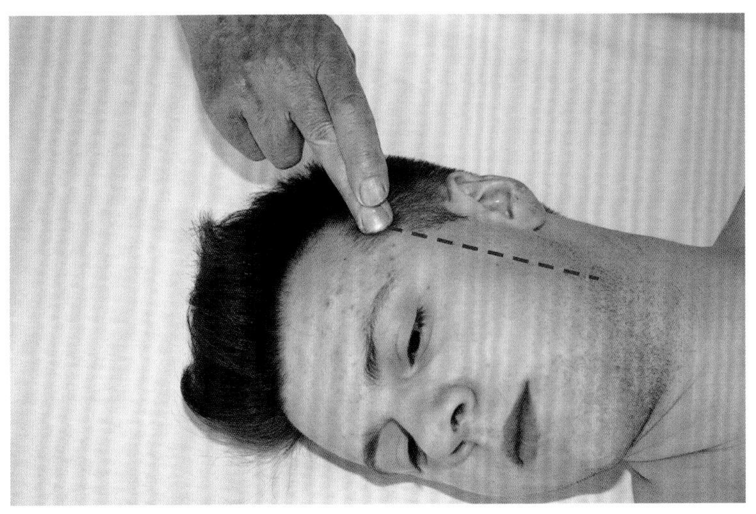

图 6.9　la-cp 2 协调中心(CC 点)的触诊验证

在颞肌中心开始该 CC 点触诊检查,为了确认这个点,让患者咬紧牙;该 CC 点位于颞肌肌腹上(ST 8)。

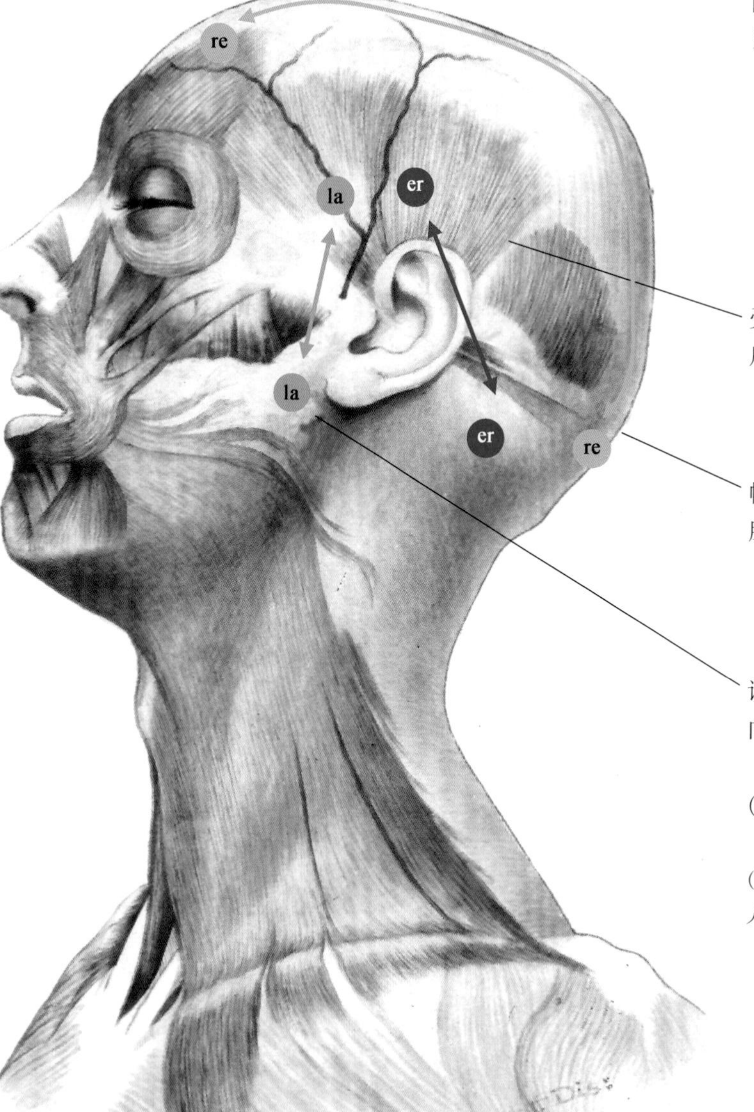

图 6.10　沿着肌筋膜序列 CC 点的对比触诊

受耳上肌向上的牵拉以及受耳后肌向后的牵拉(er-cp 2-3)。

帽状腱膜受额肌前方的牵拉以及受枕肌后方的牵拉(re-cp 2-3)。

该深筋膜受颞肌向上的牵拉以及咬肌向下的牵拉(la-cp 2-3)。

(图 4.10 和图 8.10)

(原图出自 G. Chiarugi & L. Bucciante,由 Piccin 人体解剖学院改编)

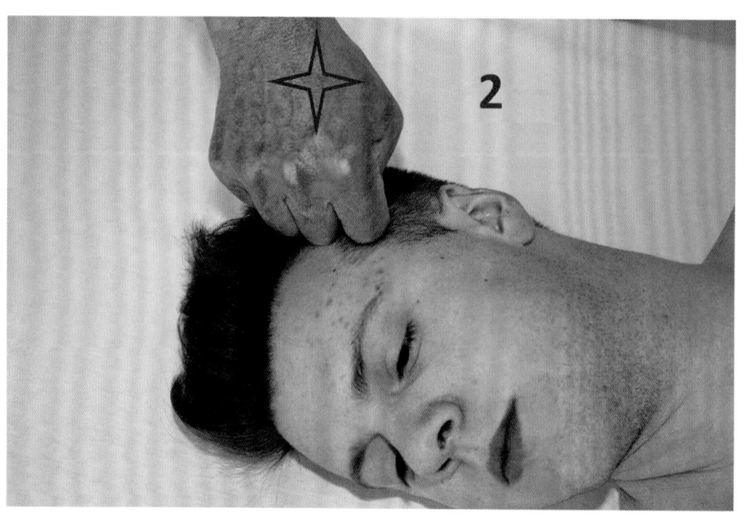

图 6.11　la-cp 2 CC 点的治疗

患者仰卧,头旋转到对侧。治疗师可以站在患者头侧或旁侧,触诊检查找到点施加摩擦。

根据治疗师指节感受组织阻力决定摩擦的方向。对于神经痛的患者,治疗师应该用最小的压力。

向外-头部 3 的肌筋膜单元

la-cp 3

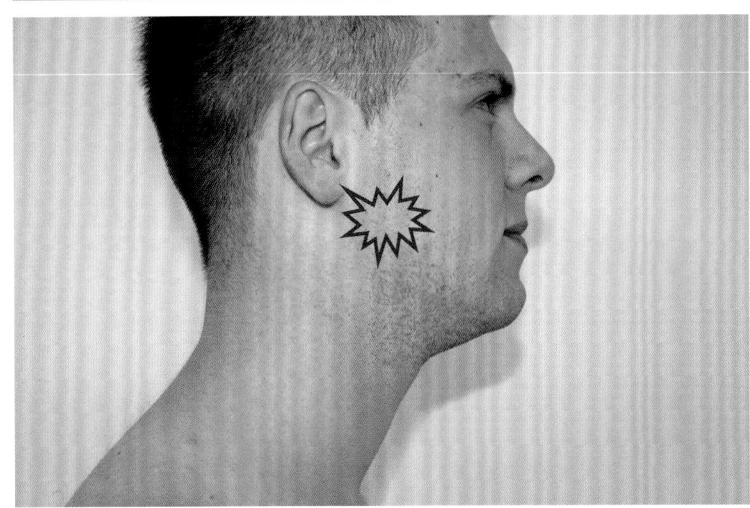

图 6.12　la-cp 3 肌筋膜单元疼痛部位和感知中心(CP 点)

疼痛位于颞下颌关节处,尤其是咀嚼时。其他的症状包括颞下颌关节弹响,颞下颌关节关节盘脱位和三叉神经痛。

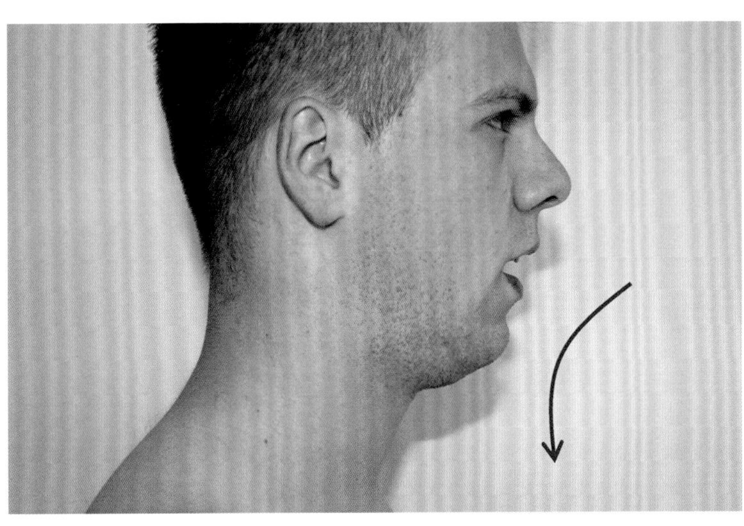

图 6.13　la-cp 3 肌筋膜单元的动作验证(PaMo)

当患者张嘴时,下颌骨向一侧偏移,张口常常受限。患者可能会有面部肿胀的感觉,也会有流涎的问题。

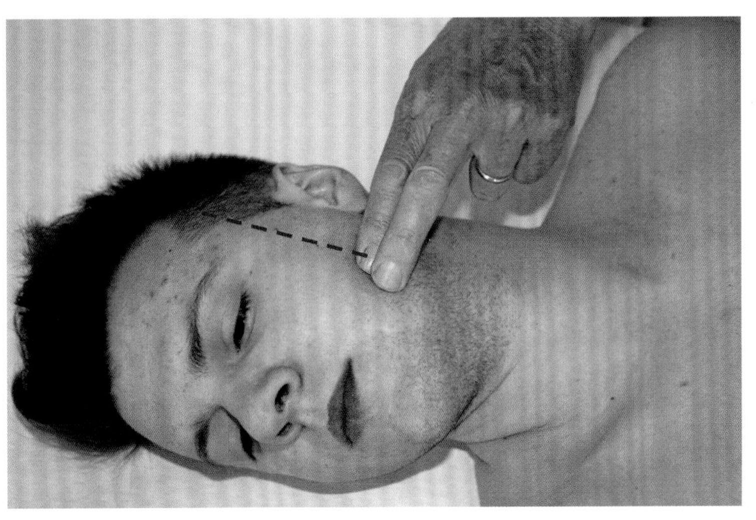

图 6.14　la-cp 3 协调中心(CC 点)的触诊验证

在咬肌肌腹上进行该 CC 点的触诊检查,和 la-cp 2 在同一直线上(红色虚线)(ST 6)。

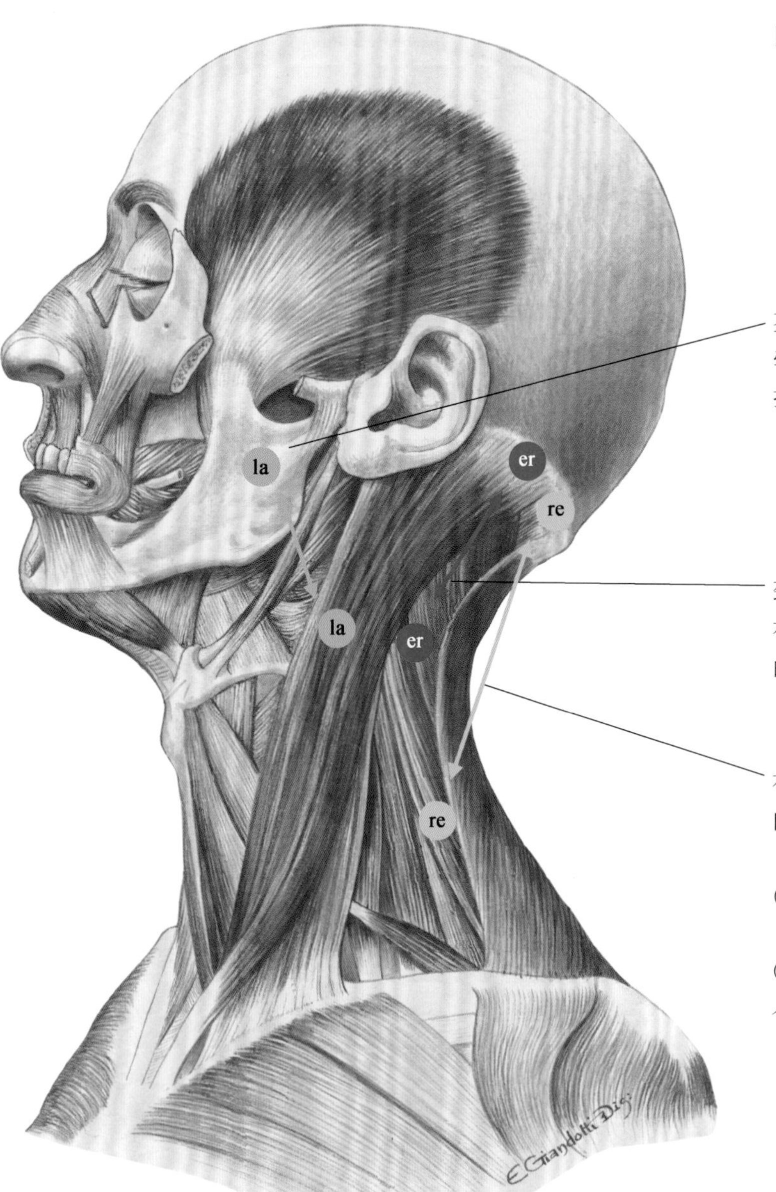

图 6.15 沿着肌筋膜序列 CC 点的对比触诊

茎突下颌韧带在头端方向上受咬肌的牵拉，在尾端方向上受胸锁乳突肌的牵拉（la-cp 3，la-cl）。

颈部筋膜在头端方向上受耳肌的牵拉，在尾端方向上受斜角肌和胸锁乳突肌的牵拉（er-cp 3，er-cl）。

在头端方向上受枕肌的牵拉，在尾端方向上受竖脊肌的牵拉（re-cp 3，re-cl）。

（图 4.15 和图 8.15）

（原图出自 G. Chiarugi & L. Bucciante，由 Piccin 人体解剖学院改编）

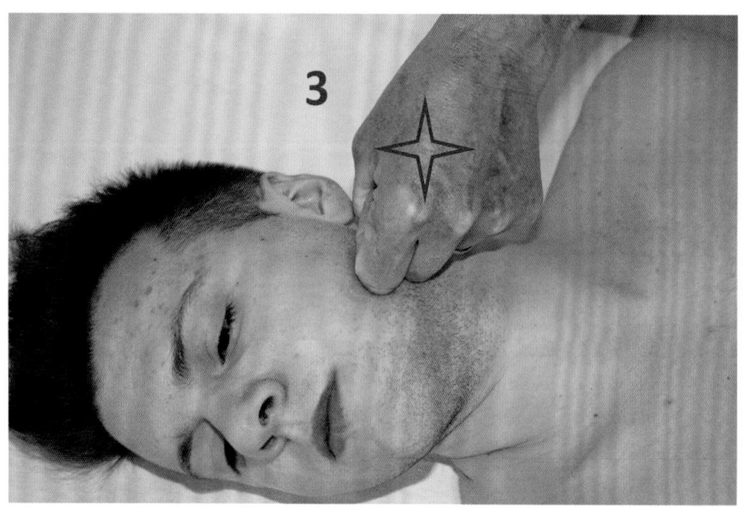

图 6.16 la-cp 3 CC 点的治疗

患者仰卧。

治疗师可以站在患者头侧或侧旁，在咬肌中心的腮腺位置，咬肌筋膜上施加摩擦力。建议用柔和的压力（3）。

向外-颈部的肌筋膜单元

la-cl

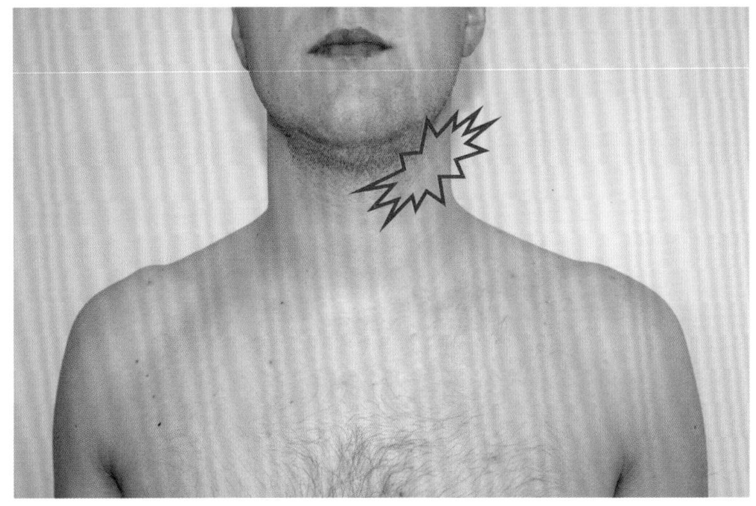

图 6.17　la-cl 肌筋膜单元的疼痛部位和感知中心(CP 点)

有时疼痛位于面部,有时则位于耳后或耳内。颈部疼痛(颈椎痛)。

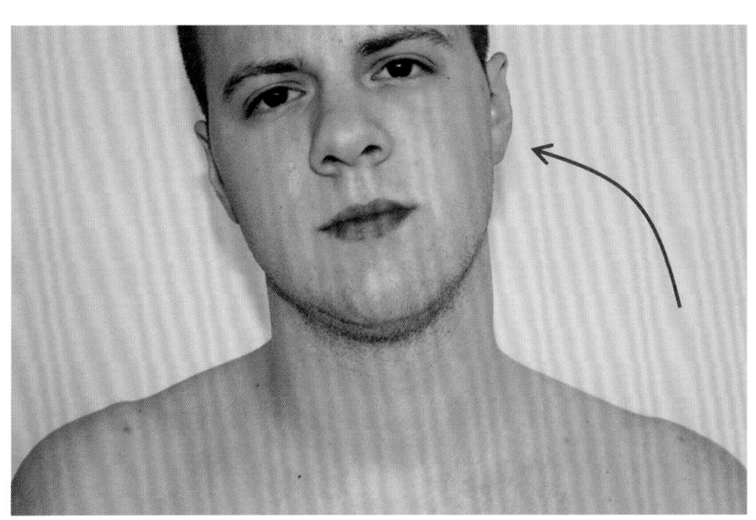

图 6.18　la-cl 肌筋膜单元的动作验证(PaMo)

该肌筋膜单元的张力性代偿促使颈部侧屈。由于这个动作通常不单独进行,患者通常自述只有颈部和头部疼痛。可能同时存在吞咽困难。

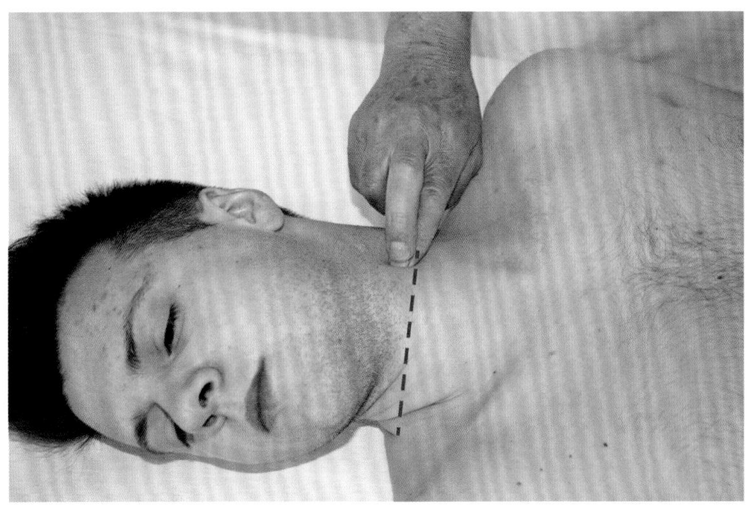

图 6.19　la-cl 协调中心(CC 点)的触诊验证

在胸锁乳突肌两个头之间进行触诊检查。在甲状软骨水平(图示红色虚线)(IC 18)。

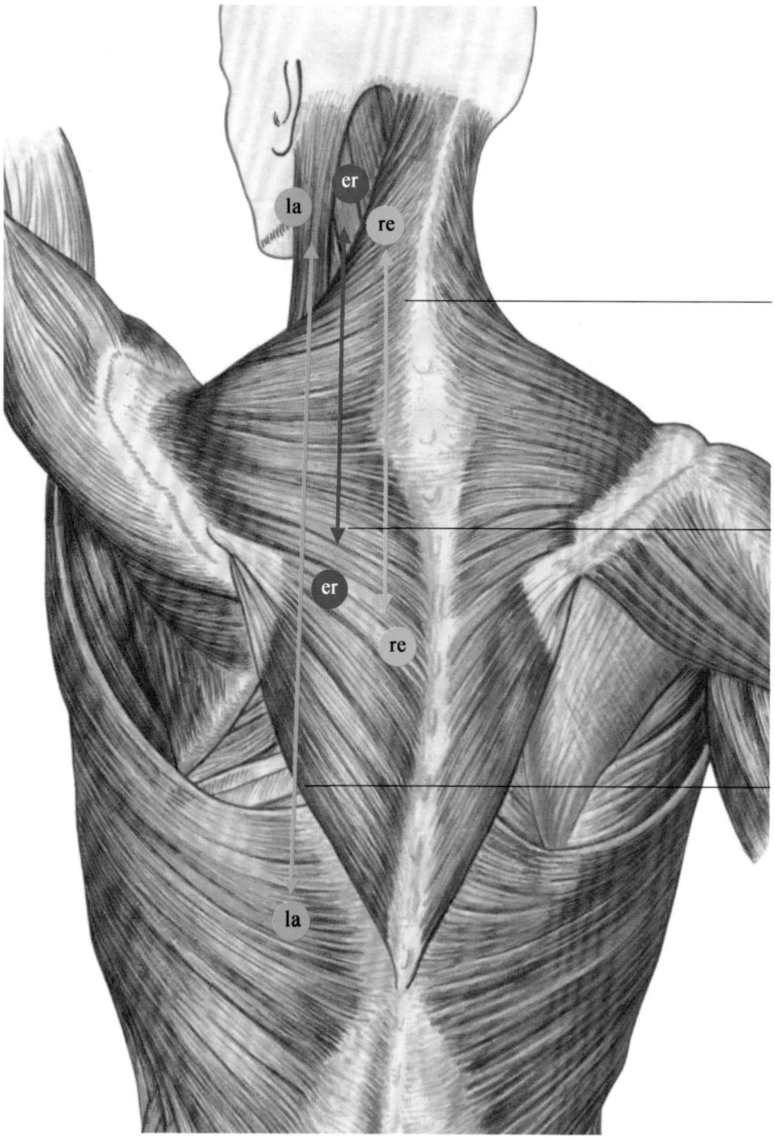

图 6.20　沿着肌筋膜序列 CC 点的对比触诊检查

该深筋膜在头端方向上受头半棘肌的

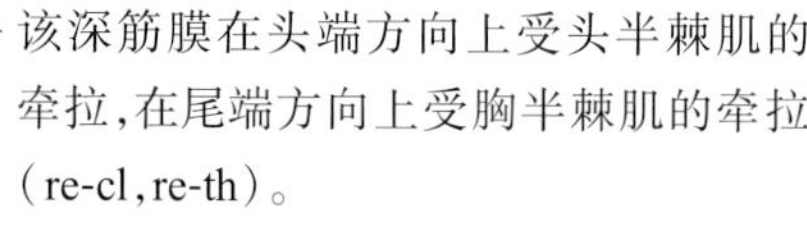

牵拉,在尾端方向上受胸半棘肌的牵拉(re-cl,re-th)。

该筋膜中层在头端方向上受头夹肌的牵拉,在尾端方向上受颈夹肌和后锯肌的牵拉(er-cl,er-th)。

外侧筋膜在头端方向上受头后大直肌和头后小直肌的牵拉,而胸髂肋产生在尾端方向上的牵拉(la-cl,la-th)。

(图 4.20 和图 8.20)

(原图出自 G. Chiarugi & L. Bucciante,由 Piccin 人体解剖学院改编)

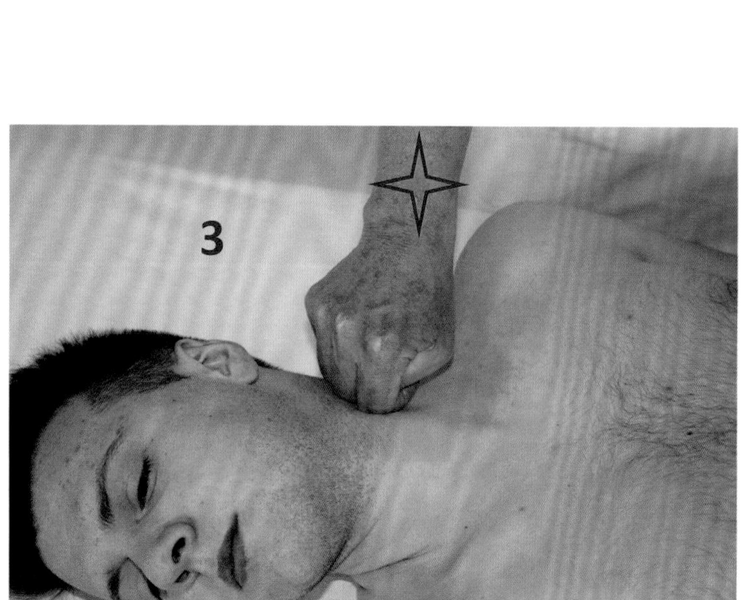

图 6.21　la-cl　CC 点的治疗

患者仰卧,头轻微转向一侧。

治疗师指节置于锁骨和胸锁乳突肌胸骨束之间,如同手中拿着凿子,抵着致密点进行摩擦。这里只能使用柔和的力,因为供应大脑血液的重要血管从胸锁乳突肌下经过。

向外-胸部的肌筋膜单元

la-th

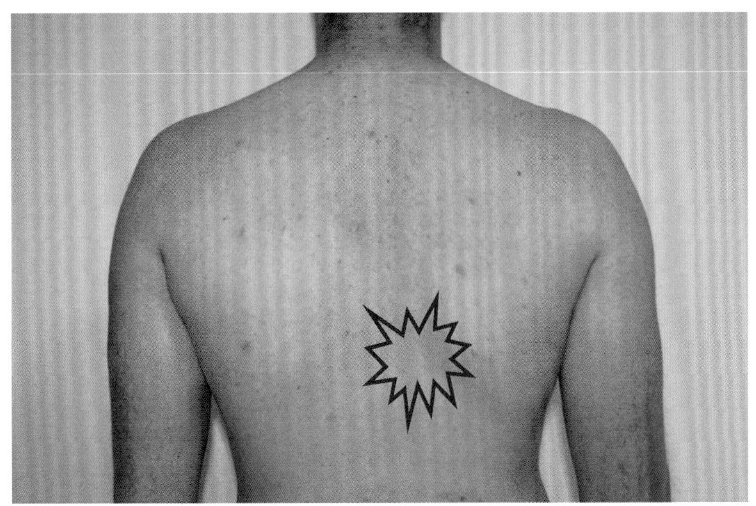

图 6.22　la-th 肌筋膜单元的疼痛部位和感知中心(CP 点)
疼痛位于胸壁后外侧。单侧或者双侧，可能是持续的或者是偶发的。

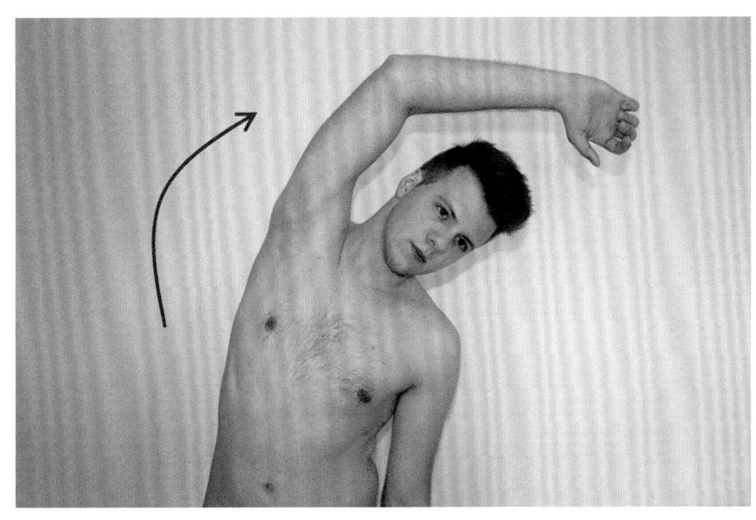

图 6.23　la-th 肌筋膜单元的动作验证(PaMo)
通常，咳嗽或者牵伸髂肋肌姿势，如侧屈或者侧卧时胸部疼痛加重。

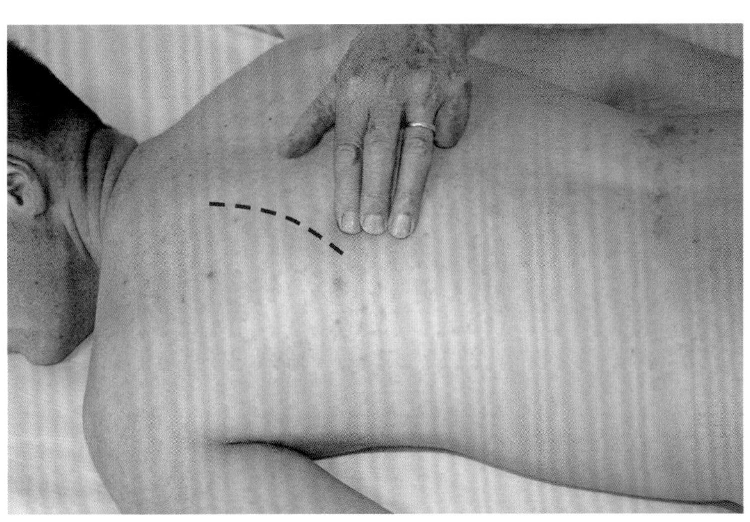

图 6.24　la-th 协调中心(CC 点)的触诊验证
用中间三个手指指尖或指节进行触诊检查，从肩胛下角开始，这个 CC 点位于髂肋肌在肋骨的嵌入点上(BL 48，BL 49d)。

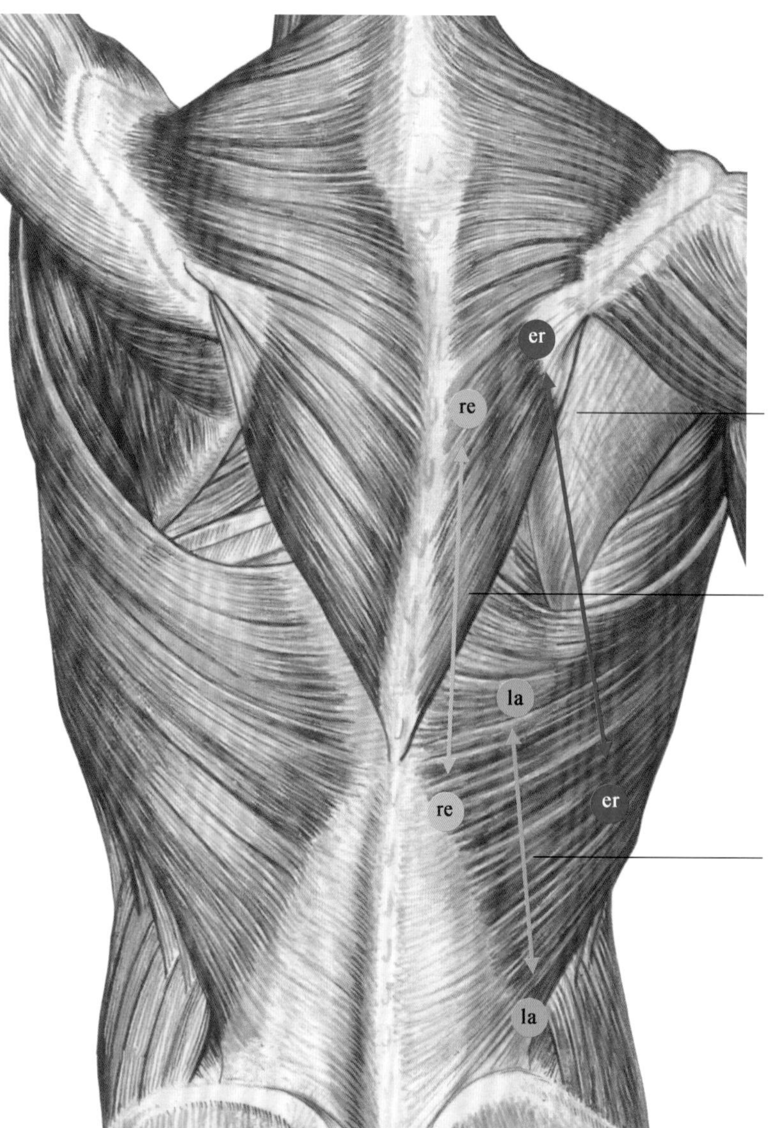

图 6.25 沿着肌筋膜序列 CC 点的对比触诊检查

锯肌筋膜在头端方向上受后上锯肌的牵拉，受后下锯肌在尾端方向上的牵拉（er-th，er-lu）。

该深筋膜在头端方向上受颈棘肌的牵拉，在尾端方向上受棘肌的牵拉（re-th，re-lu）。

胸腰筋膜外侧部在头端方向上受髂肋肌的牵拉，在尾端方向上受腰方肌的牵拉（la-th，la-lu）。

（图 4.25 和图 8.25）

（原图出自 G. Chiarugi & L. Bucciante，由 Piccin 人体解剖学院改编）

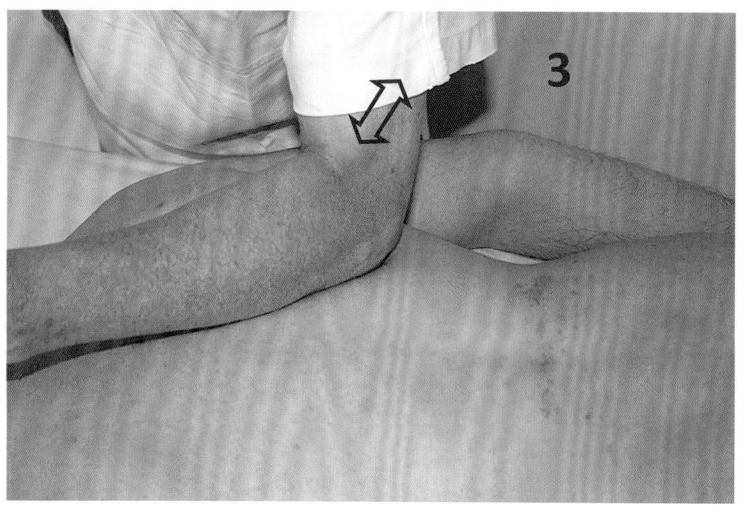

图 6.26 la-th CC 点的治疗

患者俯卧，手臂伸展置于体侧。

治疗师使用肘部，在髂肋胸肌插入肋骨和胸腰筋膜室处施加摩擦。

这里的筋膜层非常薄，因此，只能施加柔和的压力。

向外-腰部的肌筋膜单元

la-lu

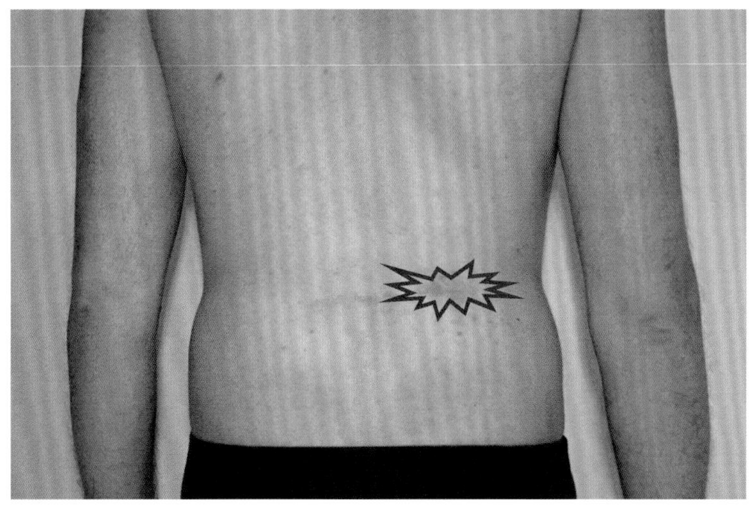

图 6.27　la-lu 肌筋膜单元的疼痛部位和感知中心(CP 点)

如果两侧 la-lu 肌筋膜单元都致密化,疼痛会出现在整个腰骶区域。

如果一侧 la-lu 肌筋膜单元致密化,疼痛会出现在一侧。

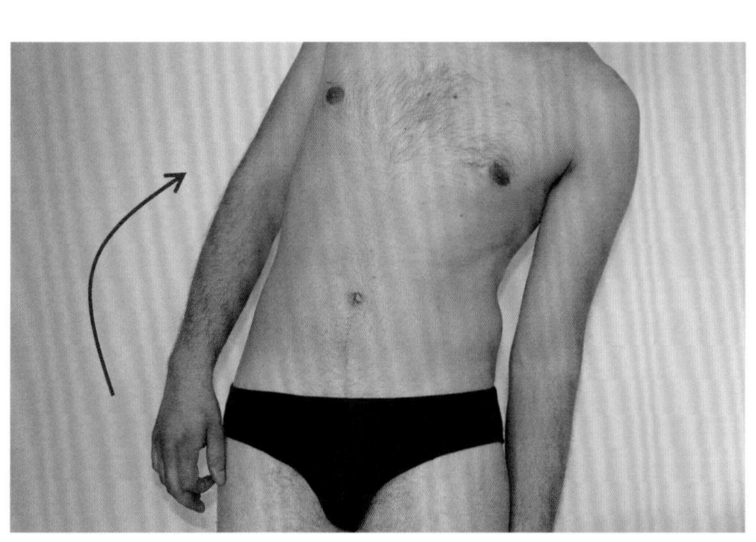

图 6.28　la-lu 肌筋膜单元的动作验证(PaMo)

当筋膜延长或缩短时,mf 单位的张力性代偿就会出现。当病人在夜间侧睡时,疼痛最明显。

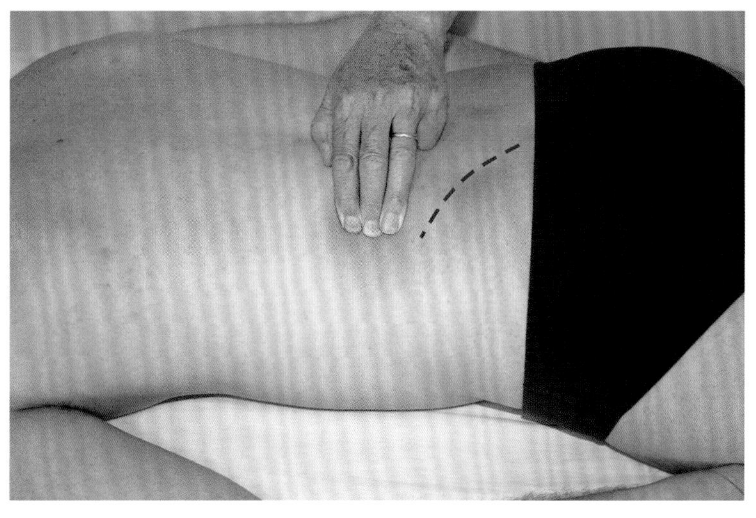

图 6.29　la-lu 协调中心(CC 点)的触诊检查

为了同时进行 la-lu、re-lu 和 er-lu 的对比触诊,患者俯卧进行 la-lu(BL 52)CC 点的触诊检查。

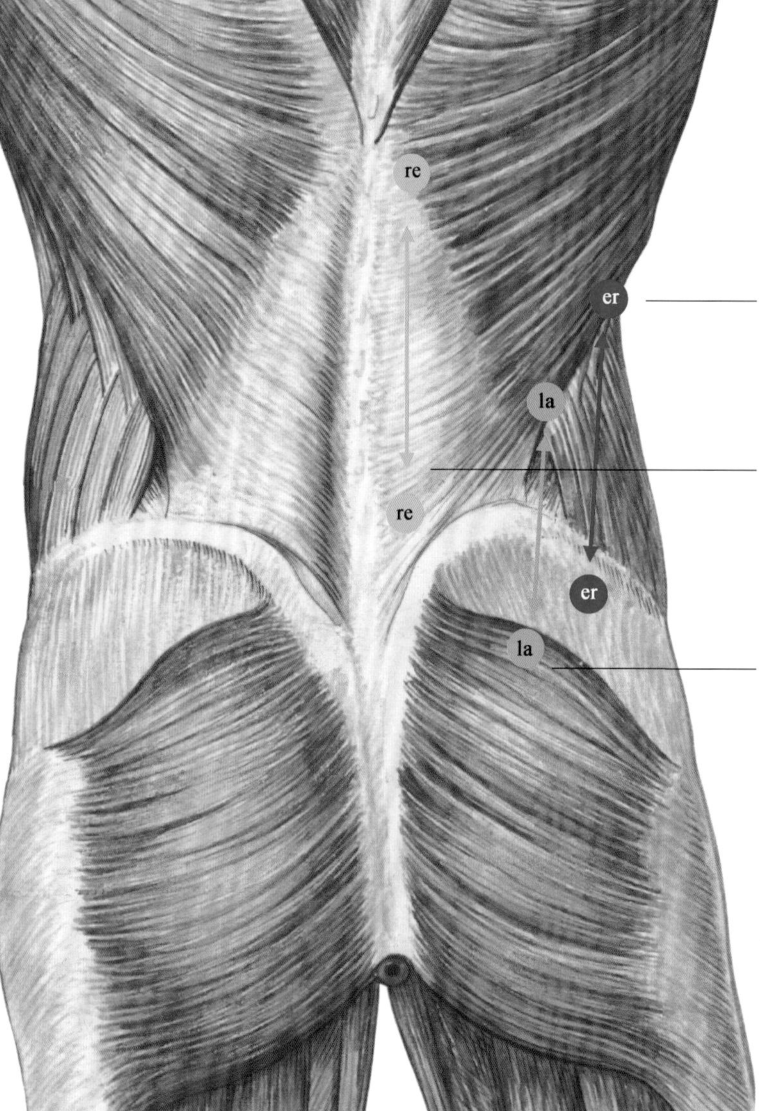

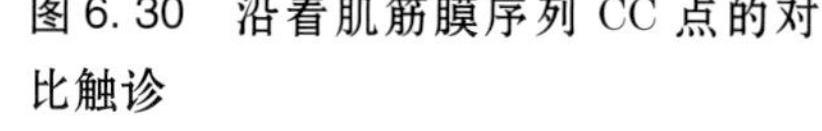
图 6.30 沿着肌筋膜序列 CC 点的对比触诊

在头端方向上受内斜肌的牵拉，在尾端方向上受臀中肌的牵拉（er-lu，er-pv）。

胸腰筋膜受骶棘肌在头端方向上和尾端方向上的牵拉（re-lu，re-pv）。

外侧胸腰筋膜在头端方向上受腰方肌的牵拉，在尾端方向上受臀大肌的牵拉（la-lu，la-pv）。

（图 4.30 和图 8.30）

（原图出自 G. Chiarugi & L. Bucciante，由 Piccin 人体解剖学院改编）

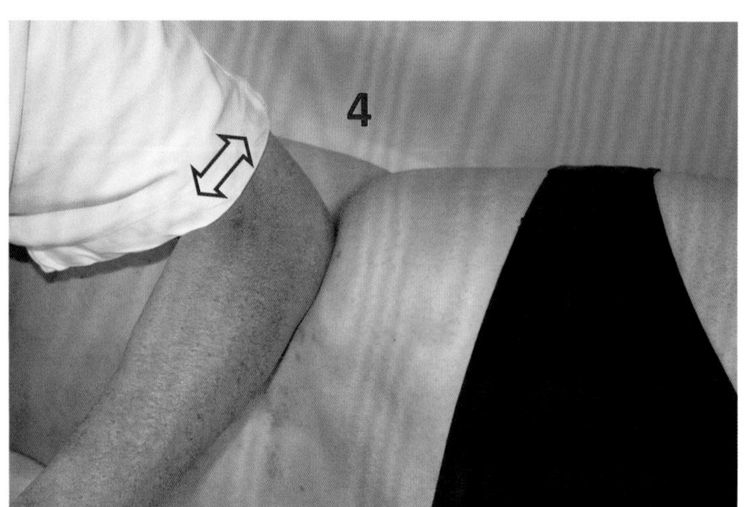

图 6.31 la-lu CC 点的治疗

病人侧躺，上肢举过头顶。

治疗师把他们的肘部放在腰方肌筋膜上，在髂嵴的方向。

因为腰方肌位置较深，所以应该在这里施加强大的压力。

操作在肋骨和髂嵴之间进行，因此，只能进行横向治疗（箭头所示）。

向外-骨盆的肌筋膜单元

la-pv

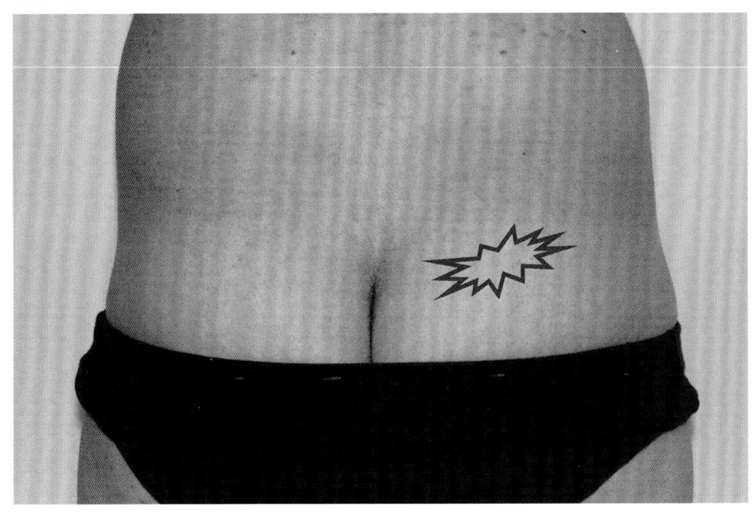

图 6.32　la-pv 肌筋膜单元的疼痛部位和感知中心(CP 点)

疼痛位于臀大肌中心,伴随髂胫束或骶髂韧带的牵涉痛。

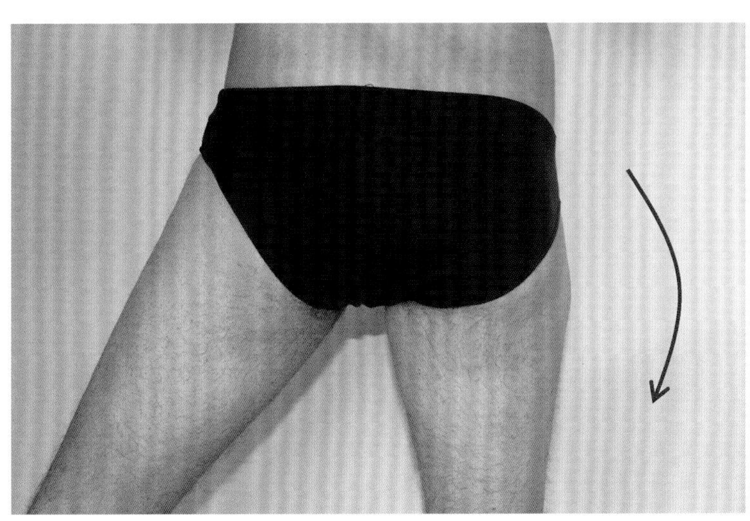

图 6.33　la-pv 肌筋膜单元的动作验证(PaMo)

当负重以及患者在车上或在沙发上久坐时,臀大肌筋膜出现僵硬。

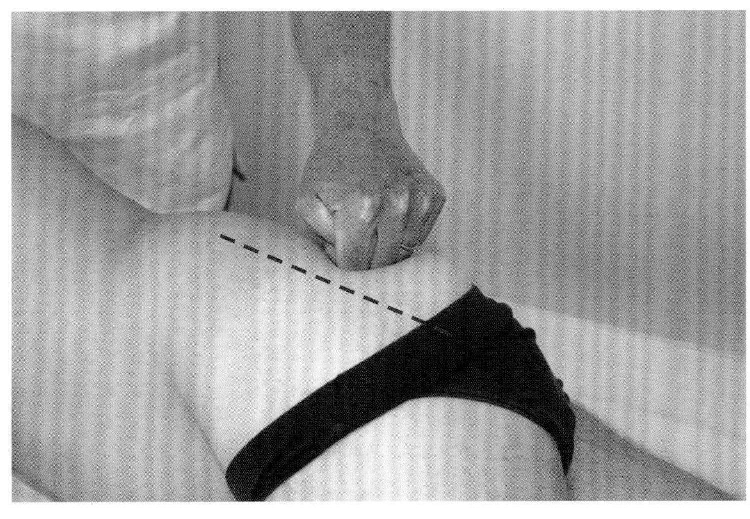

图 6.34　la-pv 协调中心(CC 点)的触诊验证

患者侧卧可以更好地进行该 CC 点的触诊,因为这个姿势更容易与 la-lu 和 er-pv 进行对比触诊。

la-pv CC 点位于臀大肌上方边缘上(BL 54)。

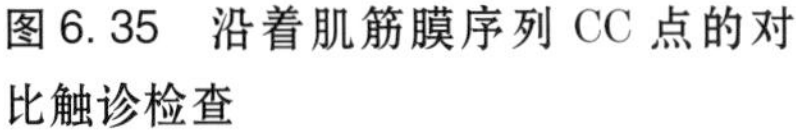
图 6.35　沿着肌筋膜序列 CC 点的对比触诊检查

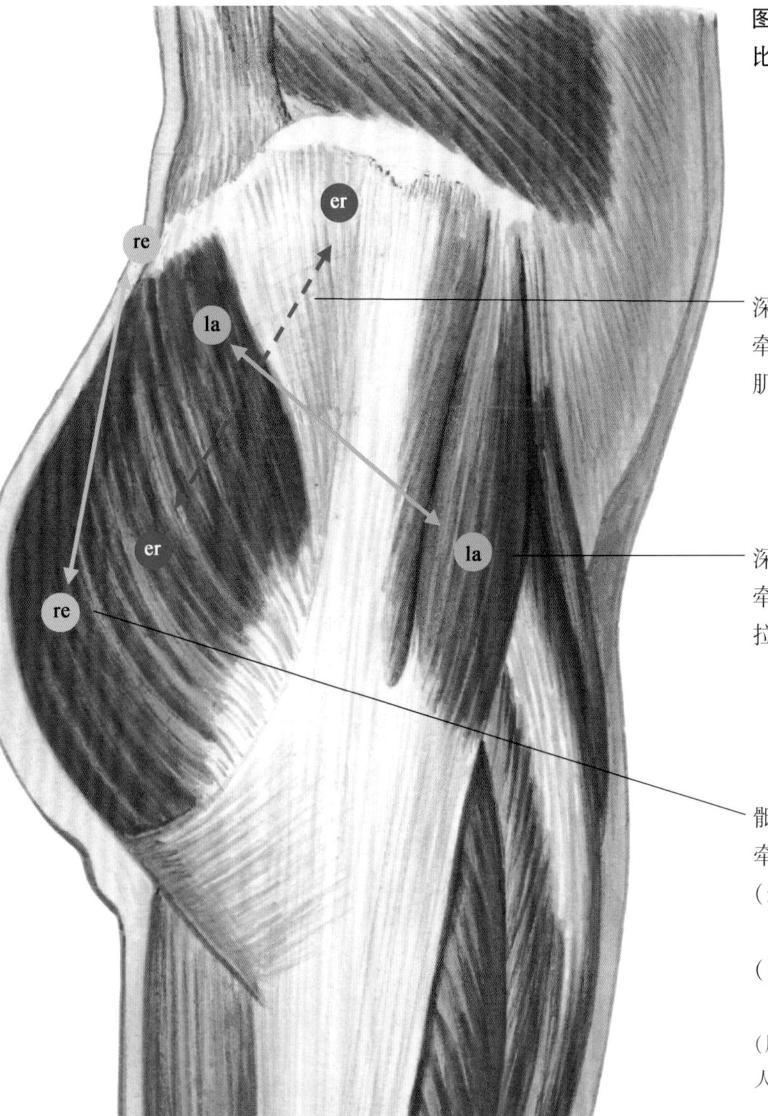

深筋膜中层在头端方向上受臀中肌的牵拉，在尾端方向上受梨状肌和上孖肌、下孖肌的牵拉（er-pv，er-cx）。

深筋膜浅层在头端方向上受臀大肌的牵拉，在远端方向上受阔筋膜张肌的牵拉（la-pv，la-cx）。

骶结节韧带在头端方向上受骶棘肌的牵拉，在远端方向上受臀大肌的牵拉（re-pv，re-cx）。

（图 4.35 和图 8.35）

（原图出自 G. Chiarugi & L. Bucciante，由 Piccin 人体解剖学院改编）

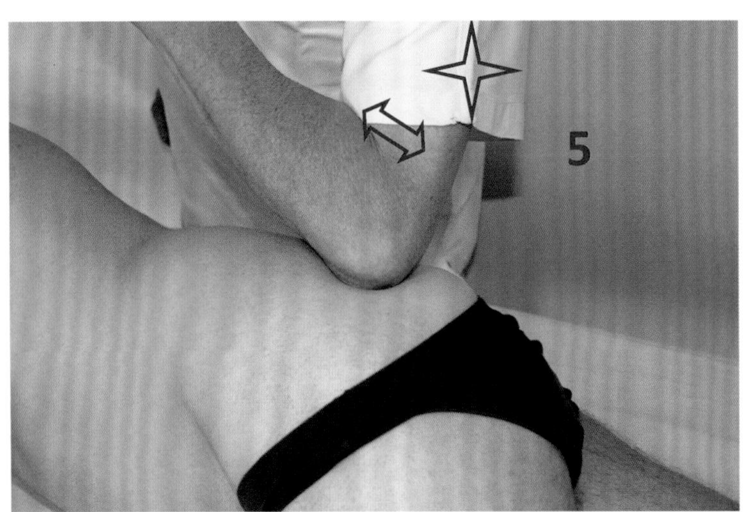

图 6.36　la-pv CC 点的治疗
患者侧卧，治疗师站在患者后侧，在常常收缩的臀大肌上的点施加摩擦。
按压要非常重，尤其是健壮的患者。根据肌肉纤维走向先进行横向手法操作，然后逐渐向各个方向进行探查。

向外-髋部的肌筋膜单元

la-cx

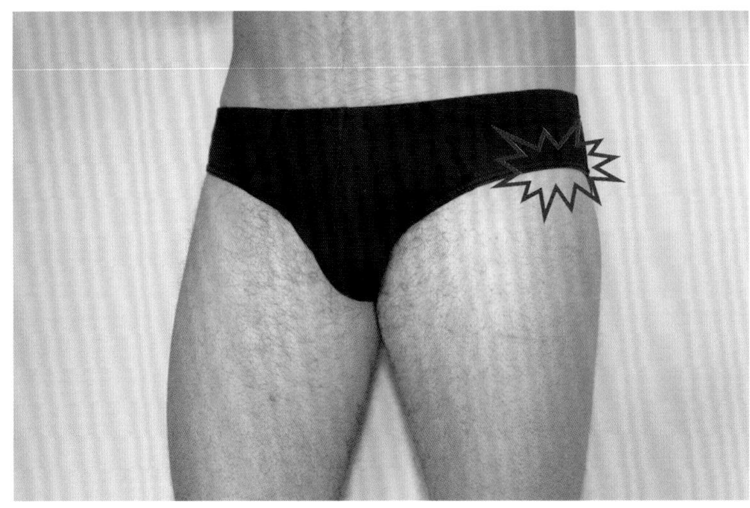

图 6.37　la-cx 肌筋膜单元的疼痛部位和感知中心(CP 点)

阔筋膜张肌同时出现痉挛、感觉异常和失调。股外侧皮神经炎。髋部疼痛和下肢力量弱。

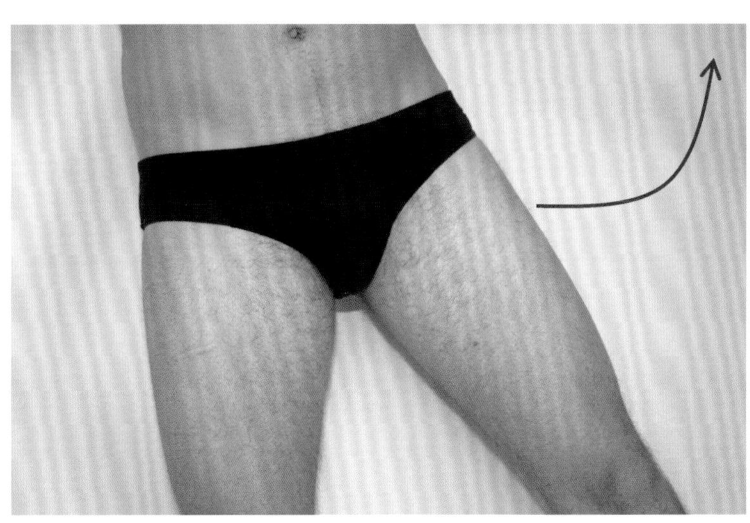

图 6.38　la-cx 肌筋膜单元的动作验证(PaMo)

la-cx 肌筋膜单元的张力性代偿出现下肢失控,如不能负重。当髋外展时出现疼痛,然后为了避免此动作,而逐渐丧失关节活动范围。

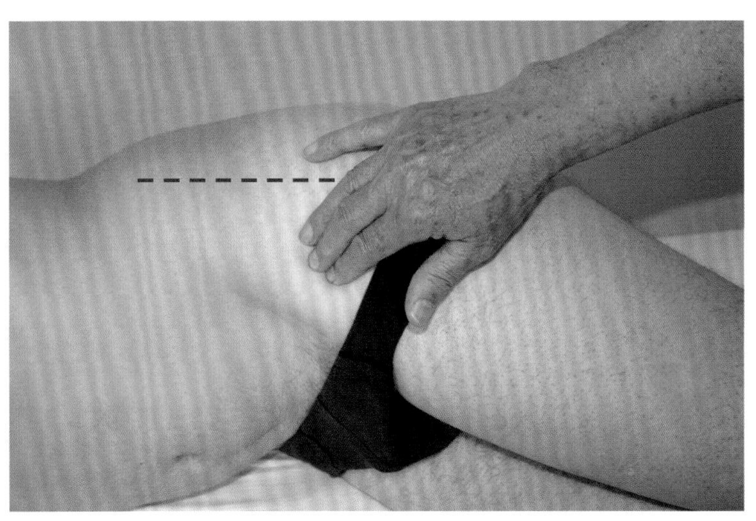

图 6.39　la-cx 协调中心(CC 点)的触诊验证

位于阔筋膜张肌肌腹上,大转子前面,用指尖或指节(Ex)进行触诊检查。

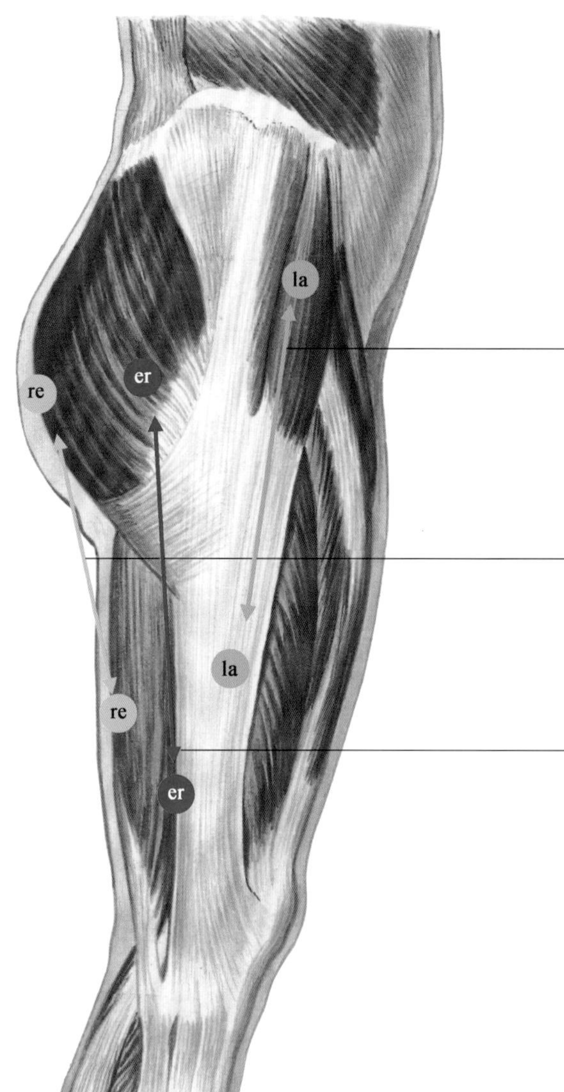

图 6.40 沿着肌筋膜序列 CC 点的触诊验证

髂胫束在近端方向上受阔筋膜张肌的牵拉，在远端方向上受股四头肌的股外侧肌的牵拉（la-cx，la-ge）。

阔筋膜后部在近端方向上受臀大肌的牵拉，在远端方向上受腘绳肌的牵拉（re-cx，re-ge）。

外侧肌间隔在近端方向上受臀中肌的牵拉，在远端方向上受股二头肌短头的牵拉（er-cx，er-ge）。

（图 4.40 和图 8.40）

（原图出自 G. Chiarugi & L. Bucciante，由 Piccin 人体解剖学院改编）

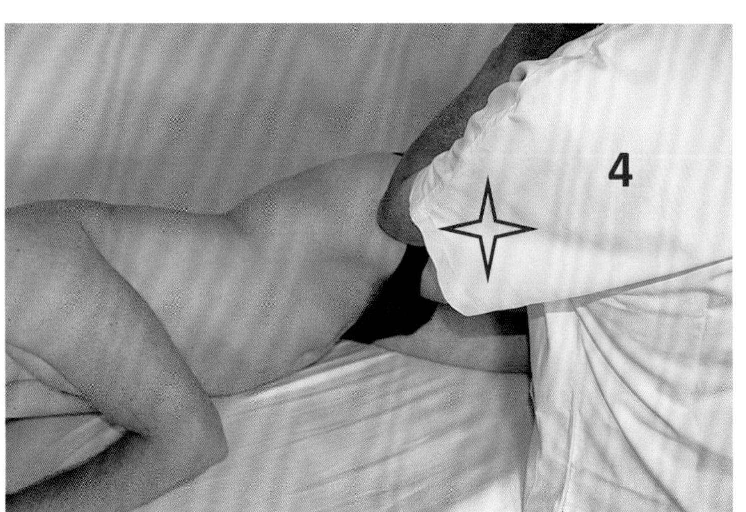

图 6.41 la-cx CC 点的治疗

患者健侧卧位，髋关节微屈。治疗师站在患者前方，用肘部在触诊检查找到的点上进行摩擦。尽管阔筋膜张肌很小，但是压力也必须很大，因为这块肌肉在操作时阻力特别大。

向外-膝部的肌筋膜单元

la-ge

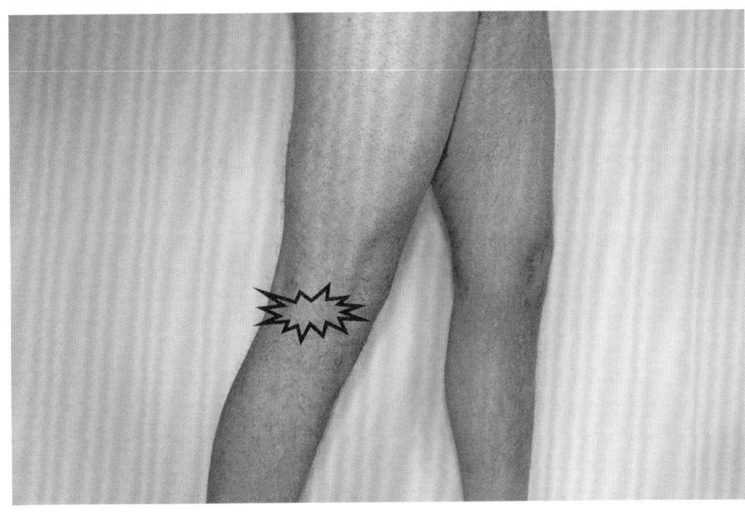

图 6.42　la-ge 肌筋膜单元的疼痛部位和感知中心(CP 点)

在髂胫束的腓骨嵌入处有烧灼感。膝关节外侧有疼痛感。髌骨向外侧偏移。

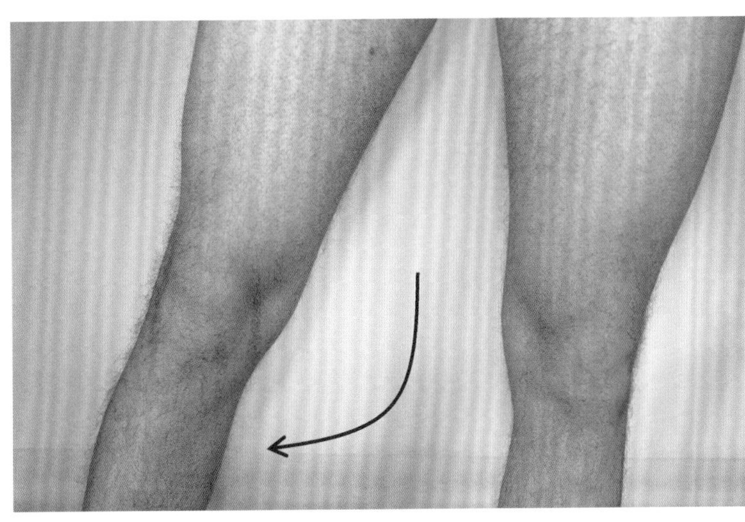

图 6.43　la-ge 肌筋膜单元的动作验证(PaMo)

该肌筋膜单元张力性代偿会引起膝外侧不稳,伴随着膝无法自如地控制。

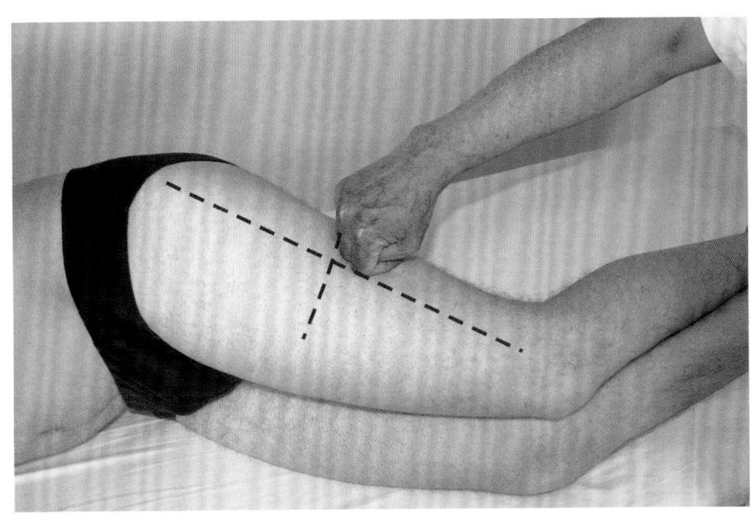

图 6.44　la-ge 协调中心(CC 点)的触诊验证

患者侧卧,以进行 la-cx CC 点和 la-ge CC 点的对比触诊检查。

la-ge CC 点位于髂胫束上,大腿的中间(GB 31)。

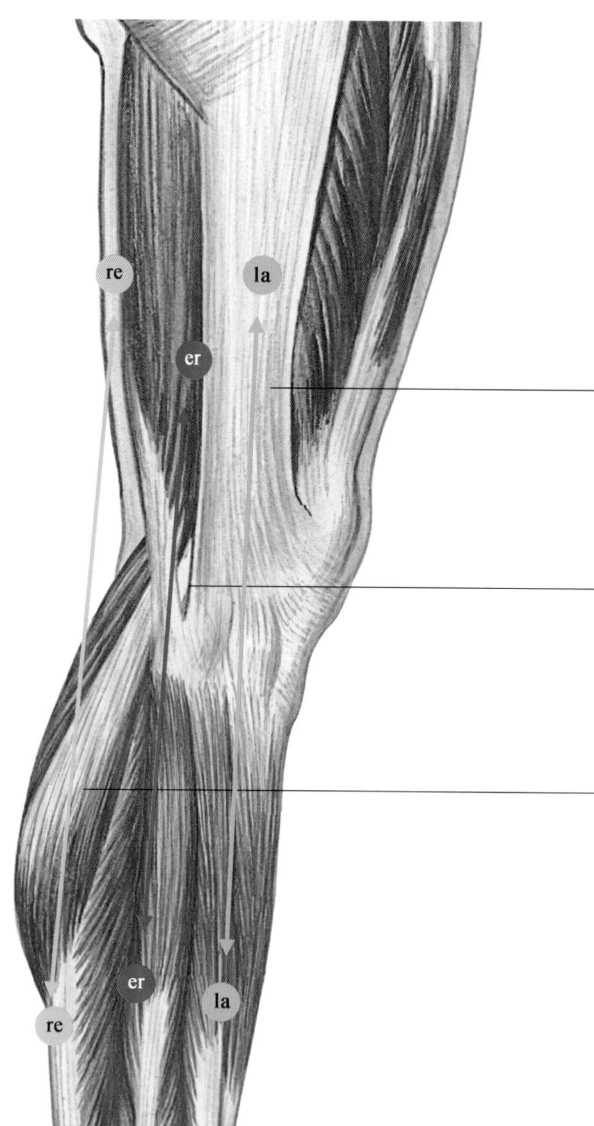

图 6.45　沿着肌筋膜序列 CC 点的对比触诊检查

髂胫束在近端方向上受阔筋膜张肌的牵拉，在远端方向上受趾长伸肌的牵拉（la-ge，la-ta）。

小腿外侧筋膜在近端方向上受股二头肌的牵拉，在远端方向上受腓骨肌的牵拉（er-ge，er-ta）。

腘筋膜在近端方向上受腘绳肌的牵拉力，在远端方向上受腓肠肌的牵拉力（re-ge，re-ta）。

（图 4.45 和图 8.45）

（原图出自 G. Chiarugi & L. Bucciante，由 Piccin 人体解剖学院改编）

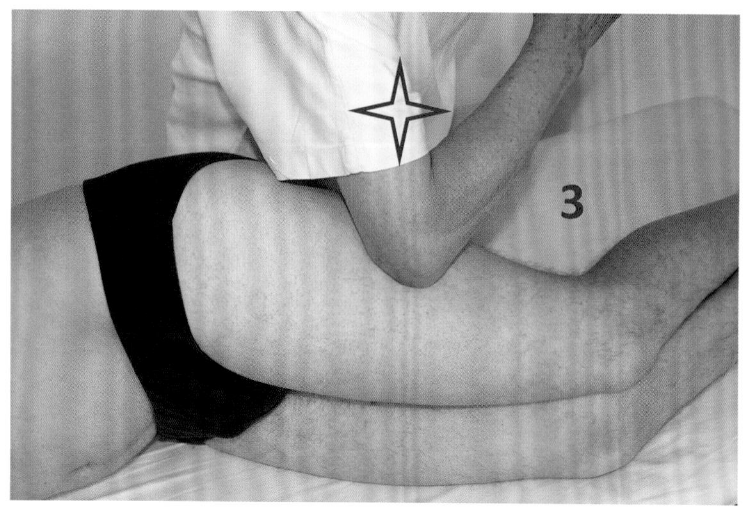

图 6.46　la-ge CC 点的治疗

患者健侧卧位，髋关节微屈。

治疗师站在患者后侧或前方，抵着髂胫束施加摩擦力。沿着髂胫束进行横向手法操作。

这对患者来说是相当痛苦的，因此按压力度宜柔和（3），即使这可能会延长治疗时间。

向外-踝部的肌筋膜单元

la-ta

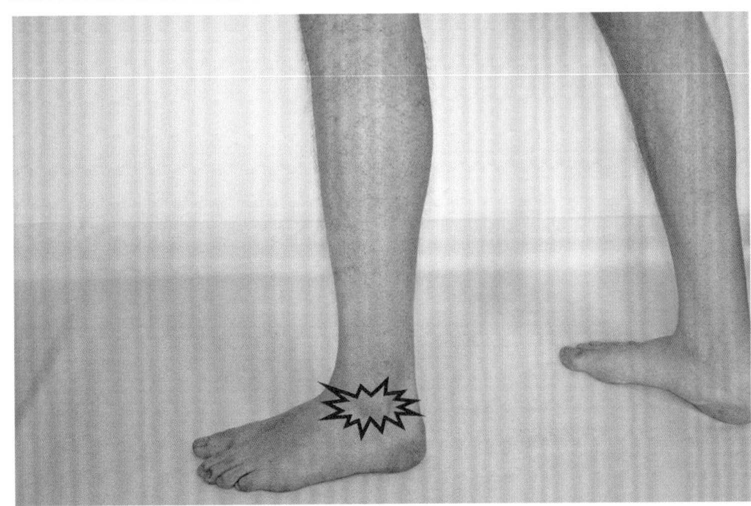

图 6.47　la-ta 肌筋膜单元的疼痛部位和感知中心(CP 点)
趾伸肌肌腱病。由于反复的微创伤引起的踝外侧肌腱变性。小腿有麻木感。

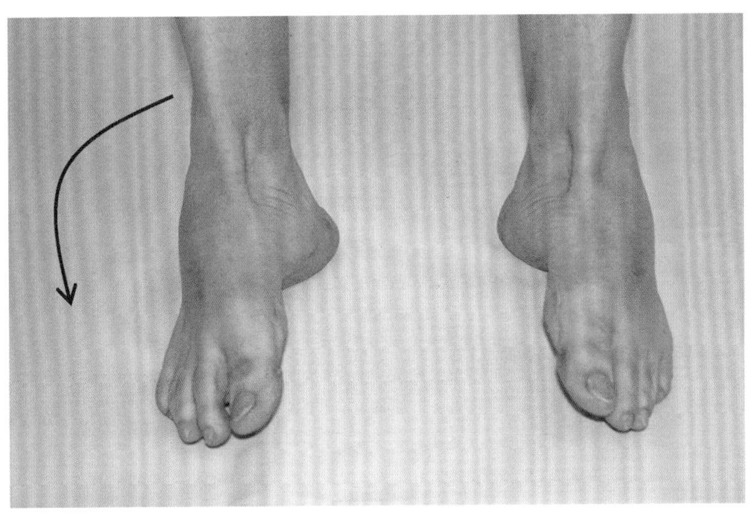

图 6.48　la-ta 肌筋膜单元的动作验证(PaMo)
患者不能用足外侧缘走路,由于僵硬的外侧筋膜被牵拉而激惹出踝部剧烈疼痛。

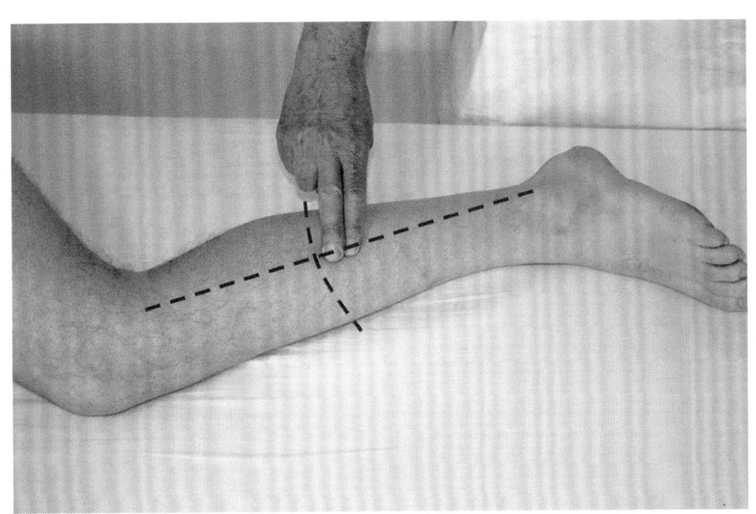

图 6.49　la-ta 协调中心(CC 点)的触诊验证
在下肢中间进行触诊检查,位于趾长伸肌在腓骨肌分离的间隔上。
下肢半屈姿势,允许治疗师对 la-ta、er-ta 和 re-ta 进行对比触诊(ST 40)。

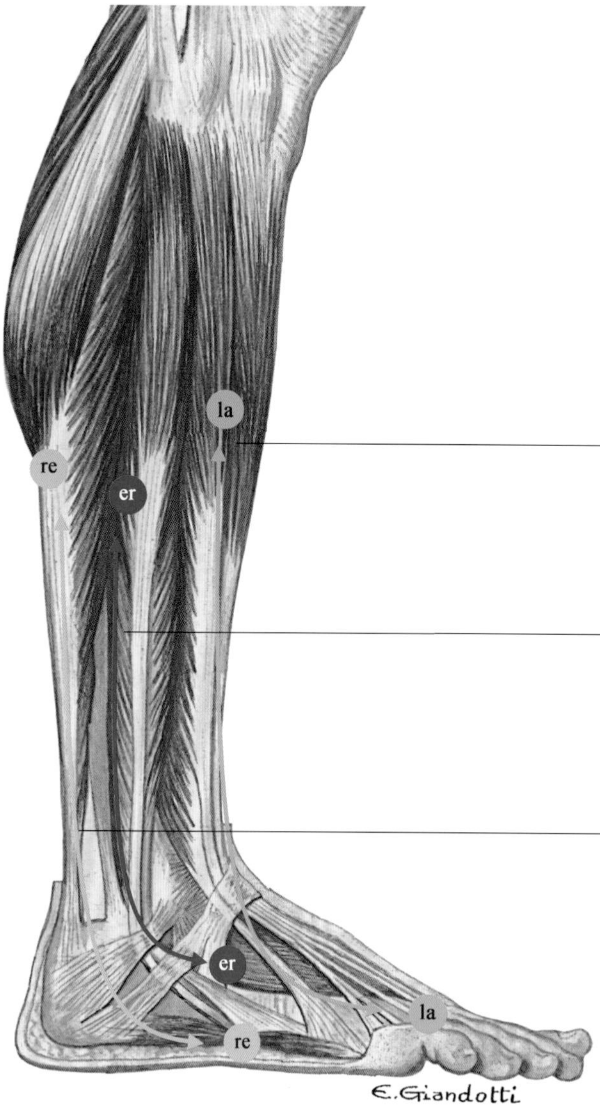

图 6.50 沿着肌筋膜序列 CC 点的对比触诊

足背侧筋膜在近端方向上受趾伸肌的牵拉，在远端方向上受背侧骨间肌的牵拉（la-ta，la-pe）。

支持带在近端方向上受腓骨肌的牵拉，在远端方向上受趾短伸肌的牵拉（er-ta，er-pe）。

足外侧筋膜间隔在近端方向上受小腿三头肌的牵拉，在远端方向上受小趾展肌的牵拉（re-ta，re-pe）。

（图 4.50 和图 8.50）

（原图出自 G. Chiarugi & L. Bucciante，由 Piccin 人体解剖学院改编）

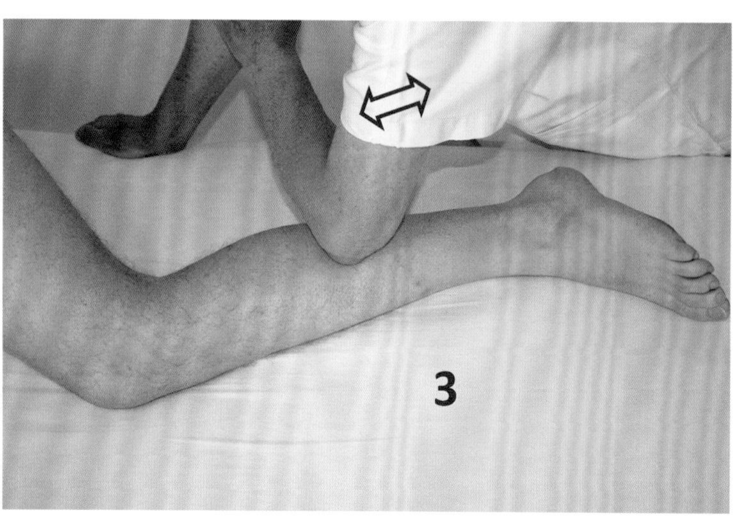

图 6.51 la-ta CC 点的治疗

患者取侧卧位。

治疗师可以站在患者后侧或者前方，在引起疼痛根源的点上进行摩擦。

下肢前侧肌间隔筋膜很容易触及，因此只需要施加一个轻柔的压力即可（3）。

向外-足部的肌筋膜单元

la-pe

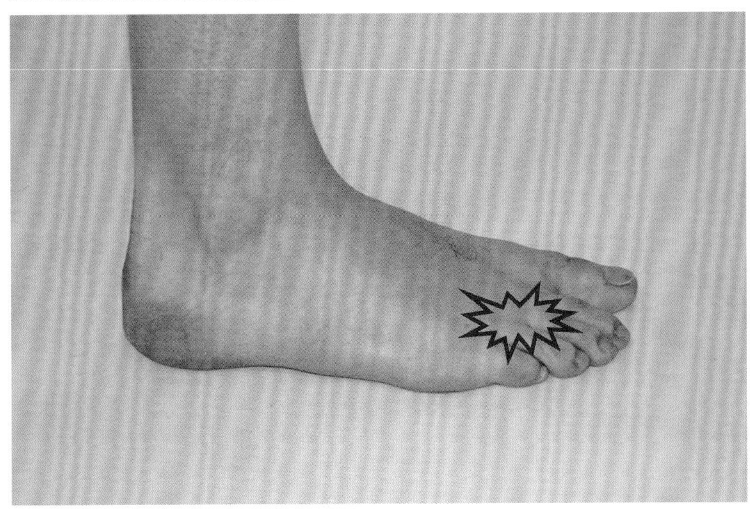

图 6.52　la-pe 肌筋膜单元的疼痛部位和感知中心(CP 点)

疼痛位于前足,更确切地说是位于第二、三和四跖骨头附近。足背肿胀。

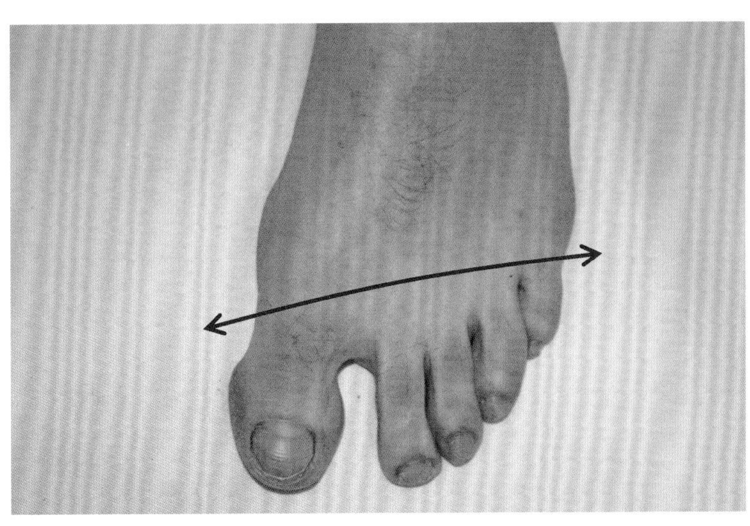

图 6.53　la-pe 肌筋膜单元的动作验证(PaMo)

患者自述不能踮起脚尖行走。此外,他们所有的鞋子都感觉很紧,穿着会引起跖骨疼痛。患者的脚趾移动时也有困难。

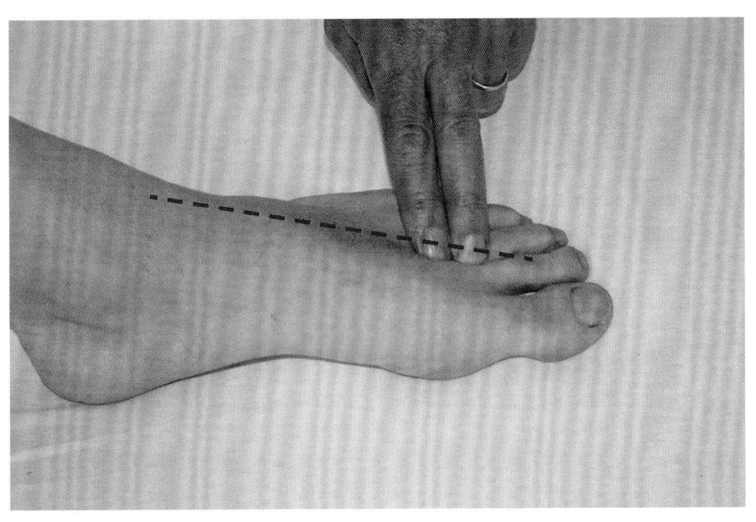

图 6.54　la-pe 协调中心(CC 点)的触诊验证

由于背侧骨间肌非常小,且位于深层(ST 43,ST 42p),所以触诊检查需要非常精确地进行。

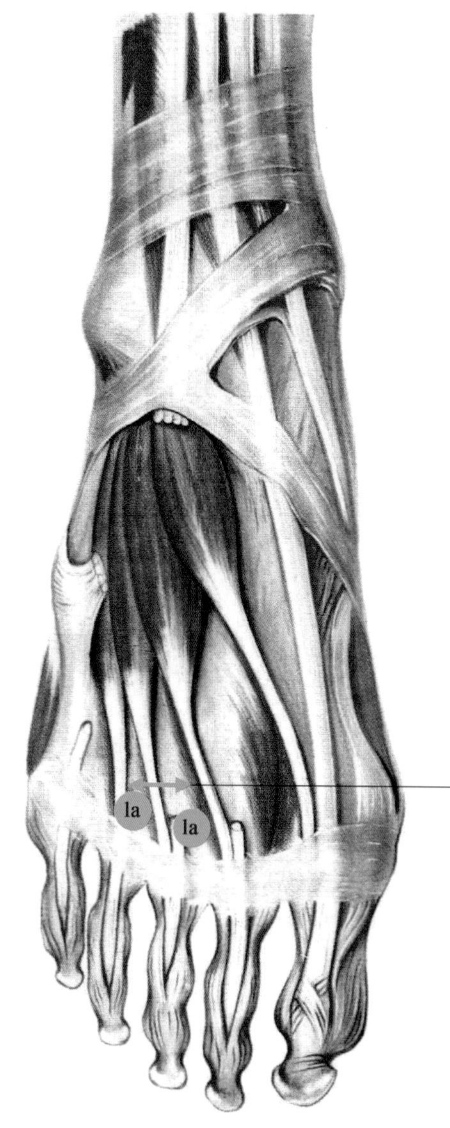

图 6.55　沿着肌筋膜序列 CC 点的对比触诊验证

背侧骨间肌与趾短伸肌、趾长伸肌肌腱相连。
第二足趾是外侧和内侧两背侧骨间肌的嵌入点，而第三、四足趾仅是外侧骨间肌嵌入点（la-pe）。

（图 4.55 和图 8.55）

（原图出自 G. Chiarugi & L. Bucciante，由 Piccin 人体解剖学院改编）

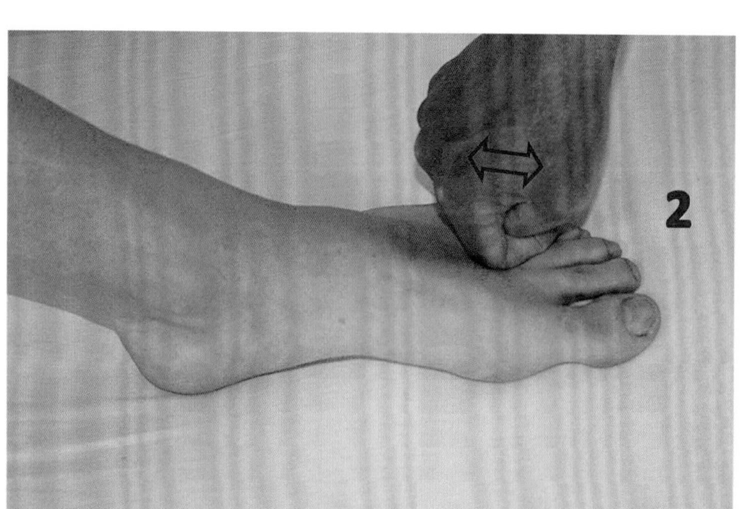

图 6.56　la-pe CC 点的治疗
患者仰卧，足部休息位置于治疗床上。
治疗师用示指指尖在伸肌肌腱之间进行触诊找出深层的致密化。
足背侧筋膜很容易触及，因此只需要在浅层用轻微的压力去把这些组织液化。

向外-肩胛的肌筋膜单元

la-sc

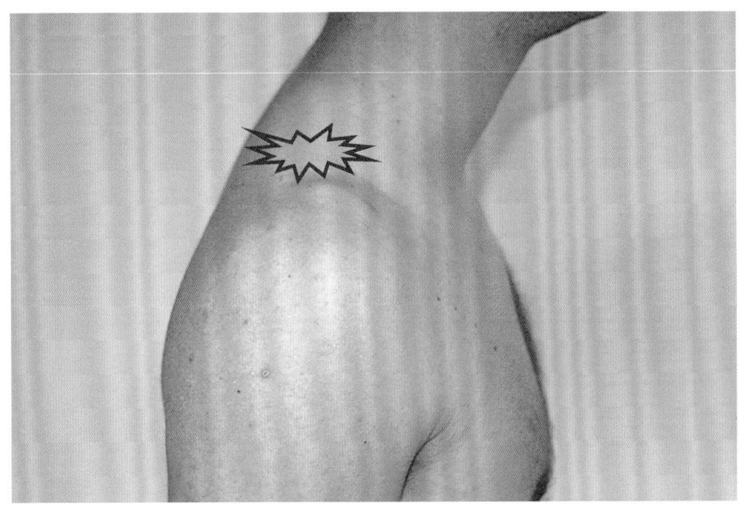

图 6.57　la-sc 肌筋膜单元的疼痛部位和感知中心（CP 点）

疼痛位于上部斜方肌相应的位置。第七颈椎棘突处有烧灼感。

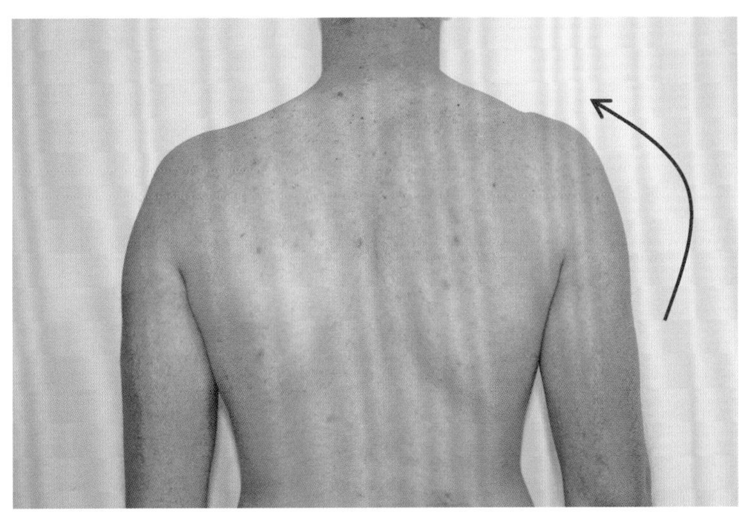

图 6.58　la-sc 肌筋膜单元的动作验证（PaMo）

患者主诉当手臂外展 90 度以上时肌肉无力量。该肌筋膜单元的失调常常出现一侧肩比另一侧更高和前伸。

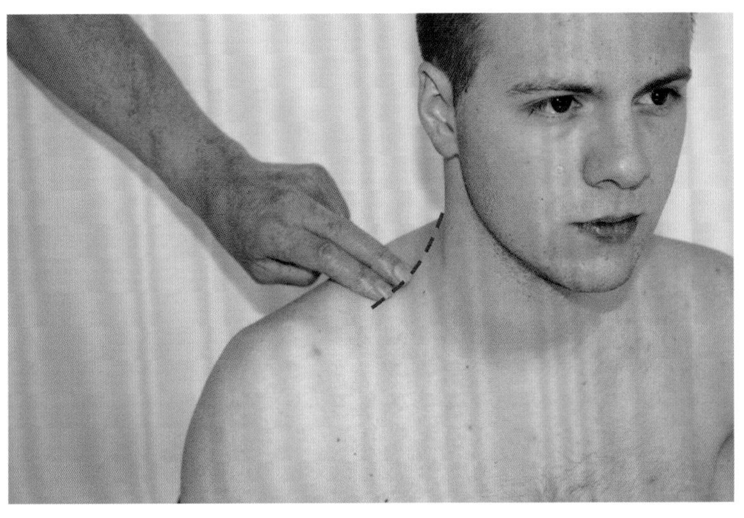

图 6.59　la-sc 协调中心（CC 点）的触诊检查

在斜方肌前方、后斜角肌方向上（LI 16）进行触诊检查。

患者坐位进行该 CC 点触诊，因为这个姿势可以同时对比触诊 re-sc 和 er-sc 的 CC 点。

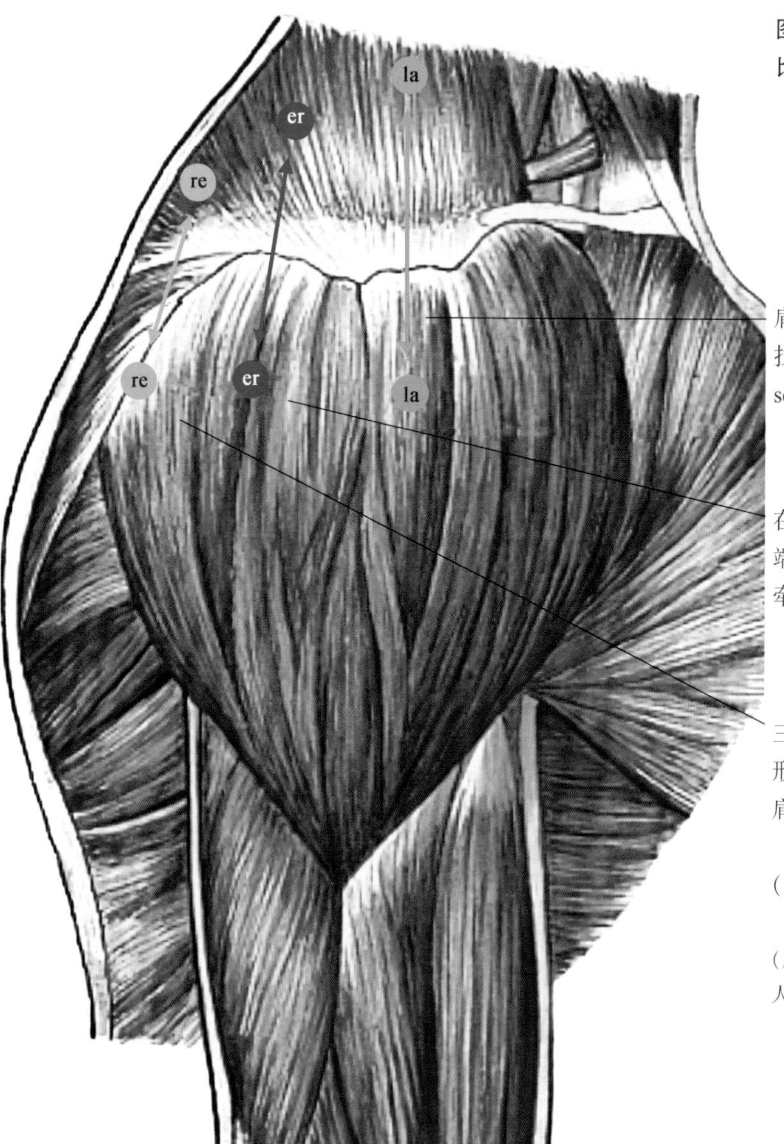

图 6.60 沿着肌筋膜序列 CC 点的对比触诊检查

肩胛筋膜在头端方向上受斜方肌方牵拉，在远端方向上受三角肌的牵拉（la-sc，la-hu）。

在头端方向上受肩胛提肌的牵拉，在远端方向上受冈上肌、冈下肌和三角肌的牵拉（er-sc，er-hu）。

三角肌筋膜在向内方向上受斜方肌-菱形肌的牵拉，在远端方向上受三角肌在肩胛冈嵌入部分的牵拉（re-sc，re-hu）。

（图 4.60 和图 8.60）

（原图出自 G. Chiarugi & L. Bucciante，由 Piccin 人体解剖学院改编）

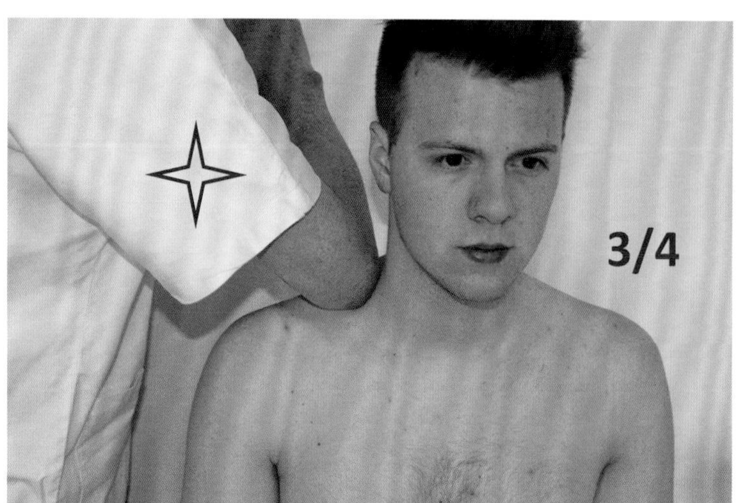

图 6.61 la-sc CC 点的治疗

患者坐位，治疗师将肘部抵着斜方肌前缘，也试着触及斜角肌的筋膜。

为使斜方肌的筋膜液化滑动改善，初始时压力应该柔和，然后慢慢加力以触及斜角肌。

向外-肱骨的肌筋膜单元

la-hu

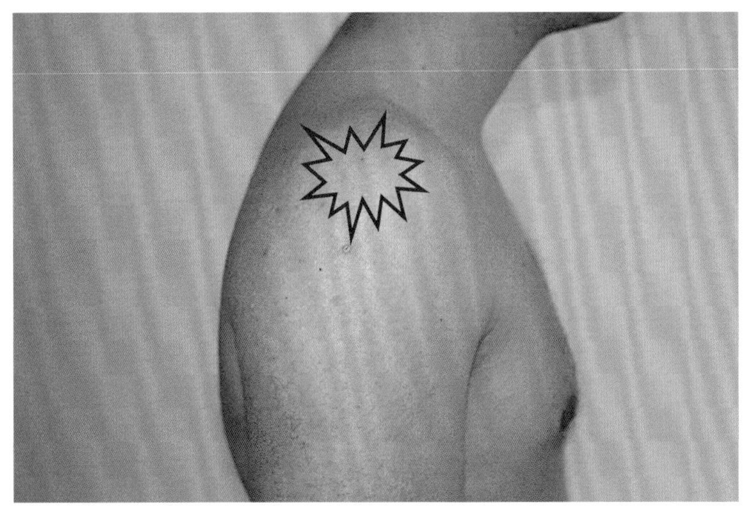

图 6.62　la-hu 肌筋膜单元的疼痛部位和感知中心(CP 点)

疼痛位于三角肌外侧,有时也延伸到斜方肌或外上髁。

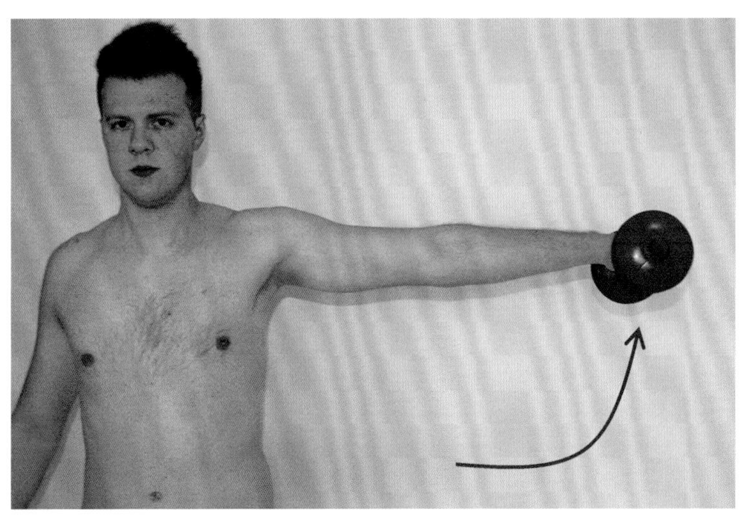

图 6.63　la-hu 肌筋膜单元的动作验证(PaMo)

患者主诉不能外展手臂,而前屈和伸展都不疼痛。肩峰下撞击常常由于向外-肩胛和向外-肱骨的肌筋膜单元缺乏协调性。

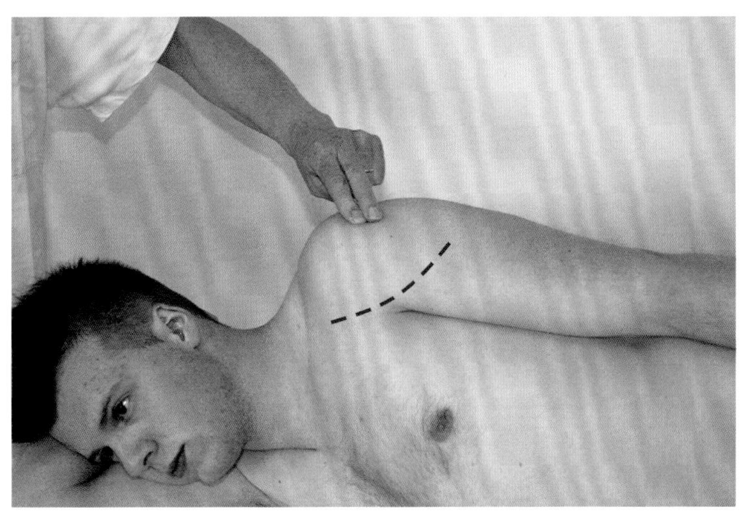

图 6.64　la-hu 协调中心(CC 点)的触诊验证

在肱骨头水平、三角肌外侧束上进行触诊检查。

患者可取侧卧位,但如果要进行对比触诊检查,那么患者应取站立位(LI 15)。

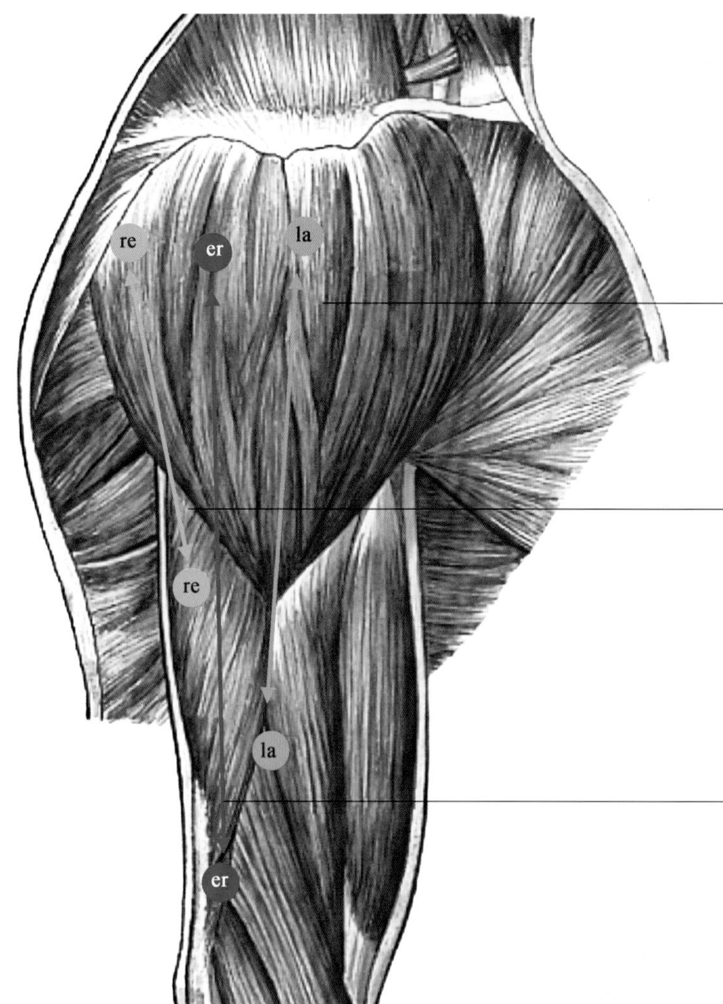

图 6.65　沿着肌筋膜序列 CC 点的对比触诊

外侧肌间隔在近端方向上受三角肌的牵拉，在远端方向上受肱桡肌的牵拉（la-hu，la-cu）。

臂筋膜在近端方向上受三角肌在肩胛冈嵌入部分的牵拉，在远端方向上受肱三头肌的牵拉（re-hu，re-cu）。

外侧肌间隔受组成外旋运动单元的斜向牵拉，在上方是三角肌，下方是肱桡肌和旋后肌（er-hu，er-cu）。

（图 4.65 和图 8.65）

（细节、原图出自 G. Chiarugi & L. Bucciante，由 Piccin 人体解剖学院改编）

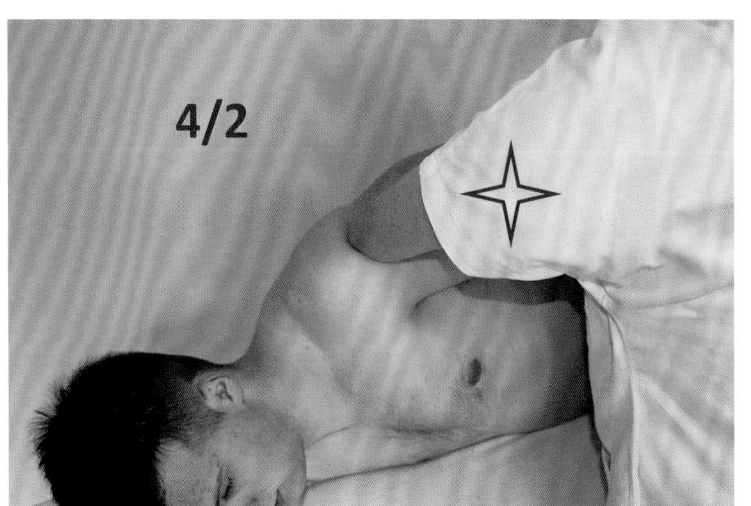

图 6.66　la-hu CC 点的治疗

患者侧卧，手臂置于体侧。

治疗师用肘部在三角肌上进行手法操作，因为这个肌筋膜单元的疼痛通常是慢性的。

施加到肌肉本身的压力可能是很大的，然而在肱二头肌长头肌腱上治疗时压力应该轻柔。

向外-肘部的肌筋膜单元

la-cu

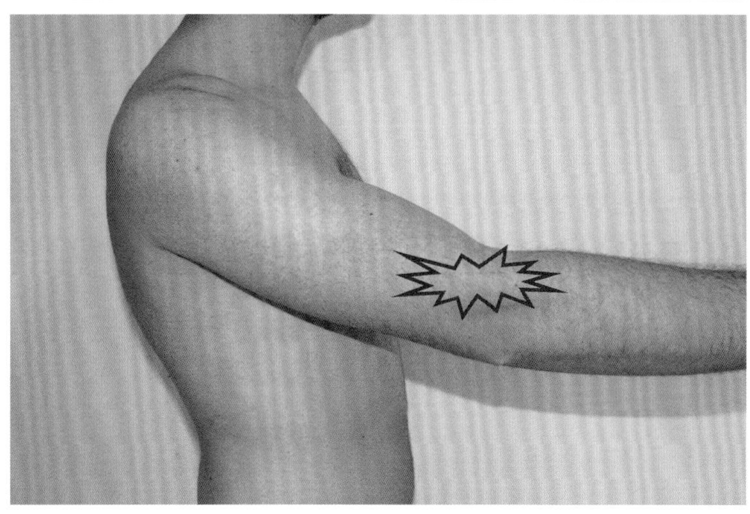

图 6.67 la-cu 肌筋膜单元的疼痛部位和感知中心(CP 点)

疼痛部位在肘外侧,有时可向上延伸到肩部。慢性患者存在肘关节最大屈伸受限。

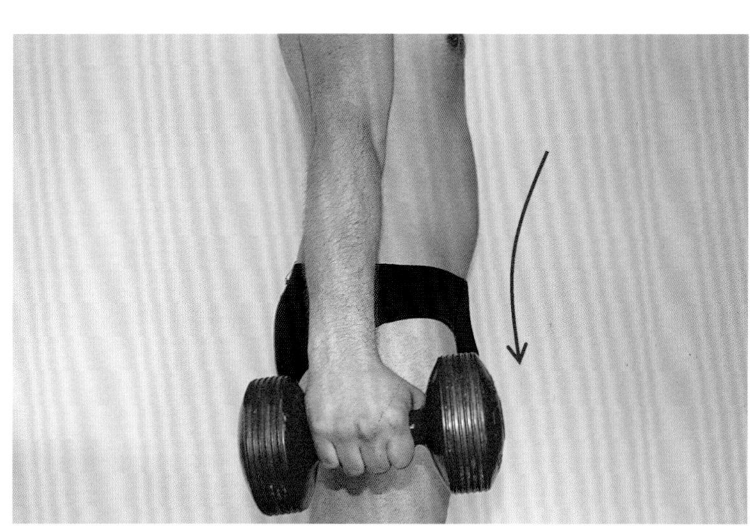

图 6.68 la-cu 肌筋膜单元的疼痛动作(PaMo)

当患者负重时,上髁疼痛会加重,例如,提一个沉重的购物袋;而当 la-ca CC 点累及时,疼痛会随着手腕的运动而加重。

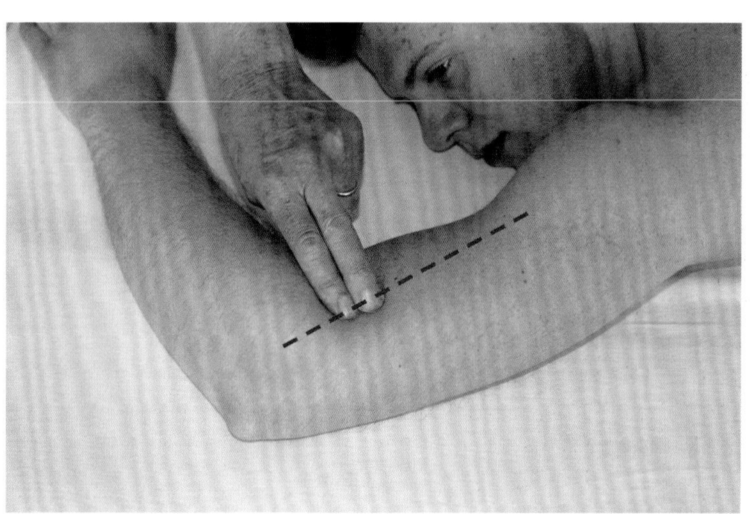

图 6.69 la-cu 协调中心(CC 点)

在上臂远端三分之一,外侧肌间隔(红色虚线),肱桡肌的嵌入点上进行触诊检查(LI 12)。

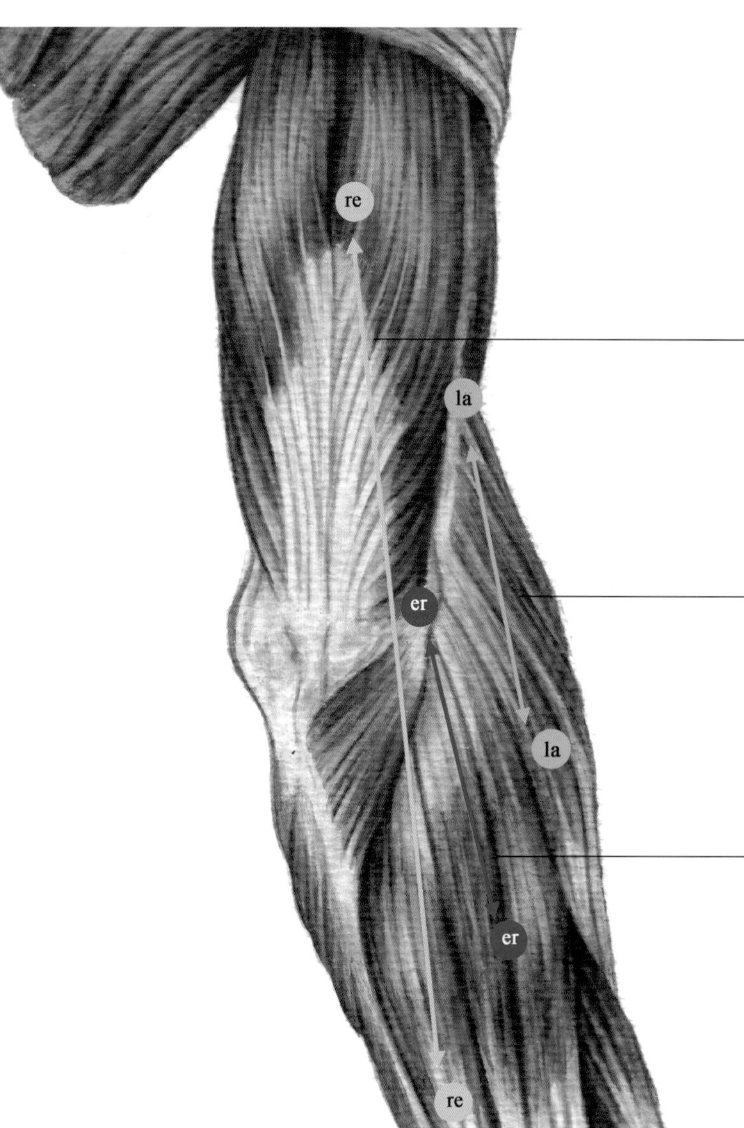

图 6.70　沿着肌筋膜序 CC 点的对比触诊检查

前臂筋膜在近端方向上受肱三头肌的牵拉，在远端方向上受尺侧腕伸肌的牵拉（re-cu，re-ca）。

外侧肌间隔在近端方向上受三角肌的牵拉，在远端方向上受桡侧腕长伸肌和肱桡肌的牵拉（la-cu，la-ca）。

骨间肌隔膜在近端方向上受旋后肌的牵拉，在远端方向上受拇长伸肌和拇长展肌的牵拉（er-cu，er-ca）。

（图 4.70 和图 8.70）

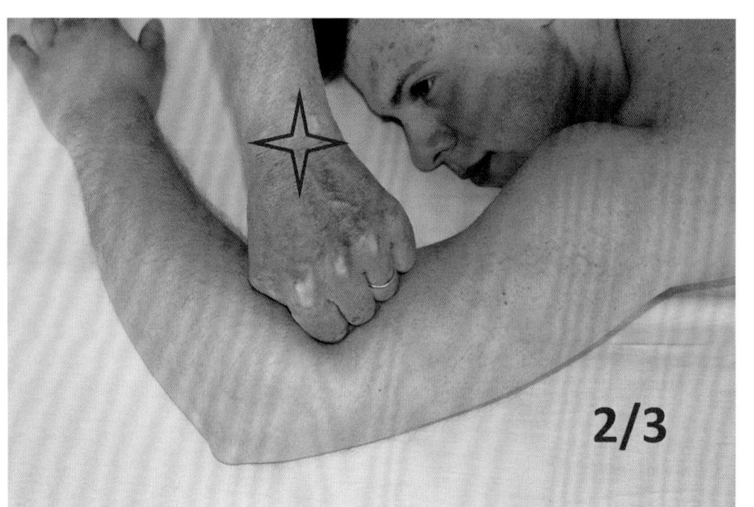

图 6.71　la-cu CC 点的治疗

患者俯卧，手臂休息位置于治疗床上。

治疗师用指节在外侧肌间隔上进行纵向和横向摩擦。

注意不要压在桡神经上，且为了避免对神经造成任何损伤，按压力度应该轻或者中等。

向外-腕部的肌筋膜单元

la-ca

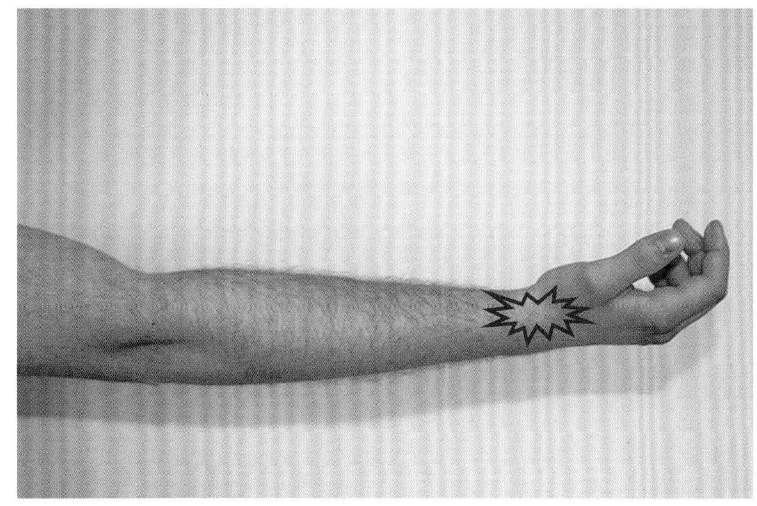

图 6.72　la-ca 肌筋膜单元的疼痛部位和感知中心(CP 点)

疼痛位于肘部(外上髁)和腕部(肌腱病)。上肢有针刺感和麻木感。

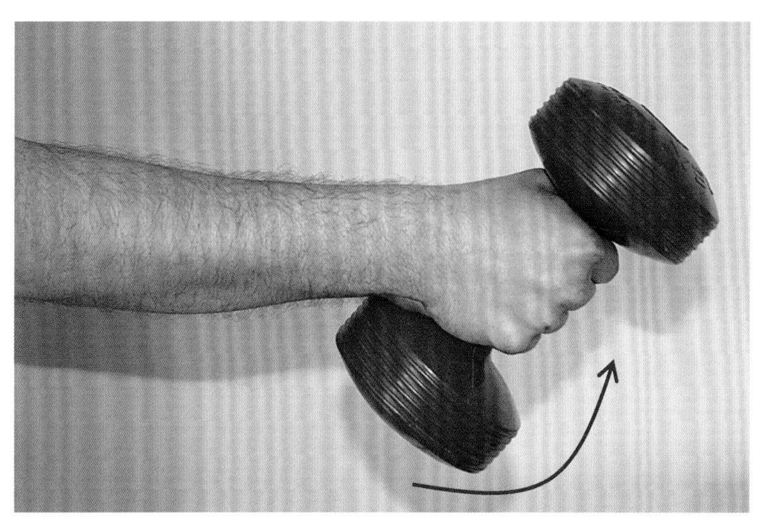

图 6.73　la-ca 肌筋膜单元的动作验证(PaMo)

当患者提起一个较轻的重量,如一个瓶子,主诉上髁出现强烈的疼痛。平时,他们腕部也会感到疼痛。

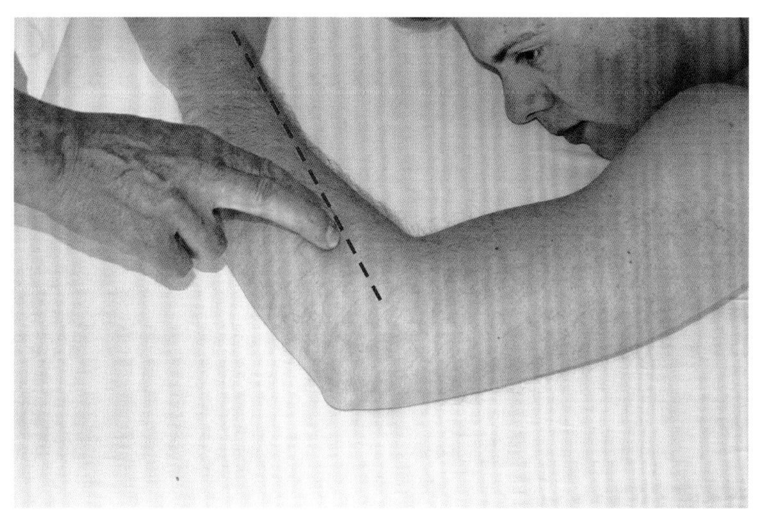

图 6.74　la-ca CC 点的触诊检查

在前臂近端三分之一处进行触诊检查。更准确地说,是在桡侧腕长、腕短伸肌和肱桡肌之间的凹陷处,沿着外上髁和桡骨茎突的连线上(LI 10p, LI 9, LI 8d)。

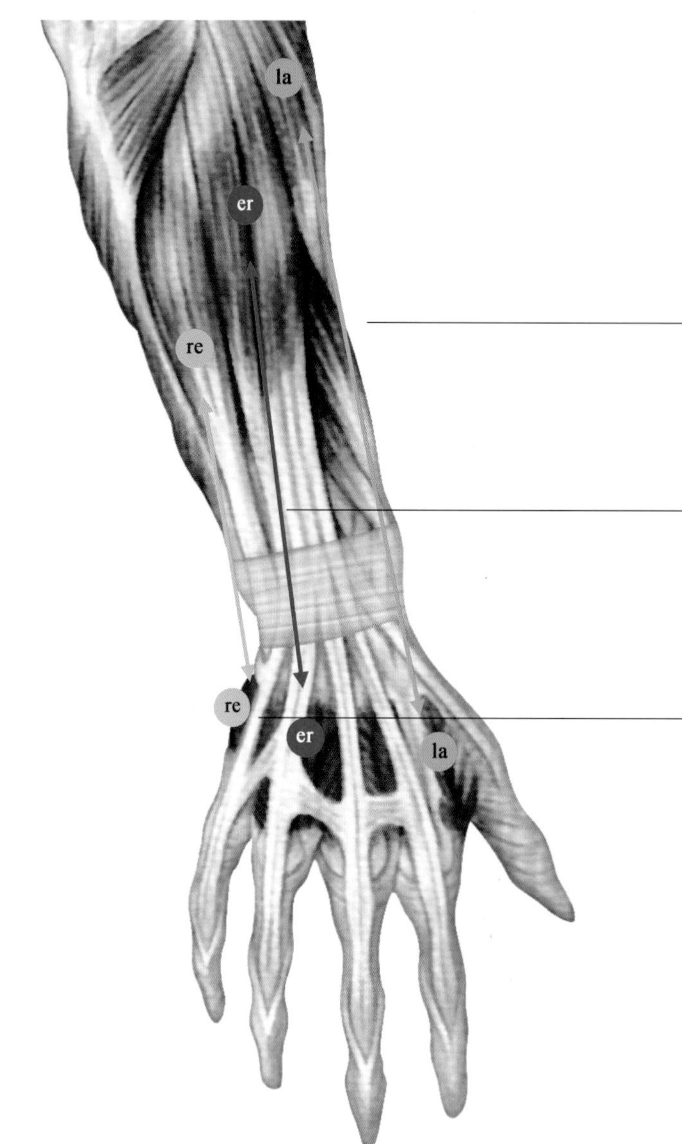

图 6.75　沿着肌筋膜序列 CC 点的对比触诊检查

前臂筋膜在近端方向上受桡侧腕伸肌的牵拉,在远端方向上受骨间肌的牵拉(la-ca,la-di)。

前臂筋膜受沿着趾伸肌上的牵拉(er-ca,er-di)。

该筋膜在近端方向上受尺侧腕伸肌的牵拉,在远端方向上受小趾展肌的牵拉(re-ca,re-di)。

(图 4.75 和图 8.75)

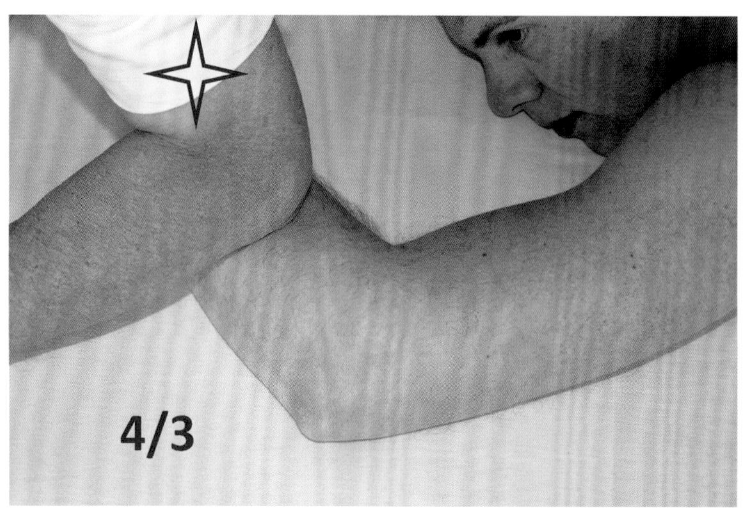

图 6.76　la-ca CC 点的治疗

患者俯卧,手臂外展过头。

根据肌肉块的厚度,治疗师用指关节或肘关节对筋膜的致密化进行摩擦。

用肘关节施加的压力很大,因为它涉及更大的接触面;然而,用指关节施加的压力相对柔和,因为它渗透得更深。

向外-手部的肌筋膜单元

la-di

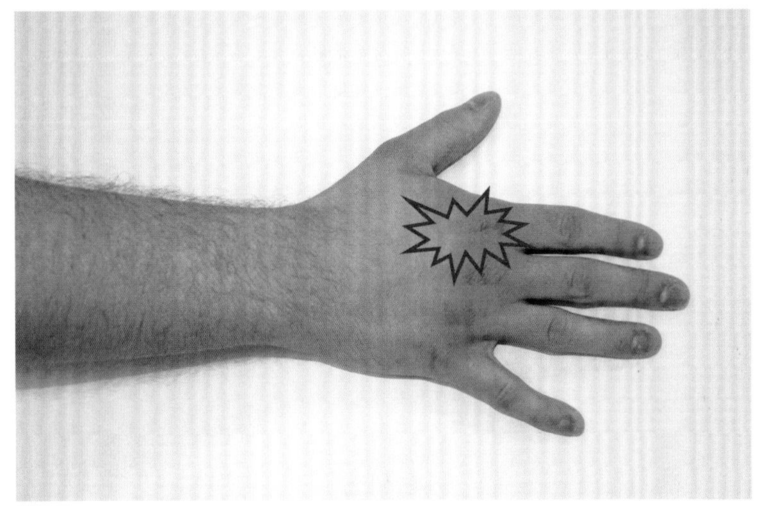

图 6.77　la-di 肌筋膜单元的疼痛部位和感知中心(CP 点)
疼痛位于第二、第三手指指骨。由于疼痛长期存在,这些指骨可能发展为关节畸形。

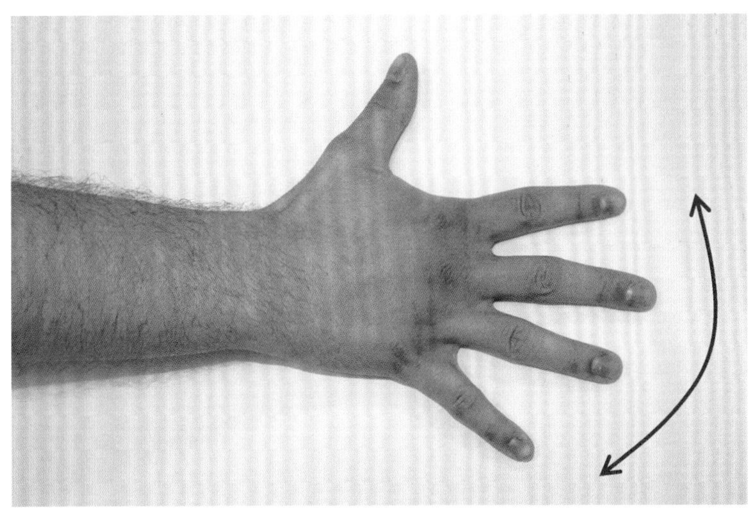

图 6.78　la-di 肌筋膜单元的动作验证(PaMo)
患者主诉不能打开他们的手指,以及感觉手部僵硬和笨拙。

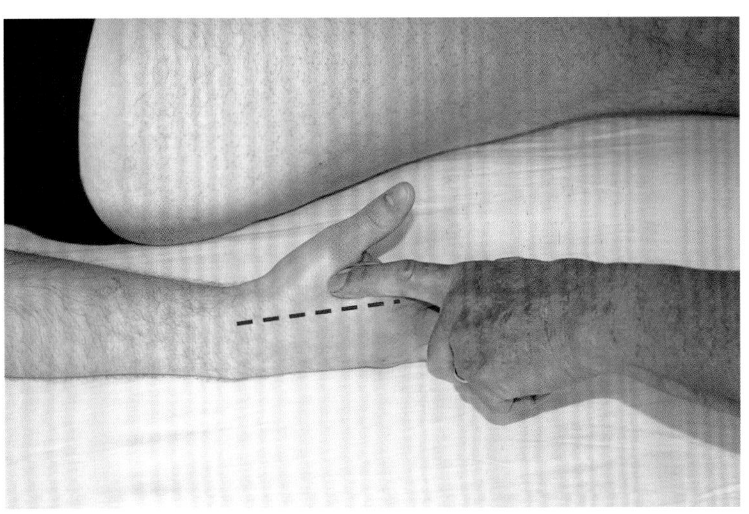

图 6.79　la-di CC 点的触诊验证
在第一骨间背侧肌进行该 CC 点的触诊检查,更准确地说是抵着第一、第二手指之间的筋膜(连合间筋膜)(LI 4,LI 3d)。

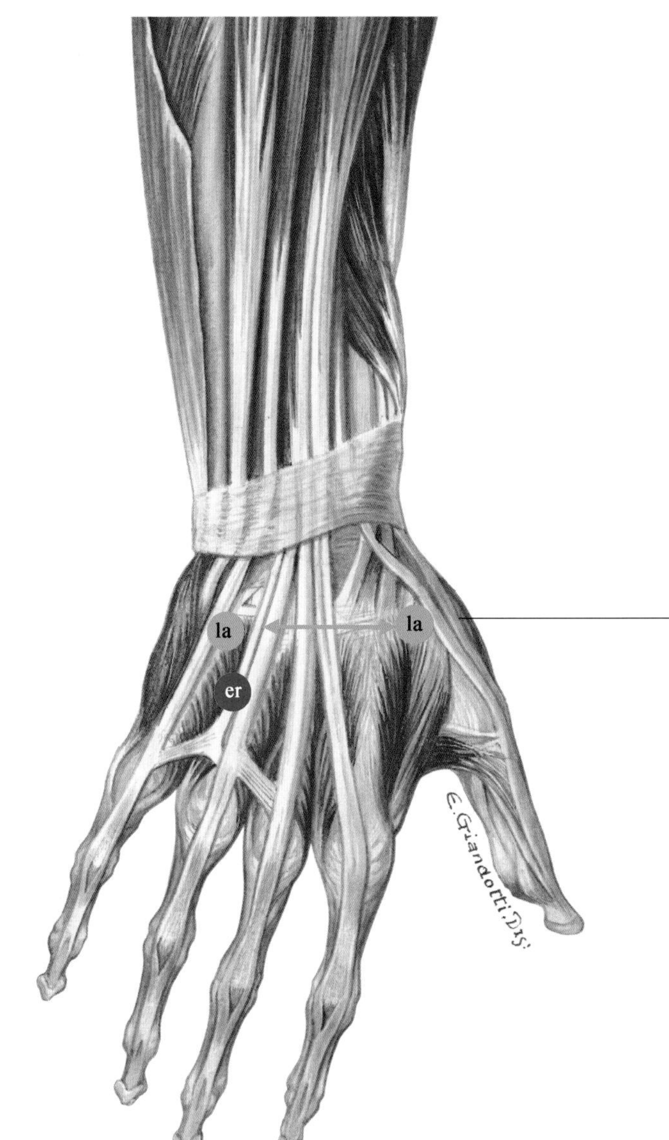

图 6.80 沿着肌筋膜序列 CC 点的对比触诊

第一骨间背侧肌止于第二手指桡侧。它的筋膜与中指和环指的骨间肌相延续。

拇指和小指展肌肌腱没有嵌入背侧骨间肌上。

（图 4.80 和图 8.80）

（细节、原图出自 G. Chiarugi & L. Bucciante，由 Piccin 人体解剖学院改编）

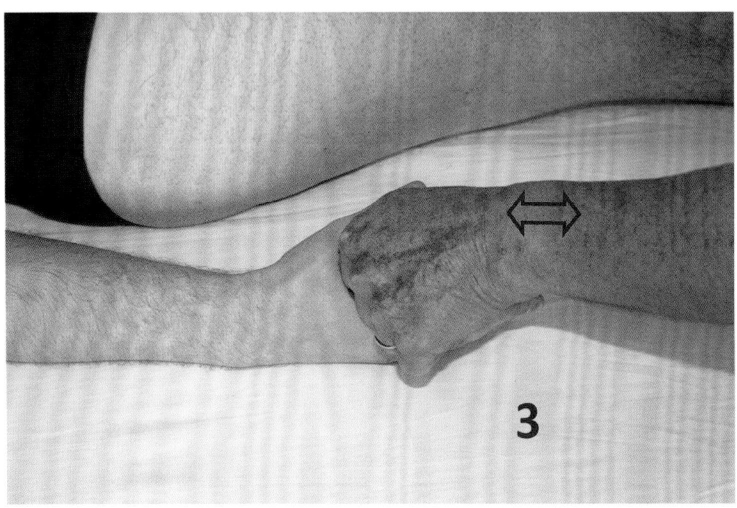

图 6.81 la-di CC 点的治疗

患者仰卧位或坐位。治疗师治疗 la-di CC 点的时候常常结合其他相关的 CC 点，因此，治疗姿势可以是多样的；比如说，如果治疗 la-di CC 点结合 la-sc CC 点时，患者采取坐位，按压力度宜轻柔，进行纵向手法操作。

向外运动肌筋膜序列的治疗策略

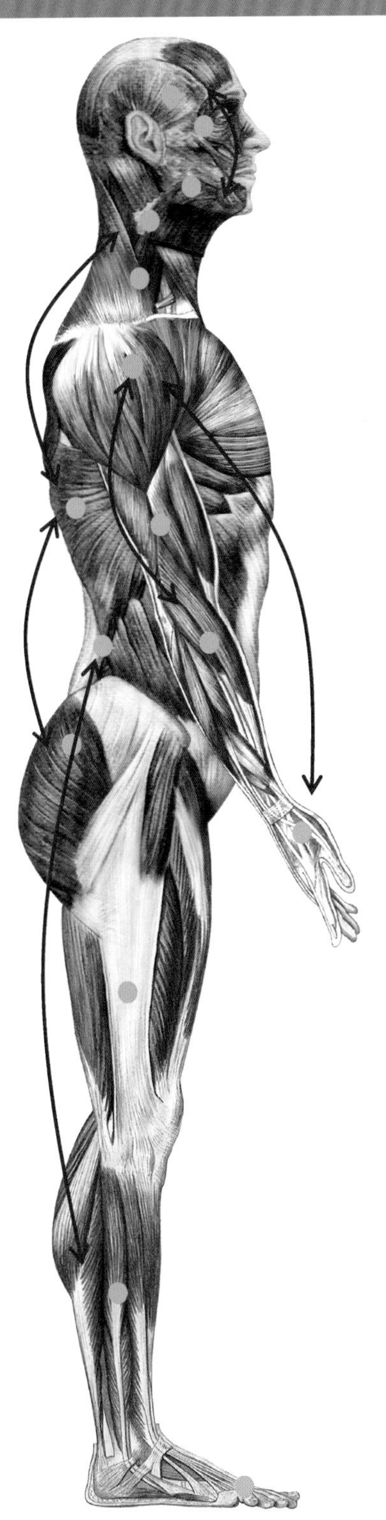

图 6.82　向外运动肌筋膜序列

适　应　证

在躯干，肌筋膜单元通过以下方式运作：当一侧向外的 CC 点侧屈躯干（向心收缩）时，伴随着对侧的 CC 点运动（离心收缩）。在复位阶段反之亦然。但是，在四肢，向内运动的肌筋膜单元与向外运动的肌筋膜单元是相互拮抗的。

头部和躯干向外运动的肌筋膜单元：

- 在躯干，身体两侧的协同作用常常引起一侧 la-th 或 la-lu 的致密化，伴随着对侧 la-pv 的代偿。
- 在颈部，右侧向外运动可能出现对侧胸髂肋肌的代偿。
- 在头部，颞下颌关节紊乱是由于一侧咬肌和对侧颞肌筋膜致密化所引起的。

四肢向外运动的肌筋膜单元：

- 在上肢，la-hu CC 点的张力失衡时，常常出现沿着肌筋膜序列尤其是 la-ca CC 点的代偿，常常伴随手部出现相关的针刺感。
- 在下肢，向外运动序列的张力性代偿，常常引起沿着整个肢体外侧分布的类似坐骨神经性疼痛。

当向外运动的肌筋膜序列发生致密化，可出现张力性代偿。以上这些例子仅在一定程度上阐释了潜在的机理。

（林志刚　喻晓荣 译，李思雨 校，王于领 审）

第七章

内旋运动肌筋膜序列链

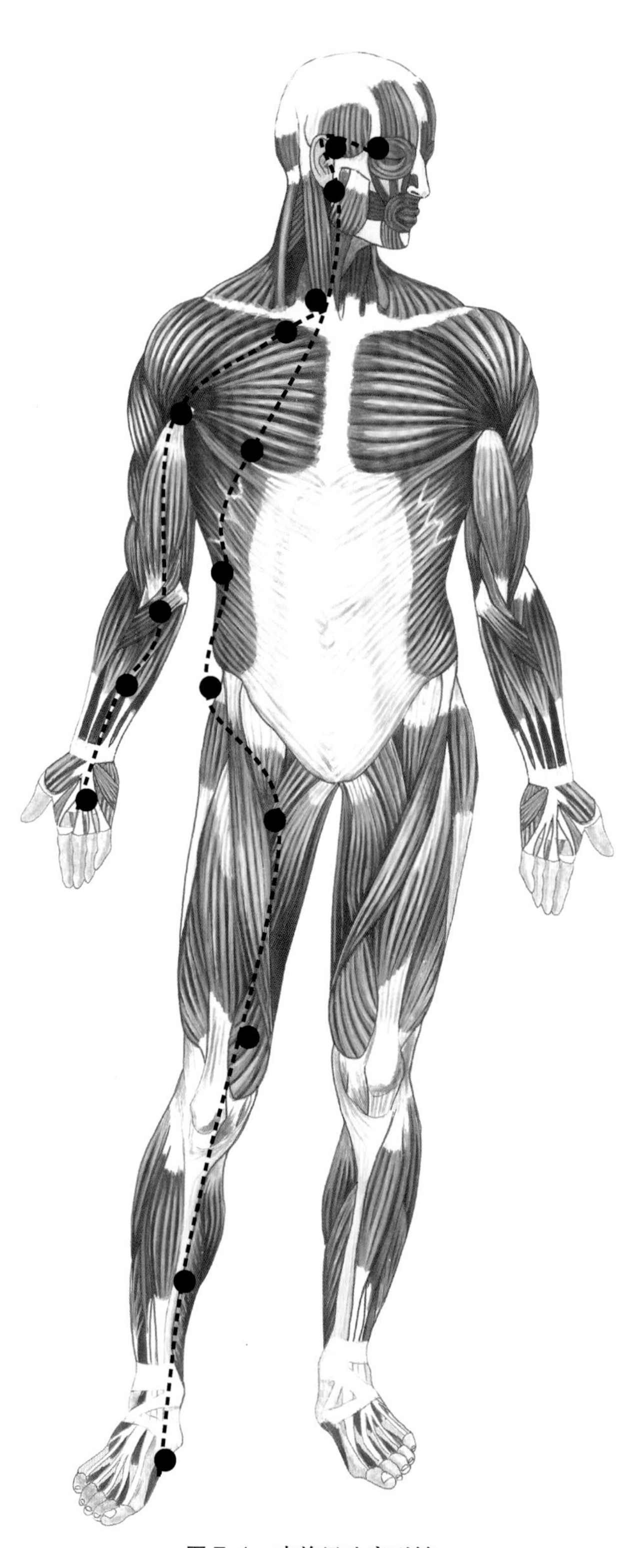

图 7.1　内旋运动序列链

水　平　面

该序列链旋转行于人体各个节段内侧，由以下肌筋膜单元组成：

躯干

内旋-头部（intra-caput）1，2，3	ir-cp 1，2，3
内旋-颈部（intra-collum）	ir-cl
内旋-胸部（intra-thorax）	ir-th
内旋-腰部（intra-lumbi）	ir-lu
内旋-骨盆（pelvis）	ir-pv

上肢

内旋-肩胛（humeral callus）	ir-sc
内旋-肱骨（humerus）	ir-hu
内旋-肘部（intra-cubitus）	ir-cu
内旋-腕部（intra-carpus）	ir-ca
内旋-手部（intra-digiti）	ir-di

下肢

内旋-髋部（intra-coxa）	ir-cx
内旋-膝部（intra-genu）	ir-ge
内旋-踝部（intra-talus）	ir-ta
内旋-足部（intra-pes）	ir-pe

内旋-头部1的肌筋膜单元

ir-cp 1

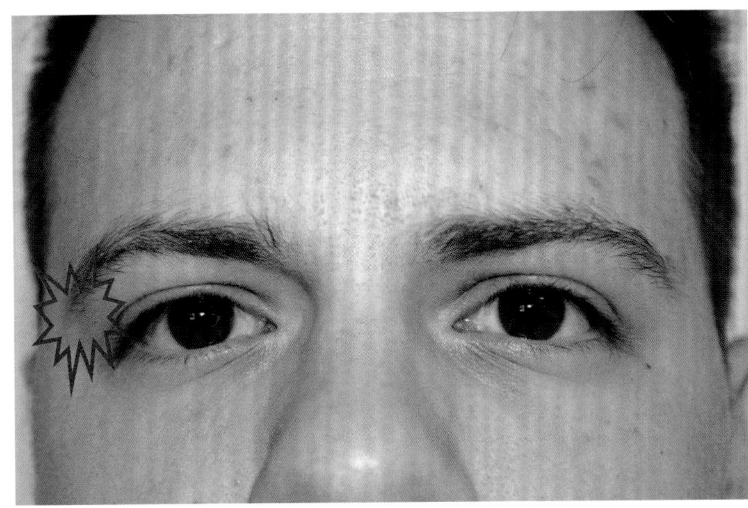

图7.2 ir-cp 1肌筋膜单元的疼痛位置和感知中心(CP)

眼睛疼痛,视力模糊。由于流泪不足引起的眼红。

上斜肌无力,位于眼眶上方表面的滑车上。

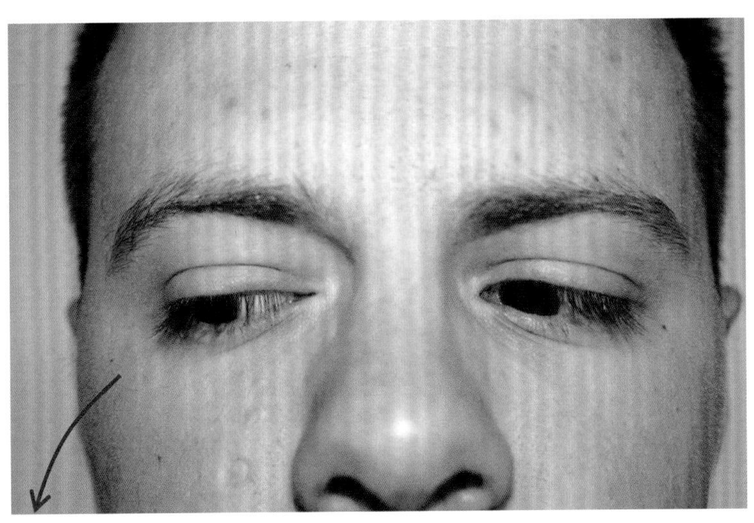

图7.3 ir-cp 1肌筋膜单元的疼痛动作(PaMo)

患者主诉眼睛向下和向外旋转困难。上直肌或滑车斜肌将眼球后极向上或向内移动,这种情况下,出现眼睛向下和内旋。

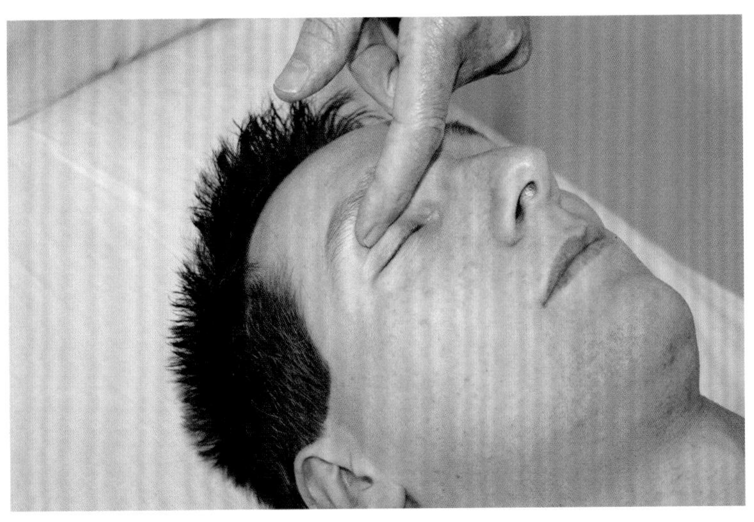

图7.4 ir-cp 1协调中心(CC)的触诊检查

ir-cp 1 CC在眉毛下方进行触诊检查。根据患者的感觉和治疗师感觉进行判断(Ex3)。

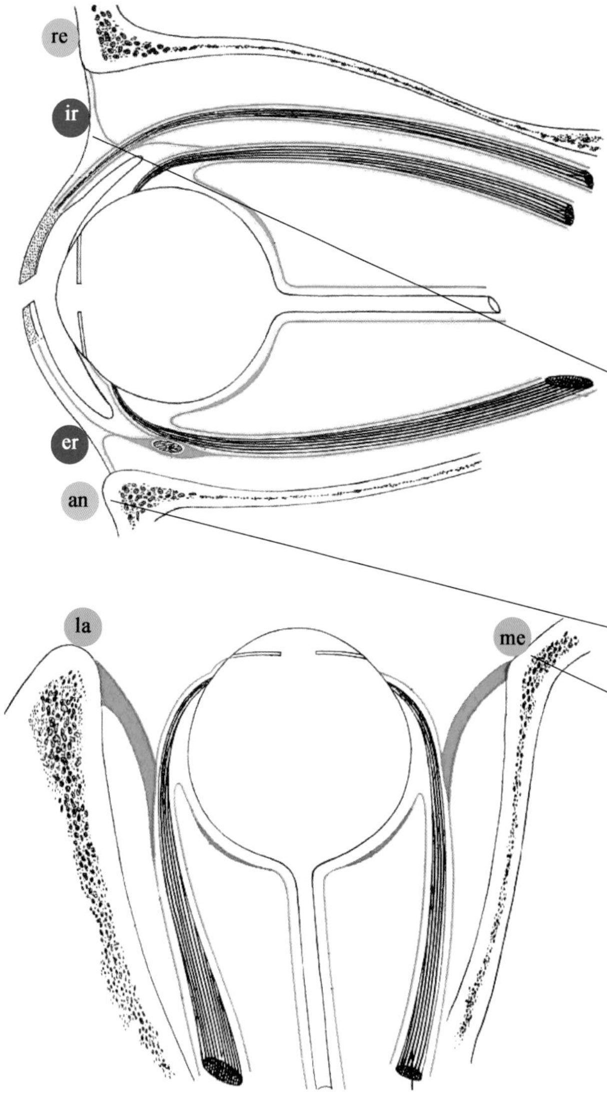

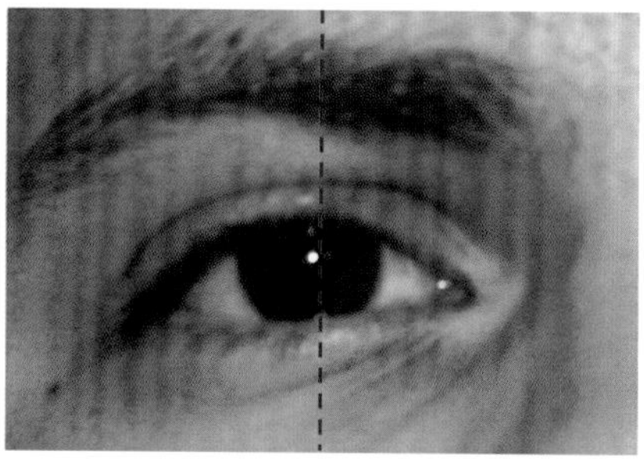

图 7.5　矢状面的眼球筋膜；下图是横截面的眼球筋膜

ir-cp 1 CC 与上斜肌筋膜相连，通过肌腱经位于眼眶上方的滑车（使眼睛下旋）。

an-cp 1 CC 与下直肌筋膜相连。

me-cp 1 CC 与内直肌和眼球肌筋膜的眼眶肌腱，特农氏囊（Tenon's capsule）相连。

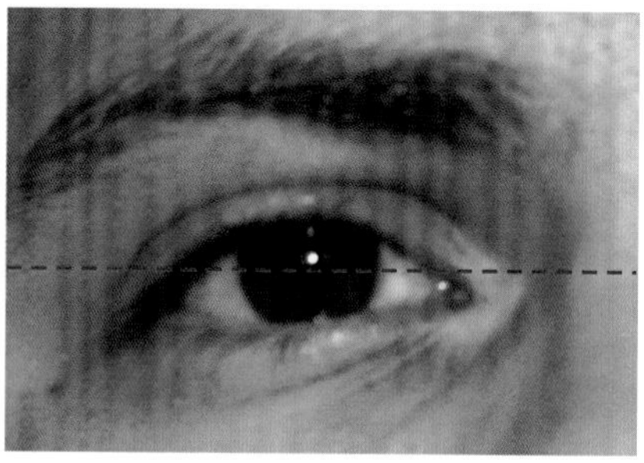

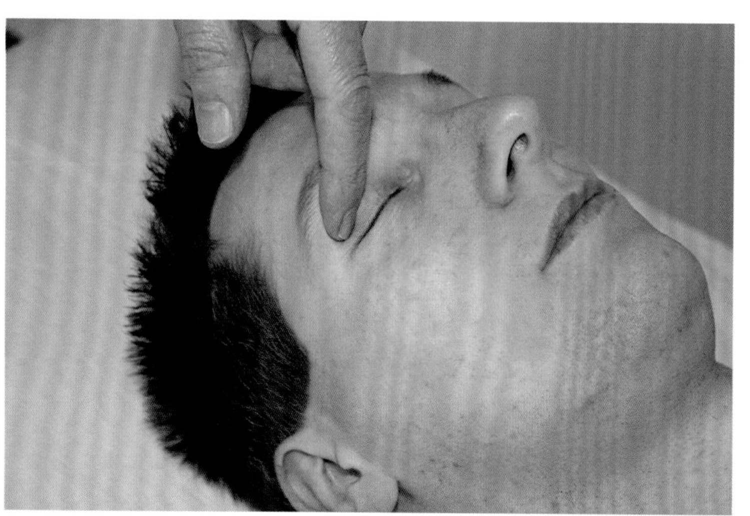

图 7.6　ir-cp 1 的治疗

患者仰卧，闭上眼睛。

治疗师用指尖在眼眶上缘内侧操作，也可以作用于部分眼球上。一个非常轻的压力施加于滑动减少的筋膜上。

内旋-头部 2 的肌筋膜单元

ir-cp 2

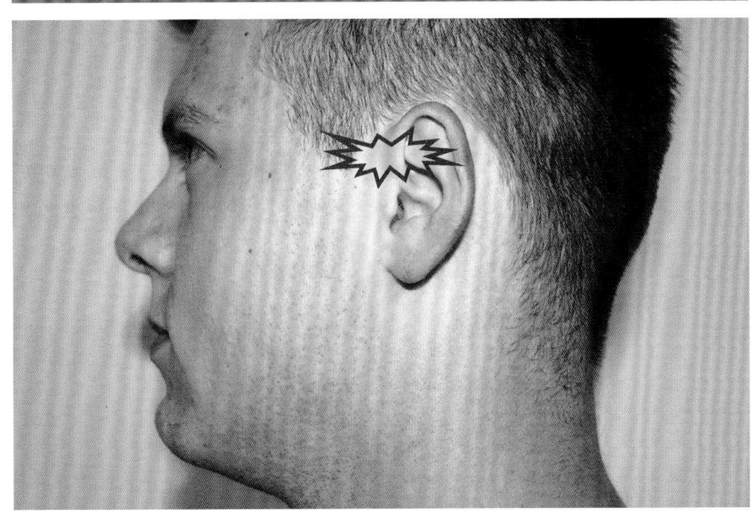

图 7.7　ir-cp 2 肌筋膜单元的疼痛位置和感知中心(CP)
眼/颞下颌关节内疼痛。颞顶肌区域感觉异常。

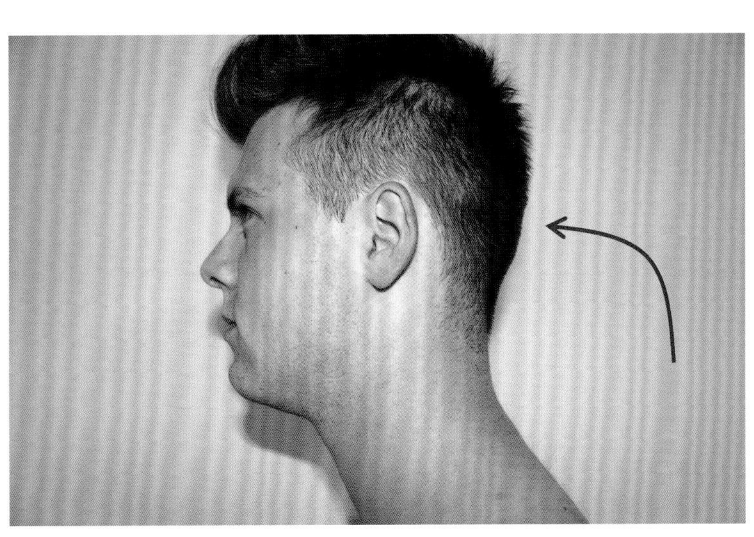

图 7.8　ir-cp 2 肌筋膜单元的疼痛动作(PaMo)
头部在水平面运动过程中,颞顶肌和/或耳朵内部肌肉失调。

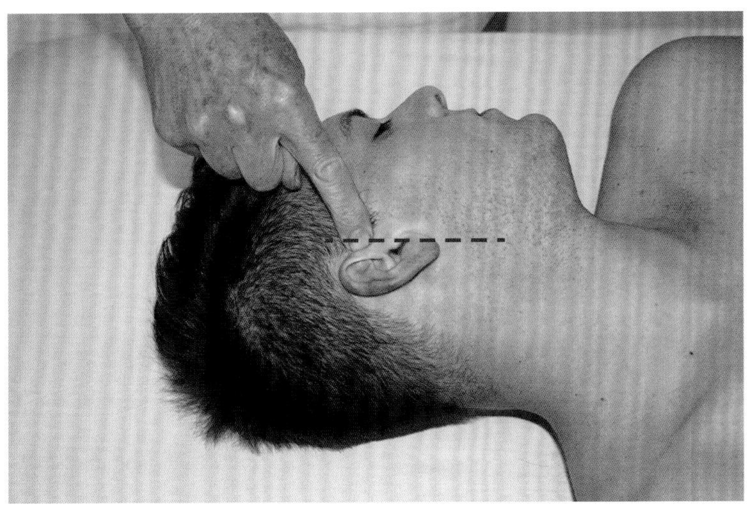

图 7.9　ir-cp 2 协调中心(CC)的触诊检查
在耳轮根部前,下颌髁突上,与下颌角向上的直线上进行触诊检查(TE 21)。

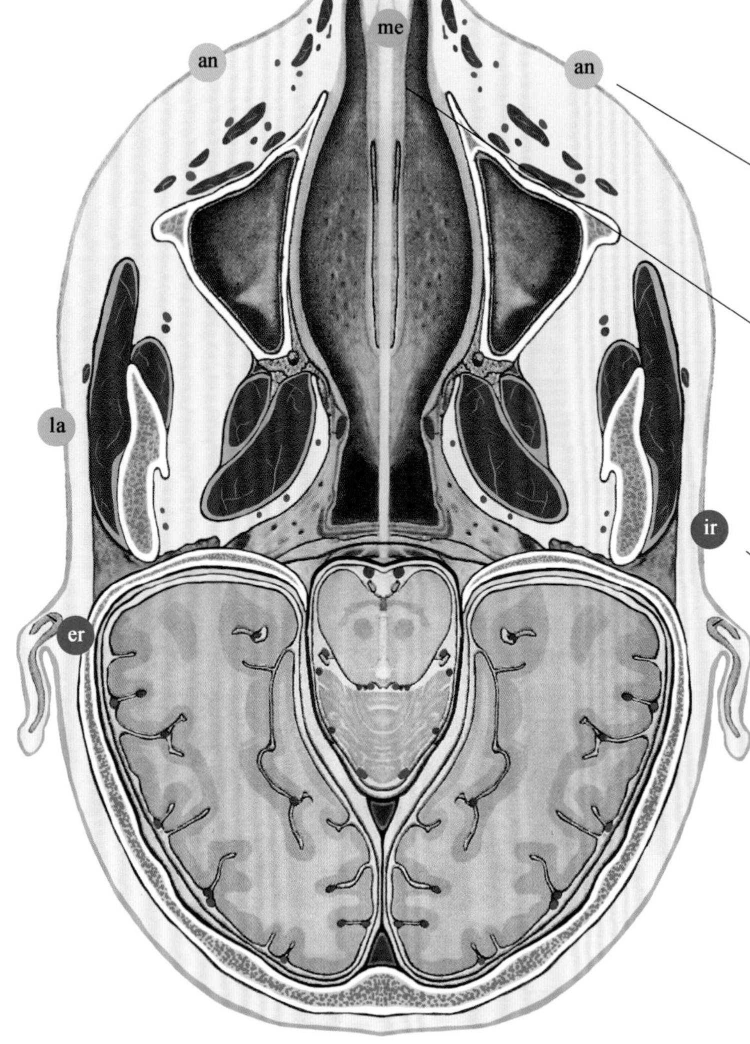

图 7.10　颅骨斜切面(从后到前,注解:上颌骨水平比后颅水平低)

an-cp 2 CC 位于上颌骨和颧骨之间,在提上唇肌上。

me-cp 2 CC 位于鼻唇沟,在两上颌骨中间。后侧 me-cp 2 位于两颊肌之间。

ir-cp 2 CC 位于耳轮和耳屏之间,在张嘴所形成凹陷的上部。

(图 3.10 和图 5.7)

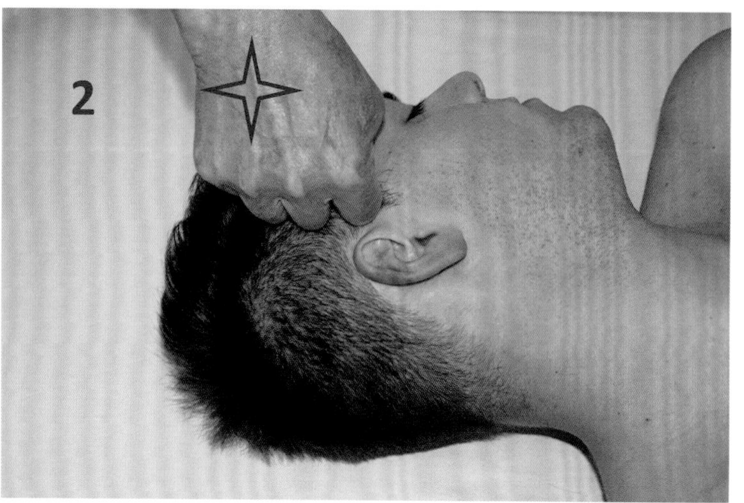

图 7.11　ir-cp 2 CC 的治疗

患者仰卧,头旋转到一侧。

治疗师站在患者头侧或旁侧,作用于这些小肌肉纤维,包括头部筋膜在内。压力应该轻柔因为该区域筋膜很容易触及。

内旋-头部 3 的肌筋膜单元

ir-cp 3

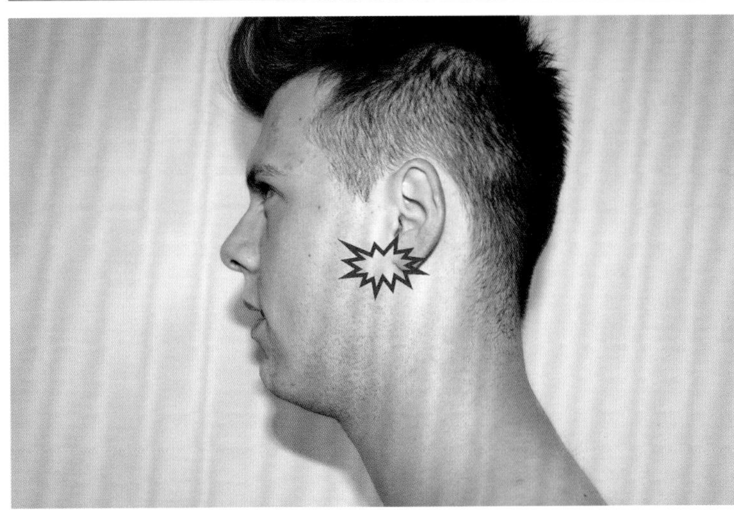

图 7.12　ir-cp 3 肌筋膜单元的疼痛位置和感知中心(CP)

颞下颌疼痛,下颌骨痛,牙神经痛和唾液管失调。

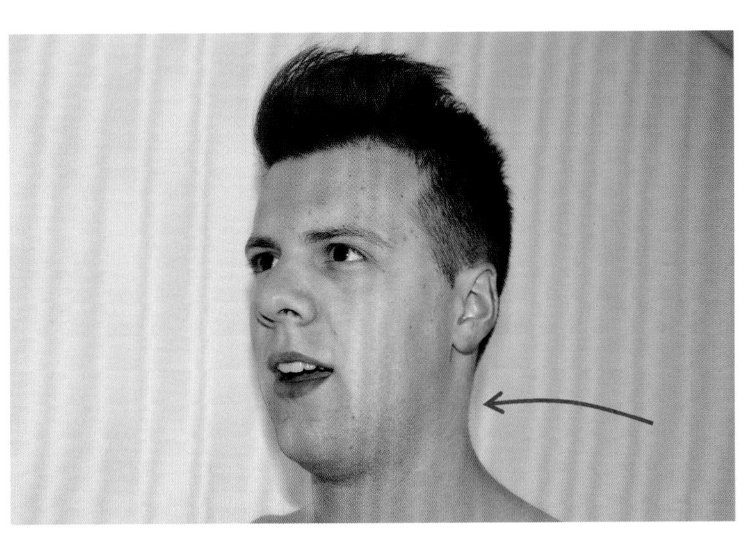

图 7.13　ir-cp 3 肌筋膜单元的疼痛动作(PaMo)

当两外侧翼状肌协同作用时导致下颌骨突出,患者主诉颞下颌关节疼痛。

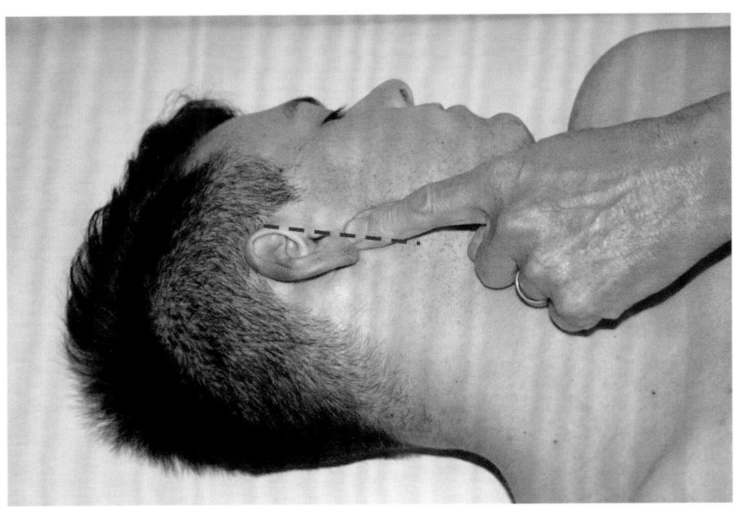

图 7.14　ir-cp 3 协调中心(CC)的触诊检查

在耳垂前方,下颌骨后凹陷处进行触诊检查。治疗师用指尖从咬肌到翼状肌,沿着下颌骨后侧缘寻找筋膜的致密化(GB 2)。

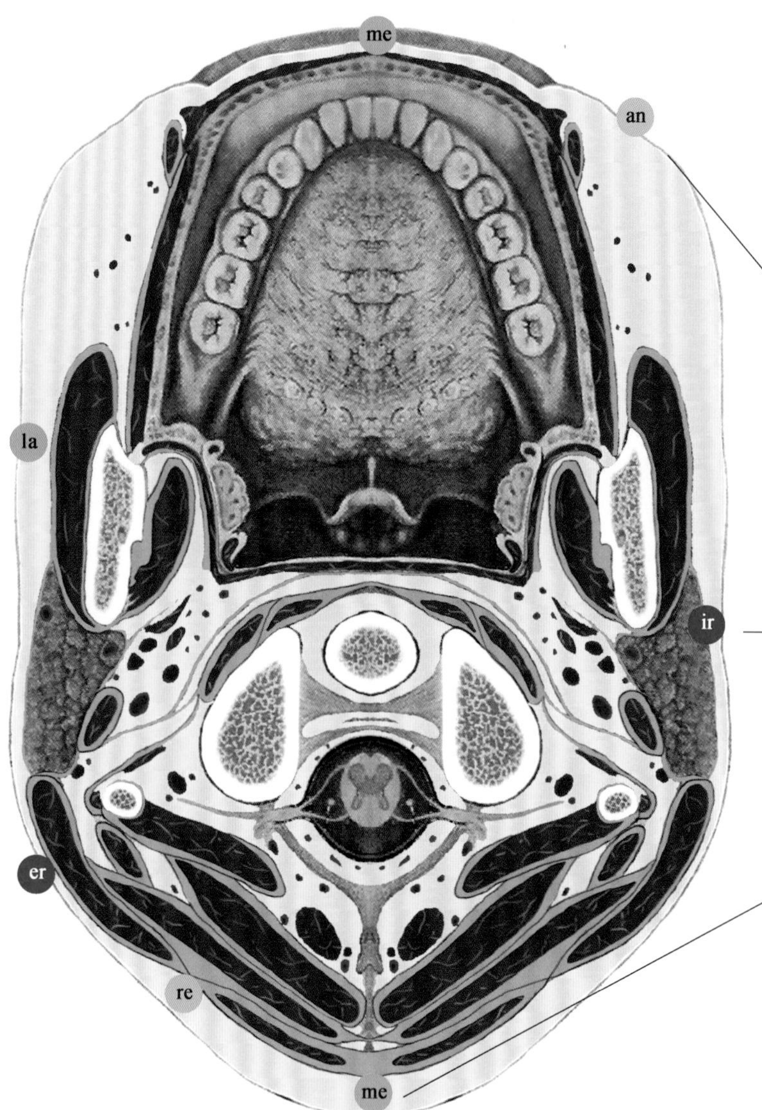

图 7.15　下颌骨和口咽水平颅骨横切面

an-cp 3 CC 位于下颌骨下方，下颌舌骨肌和二腹肌筋膜上。

ir-cp 3 CC 位于下颌骨后侧缘上，咬肌与内侧翼状肌相连的筋膜上。

me-cp 3 CC 位于下颌舌骨中缝，后侧 me-cp 3 CC 位于枕骨粗隆下方，项韧带嵌入点上。

（图 3.15 和图 5.11）

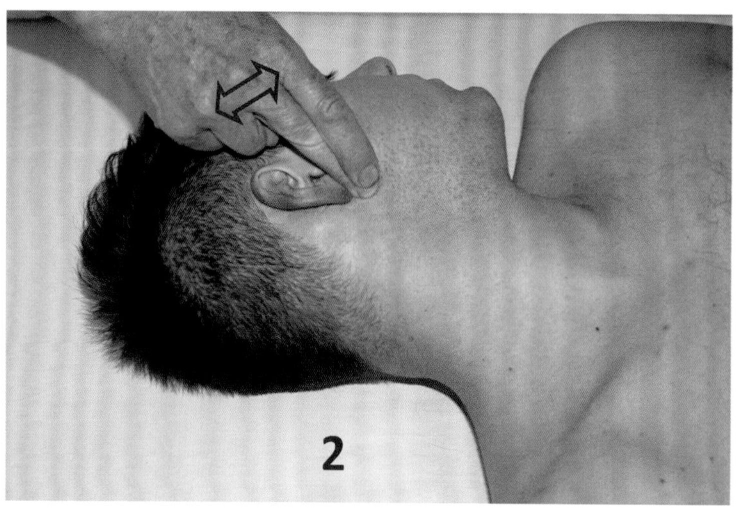

图 7.16　ir-cp 3 CC 的治疗
患者仰卧，头转向一侧。治疗师用指尖或直接抵着下颌骨颈后缘，然后在筋膜上沿着骨头边缘进行手法操作。由于神经和腮腺的存在，压力应该轻柔(2)。

内旋-颈部的肌筋膜单元

ir-cl

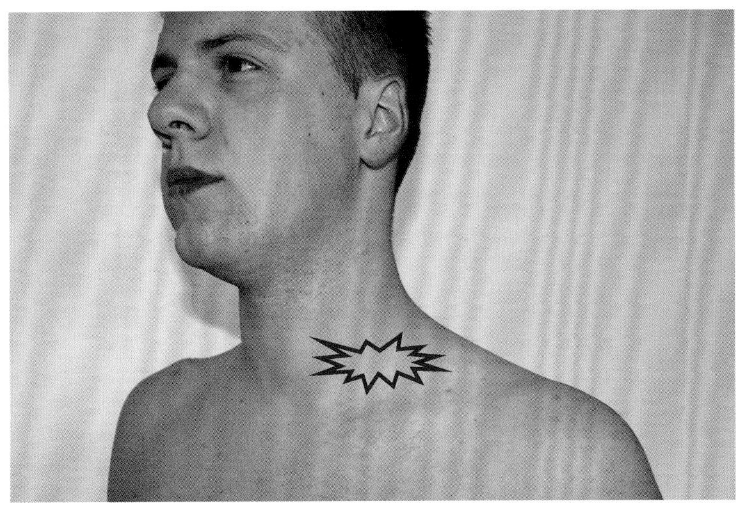

图 7.17　ir-cl 肌筋膜单元的疼痛位置和感知中心(CP)

颈痛,胸锁关节肿胀,颈内部的器官功能失调。

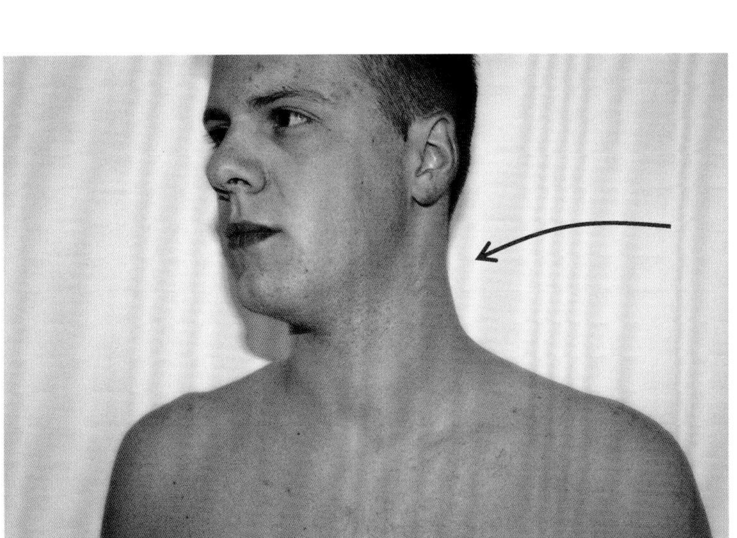

图 7.18　ir-cl 肌筋膜单元的疼痛动作(PaMo)

颈部旋转时患者主诉颈痛;有时这种疼痛在颈部旋转时出现,是由于内旋运动肌筋膜单元失调。

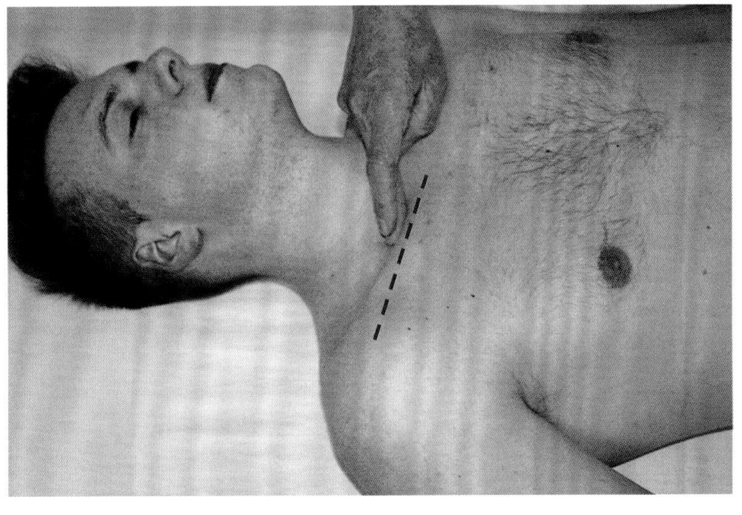

图 7.19　ir-cl 协调中心(CC)的触诊检查

触诊检查结合患者的配合,因为他们需要说出右边的 CC 点是否比左边的 CC 点更致密感,哪个点再现最强烈的疼痛(ST 1)。

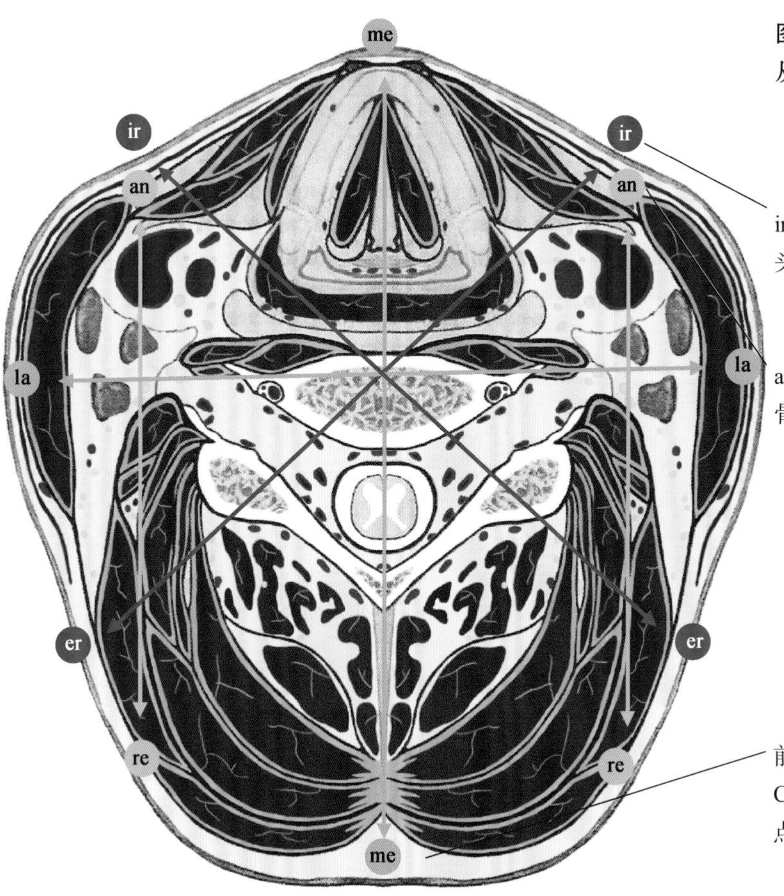

图 7.20　颈椎横切面，第五颈椎水平，从上观看

ir-cl CC 位于胸锁乳突肌胸骨头和锁骨头之间，对应肩胛舌骨肌中间肌腱。

an-cl CC 位于胸锁乳突肌前缘，甲状软骨水平。

前侧 me-cl CC 位于胸骨窝；后侧 me-cl CC 位于项韧带在第七颈椎的嵌入点上。

（图 3.20 和图 5.15）

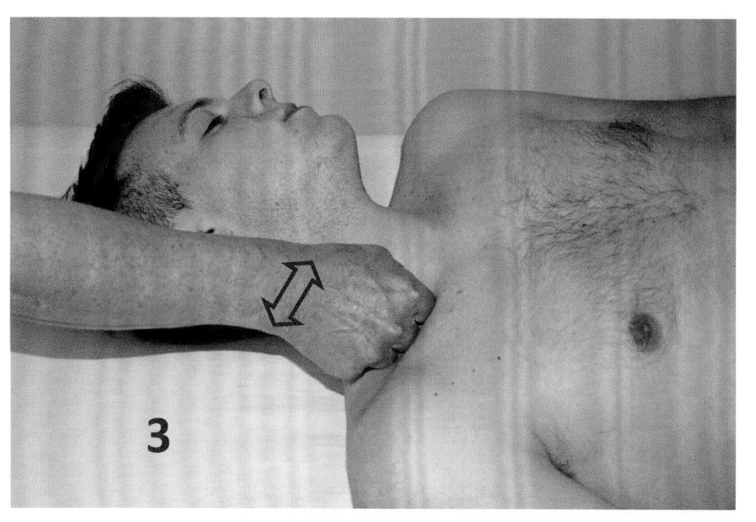

图 7.21　ir-cl CC 的治疗

患者仰卧，头旋转到一侧。

为了作用在颈部深筋膜的浅层和中层，治疗师用指节进入胸锁乳突肌两束之间的间隔，手法治疗的方向是横向的，沿着锁骨上缘。为了适应胸锁乳突肌的阻力，压力应轻柔。

内旋-胸部的肌筋膜单元

ir-th

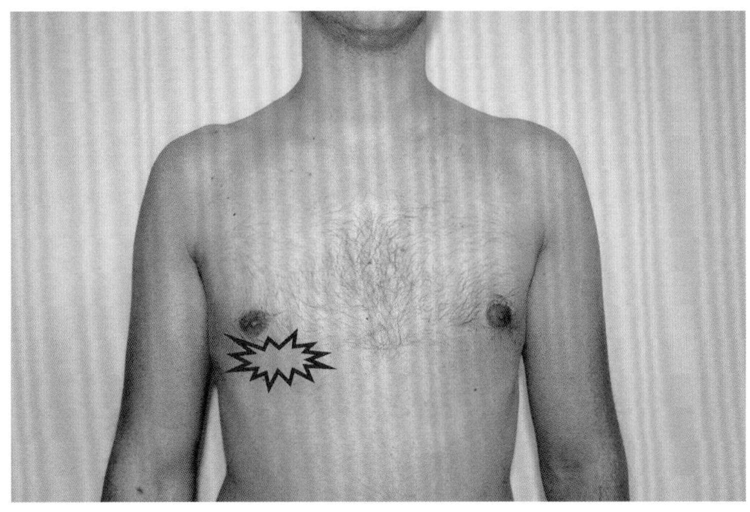

图 7.22 ir-th 肌筋膜单元的疼痛位置和感知中心(CP)

胸前区肋间疼痛,刺痛,单侧或双侧;肋骨骨折后疼痛。

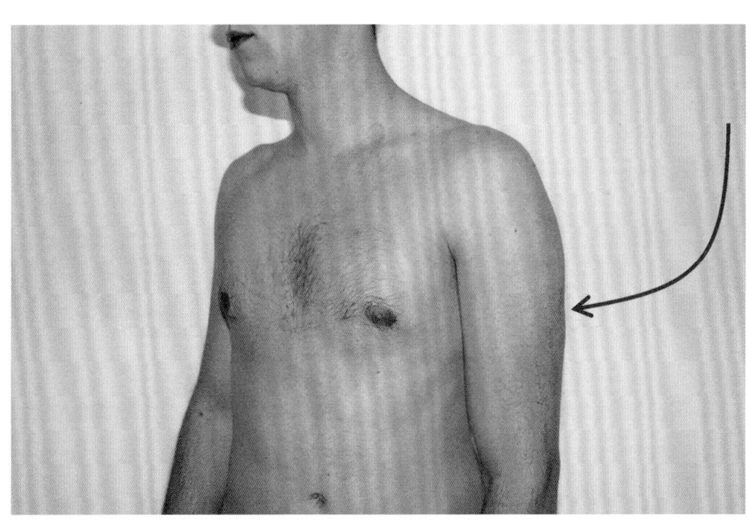

图 7.23 ir-th 肌筋膜单元的疼痛动作(PaMo)

当患者躯干旋转或向前弯曲时,主诉乳房附近刺痛。

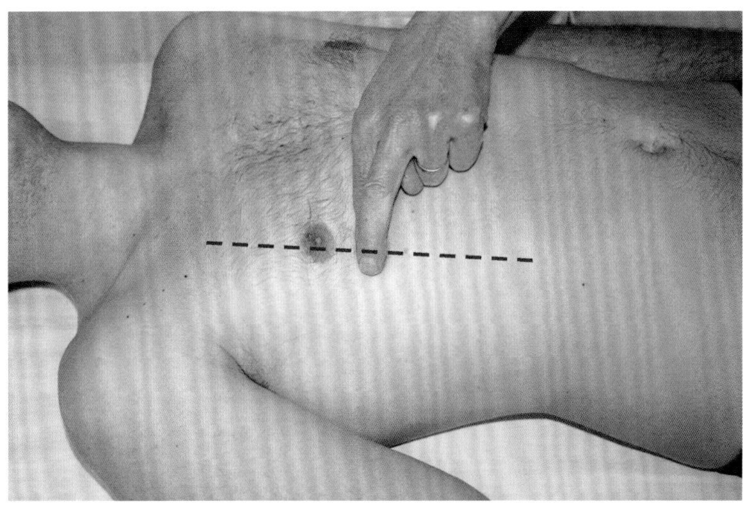

图 7.24 ir-th 协调中心(CC)的触诊检查

在第五或六肋间隙,胸大肌下缘,沿着乳线进行触诊检查(红色虚线)(LV 14,GB 4d)。

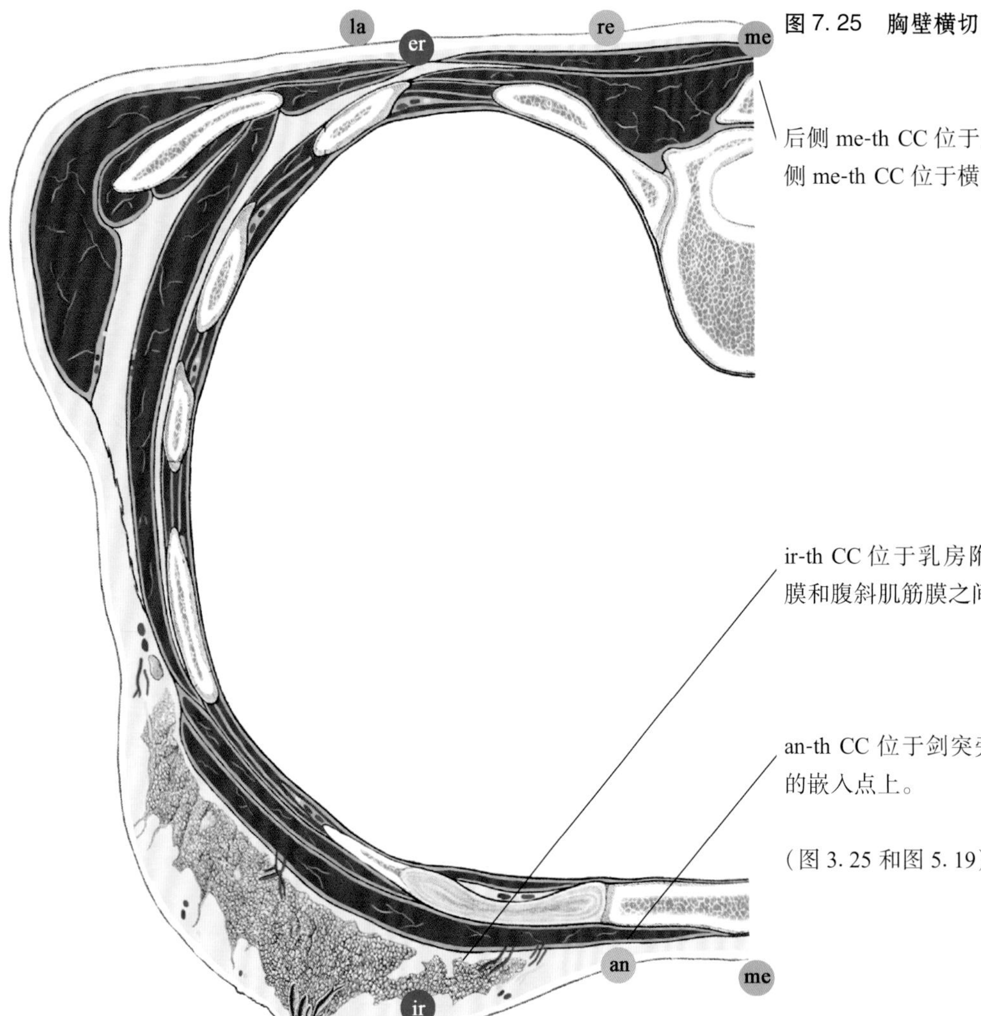

图 7.25　胸壁横切面，第三胸椎水平

后侧 me-th CC 位于胸椎棘上韧带上，前侧 me-th CC 位于横穿胸骨上的韧带上。

ir-th CC 位于乳房附近，位于胸大肌筋膜和腹斜肌筋膜之间。

an-th CC 位于剑突旁边，腹直肌在肋骨的嵌入点上。

（图 3.25 和图 5.19）

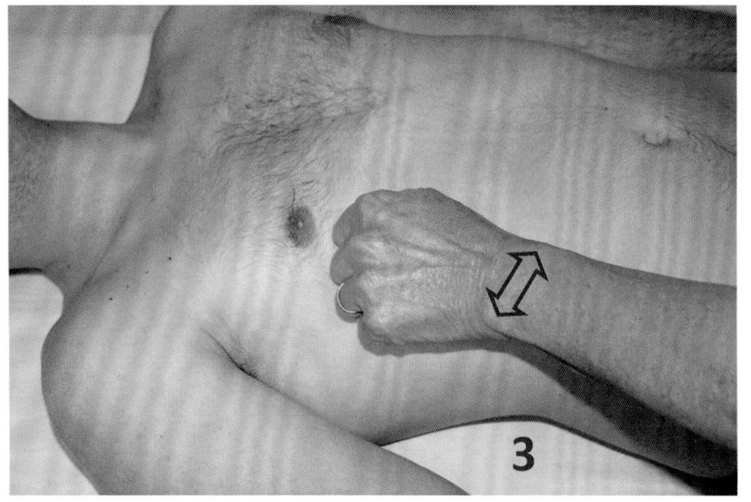

图 7.26　ir-th CC 的治疗

患者仰卧，治疗师站在治疗床旁边，作用在肋间隙的筋膜上直到患者说疼痛减少。压力需要达到肋间筋膜，中等强度压力（3）。

内旋-腰部的肌筋膜单元

ir-lu

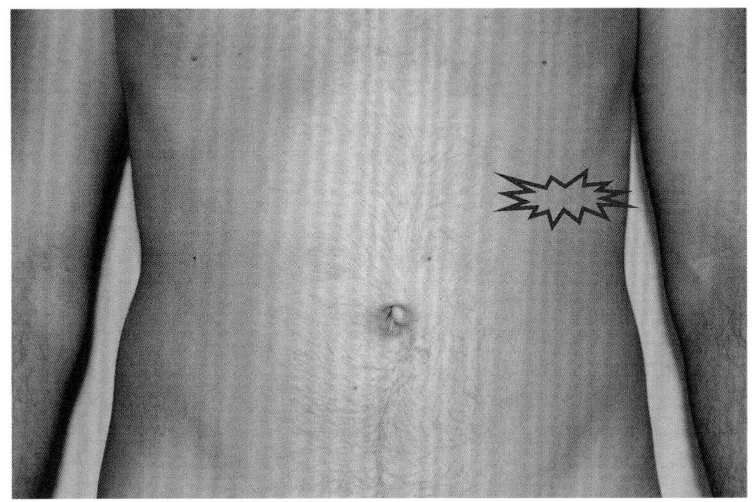

图 7.27　ir-lu 肌筋膜单元的疼痛位置和感知中心(CP)

腹壁疼痛,可能出现一侧沉重感,或者任何一侧肋下区域刺痛(疑病症)。

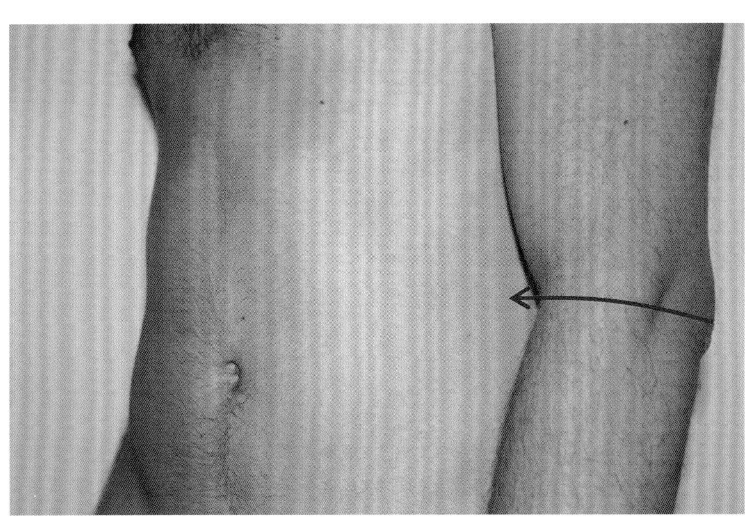

图 7.28　ir-lu 肌筋膜单元的疼痛动作(PaMo)

当患者倒车时转身或在床上翻身时主诉体侧疼痛加重。

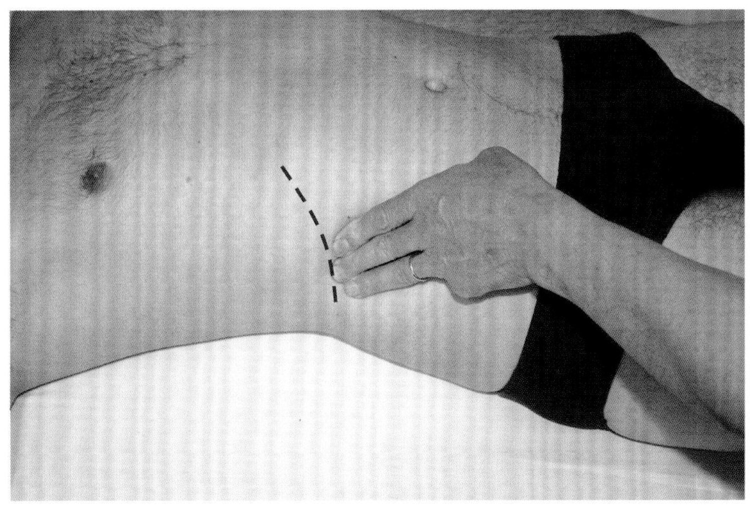

图 7.29　ir-lu 协调中心(CC)的触诊检查

在第十一游离肋下进行触诊检查(LV 13),患者仰卧,因为该体位有利于与这个节段的其他 CC 进行对比触诊(an-lu, me-lu)。

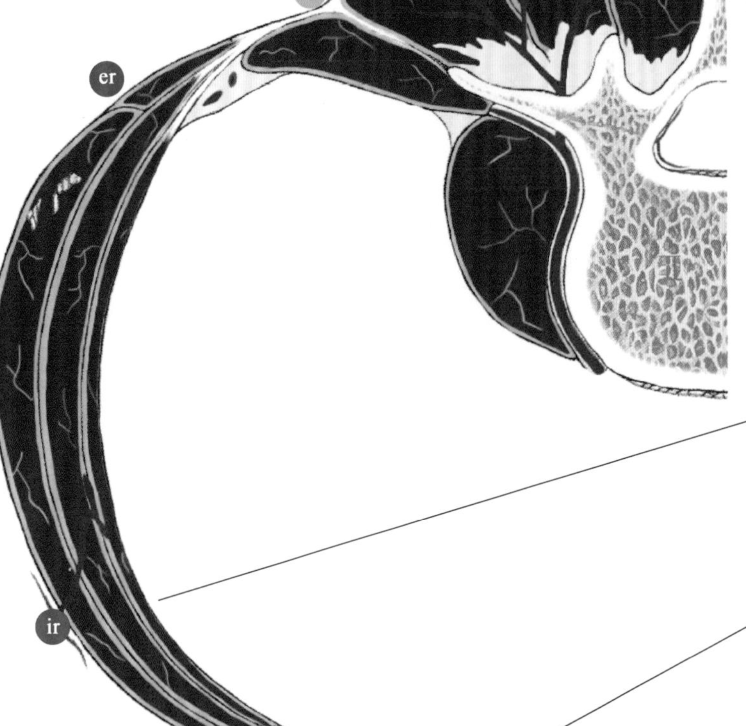

图 7.30　中腹区域横切面，接近脐下方

后侧 me-lu CC 位于腰椎棘上韧带上；前侧 me-lu CC 位于脐上白线上。

ir-lu CC 位于腹斜肌在十一肋的起点上。

an-lu CC 位于腹直肌鞘，肚脐外侧。

（图 3.30 和图 5.23）

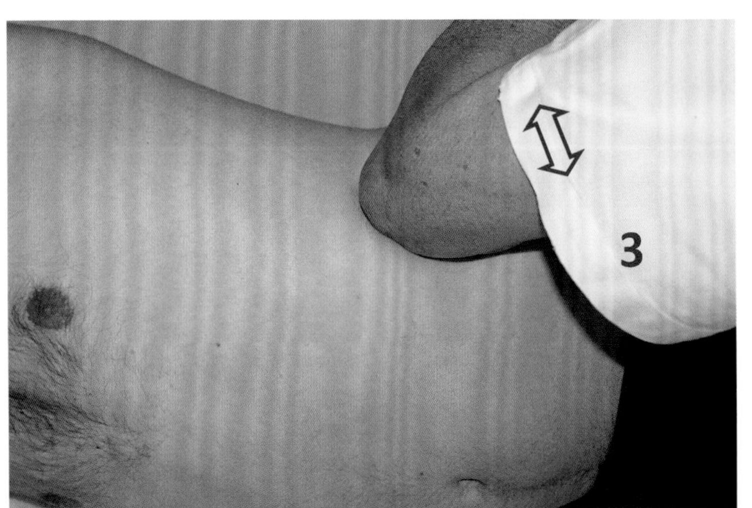

图 7.31　ir-lu CC 的治疗

患者侧卧，治疗师在患者前方，用肘部抵着 11 肋，位于腋中线前，在腹斜肌筋膜上进行横向手法操作。

中等强度压力（3），能抵达腹斜肌在肋骨上的嵌入点。

内旋-骨盆的肌筋膜单元

ir-pv

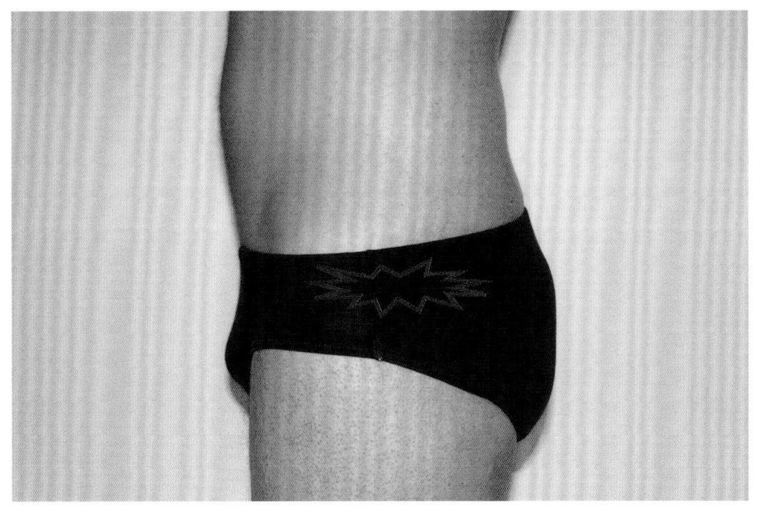

图 7.32　ir-pv 肌筋膜单元的疼痛位置和感知中心(CP)

髂窝、腹股沟区域、大腿前侧、骶髂关节疼痛。疼痛常常在这些区域间变换。

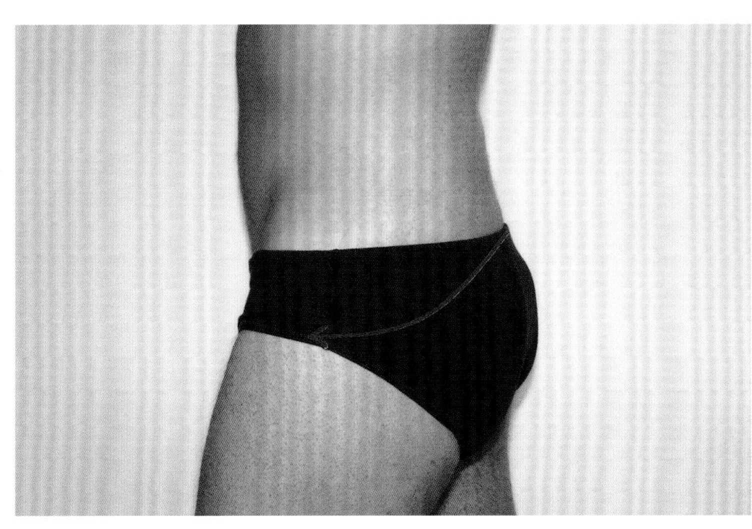

图 7.33　ir-pv 肌筋膜单元的疼痛动作(PaMo)

当患者长期久坐或久站时该肌筋膜单元出现相关疼痛;这是由于牵拉到 ir-pv 的致密筋膜。

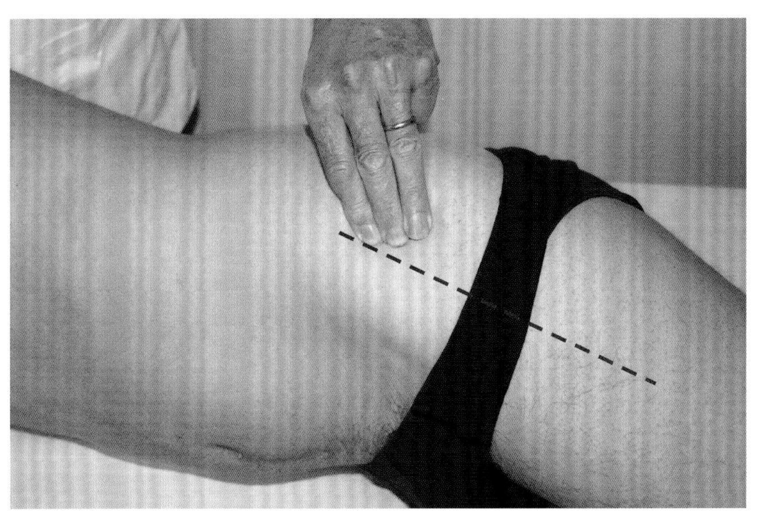

图 7.34　ir-pv 协调中心(CC)的触诊检查

ir-pv CC 位于阔筋膜张肌后侧(红色虚线,GB 28)。其他 CC 也会激惹出髂窝或腹股沟韧带区域疼痛,因此,对比触诊检查很有必要的。

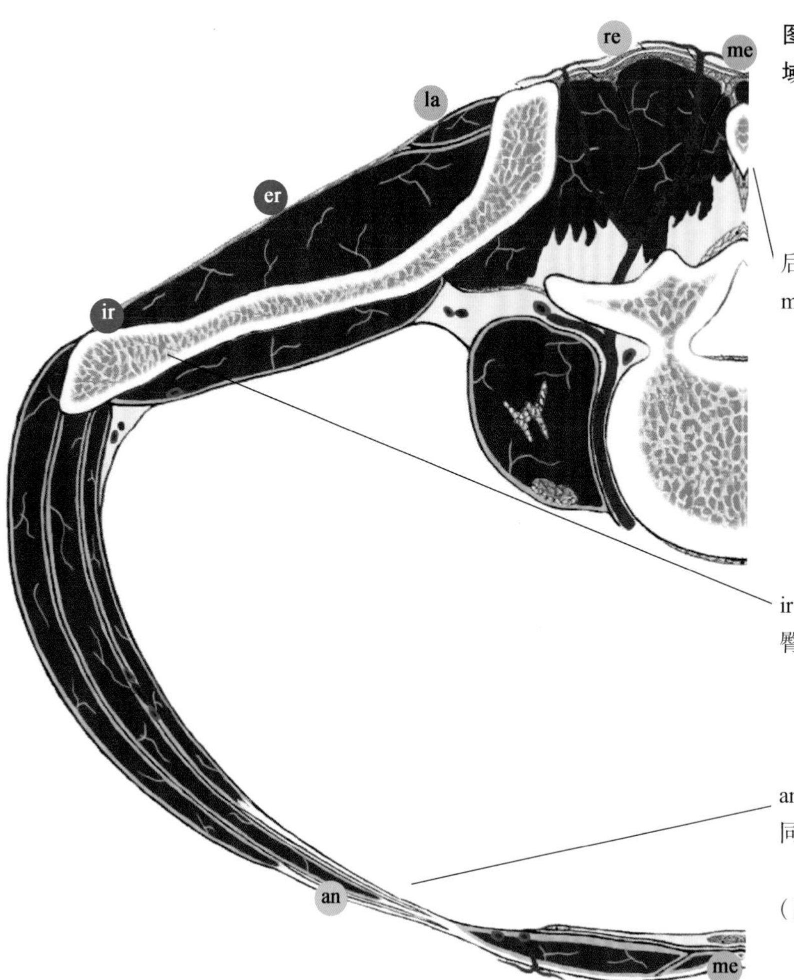

图 7.35　下腹区横切面，或者耻骨上区域，接近阴阜上

后侧 me-pv 位于骶椎棘上韧带上；前侧 me-pv 位于下腹部白线上。

ir-pv CC 位于靠近髂嵴远端，臀小肌和臀中肌筋膜上。

an-pv CC 位于髂肌方向上，与腹直肌协同作用，是骨盆向前运动主要原动力。

（图 3.35 和图 5.27）

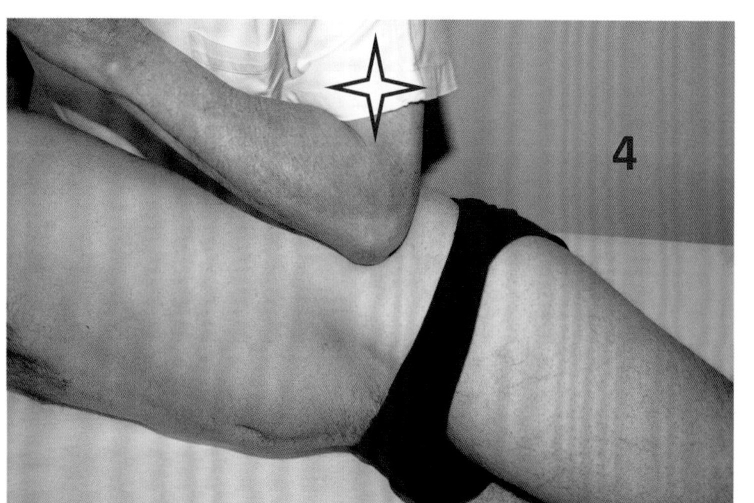

图 7.36　ir-pv CC 的治疗

患者侧卧，治疗师站在患者后侧，将肘部置于阔筋膜张肌后侧凹陷处，在臀小肌和臀中肌筋膜上施加深层摩擦。

压力需要很（4）大，因为下方的筋膜和肌肉非常强健。

内旋-髋部的肌筋膜单元

ir-cx

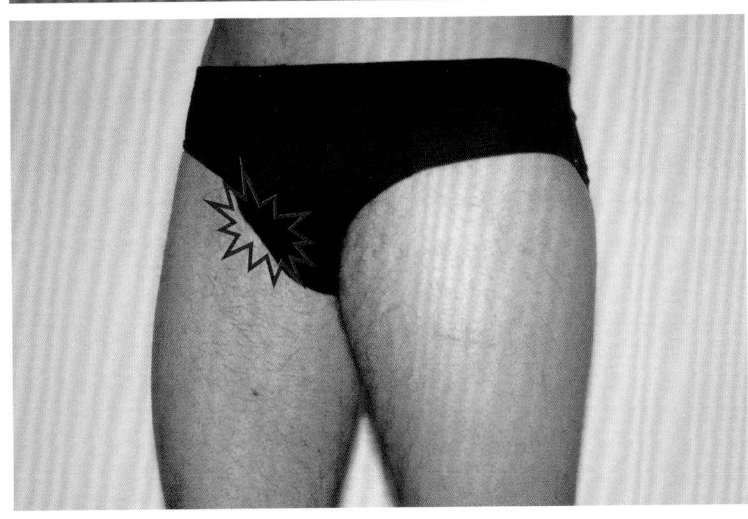

图 7.37　ir-cx 肌筋膜单元的疼痛位置和感知中心(CP)

髋部疼痛或炎症,常常导致患者跛行。腹股沟区域放射到膝部。

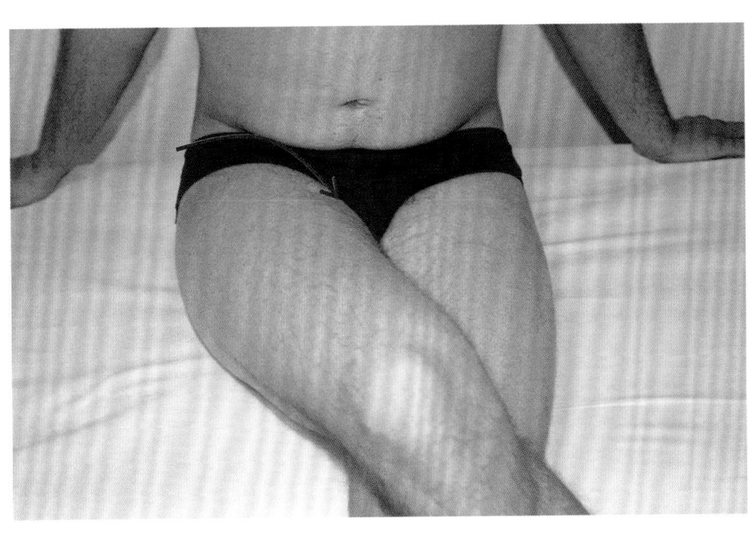

图 7.38　ir-cx 肌筋膜单元的疼痛动作(PaMo)

功能性过度负荷或创伤导致髋部疼痛和紧张,直立姿势和走路受限。坐位患者不能交叉腿。

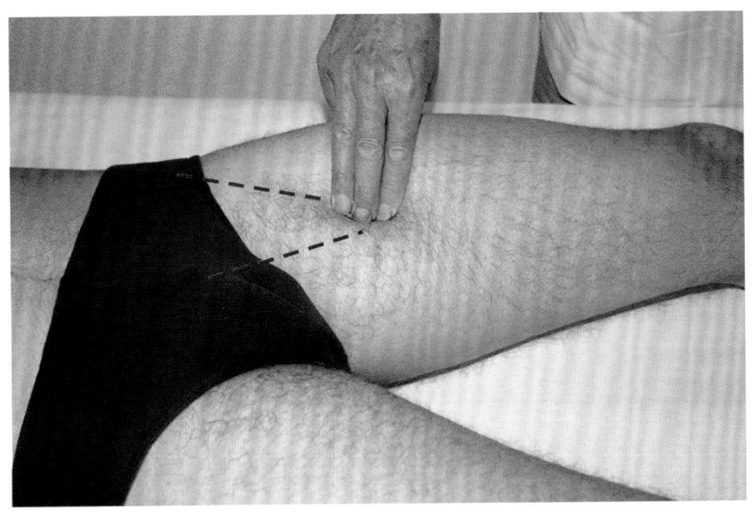

图 7.39　ir-cx 协调中心(CC)的触诊检查

ir-cx CC 的触诊检查位于大腿近端三分之一和中三分之一交界处,在股三角顶点上(红色虚线)。触诊应该沿着缝匠肌抵着其内侧缘(LV 11)。

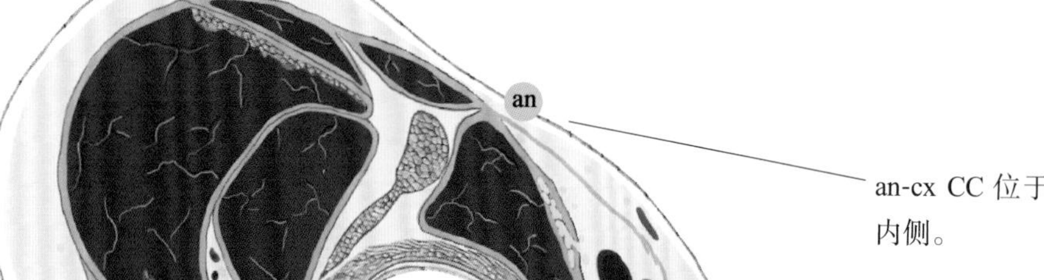

图 7.40　大腿近端横切面，股骨颈水平

an-cx CC 位于腰大肌筋膜上，缝匠肌鞘内侧。

ir-cx CC 位于耻骨肌筋膜止点上，长收肌和短收肌筋膜上。

me-cx CC 位于股薄肌鞘上，覆盖在大收肌上。

（图 3.40 和图 5.34）

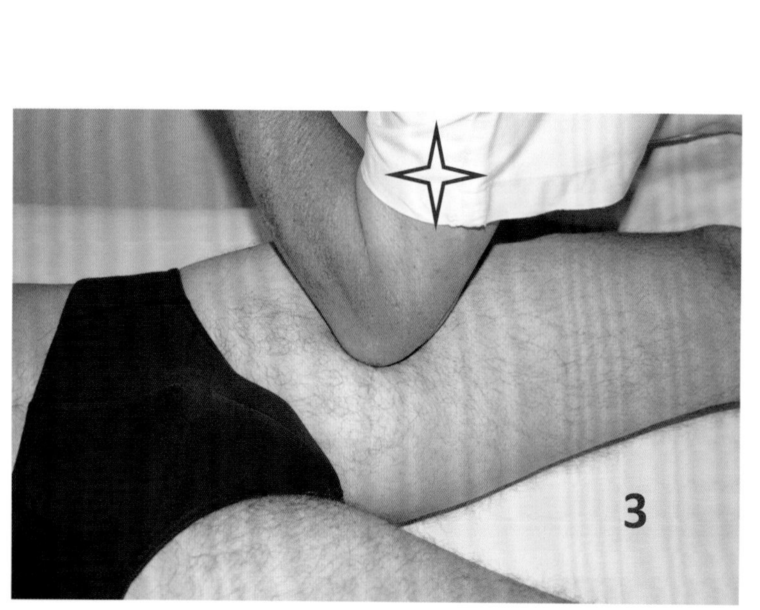

图 7.41　ir-cx CC **的治疗**

患者仰卧，大腿伸展。治疗师站在该 CC 的同侧或对侧，将手肘置于股三角顶点上。

虽然用肘部，由于该区域存在血管和神经，压力应该轻柔（3）。

内旋-膝部的肌筋膜单元

ir-ge

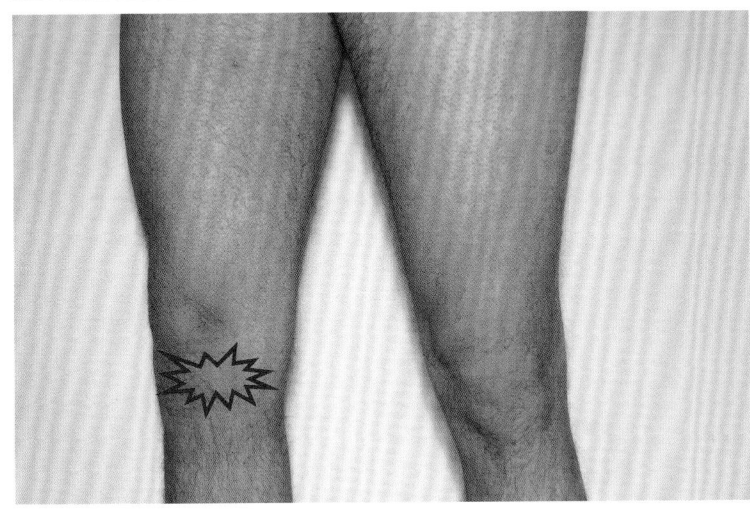

图 7.42 ir-ge 肌筋膜单元的疼痛位置和感知中心(CP)

膝关节内侧疼痛,偶尔伴随着肿胀。这个点频繁疼痛,可能缘由与 ir-ge 和 me-ge 有关。

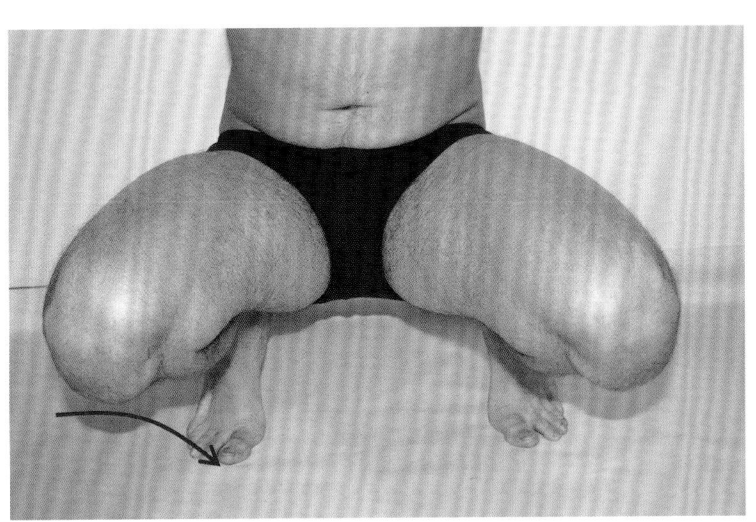

图 7.43 ir-ge 肌筋膜单元的疼痛动作(PaMo)

当患者膝部承受负荷时出现疼痛和肿胀,如跑步或者在工作期间不得不长时间蹲坐时。

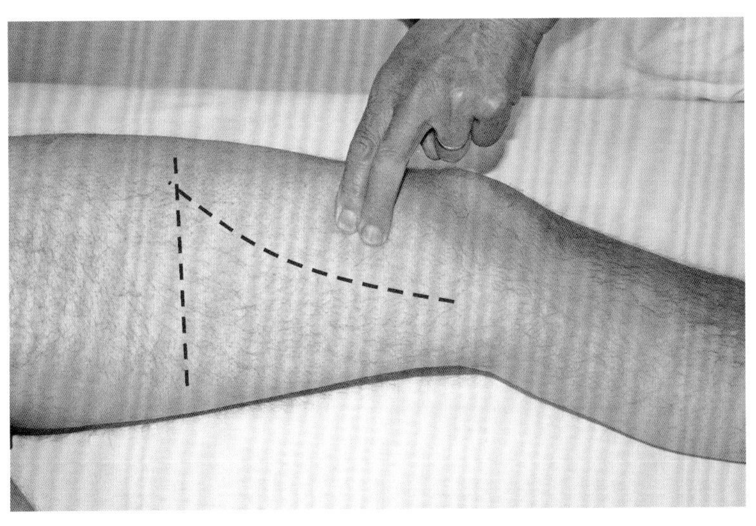

图 7.44 ir-ge 协调中心(CC)的触诊检查

在大腿远端三分之一进行触诊检查,股内侧肌上(弧虚线)(LV 9)。

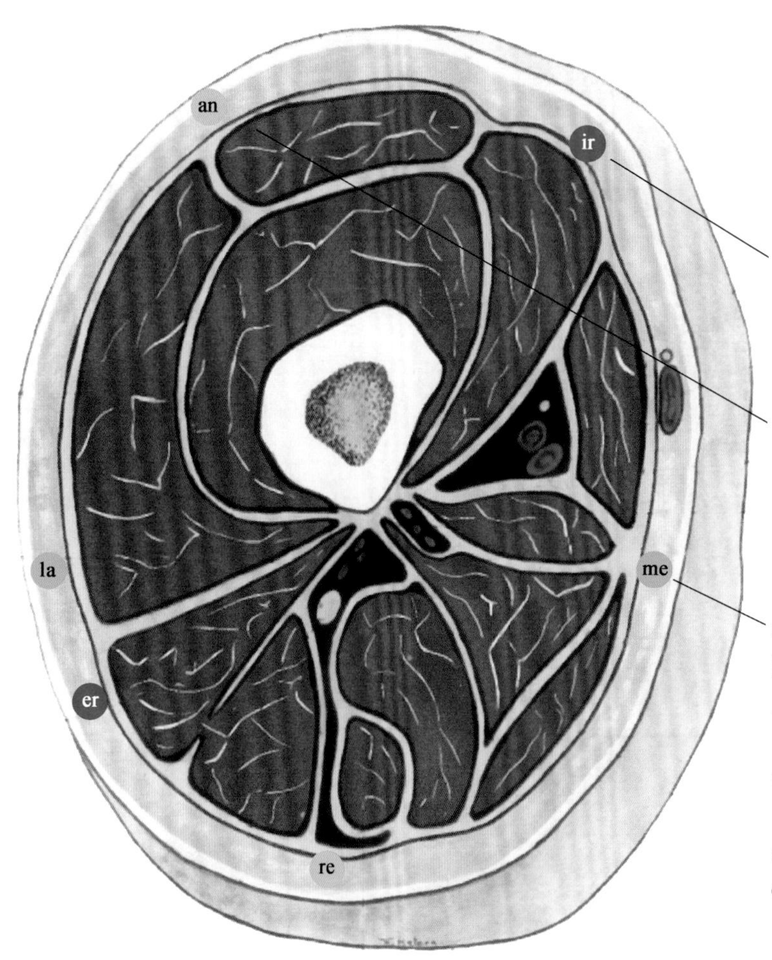

图 7.45 大腿横切面，大腿中三分之一水平

ir-ge CC 位于股内侧肌肌腹上，该筋膜与缝匠肌筋膜前侧相连。

an-ge CC 位于股直肌从股外侧肌分离间隔上，与股中间肌肌筋膜汇合。

me-ge CC 位于起源于大收肌的内收肌隔膜上，经过缝匠肌下方，覆盖着血管，止于股内侧肌上。

（图 3.45 和图 5.39）

（原图出自 G. Chiarugi & L. Bucciante，由 Piccin 人体解剖学院改编）

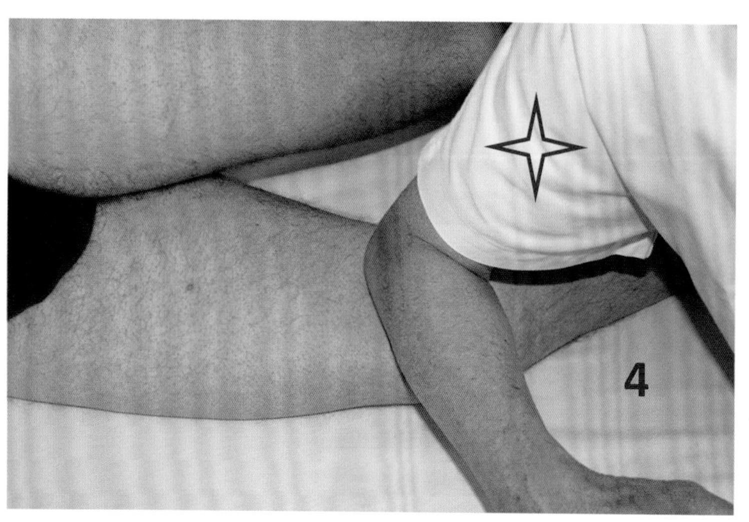

图 7.46 ir-ge CC 的治疗

患者侧卧，膝半屈。

治疗师站在患者前方，将肘部置于股内侧肌顶点上，找出放射痛传至到胫骨平台的点。

压力可以很强（4），因为此处纤维化常常很深。

内旋-踝部的肌筋膜单元

ir-ta

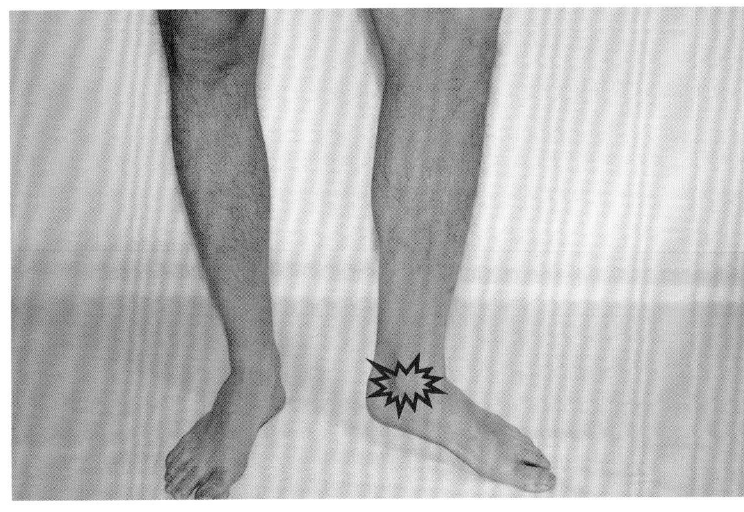

图 7.47 ir-ta 肌筋膜单元的疼痛位置和感知中心(CP)
踝内侧疼痛,可能会延伸到足底纵弓。

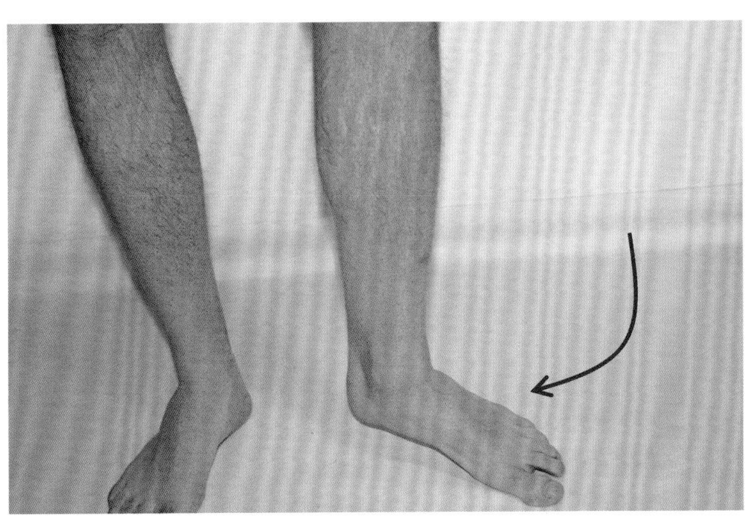

图 7.48 ir-ta 肌筋膜单元的疼痛动作(PaMo)
当患者足无意间踢到一个物体时出现刺痛。

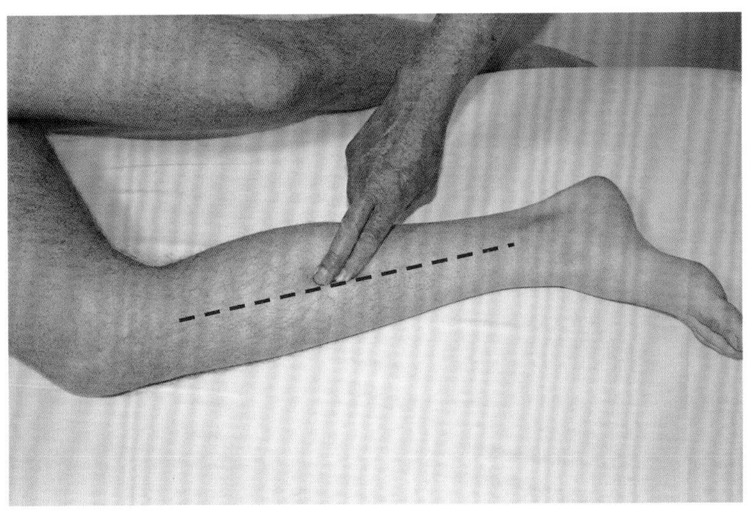

图 7.49 ir-ta 协调中心(CC)的触诊检查
在小腿中间,胫骨后内侧(红色虚线)进行触诊,找出小腿筋膜深层疼痛的根源(LV 6)。

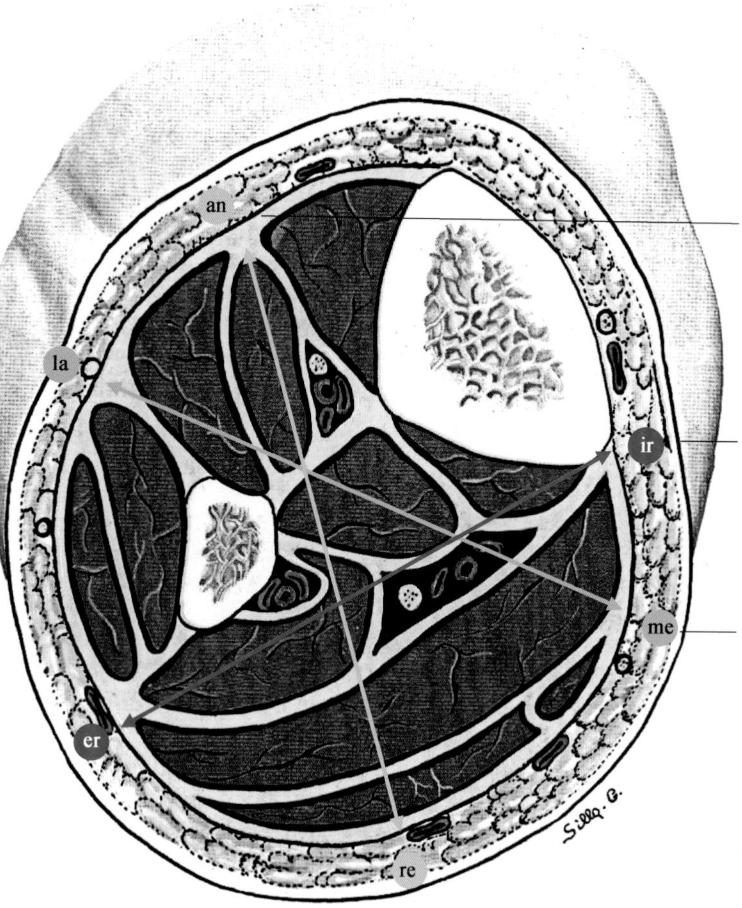

图 7.50　右小腿横切面，中三分之一和远端三分之一之间

an-ta CC 位于足踇长伸肌筋膜上，胫前肌和趾伸肌之间。

ir-ta CC 位于胫骨后侧边缘，胫后肌和趾屈肌筋膜也延伸到该区域。

me-ta CC 位于腓肠肌从比目鱼肌分离出来的筋膜的内侧。

（图 3.50 和图 5.44）

（原图出自 G. Chiarugi & L. Bucciante，由 Piccin 人体解剖学院改编）

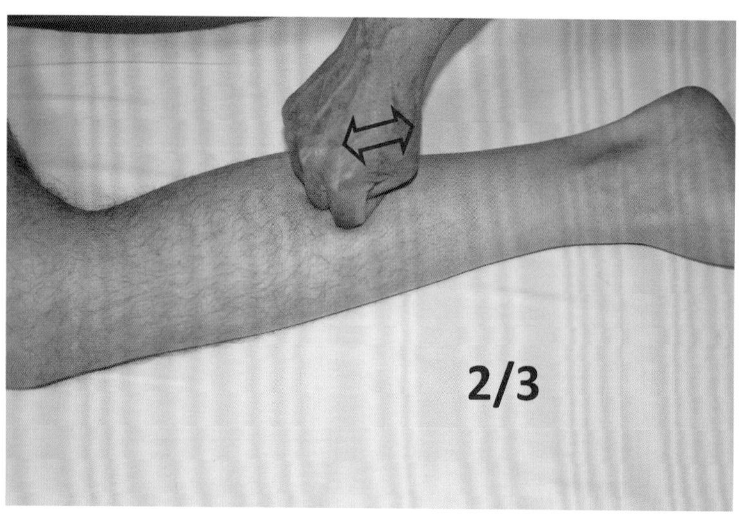

图 7.51　ir-ta CC 的治疗
患者侧卧，小腿半屈。
治疗师用指节在胫骨后侧凹陷处小腿深筋膜进行纵向操作。根据患者肌肉形态大小压力应该轻柔。

内旋-足部的肌筋膜单元

ir-pe

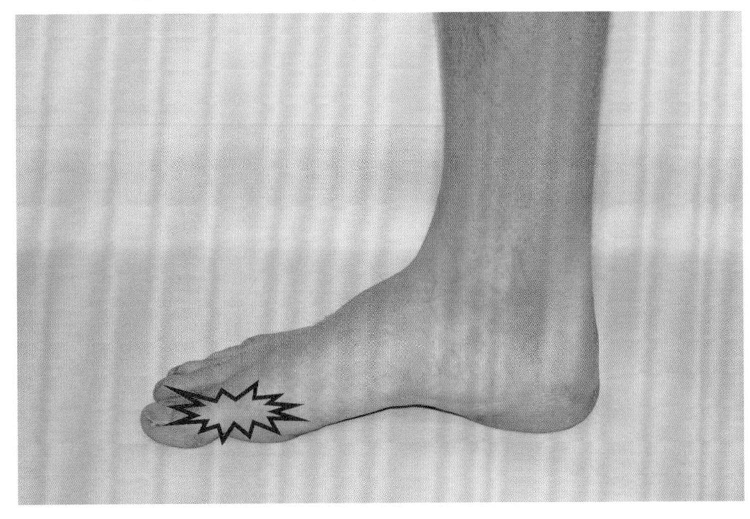

图 7.52 ir-pe 肌筋膜单元的疼痛位置和感知中心(CP)

由于僵硬导致大脚趾疼痛,如跖趾关节退行性变的结果。

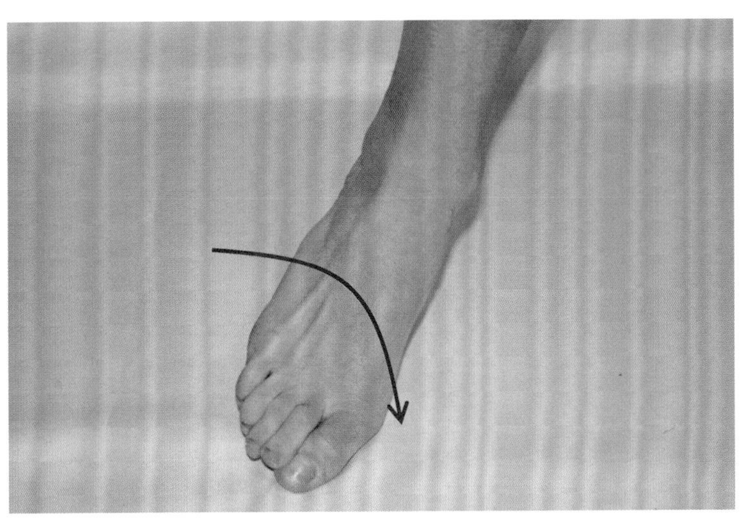

图 7.53 ir-pe 肌筋膜单元的疼痛动作(PaMo)

患者主诉用大踇趾足尖指负重非常困难。这种僵硬在早上或走路后加重。

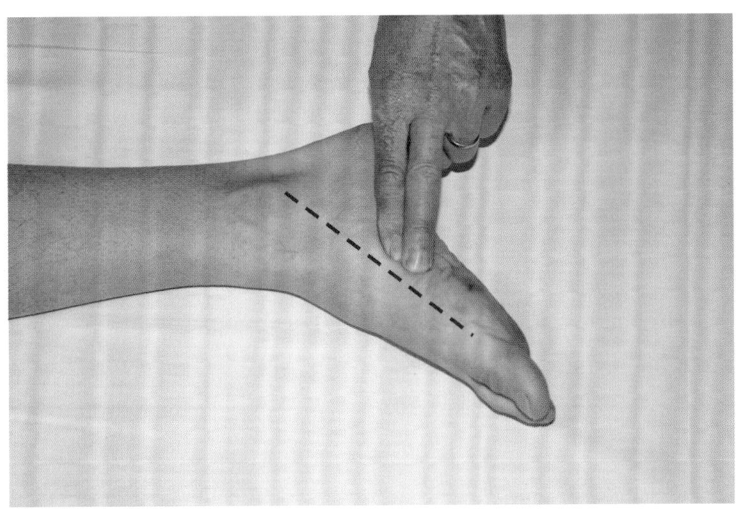

图 7.54 ir-pe 协调中心(CC)的触诊检查

在第一跖骨基底部,踇展肌上进行触诊,患者侧卧,足外侧休息位于治疗床上(SP 3,SP 2d)。

me-pe CC 位于内踝下方，足舟骨边缘的前下方凹陷。

an-pe CC 位于连接蹈短伸肌和趾长伸肌肌腱的筋膜上。

ir-pe CC 位于覆盖在蹈外展肌上筋膜和连接蹈短屈肌与蹈长屈肌(肌腱)的筋膜上。

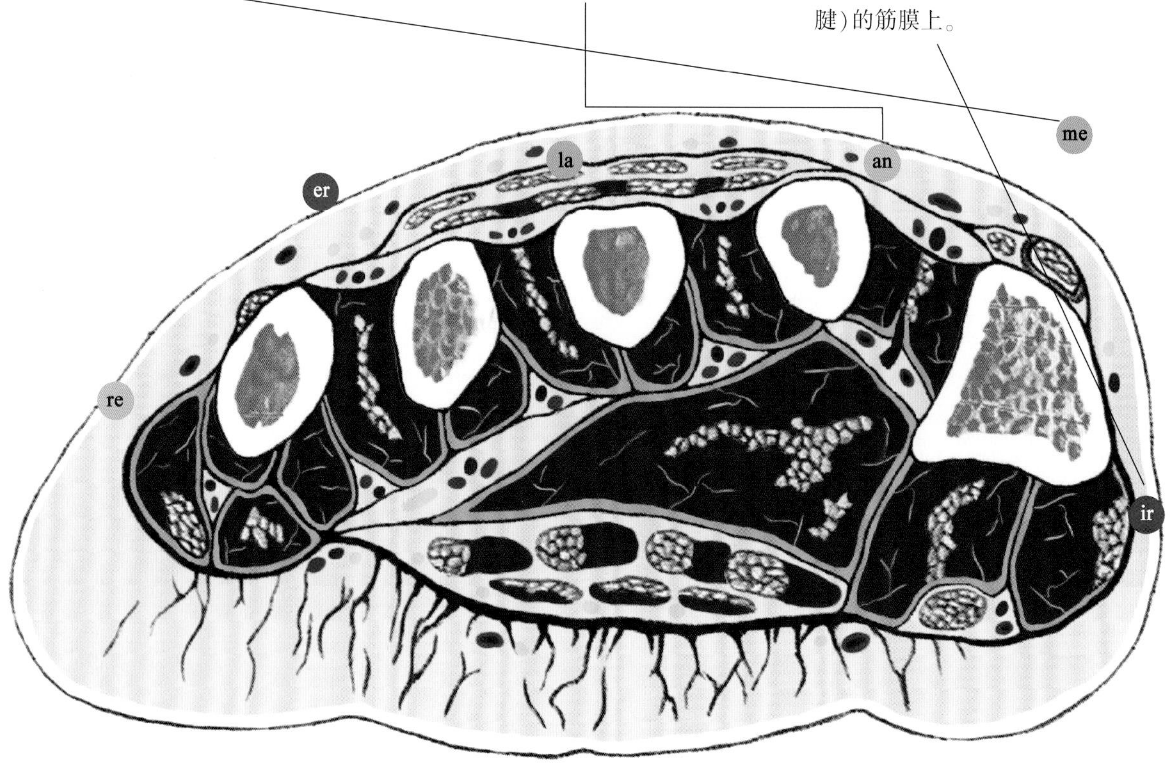

图 7.55 足部横切面，跖骨水平
(图 3.55 和图 5.49)
(原图出自 G. Chiarugi & L. Bucciante，由 Piccin 人体解剖学院改编)

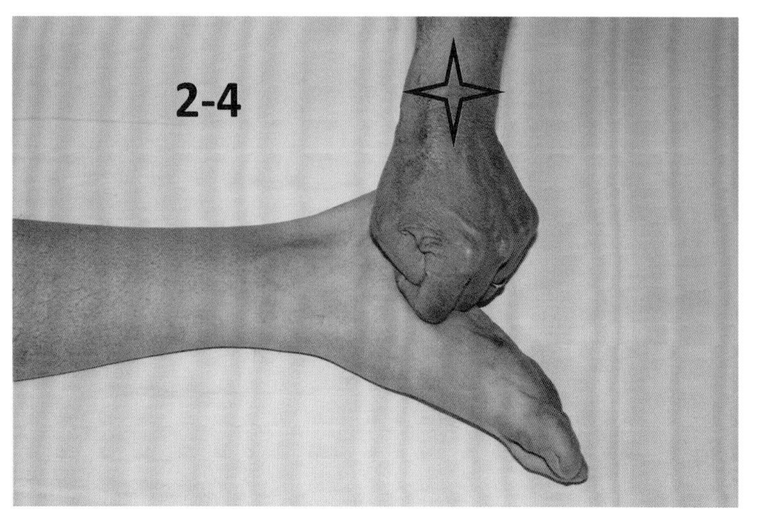

图 7.56 ir-pe CC 的治疗
患者侧卧，治疗师站在治疗床尾端，用示指指节或肘部抵着蹈外展肌间隔筋膜。在急性功能障碍中压力应该轻柔，存在慢性纤维化时压力可以很强。

内旋-肩胛的肌筋膜单元

ir-sc

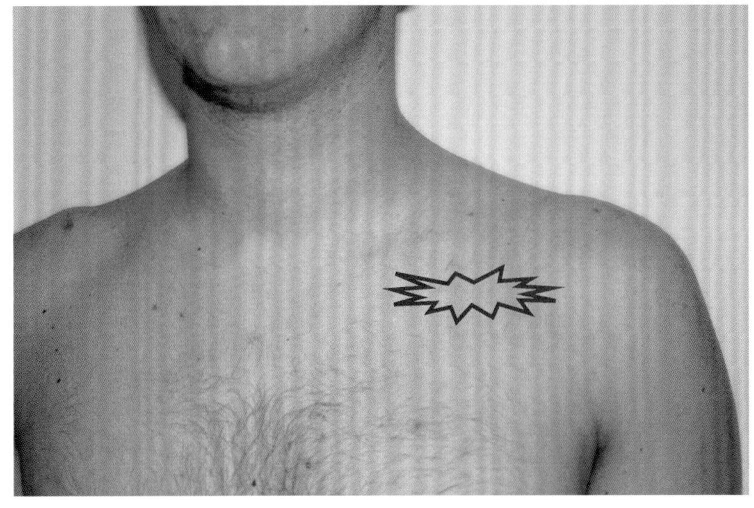

图 7.57　ir-sc 肌筋膜单元的疼痛位置和感知中心(CP)

锁骨疼痛,伴随着胸锁或肩锁关节脱位。肋间神经痛。

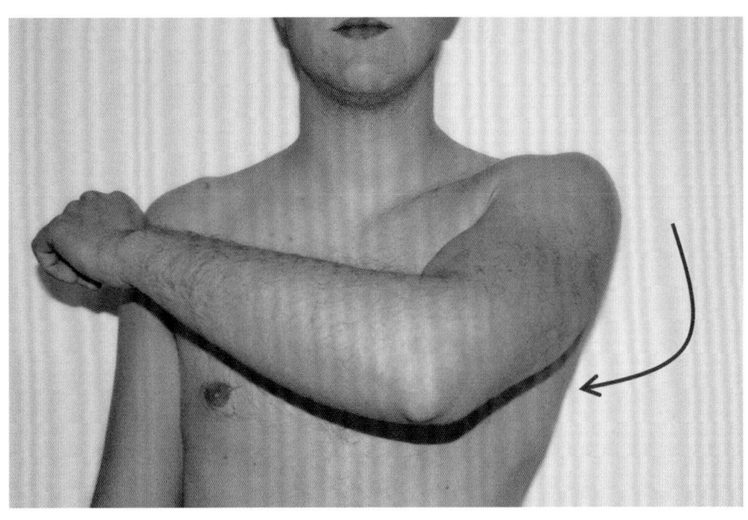

图 7.58　ir-sc 肌筋膜单元的疼痛动作(PaMo)

由于肩锁关节肿胀,疼痛,以及有时突出,患者手搭在对侧肩膀上有困难。

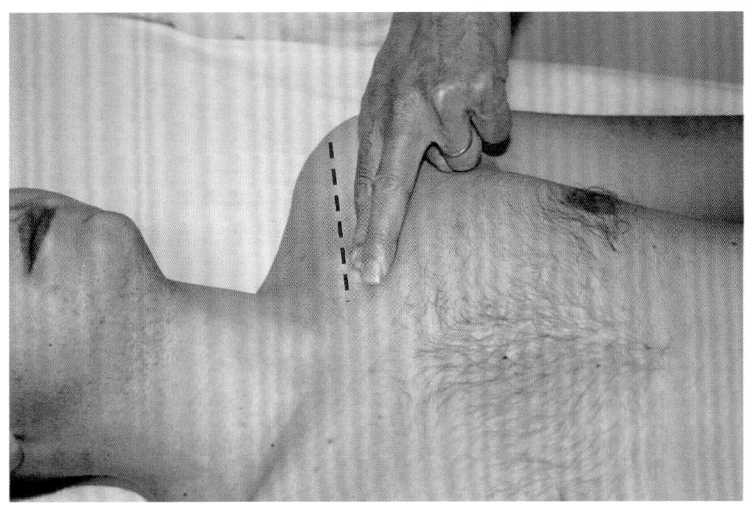

图 7.59　ir-sc 协调中心(CC)的触诊检查

抵着锁骨下肌,在锁骨中三分之一(红色虚线)进行触诊检查(ST 13)。

图 7.60　腋窝处前后切面

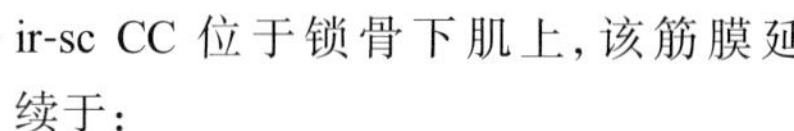

ir-sc CC 位于锁骨下肌上，该筋膜延续于：

- 向下与锁喙腋筋膜、腋深筋膜和肩胛下肌筋膜相连。
- 向上与涵盖肩胛舌骨的中颈筋膜相连。

an-sc CC 位于胸小肌上与三角肌外侧筋膜相连的胸大肌筋膜上。

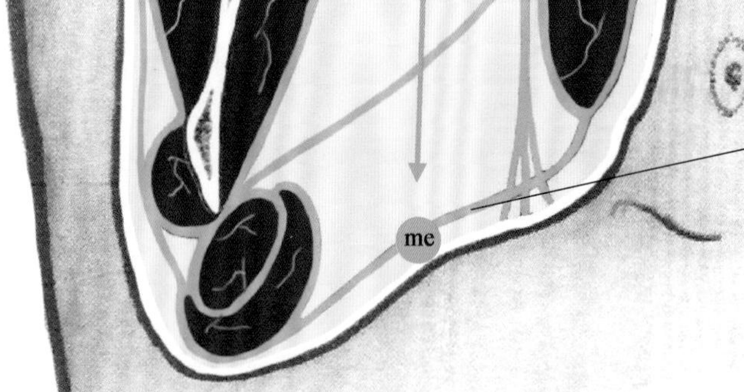

me-sc CC 位于腋浅筋膜，连接胸大肌和背阔肌；这些肌肉筋膜与上方的斜方肌筋膜相连（la-sc）。

（图 3.60 和图 5.54）

（原图出自 G. Chiarugi & L. Bucciante，由 Piccin 人体解剖学院改编）

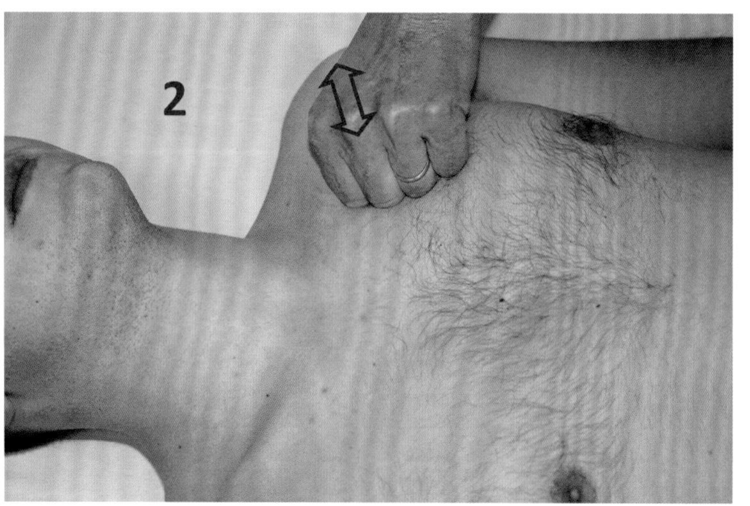

图 7.61　ir-sc CC 的治疗

患者仰卧。

治疗师将指节置于锁骨中间三分之一找出引起患者症状的点。在锁骨下方，用一个轻压力（2）进行纵向手法操作。

内旋-肱骨的肌筋膜单元

ir-hu

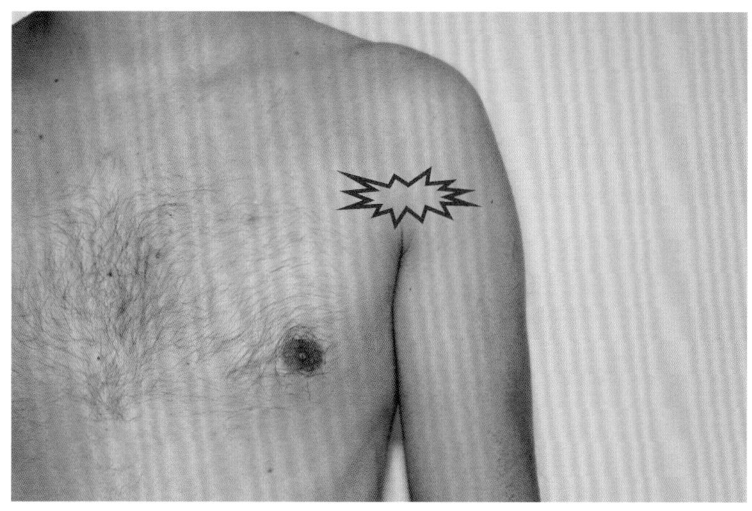

图 7.62 ir-hu 肌筋膜单元的疼痛位置和感知中心(CP)
肩周炎,肱骨前侧区域疼痛。

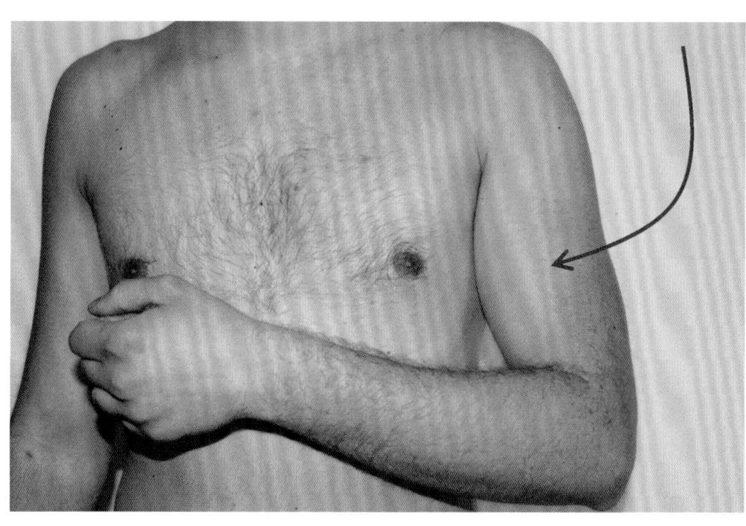

图 7.63 ir-hu 肌筋膜单元的疼痛动作(PaMo)
患者主诉肩膀前侧疼痛,进行肱骨内旋运动时疼痛加重。

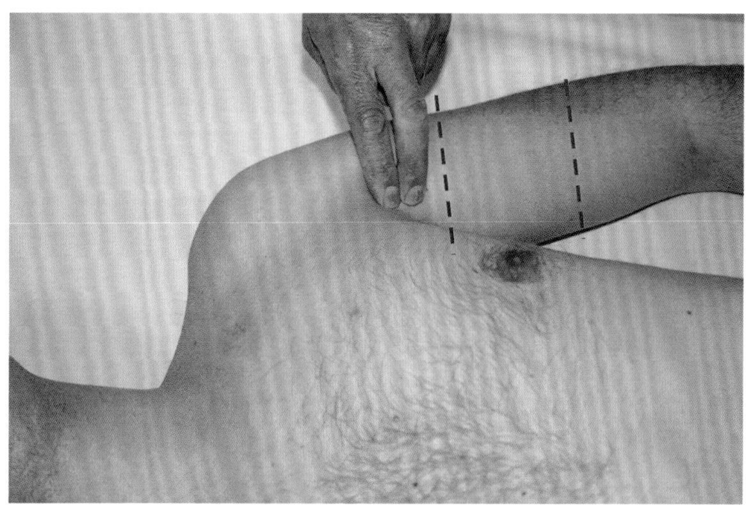

图 7.64 ir-hu 协调中心(CC)的触诊检查
触诊检查在肱骨内旋肌群(肩胛下肌、背阔肌、胸大肌、喙肱肌)找出最敏感的点(PC 2)。

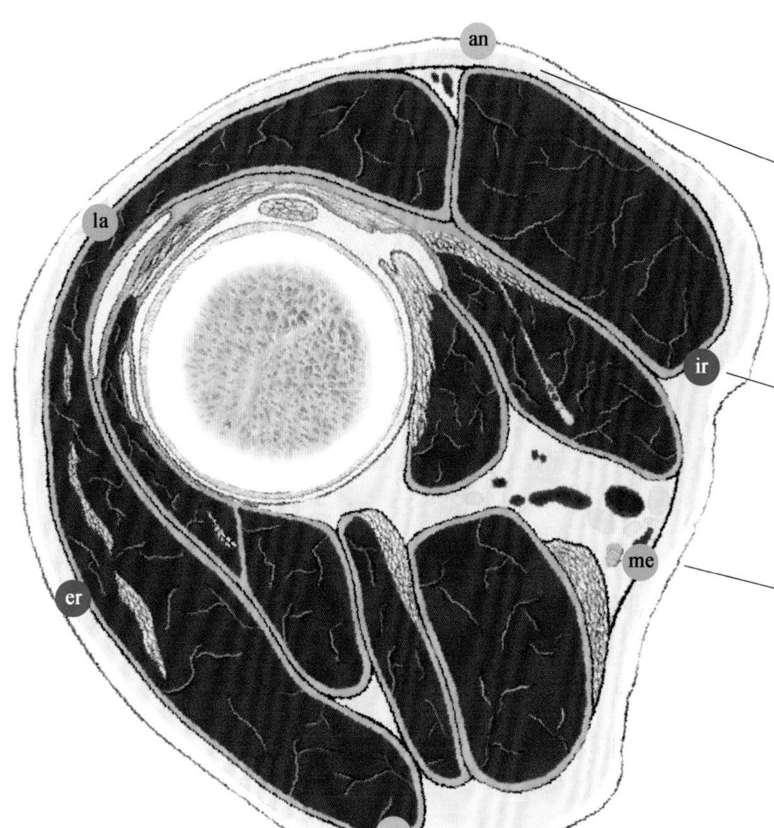

图 7.65 肩部斜切面,肱骨头水平

an-hu CC 位于胸大肌锁骨部从三角肌锁骨部分离的凹陷上。

ir-hu CC 位于覆盖于胸大肌、锁骨下肌、喙肱肌肌腱的筋膜上。

me-hu CC 位于联合肱三头肌长头、喙肱肌和肱二头肌短头的筋膜上。

(图 3.65 和图 5.59)

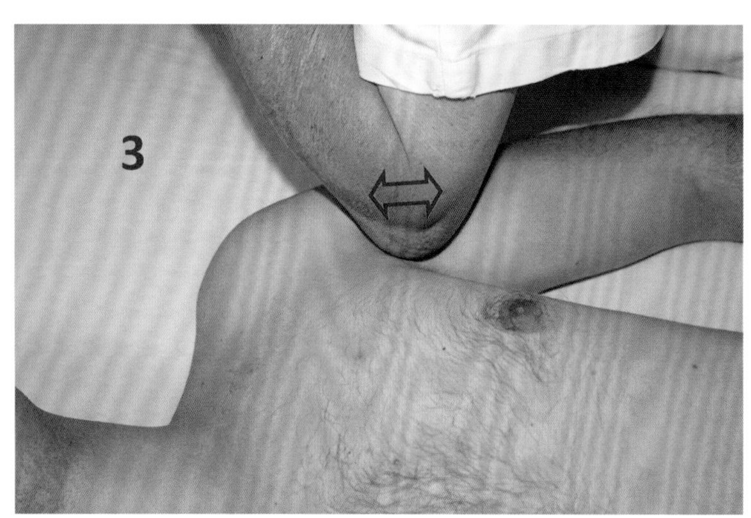

图 7.66 ir-hu CC 的治疗

患者仰卧,上臂稍微外展。

治疗师用指节或肘部抵着内旋肩袖肌群,在肱骨近端三分之一嵌入点上进行摩擦。

中等强度压力,抵着肱骨按压肌腱。

内旋-肘部的肌筋膜单元 ir-cu

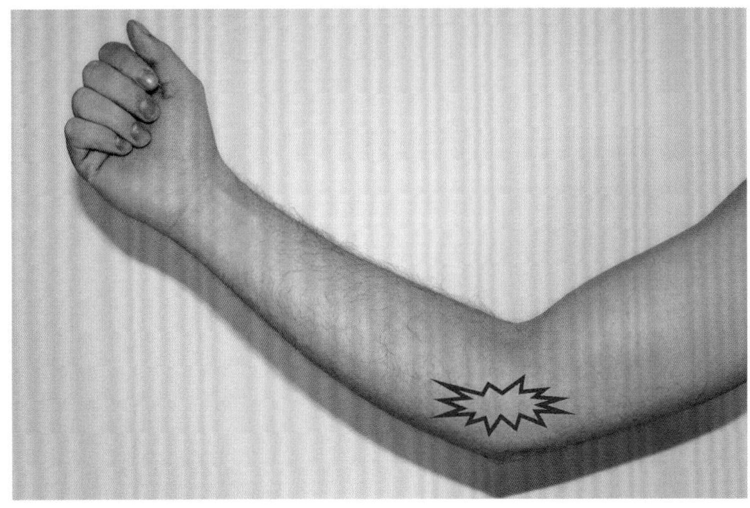

图 7.67 ir-cu 肌筋膜单元的疼痛位置和感知中心(CP)

内上髁炎或高尔夫球肘。疼痛位于手臂内侧区域,向下延伸到手掌。

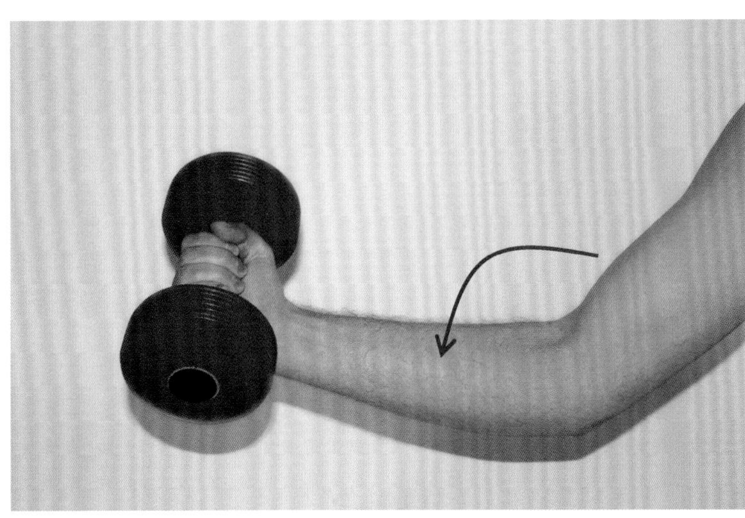

图 7.68 ir-cu 肌筋膜单元的疼痛动作(PaMo)

当患者拧衣服时感觉肘部疼痛,用力时常常会出现麻木或针刺痛向下传至手指。

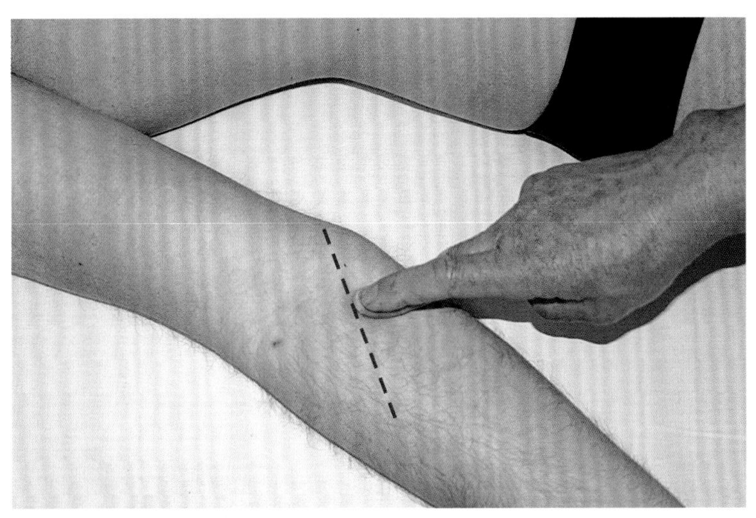

图 7.69 ir-cu 协调中心(CC)的触诊检查

在前臂近端三分之一,旋前圆肌(红色虚线)上进行触诊检查(PC 3)。

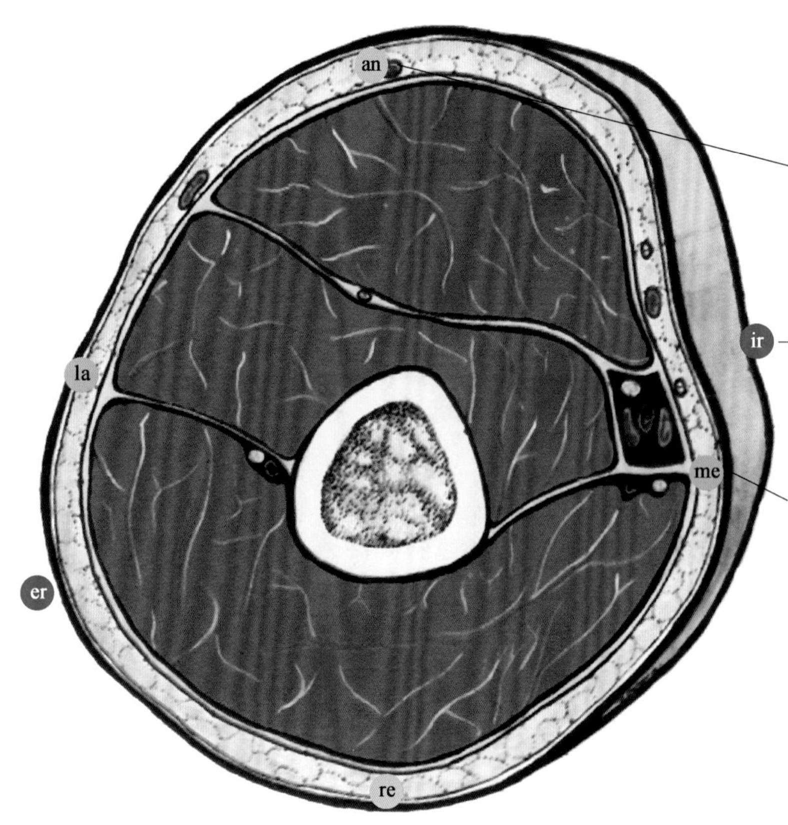

图 7.70　上臂横切面，远端三分之一水平

an-cu CC 位于臂筋膜前侧，肱肌外侧纤维将这个点拉向外两侧。

ir-cu CC 位于更远端，因为它与旋前圆肌筋膜相关。

me-cu CC 位于内侧肌间隔，在反方向与尺神经鞘汇合。

（图 3.70 和图 5.64）

（原图出自 G. Chiarugi & L. Bucciante，由 Piccin 人体解剖学院改编）

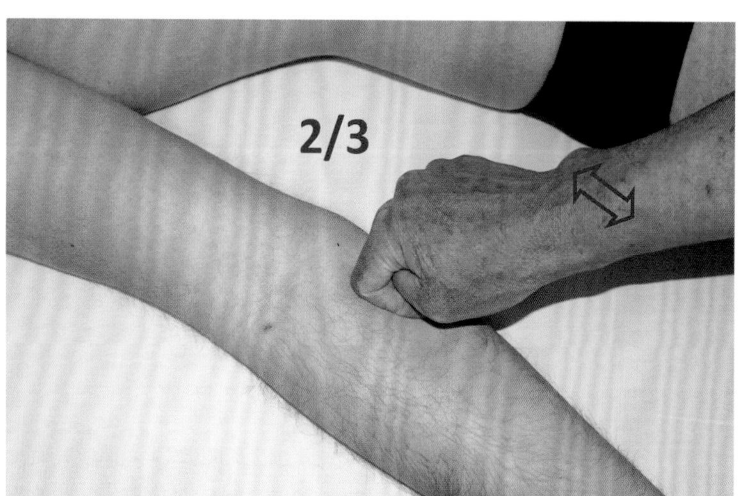

图 7.71　ir-cu CC 的治疗

患者仰卧，手臂伸展置于体侧。

治疗师用食指指间关节，像凿子一样，在旋前圆肌筋膜致密点上进行横向摩擦。压力从起初较轻慢慢向中等压力进行转变。

内旋-腕部的肌筋膜单元

ir-ca

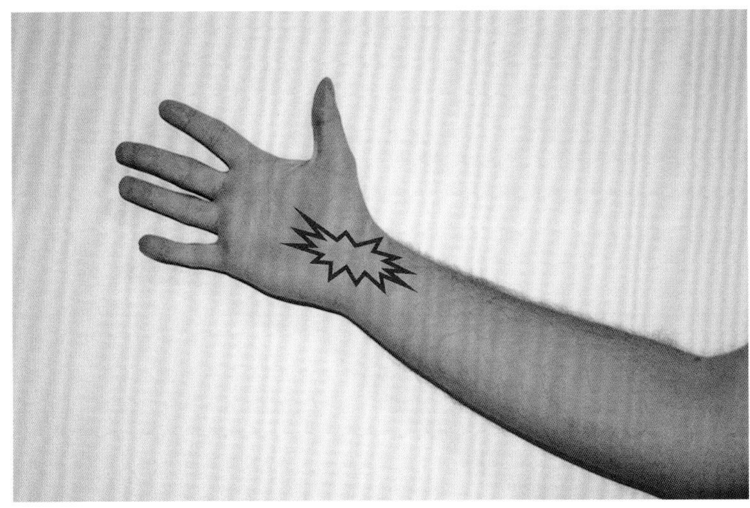

图 7.72　ir-ca 肌筋膜单元的疼痛位置和感知中心(CP)

手指屈肌肌腱病。第三手指扳机指,手部针刺感(腕管综合征)。

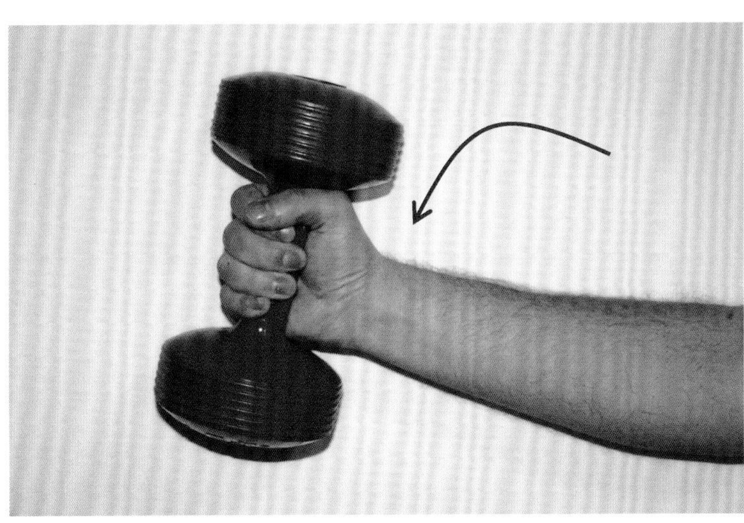

图 7.73　ir-ca 肌筋膜单元的疼痛动作(PaMo)

患者主诉手指僵硬,尤其是夜间和早上。当患者腕部旋前或手按压在桌上时出现疼痛,这种疼痛往往与僵硬相关。

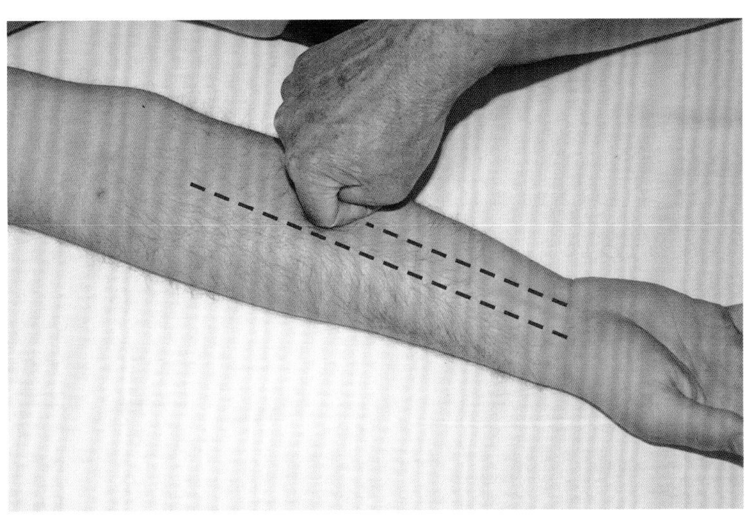

图 7.74　ir-ca 协调中心(CC)的触诊检查

在前臂中间,掌长肌和桡侧腕屈肌肌腱之间(红色虚线)进行触诊检查(PC 4)。

me-ca CC 尺侧腕屈肌腱经过的部位，图示为其近端部分。

an-ca CC 位于桡侧腕屈肌肌腹从掌长肌分离的间隔上。

ir-ca CC 位于旋前圆肌上，其远端筋膜位于更深层，与旋前方肌筋膜相连。

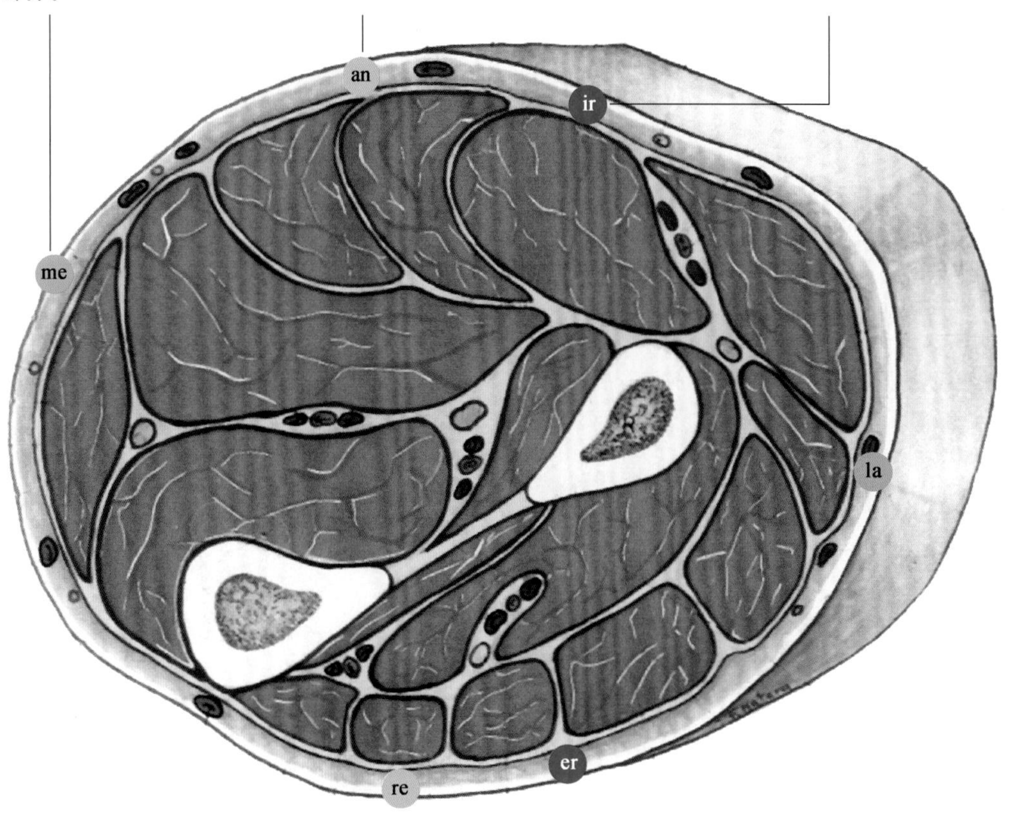

图 7.75 前臂横切面，上四分之一边缘

（图 3.75 和图 5.69）

（原图出自 G. Chiarugi & L. Bucciante，由 Piccin 人体解剖学院改编）

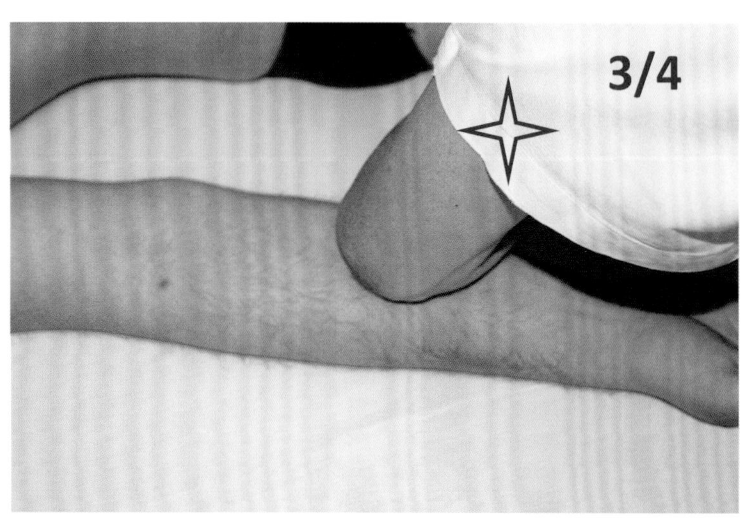

图 7.76 ir-ca CC 的治疗

患者仰卧，手臂伸展置于体侧。

治疗师站在同侧，为了松解这些屈肌三个筋膜层，需要用肘部施加一个较深层的摩擦力。

根据患者的体格，压力可以是中等或高强度。

内旋-手部的肌筋膜单元

ir-di

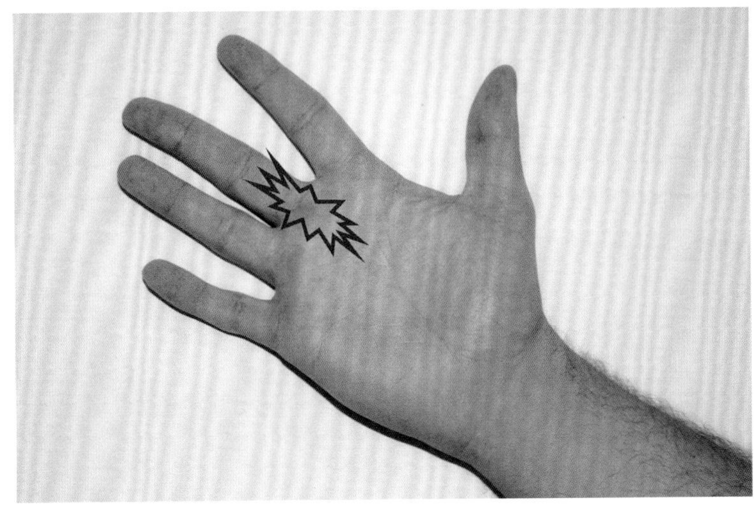

图 7.77　ir-di 肌筋膜单元的疼痛位置和感知中心(CP)

扳机指,也被称作狭窄性腱鞘炎,由于肌腱周围的滑膜鞘绷紧引起的。Dupuytren 征,由掌腱膜纤维性增生型损伤导致的。

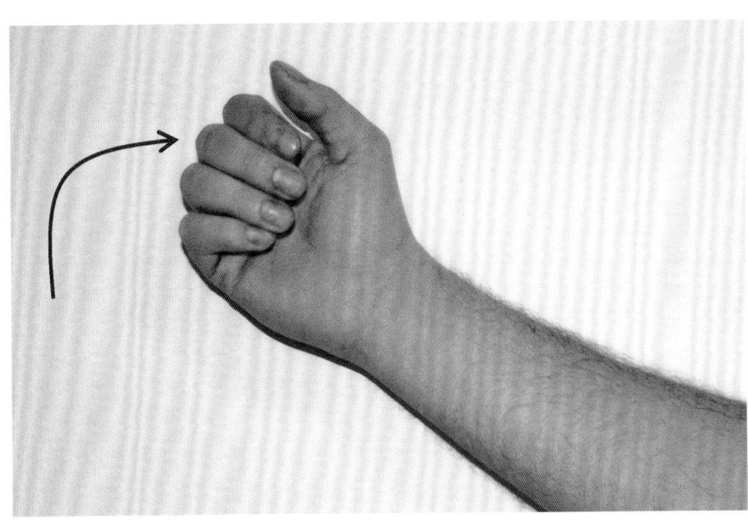

图 7.78　ir-di 肌筋膜单元的疼痛动作(PaMo)

当患者的手产生抓握动作时在第三指或示指激惹出尖锐疼痛。

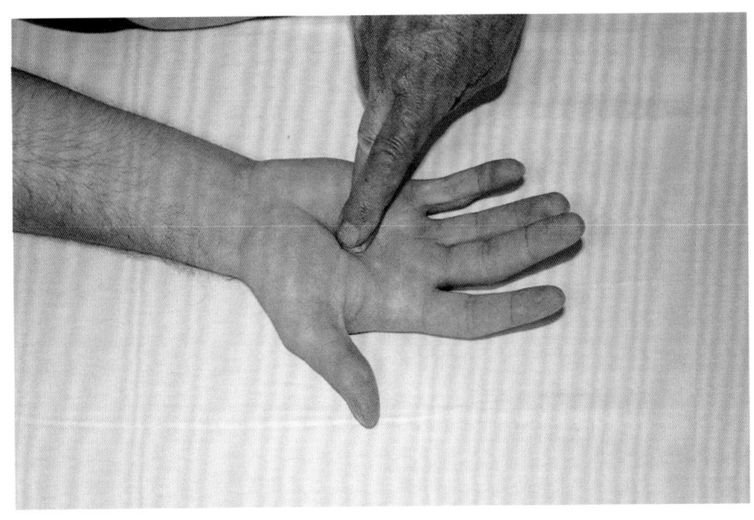

图 7.79　ir-di 协调中心(CC)的触诊检查

在掌腱膜上进行触诊检查,可以让治疗师找出与掌长肌相连续序列链上的点。该肌肉的腱膜延伸至手指肌腱;因此,触诊必须延伸到所有指骨基底部(PC 8)。

me-di CC 位于掌短肌和小指短屈肌上；该筋膜远端与内收手指的掌骨间肌相连。

ir-di CC 位于掌腱膜上，与第三手指浅、深屈肌肌腱相对应。

an-di CC 位于鱼际筋膜上，覆盖着拇指展肌和拇短屈肌。

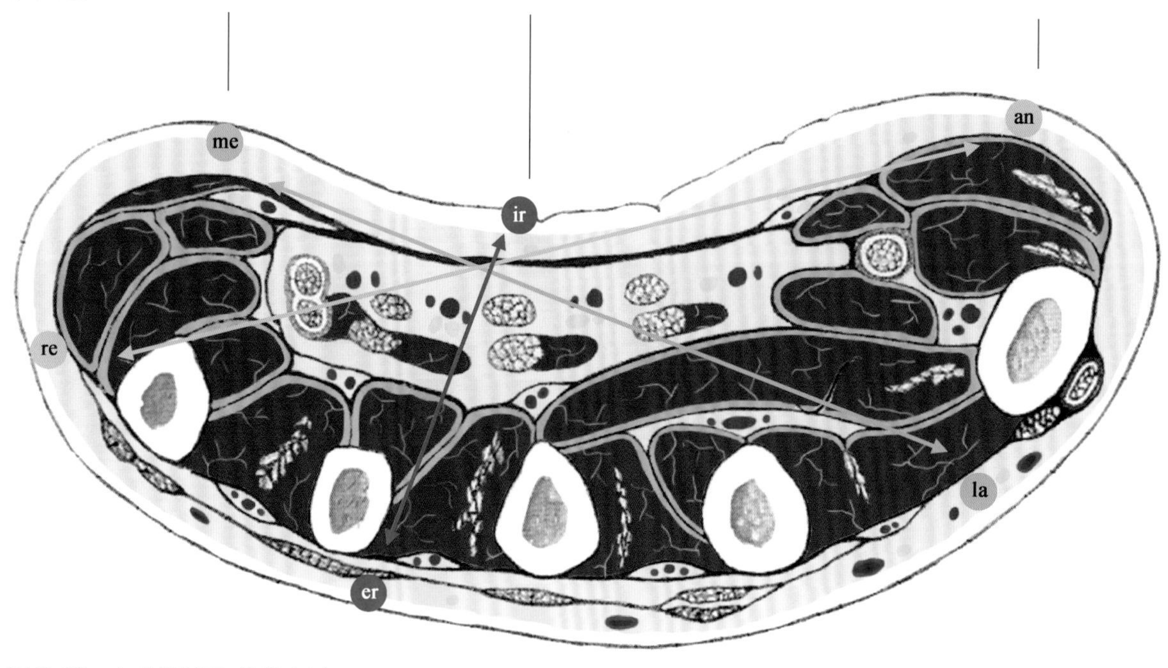

图 7.80　右手横切面，掌骨水平

（图 3.80 和图 5.74）

（原图出自 G. Chiarugi&L. Bucciante，由 Piccin 人体解剖学院改编）

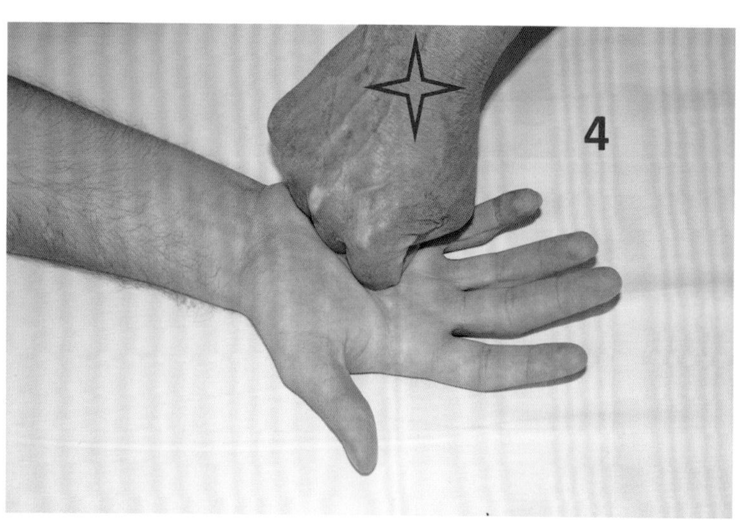

图 7.81　ir-di CC 的治疗

患者仰卧，手背置于床面。治疗师不能用手穿透掌腱膜，为了触及小的骨间肌和蚓状肌，手法操作必须在拇外展肌边缘上和中间三个手指的掌韧带上进行。

内旋运动序列链的治疗策略

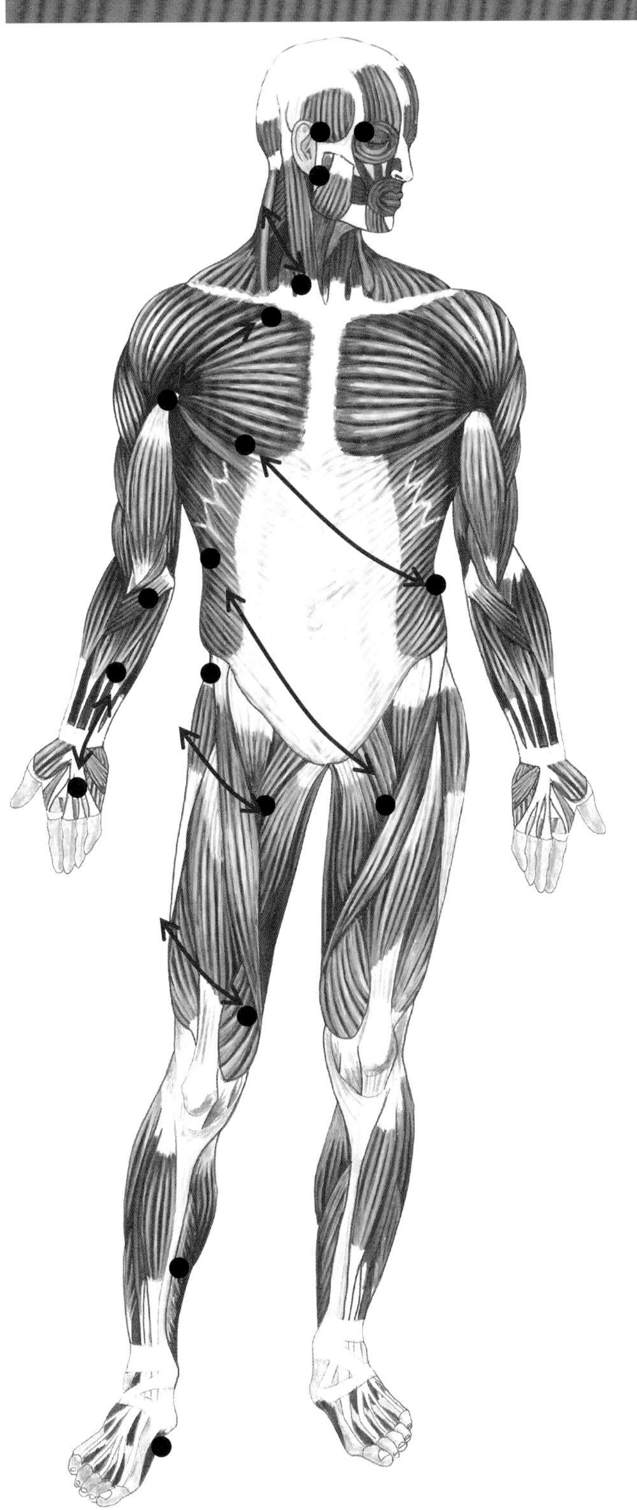

图 7.82　内旋运动序列链

适　应　证

该肌筋膜序列链极少只涉及身体一侧，而它的影响常常是以下的螺旋方式，尤其在躯干上。

躯干：

- 在胸部，ir-th CC 与对侧的 ir-lu CC 代偿。
- 在腰部，ir-lu CC 与对侧的肢体 ir-cx CC 代偿。
- 在颈部，ir-cl CC 与同侧 er-cl CC 同时致密。

下肢：

- ir-cx CC 常常与同侧或对侧的 er-cx CC 相关联。
- 治疗 ir-ge CC 几乎需要同时治疗 er-ge CC。

上肢：

- ir-sc CC 致密常常与 ir-hu 相关联。
- ir-ca CC 失调是由于 ir-di 引起的。

躯干在水平上的运动是由两组力形成的，因此，需要治疗相关的内旋运动和外旋运动序列链的 CC。

（刘四文　李思雨 译，喻晓荣 校，王于领 审）

第八章

外旋运动肌筋膜序列链

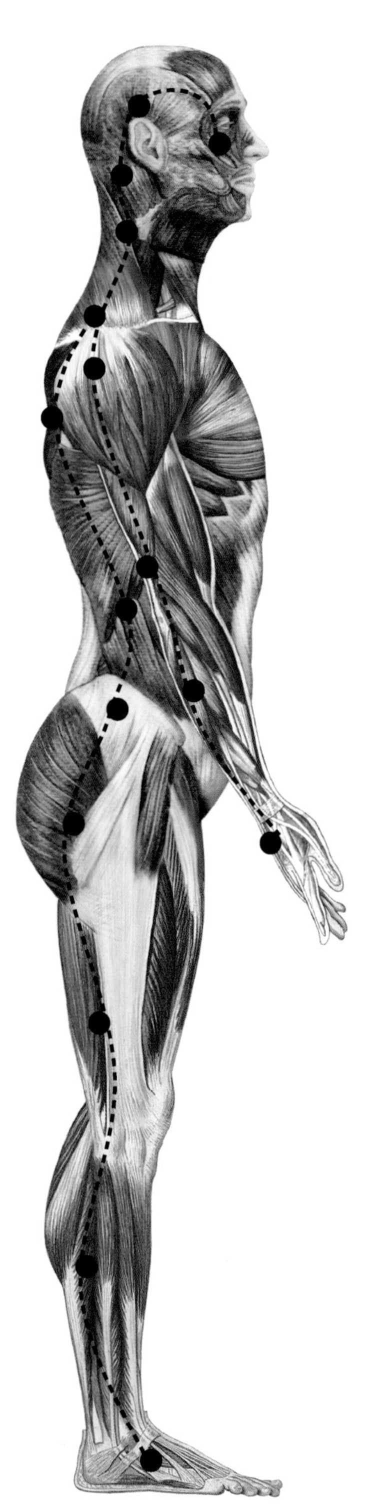

图 8.1　外旋运动序列链

水　平　面

该序列链向外旋转人体各个节段，由以下肌筋膜单元组成：

躯干

外旋-头部(extra-caput)1,2,3	er-cp 1,2,3
外旋-颈部(extra-collum)	er-cl
外旋-胸部(extra-thorax)	er-th
外旋-腰部(extra-lumbi)	er-lu
外旋-骨盆(pelvis)	er-pv

上肢

外旋-肩胛(humeral callus)	er-sc
外旋-肱骨(humerus)	er-hu
外旋-肘部(extra-cubitus)	er-cu
外旋-腕部(extra-carpus)	er-ca
外旋-手部(extra-digiti)	er-di

下肢

外旋-髋部(extra-coxa)	er-cx
外旋-膝部(extra-genu)	er-ge
外旋-踝部(extra-talus)	er-ta
外旋-足部(extra-pes)	er-pe

外旋-头部 1 的肌筋膜单元

er-cp 1

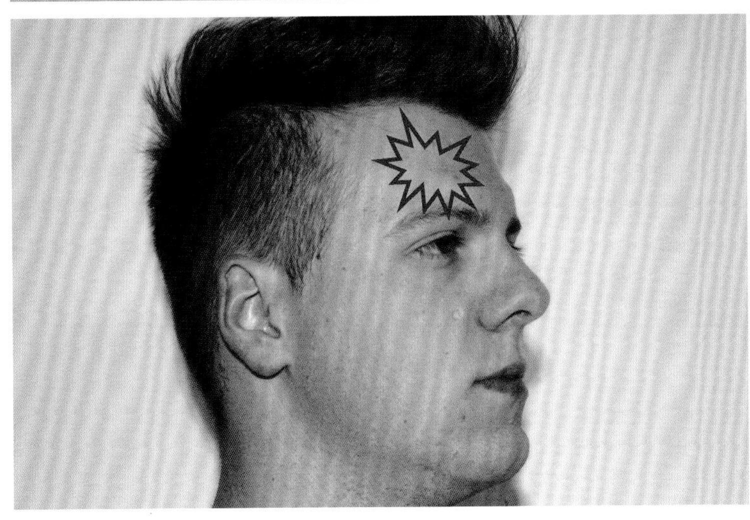

图 8.2　er-cp 1 肌筋膜单元的疼痛位置和感知中心(CP)
眼睛疼痛,源于对强光的高敏感、复发性结膜炎、葡萄膜炎及角膜炎。头痛,面瘫。

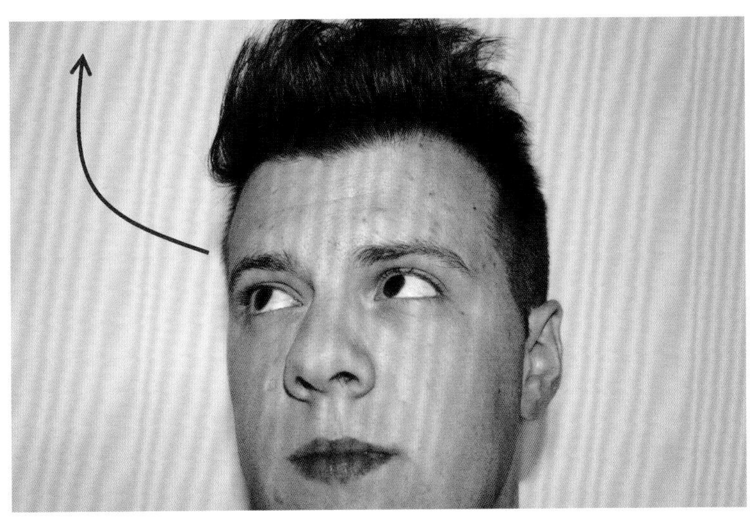

图 8.3　er-cp 1 肌筋膜单元的疼痛动作(PaMo)
患者主诉短暂的复视,也就是说当眼睛外旋时出现复视;当眼睛向上和/或向外旋转激活下斜肌时出现这种情况。

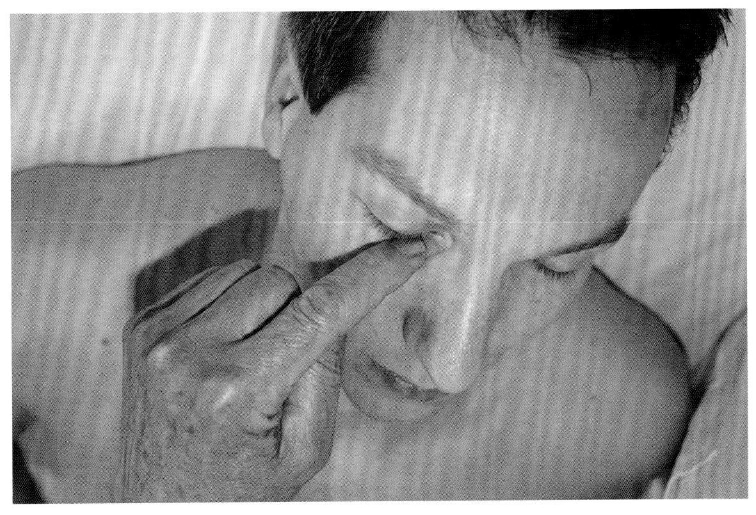

图 8.4　er-cp 1 协调中心(CC)的触诊检查
在眼球和眼眶下边缘之间的凹陷进行触诊检查,这个 CC 对应着针灸穴位 ST 1。

(原图出自 G. Chiarugi & L. Bucciante,由 Piccin 人体解剖学院改编)

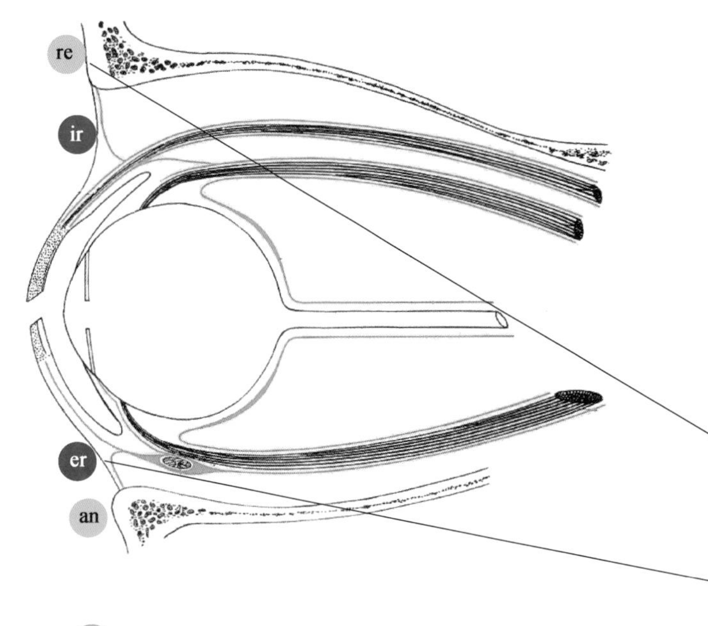

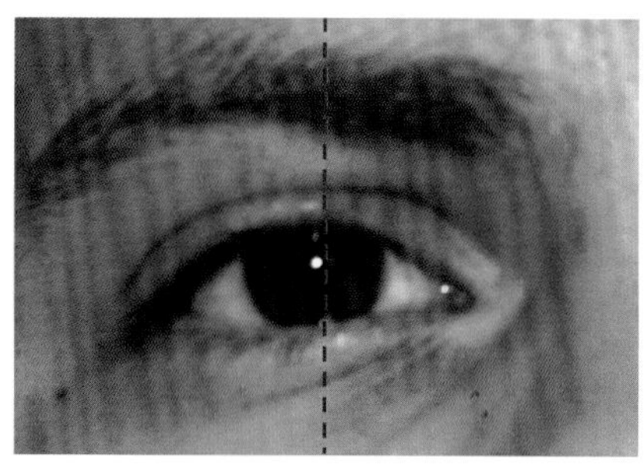

图 8.5　眼球筋膜矢状切面和横切面（下方）

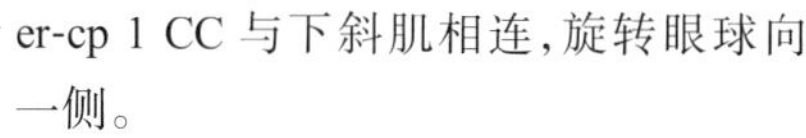

re-cp 1 CC 位于眼体上睑肌和上直肌的筋膜上。

er-cp 1 CC 与下斜肌相连，旋转眼球向一侧。

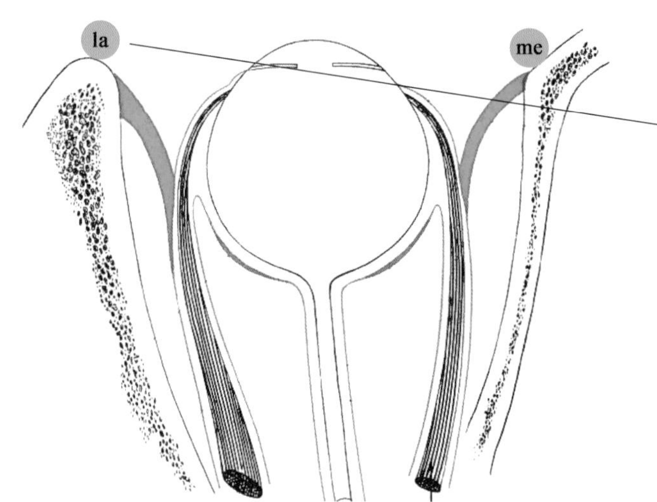

la-cp 1 CC 位于围绕着由外眼眶肌腱形成的外直肌筋膜上，在眼眶外侧的嵌入点上。

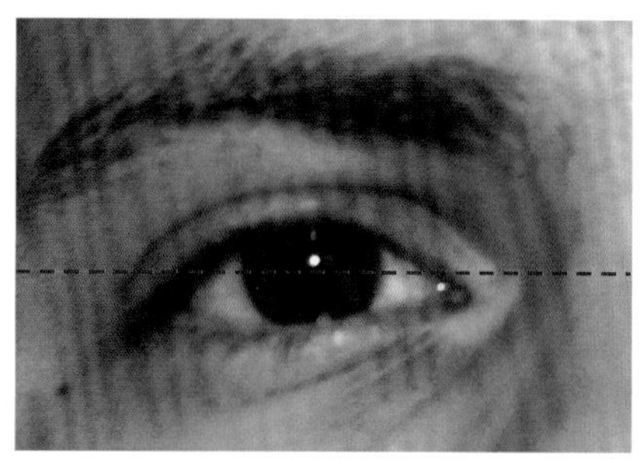

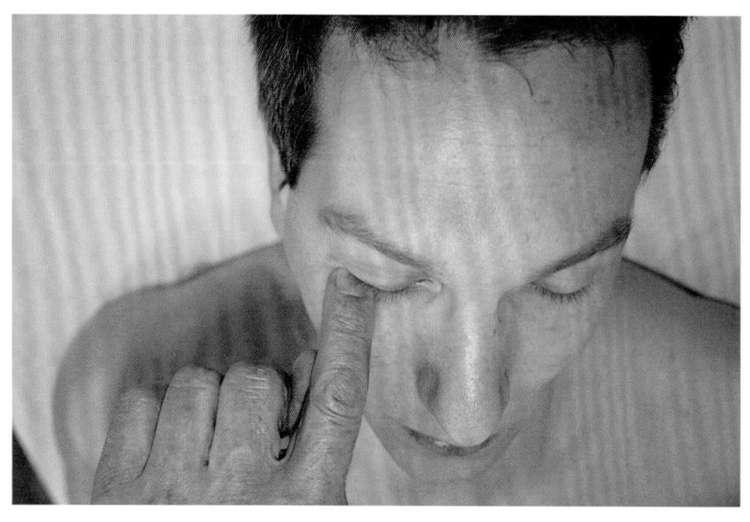

图 8.6　er-cp 1 的治疗

患者仰卧，治疗师站在患者旁侧，用指尖手法处理与下斜肌相连的 Tenson 筋膜。

沿着眼眶和眼球之间的间沟轻轻施压。

外旋-头部 2 的肌筋膜单元

er-cp 2

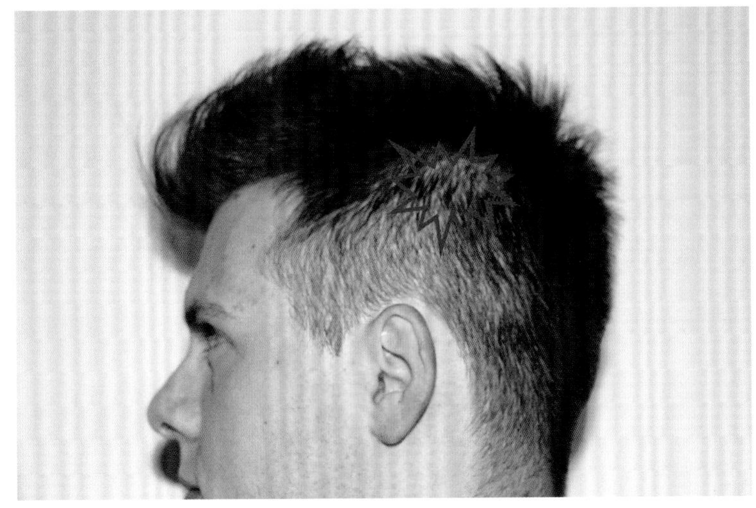

图 8.7　er-cp 2 肌筋膜单元的疼痛位置和感知中心(CP)

单侧头痛,头皮感觉异常和头皮灼热感或冰凉感。

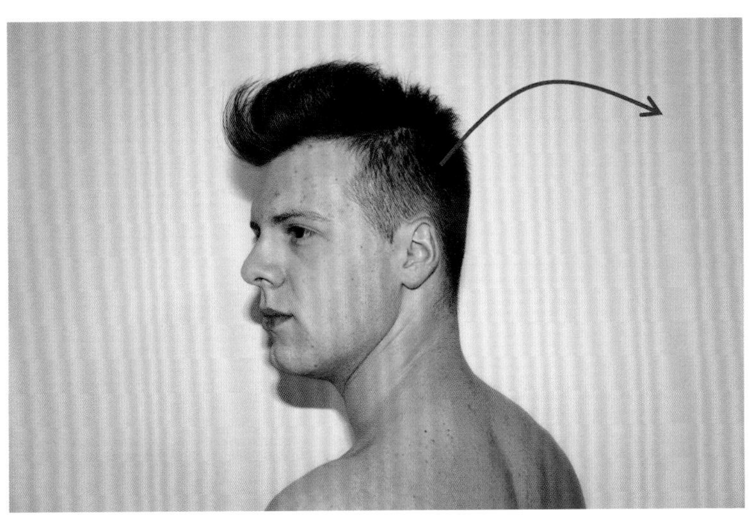

图 8.8　er-cp 2 肌筋膜单元的疼痛动作(PaMo)

耳上肌痉挛传至帽状筋膜,在该肌肉的嵌入点上引起嵌入性游离神经末梢的异常张力。该肌肉可以运动耳朵的耳廓,但在人类,这不是一个容易做的运动。

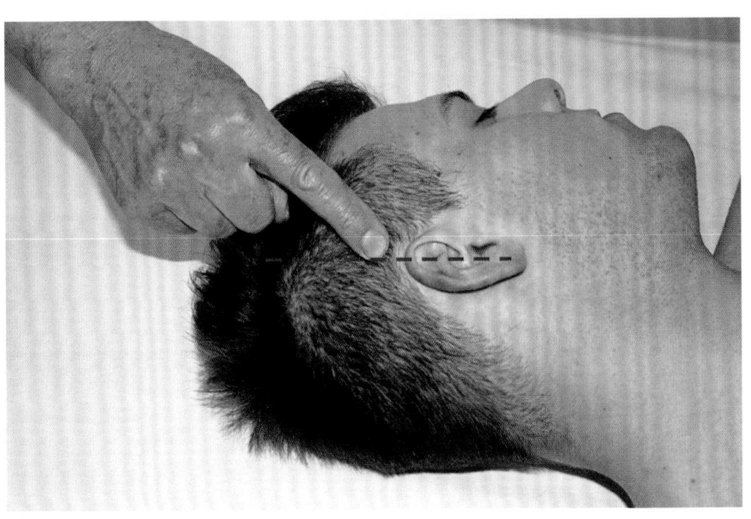

图 8.9　er-cp 2 协调中心(CC)的触诊检查

在耳尖上方耳上肌的小纤维之间直接进行触诊检查(GB 8,GB 9d)。

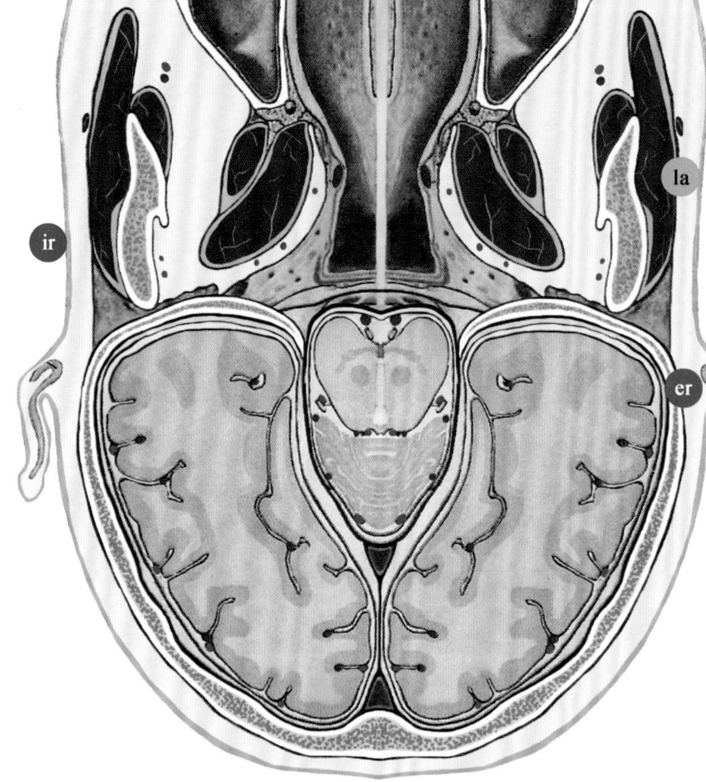

图 8.10 颅骨斜切面，经上颌骨平面

re-cp 2 CC 位于额肌上（该 CC 比图示位置更高）。

la-cp 2 CC 位于颞肌上，该筋膜与咬肌相连续（见插图）。

er-cp 2 CC 位于耳上肌上，耳朵外侧软骨（耳廓）上方。

（图 4.10 和图 6.10）

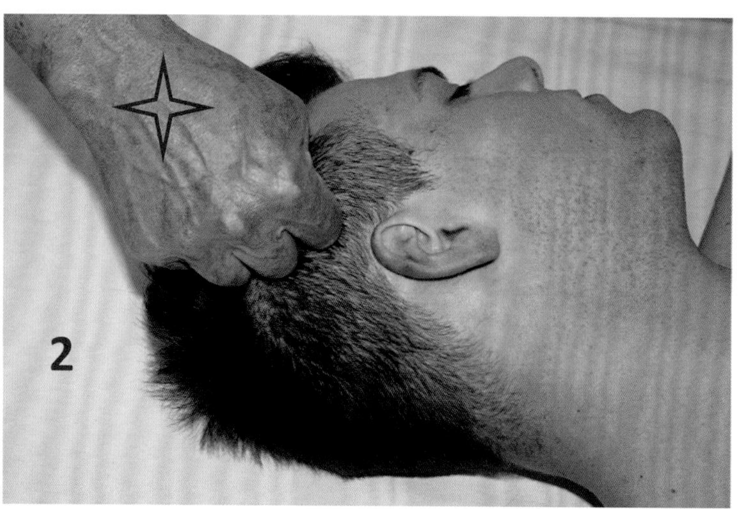

图 8.11 er-cp 2 的治疗

患者仰卧。

治疗师站在患者头侧或旁侧，用指关节在耳廓和帽状筋膜上方的肌纤维进行操作。

只需在浅层紧贴皮肤轻轻施压。

外旋-头部 3 的肌筋膜单元

er-cp 3

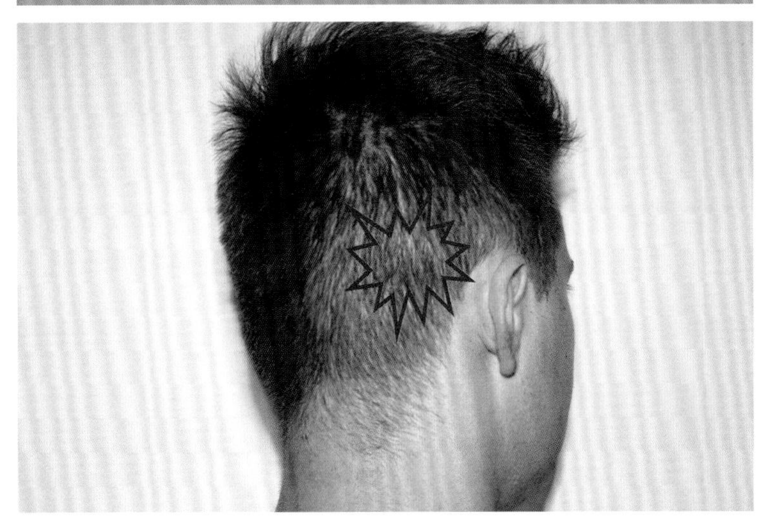

图 8.12　er-cp 3 肌筋膜单元的疼痛位置和感知中心(CP)

颈背部疼痛,常牵涉前额和同侧眼睛。同时伴随耳和眼的小肌肉功能失调。

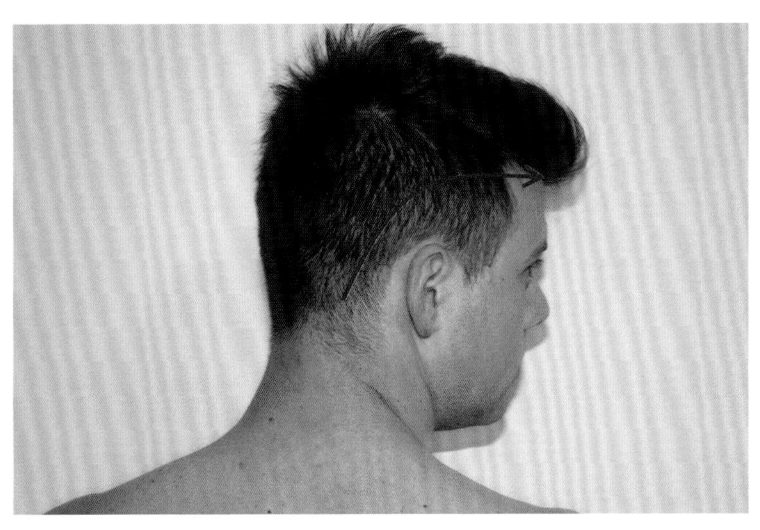

图 8.13　er-cp 3 肌筋膜单元的疼痛动作(PaMo)

与颈部僵硬或急性落枕相关的头痛,当患者旋转颈部时可能感觉头部刺痛。

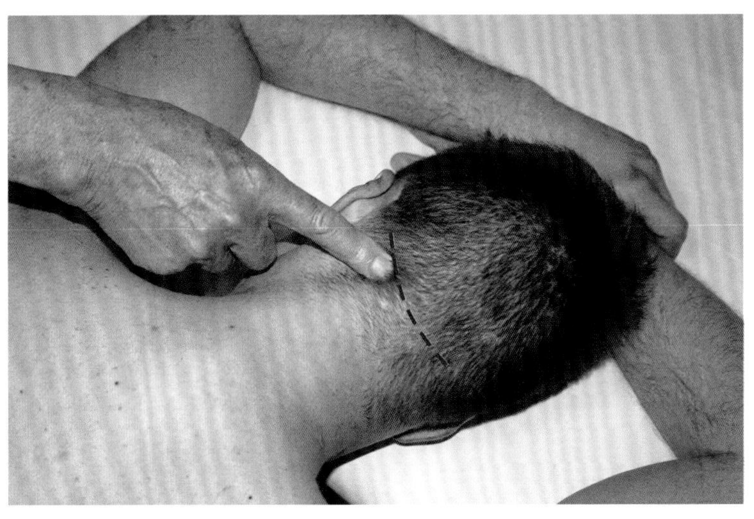

图 8.14　er-cp 3 协调中心(CC)的触诊检查

在乳突切迹水平,胸锁乳突肌嵌入点上进行触诊检查(GB 12)。

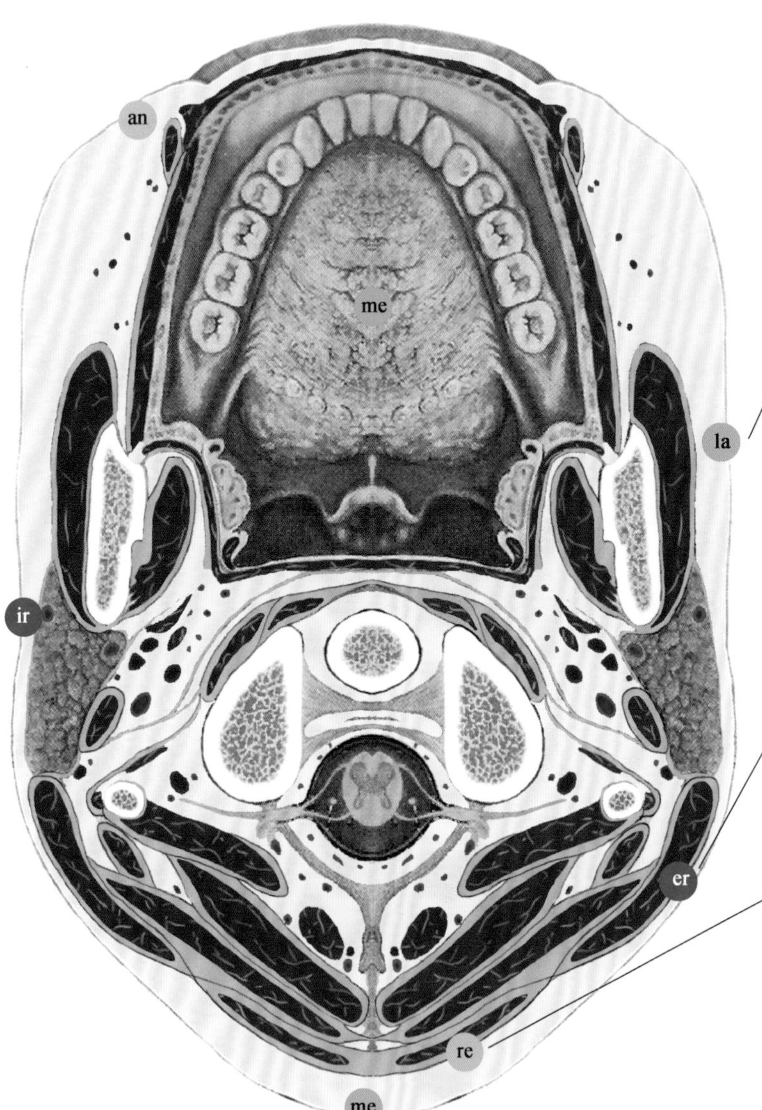

图 8.15　头部横切面，下颌骨和口咽水平

la-cp 3 CC 咬肌肌腹上，该筋膜通过共同的悬带与内侧翼状肌相连。

er-cp 3 CC 位于胸锁乳突肌和头夹肌入枕骨的嵌入点上。

re-cp 3 CC 位于斜方肌和头半棘肌在枕骨的嵌入点上，位于头夹肌的深层。

（图 4.15 和图 6.15）

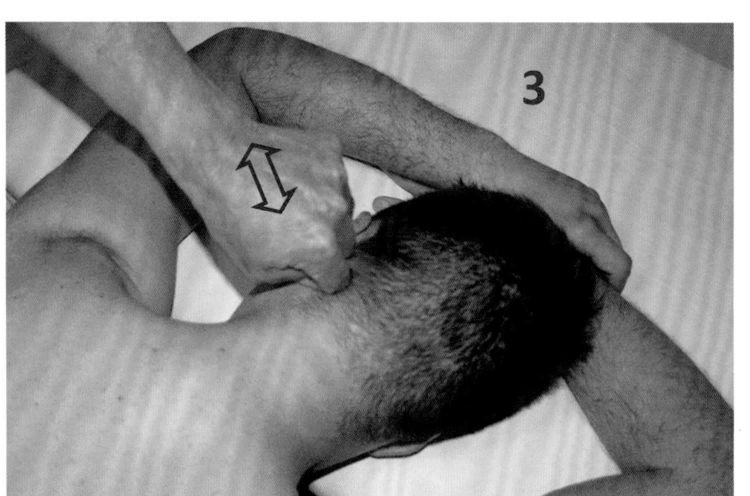

图 8.16　er-cp 3 的治疗

患者坐位，头放松靠在双手上。

治疗师站在患者后方，治疗同侧或对侧的点。

施加中等压力，沿着枕小神经走向进行横向手法操作。

外旋-颈部的肌筋膜单元

er-cl

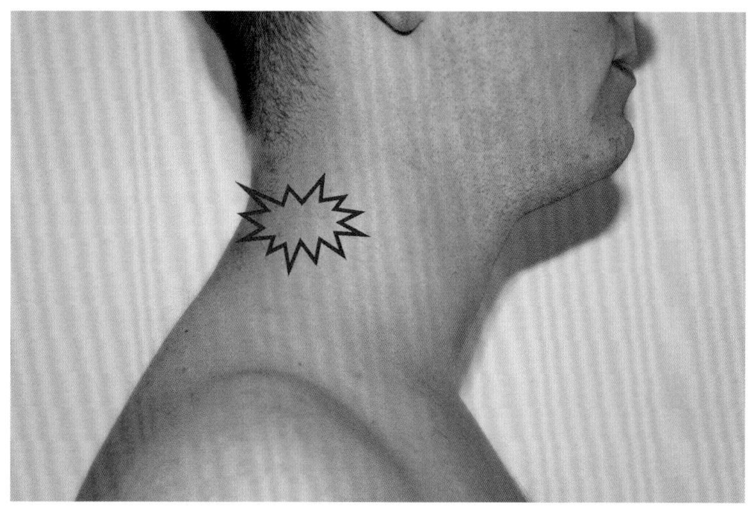

图 8.17　er-cl 肌筋膜单元的疼痛位置和感知中心(CP)

颈外侧区域疼痛,常放射到头部或同侧肩部。

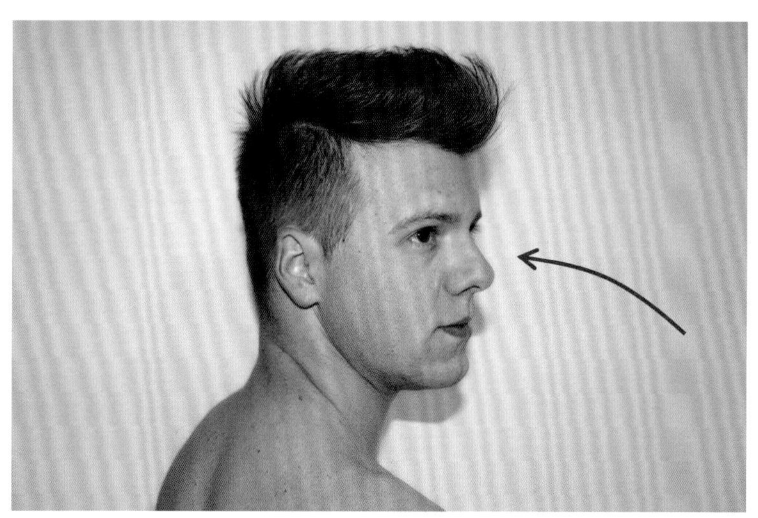

图 8.18　er-cl 肌筋膜单元的疼痛动作(PaMo)

患者主诉无法将颈转向一侧。有时活动受限,有时疼痛是主要症状。

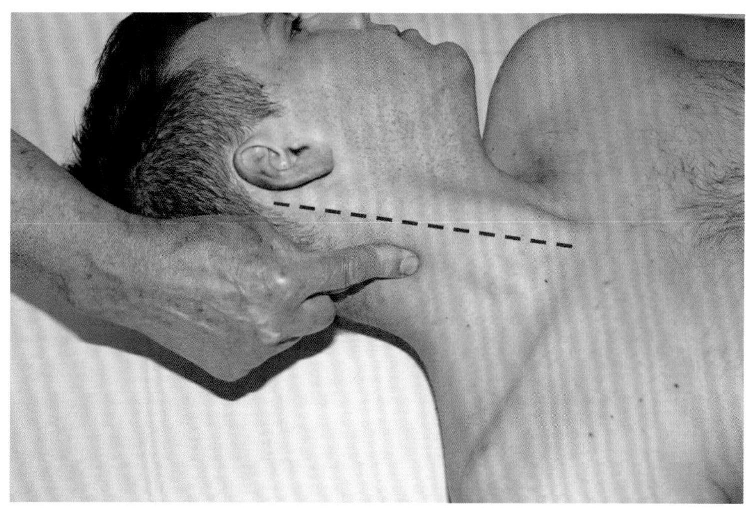

图 8.19　er-cl 协调中心(CC)的触诊检查

在 $C_2 \sim C_4$ 横突后侧颈夹肌和肩胛提肌筋膜上进行触诊检查(TE 16)。

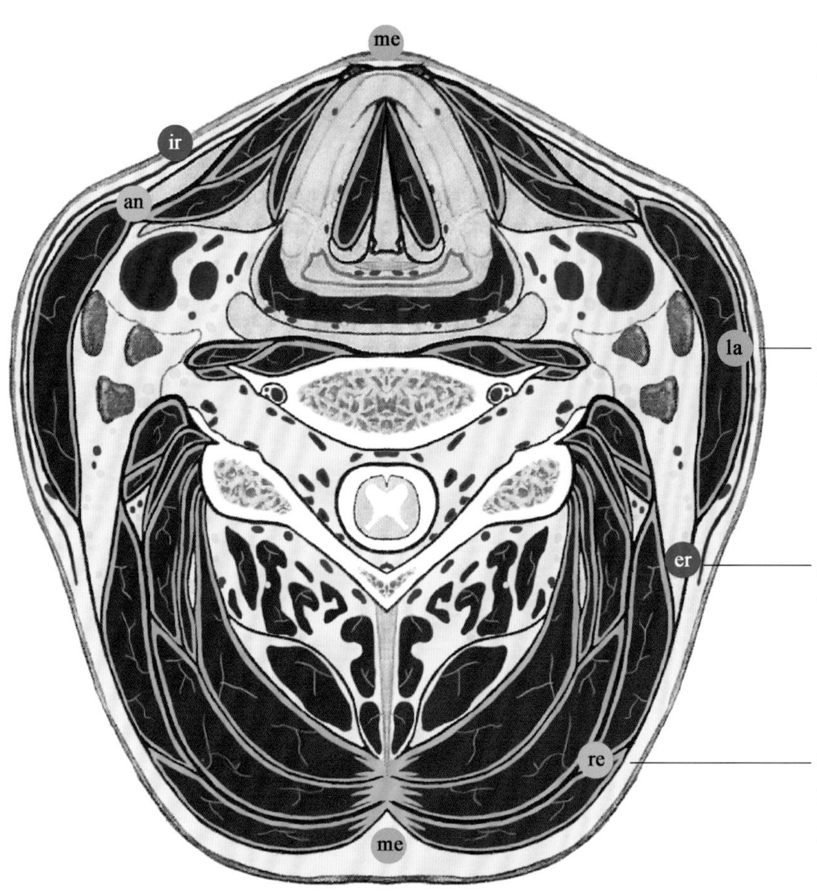

图 8.20　颈部横切面，第 5 颈椎水平，上面观

la-cl CC 位于胸锁乳突肌肌腹上，甲状软骨水平。

er-cl CC 与肩胛提肌相关，该筋膜向前与后斜角肌筋膜相连。

re-cl CC 位于颈夹肌、头夹肌、头半棘肌上，可以在斜方肌和肩胛提肌之间的沟内触及。

（图 4.20 和图 6.20）

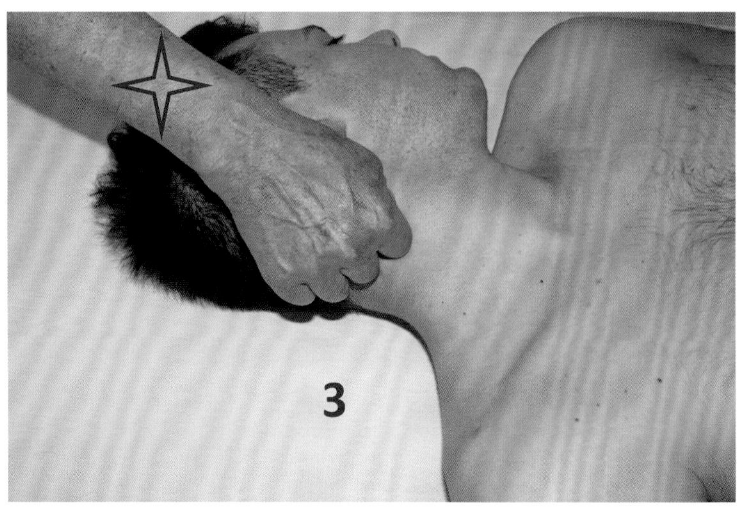

图 8.21　er-cl 的治疗

患者仰卧，头旋转到对侧。

治疗师站在患者头或旁侧，用指关节在放射痛或再现患者症状的点上进行操作治疗，在肩胛提肌嵌入椎体上的位置施加中等压力。

外旋-胸部的肌筋膜单元

er-th

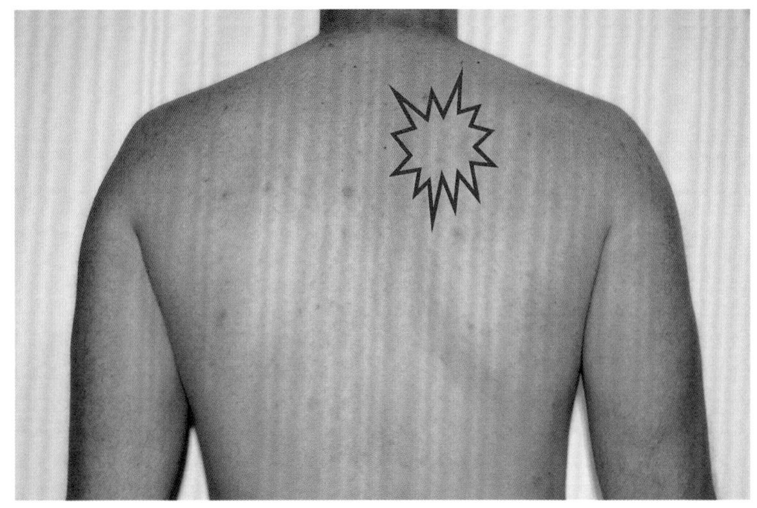

图 8.22　er-th 肌筋膜单元的疼痛位置和感知中心(CP)

胸上部疼痛,颈部和/或肩部疼痛,疼痛通常是单侧的。

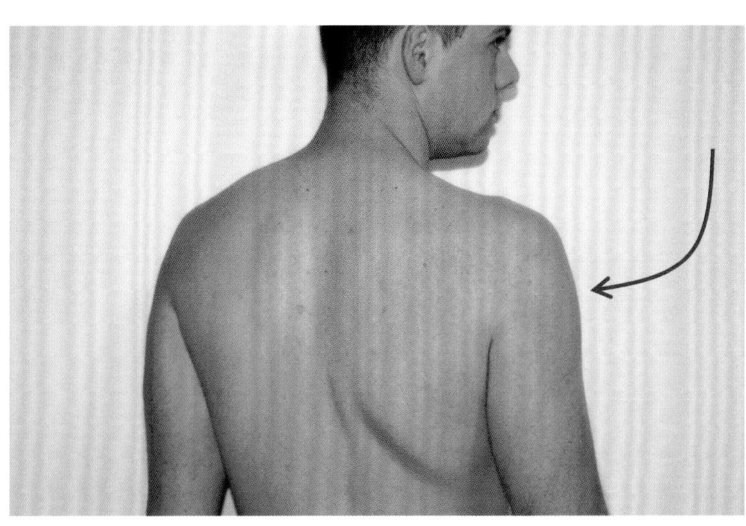

图 8.23　er-th 肌筋膜单元的疼痛动作(PaMo)

当患者旋转颈部或肩胛骨活动时,胸部活动受限。有时疼痛延伸到肩部或对侧胸部。

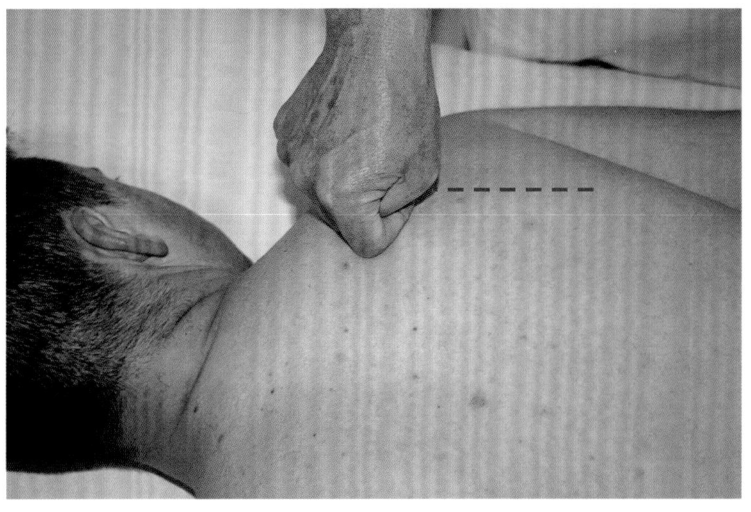

图 8.24　er-th 协调中心(CC)的触诊检查

在肩胛冈水平的肩胛骨内缘内侧进行触诊检查(BL 41p,43)。

la-th CC 位于沿着髂肋肌在第 7,8 和 9 肋嵌入点较远处。

re-th CC 位于第 4、5 胸椎水平的斜方肌和竖脊肌上。

er-th CC 位于菱形肌和后上锯肌上,向前与背阔肌相连。

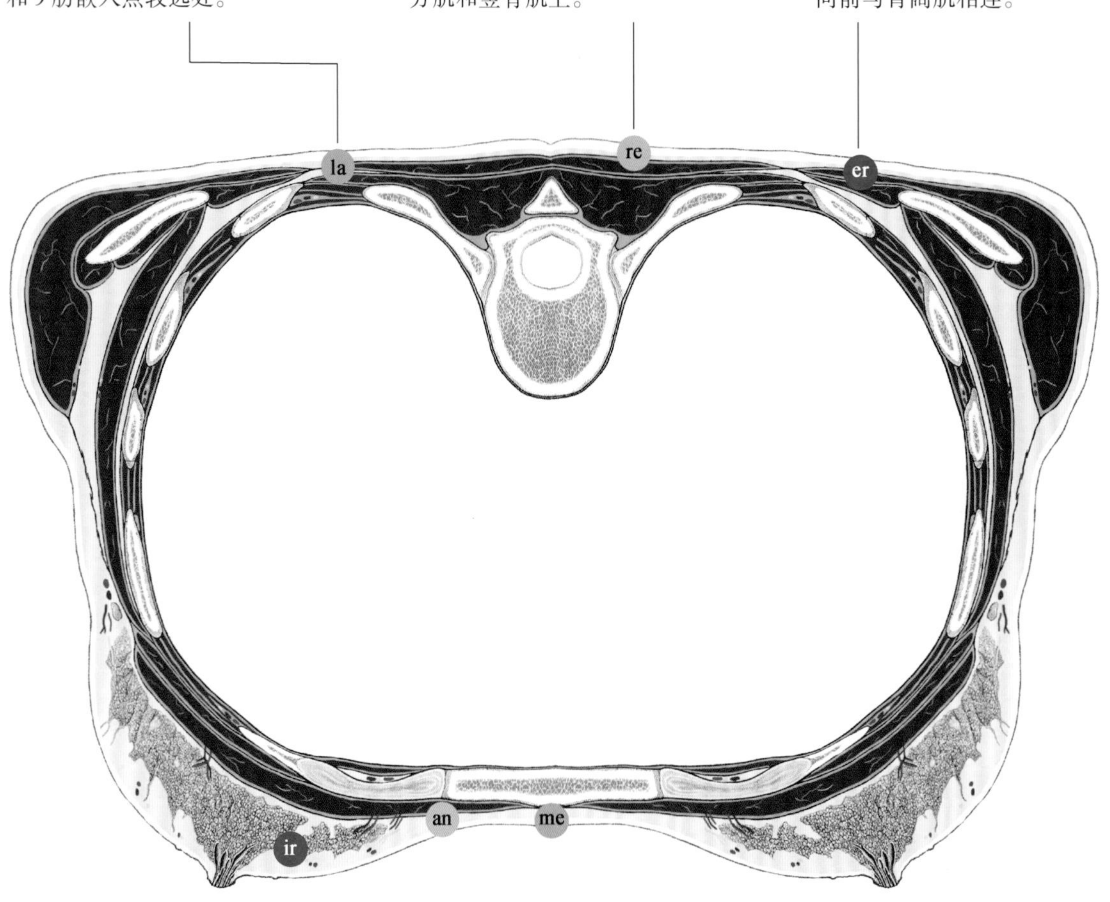

图 8.25　胸壁横切面,第 2 胸椎水平
(图 4.25 和图 6.25)

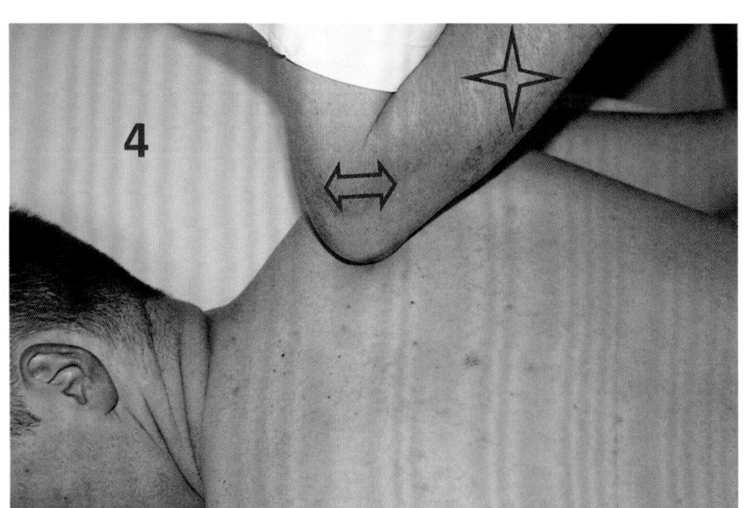

图 8.26　er-th 的治疗
患者俯卧,双手伸展置于体侧。
治疗师站在患者头侧或旁侧,用肘部在后上锯肌上进行手法操作。当致密区域开始改变时,可以改用指关节完成。沿着肩胛骨内缘用肘部施加一个强压力。

外旋-腰部的肌筋膜单元

er-lu

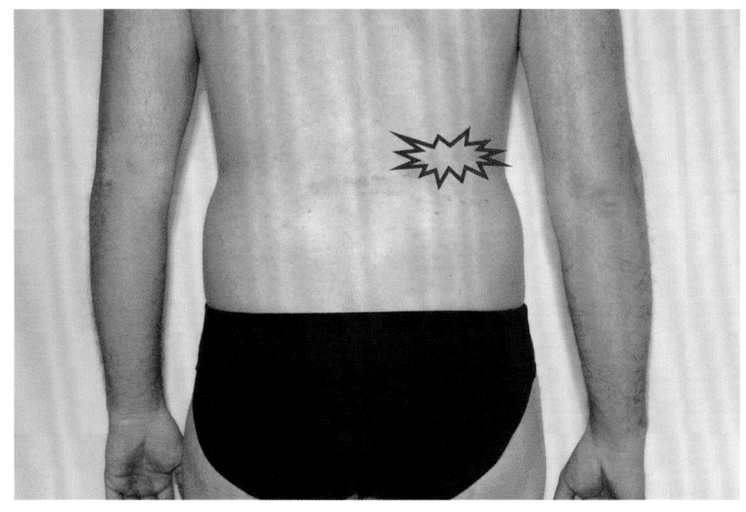

图 8.27　er-lu 肌筋膜单元的疼痛位置和感知中心(CP)
一侧下背部或第五腰椎和第一骶椎间的关节疼痛,下背痛或和伴随整个下肢放射痛的髋痛。

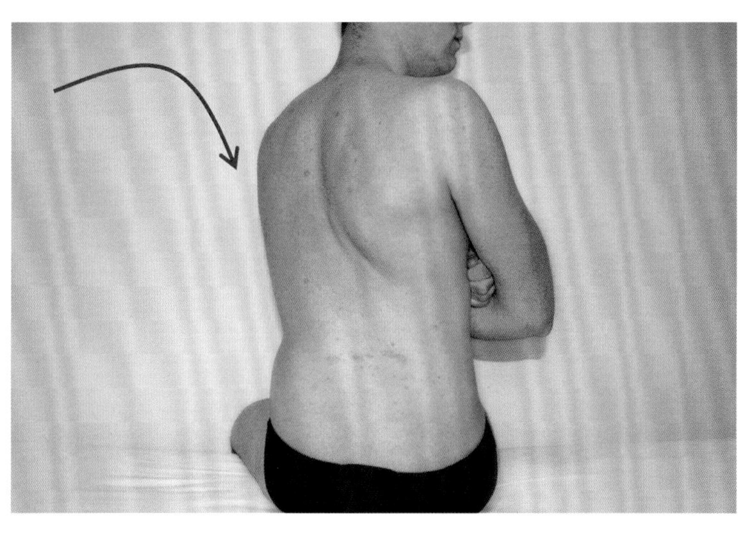

图 8.28　er-lu 肌筋膜单元的疼痛动作(PaMo)
当旋转躯干,如倒车或在床上转身时,患者诉说一侧或下背部疼痛加重。

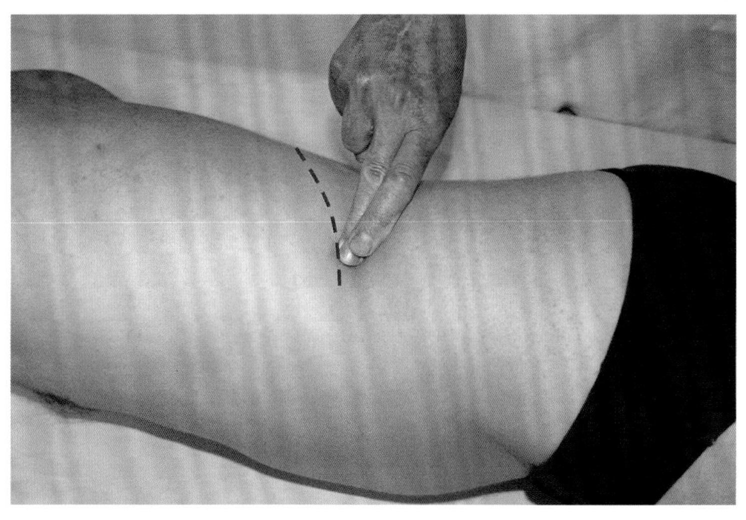

图 8.29　er-lu 协调中心(CC)的触诊检查
在第十二肋下进行触诊检查,找出外斜肌和内斜肌筋膜的致密化。触诊可以用指尖或指节。同时也可以将 re-lu 和 la-lu CC 对比触诊(GB 25)。

la-lu CC 位于腰方肌筋膜上，与髂肋肌腱相连。

re-lu CC 位于多裂肌、最长肌和棘间肌的筋膜从髂肋肌分离出来的隔膜上。

er-lu CC 位于斜肌在十二肋的嵌入点上，斜肌筋膜内侧与后下锯肌相连。

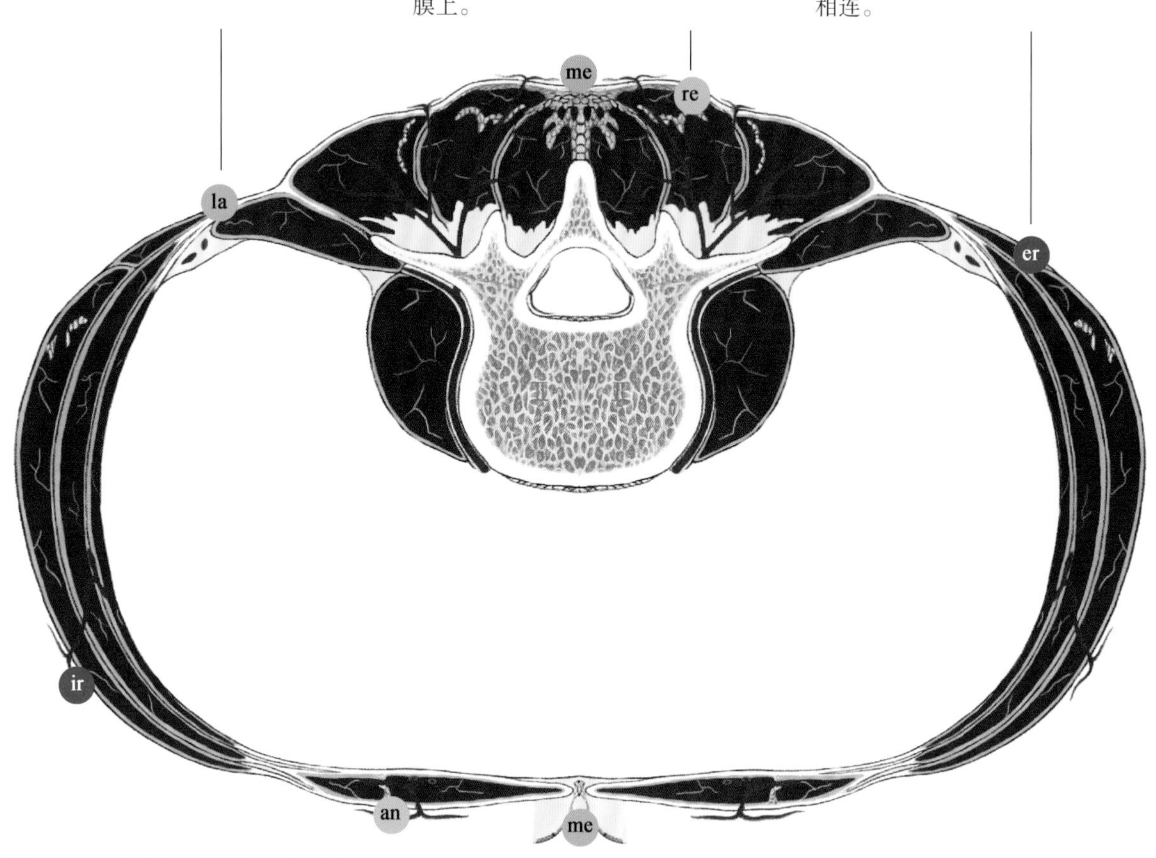

图 8.30　上腹部区域横切面，脐上水平
（图 4.30 和图 6.30）

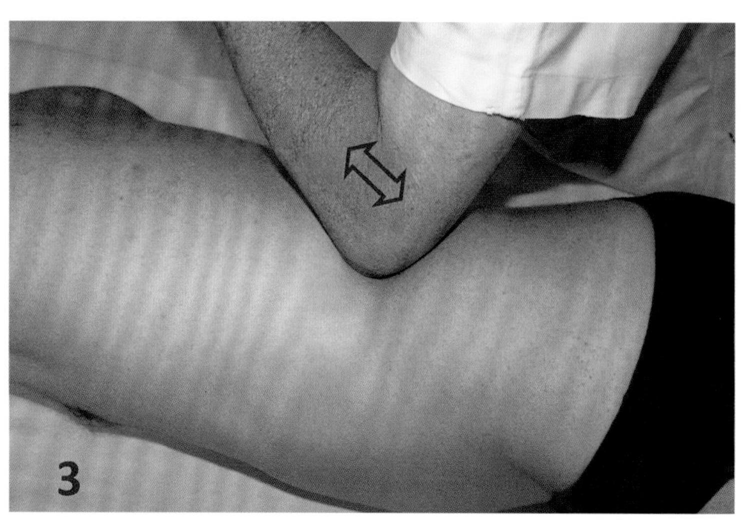

图 8.31　er-lu 的治疗
患者侧卧。治疗师站在患者后侧，用肘部抵着第十二肋下缘，作用于筋膜直至疼痛消失。用中等强度(3)的压力平行于肋骨进行手法操作。

外旋-骨盆的肌筋膜单元　er-pv

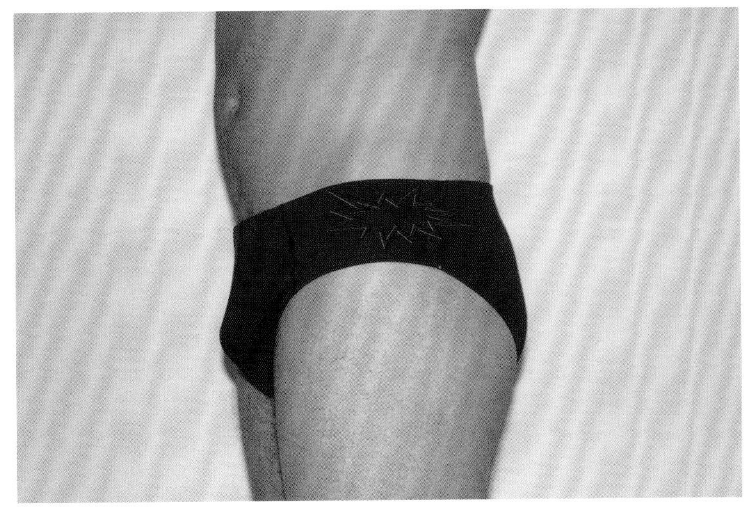

图 8.32　er-pv 肌筋膜单元的疼痛位置和感知中心(CP)
髋关节、骶髂关节或下肢疼痛。

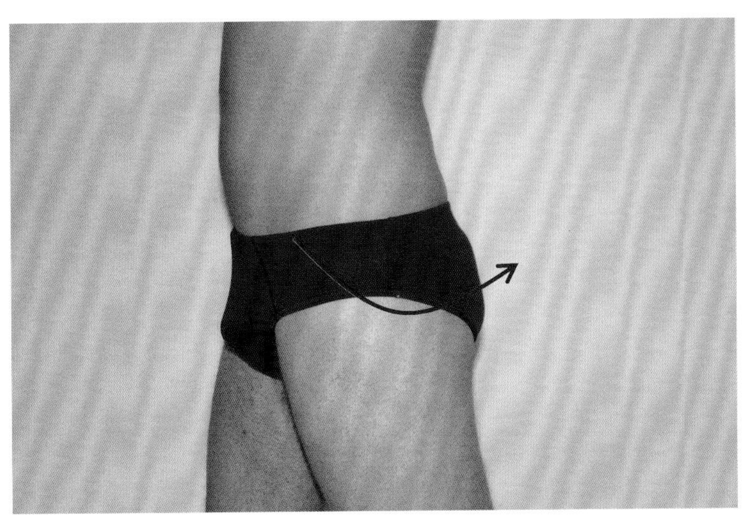

图 8.33　er-pv 肌筋膜单元的疼痛动作(PaMo)
当患者站立不动一段时间,偶尔姿势检查骨盆旋转时出现下背部或者下肢疼痛。

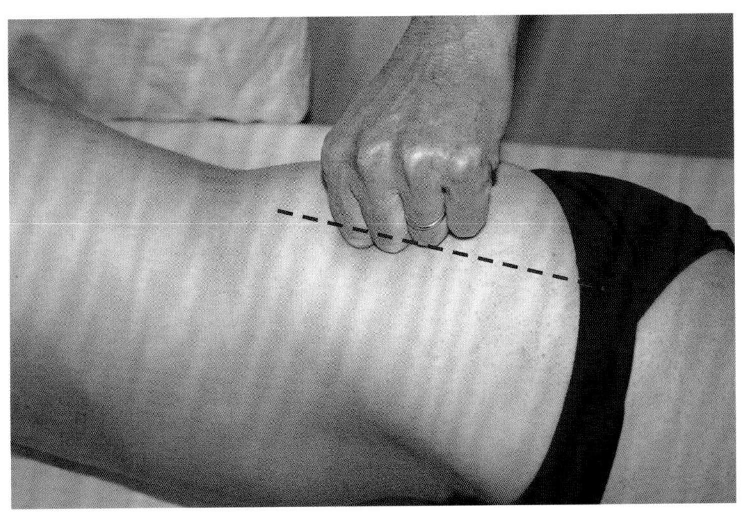

图 8.34　er-pv 协调中心(CC)的触诊检查
沿着髂嵴最高点和大转子连线上的臀中肌筋膜上进行触诊检查(GB 29)。

la-pv CC 位于臀大肌外缘与臀中肌侧向运动单元相连肌肉筋膜上。

re-pv CC 位于覆盖着多裂肌和骶棘肌（髂肋肌和最长肌）的腰背腱膜上，也称为竖脊肌。

er-pv CC 位于臀中肌筋膜上（其近端有一个真腱膜）。

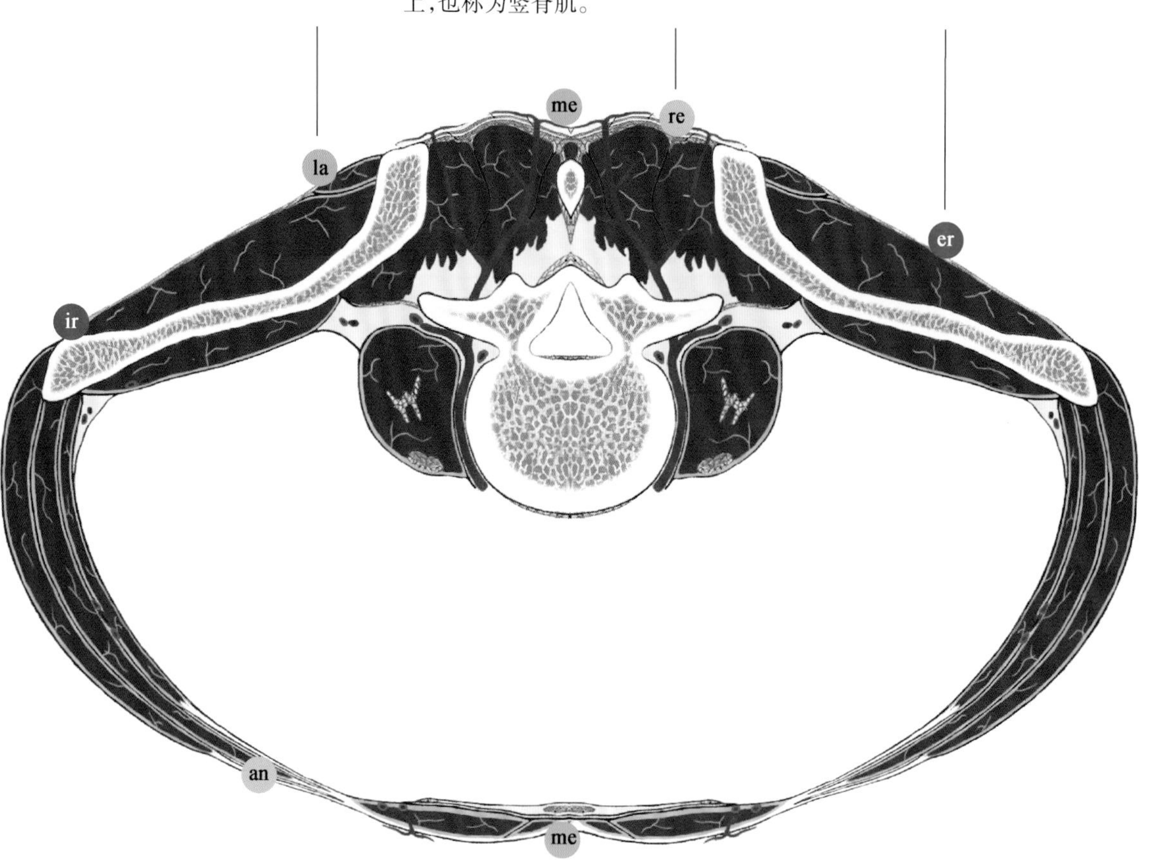

图 8.35　下腹区域横切面，阴阜水平
（图 4.35 和图 6.35）

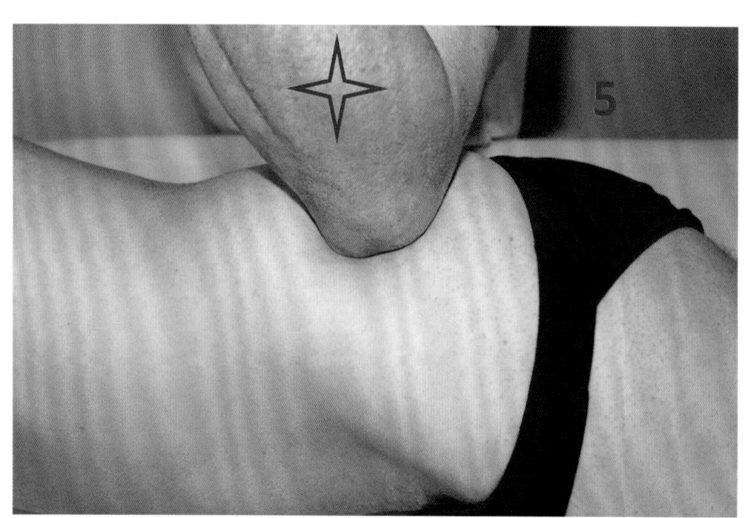

图 8.36　er-pv 的治疗
患者侧卧，下肢伸展。治疗师站在患者后侧，将肘部置于臀中肌筋膜上，通常需要长而深的手法操作。臀中肌筋膜非常深厚，因此需要非常强的压力去松解其纤维化。

外旋-髋部的肌筋膜单元 er-cx

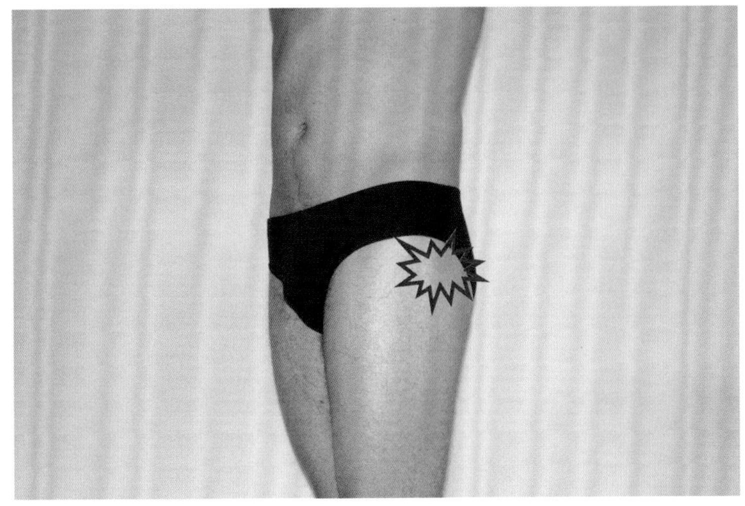

图 8.37 er-cx 肌筋膜单元的疼痛位置和感知中心(CP)

髋后痛或髋前痛,梨状肌综合征伴随下肢放射痛。

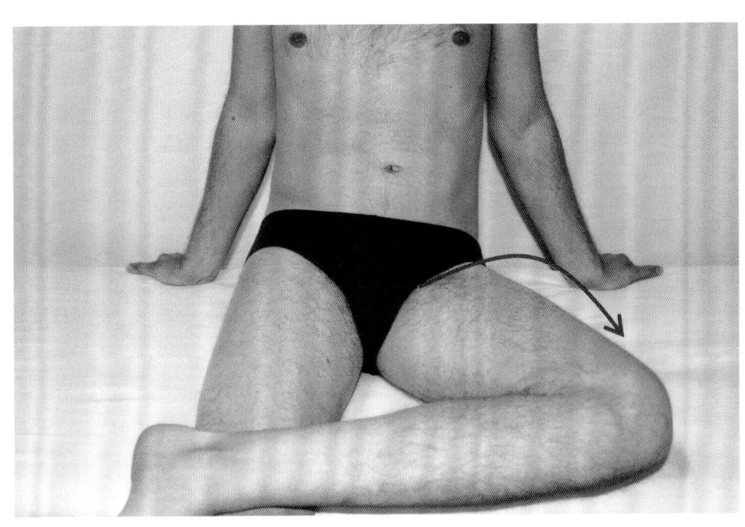

图 8.38 er-cx 肌筋膜单元的疼痛动作(PaMo)

患者诉不能髋外旋,或髋外旋时出现腹股沟或臀部强烈疼痛。

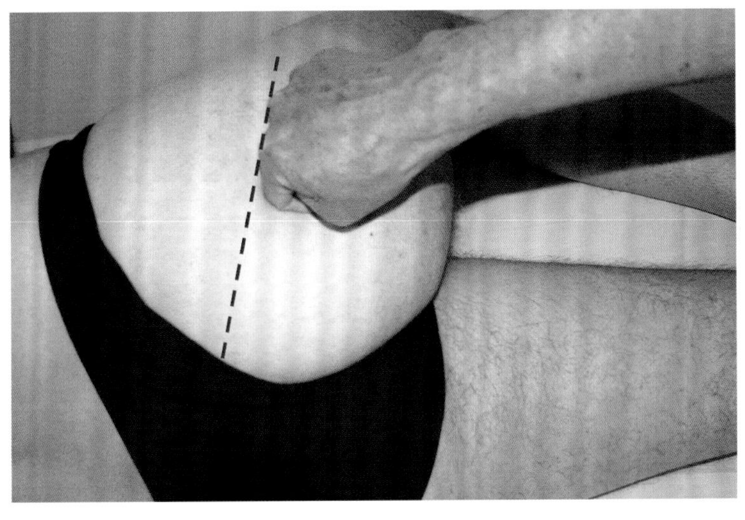

图 8.39 er-cx 协调中心(CC)的触诊检查

在梨状肌及其他外旋髋部肌群(股方肌和孖肌)上进行触诊检查(GB 30)。

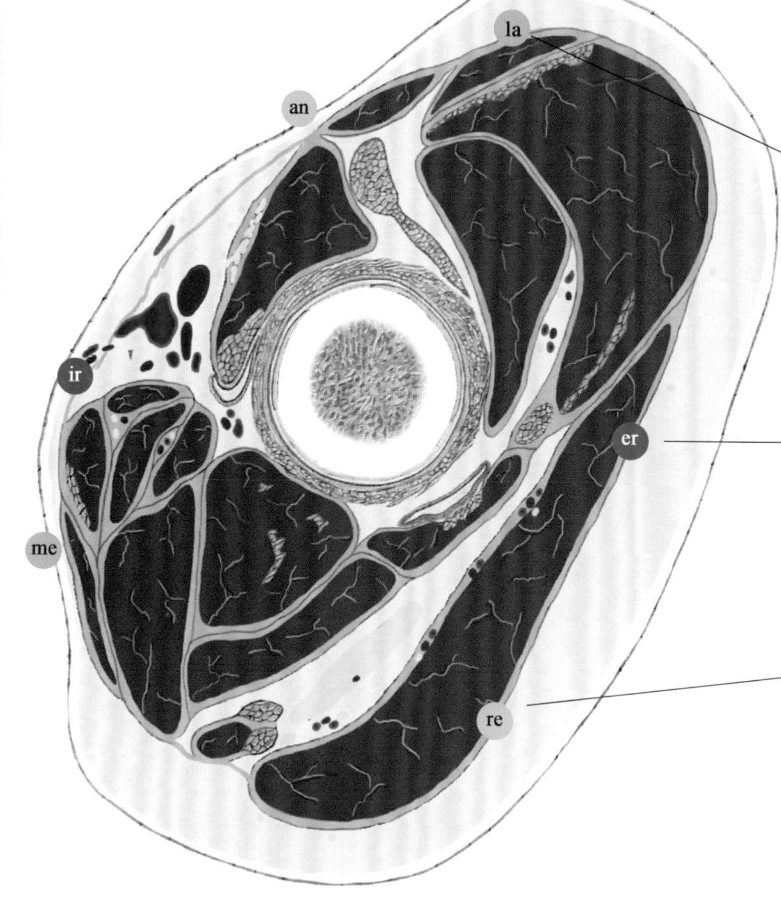

图 8.40 大腿近端横切面，股骨颈水平

la-cx CC 位于阔筋膜张肌上，其筋膜没有中断与臀中肌和臀小肌相连。

er-cx CC 位于梨状肌上，其筋膜向上延展到臀中肌，向下到两孖肌。

re-cx CC 位于臀大肌上，深层与骶结节韧带相连，为腘绳肌的起点。

（图 4.40 和图 6.40）

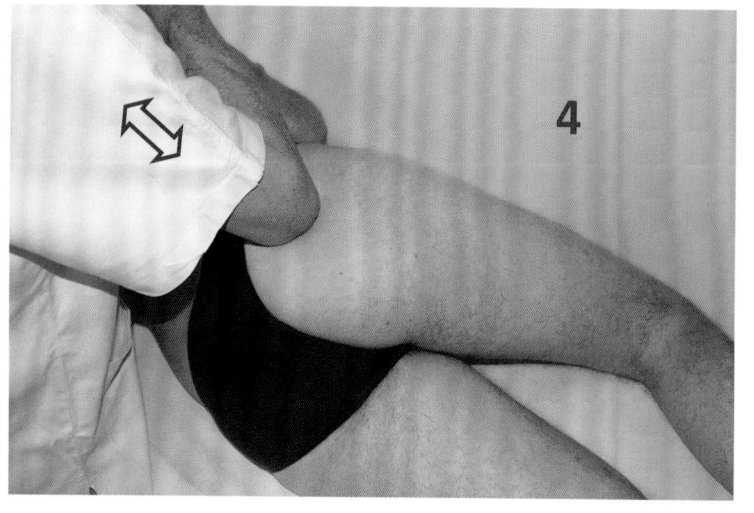

图 8.41 er-cx 的治疗

患者非治疗侧侧卧，治疗侧屈髋屈膝置于前方休息位。治疗师站在患者后侧，用肘部在大转子和骶骨中间的梨状肌筋膜上横向摩擦，然后各个方向操作。为了穿透臂大肌，压力必须强。

外旋-膝部的肌筋膜单元

er-ge

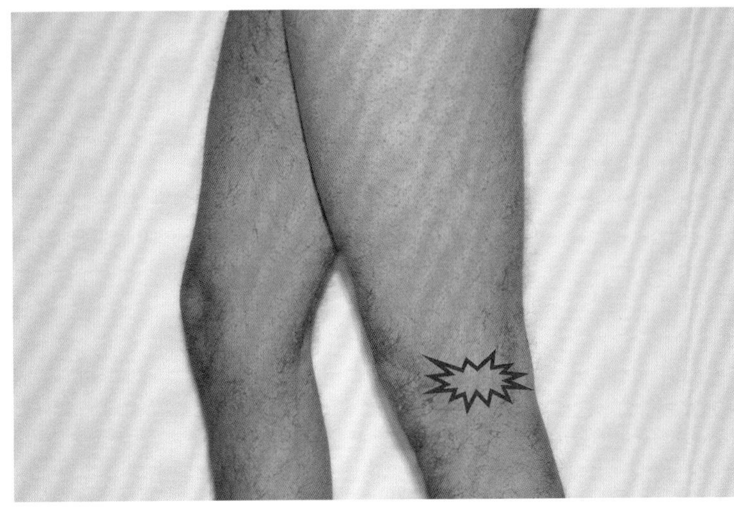

图 8.42　er-ge 肌筋膜单元的疼痛位置和感知中心(CP)

膝外侧区疼痛,尤其在腓骨头周围或股二头肌肌腱。

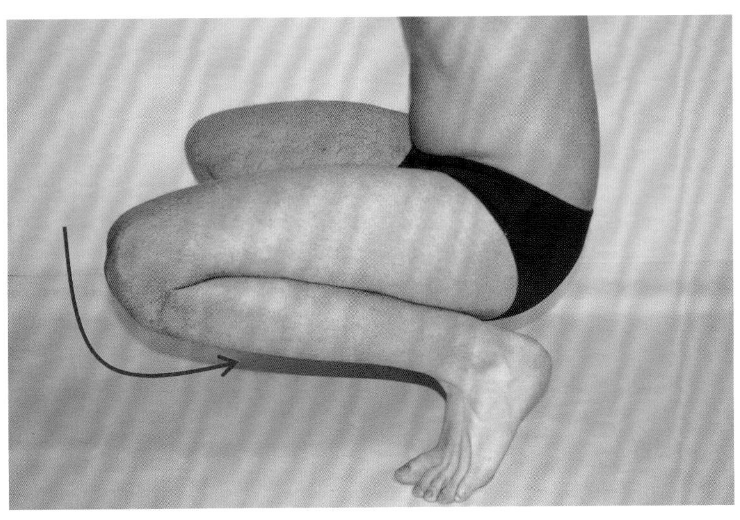

图 8.43　er-ge 肌筋膜单元的疼痛动作(PaMo)

当患者脚跟离开地面下蹲时感觉膝后外侧区受限。

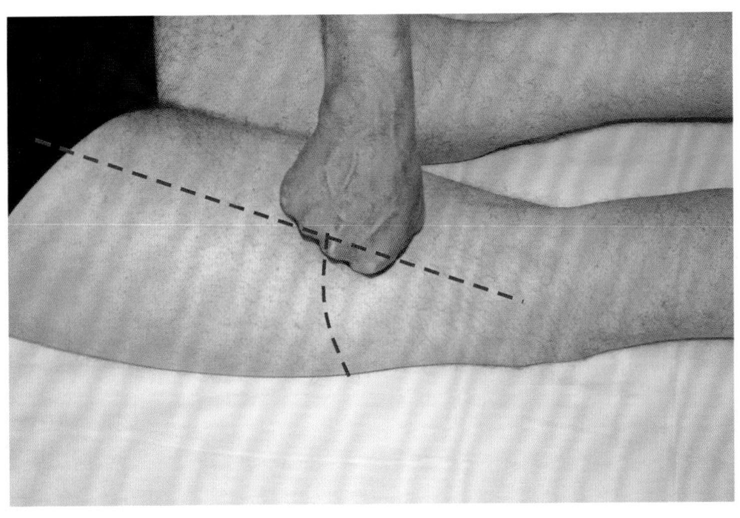

图 8.44　er-ge 协调中心(CC)的触诊检查

在大腿中三分之一和远端三分之一交界处,股二头肌短头起点水平进行触诊检查(GB 32)

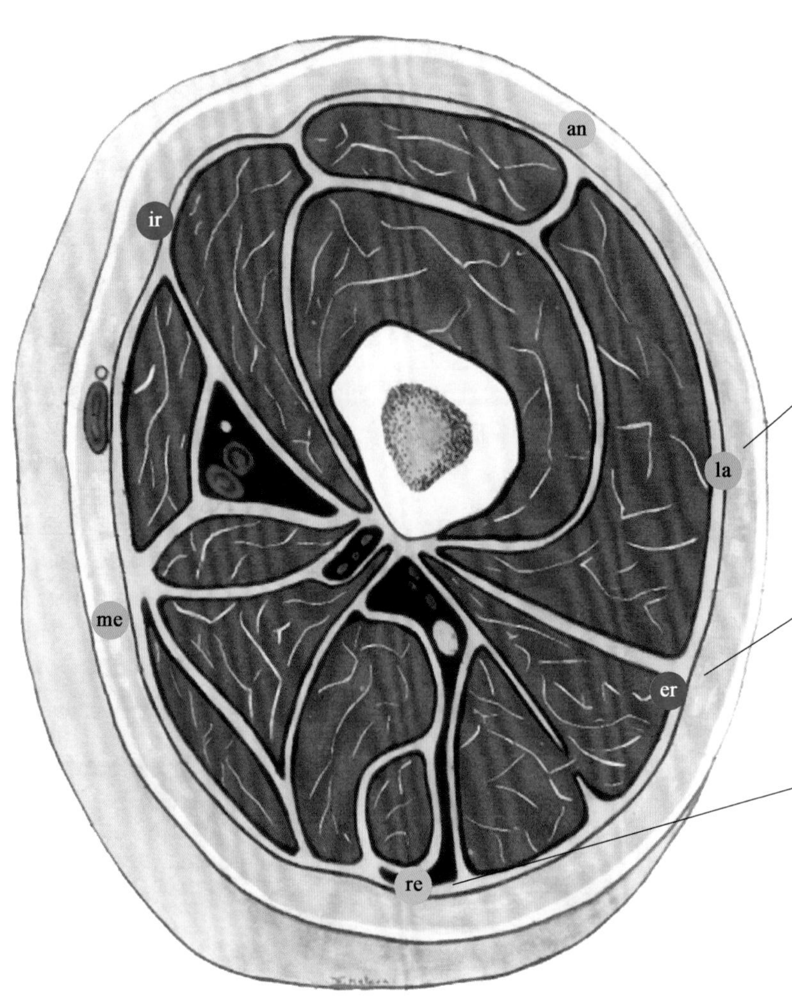

图 8.45　右大腿横切面，中三分之一水平

la-ge CC 位于髂胫束或阔筋膜张肌肌腱上，位于股外侧肌上方。

er-ge CC 位于外侧肌间隔，股二头肌短头起点处。

re-ge CC 位于连接股二头肌长头和半腱肌与半膜肌的筋膜上。

（图 4.45 和图 6.45）

（原图出自 G. Chiarugi & L. Bucciante，由 Piccin 人体解剖学院改编）

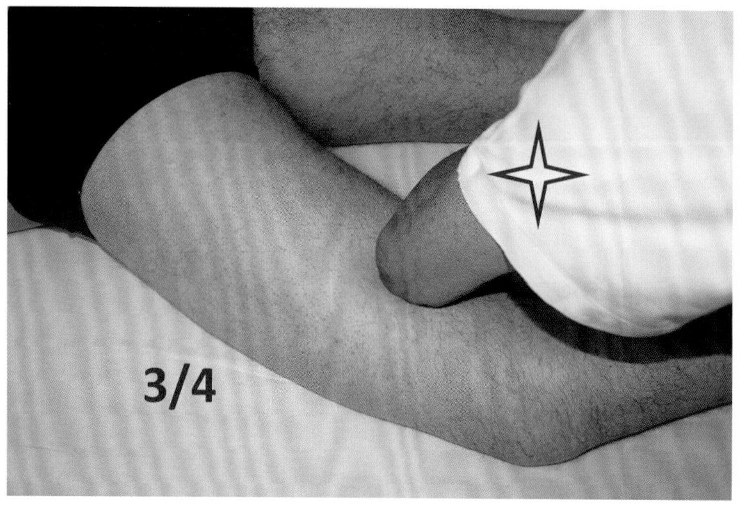

图 8.46　er-ge 的治疗

患者俯卧，膝盖微屈。

治疗师将肘部置于股外侧肌与股二头肌之间的沟作用于股二头肌短头起点。

治疗开始用中等压力，然后渐进增强压力。

外旋-踝部的肌筋膜单元

er-ta

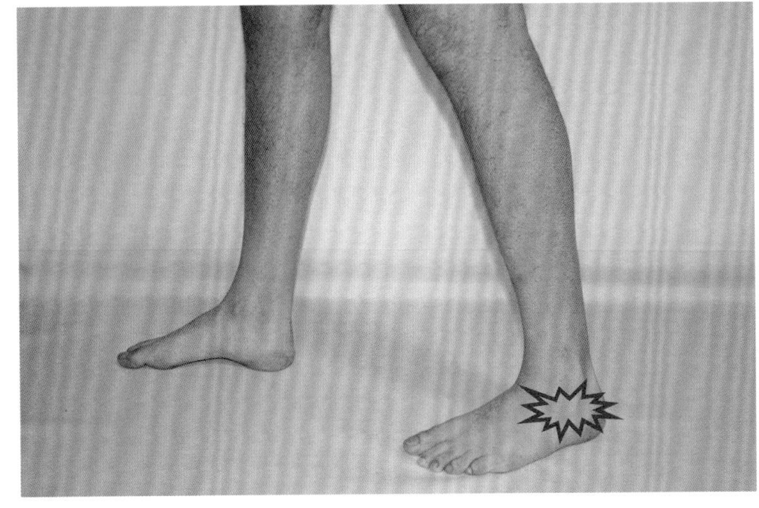

图 8.47　er-ta 肌筋膜单元的疼痛位置和感知中心(CP)

外踝周围疼痛，跟痛，腓骨肌腱病。小腿外侧疼痛抽筋，下肢麻痹。

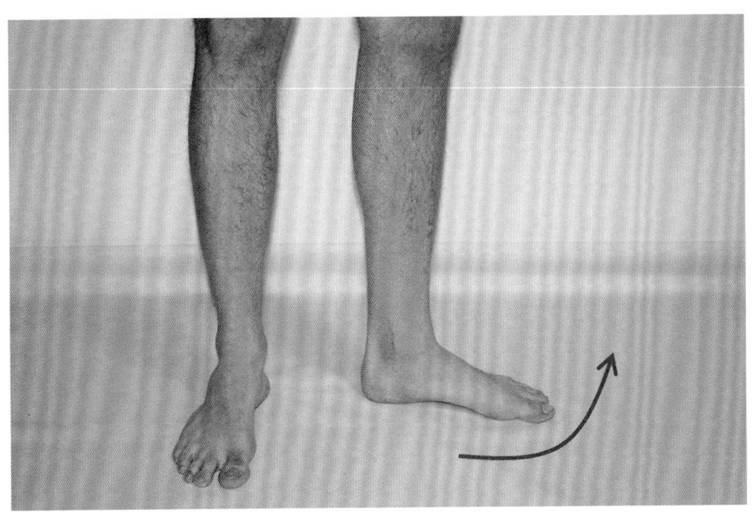

图 8.48　er-ta 肌筋膜单元的疼痛动作(PaMo)

患者抱怨踝部僵硬，足跟外侧负重困难。

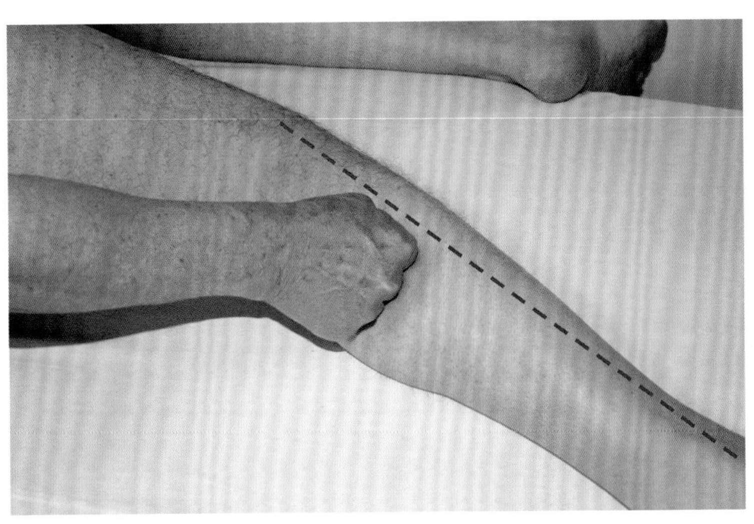

图 8.49　er-ta 协调中心(CC)的触诊检查

在小腿中三分之一，腓骨肌的间隔上，腓骨头和外踝连线的后面进行触诊检查(GB 35)。

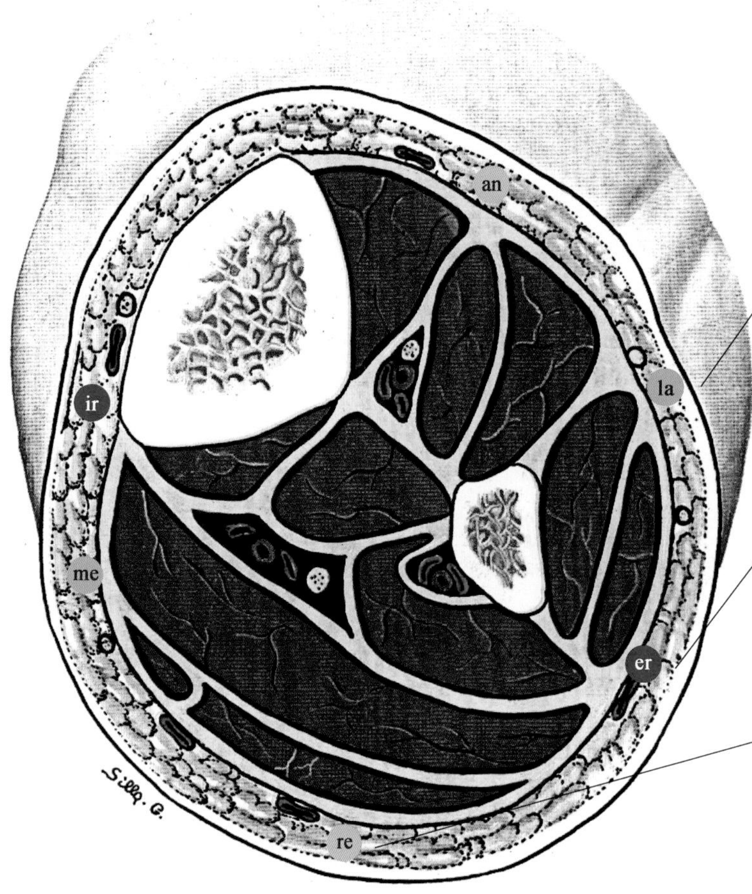

图 8.50　右小腿横切面，中三分之一和远三分之一之间

la-ta CC 位于连接由趾长伸肌和腓骨短肌组成的侧向运动单元的间隔上。

er-ta CC 位于连接由腓骨长肌和腓骨短肌组成的外旋运动单元的肌间隔上。

re-ta CC 位于腓肠肌外侧筋膜上，继而包绕腓肠肌内侧、比目鱼肌和跖肌。

（图 4.50 和图 6.50）

（原图出自 G. Chiarugi & L. Bucciante，由 Piccin 人体解剖学院改编）

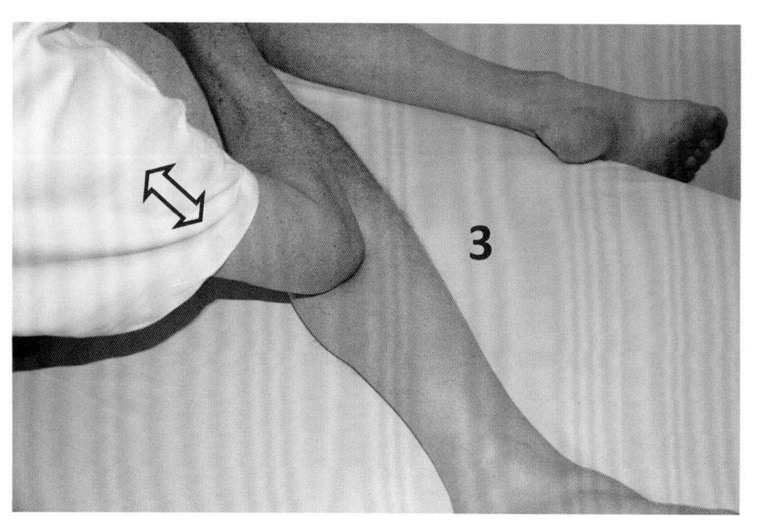

图 8.51　er-ta 的治疗

患者俯卧或侧卧，小腿微屈。当治疗师确认腓骨肌筋膜收缩带僵硬，用手法操作直至其放松。中等强度压力。

外旋-足部的肌筋膜单元

er-pe

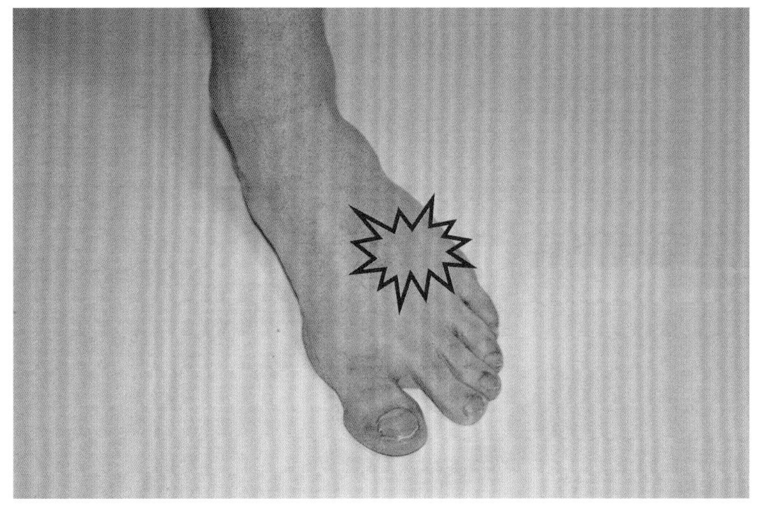

图 8.52　er-pe 肌筋膜单元的疼痛位置和感知中心(CP)

前足外侧疼痛,最后两脚趾长茧。

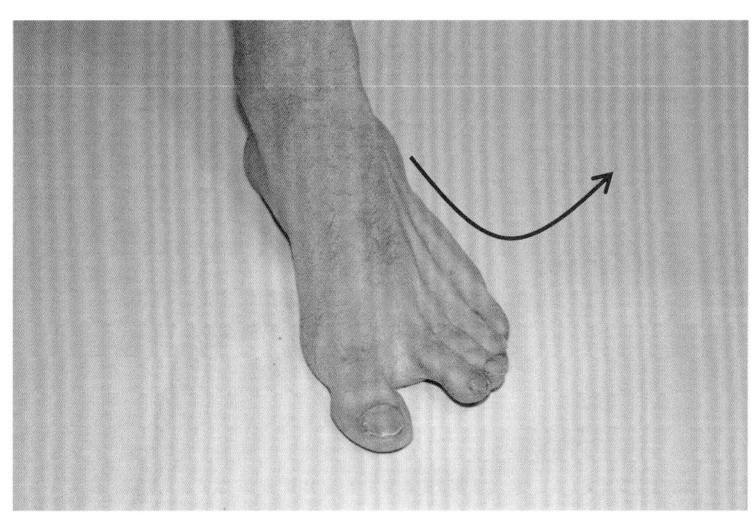

图 8.53　er-pe 肌筋膜单元的疼痛动作(PaMo)

由于趾短伸肌不能正确牵拉趾长伸肌,最后两脚趾(第四、第五)畸形。

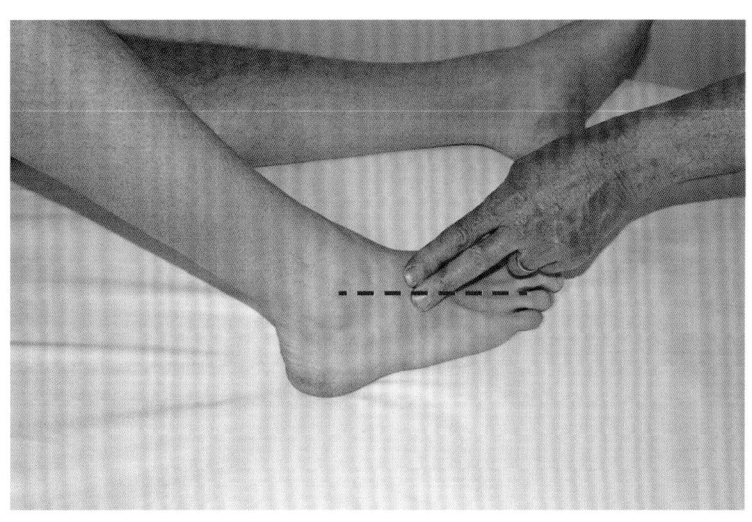

图 8.54　er-pe 协调中心(CC)的触诊检查

沿着外踝和最后两脚趾间隙的连线,在趾短伸肌上进行触诊检查(GB 40)。

re-pe CC 位于小趾展肌筋膜上，与小腿三头肌相连的小趾屈肌相延续。

er-pe CC 位于更近端，在趾短伸肌肌腹上，其筋膜与足背筋膜中层相连。

la-pe CC 位于更远端，在足背筋膜深层，与背侧骨间肌相连。

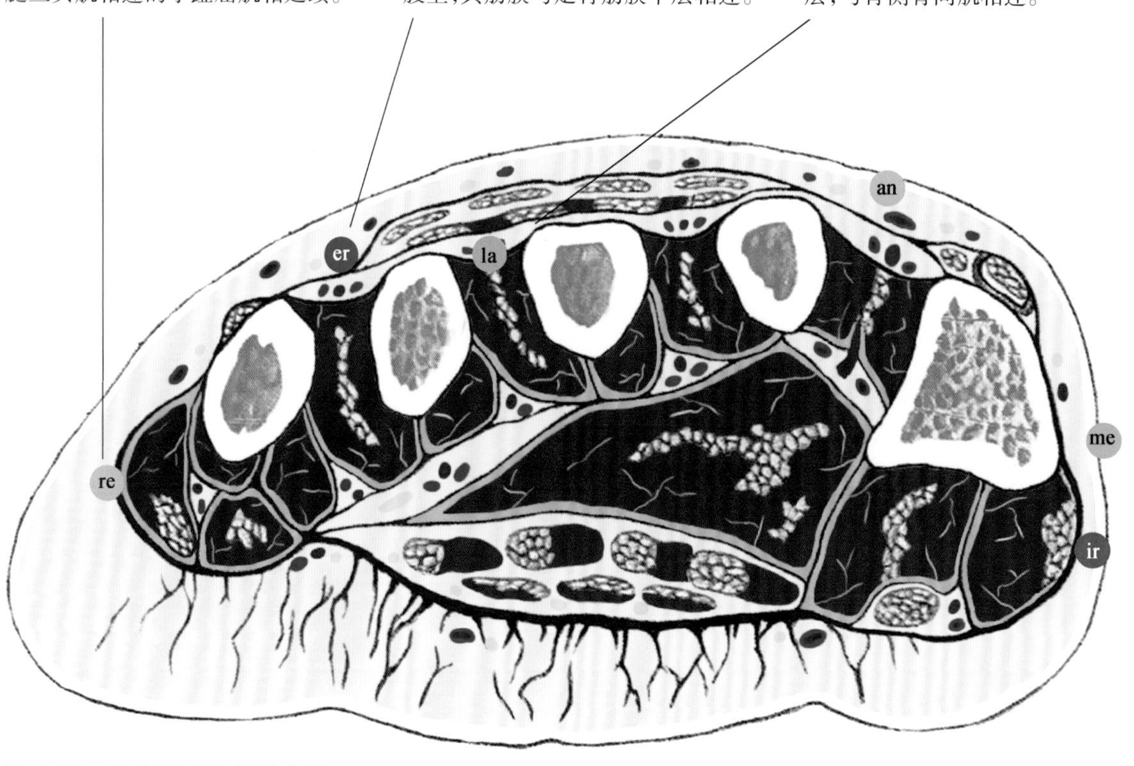

图 8.55　足的横切面，跖骨水平
（图 4.55 和图 6.55）

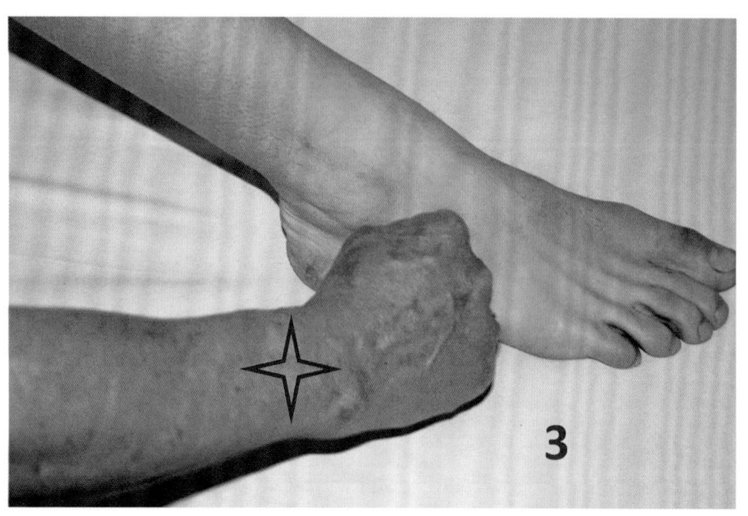

图 8.56　er-pe 的治疗
患者侧卧或仰卧，足部休息置于治疗床上。治疗师站在治疗床侧方用指间关节作用在趾短伸肌肌腹上。尽管这是块小肌肉，其筋膜的纤维化的松解常有明显阻力，需要中等强度压力。

外旋-肩胛的肌筋膜单元

er-sc

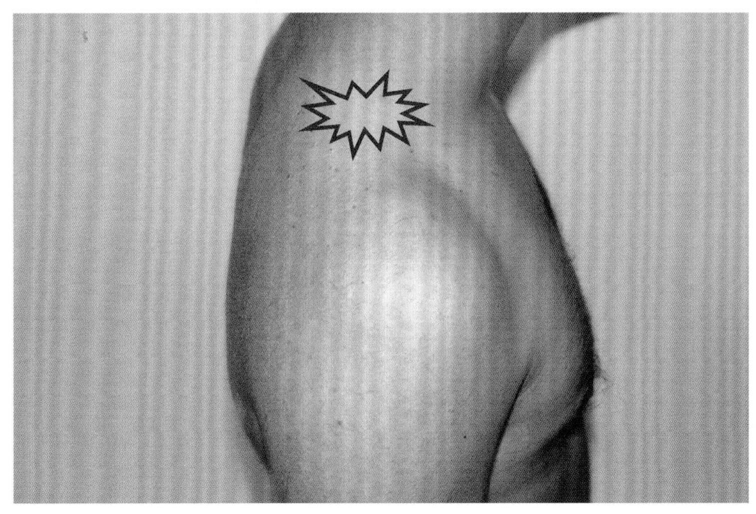

图 8.57　er-sc 肌筋膜单元的疼痛位置和感知中心(CP)

肩胛顶部疼痛,常放射到颈部或上肢。肩部沉重感常延展到手臂。

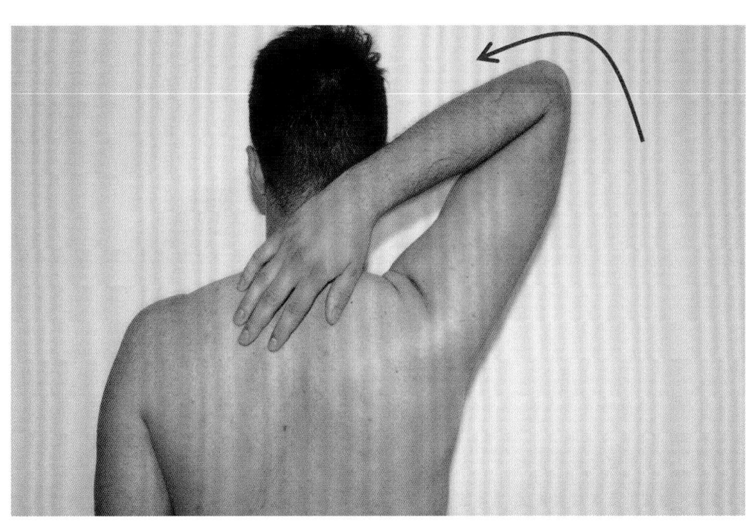

图 8.58　er-sc 肌筋膜单元的疼痛动作(PaMo)

由于肩胛提肌的纤维化,肩颈或肩胛与肱骨外旋同步性地失调。

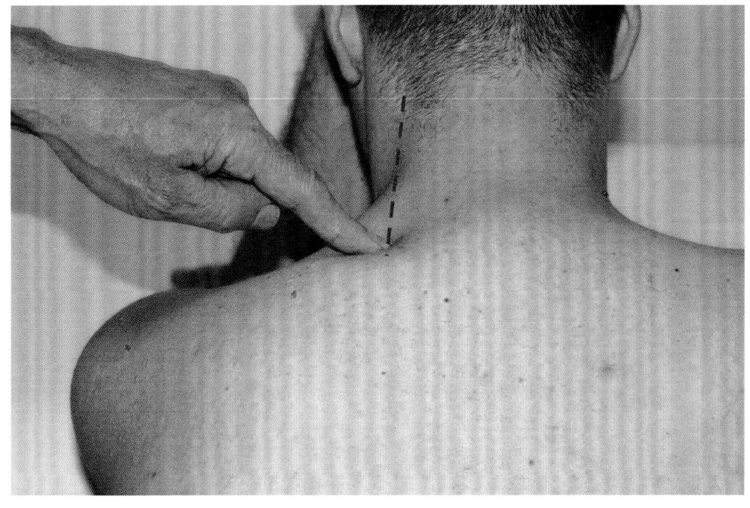

图 8.59　er-sc 协调中心(CC)的触诊检查

在肩胛上角上方,肩胛提肌起点处(红色虚线)进行触诊检查(TE 15)。

(原图出自 G. Chiarugi & L. Bucciante,由 Piccin 人体解剖学院改编)

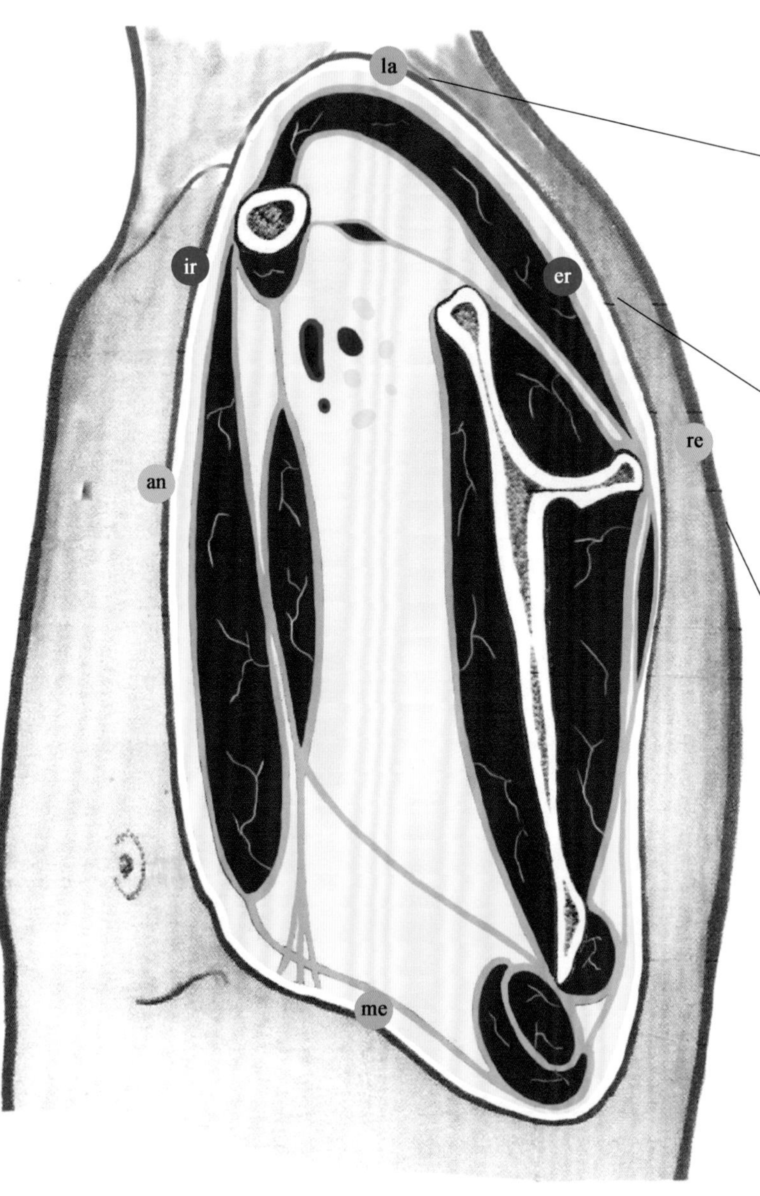

图 8.60 腋窝前-后横切面

la-sc CC 位于斜方肌的上缘，肩胛骨上抬过程中，作用于胸锁和肩锁两个关节。

er-sc CC 位于起源于肩胛骨上角和颈部筋膜中层的肩胛提肌上。

re-sc CC 位于斜方肌的内侧，准确地说在小菱形肌或大菱形肌上。

（图 4.60 和图 6.60）

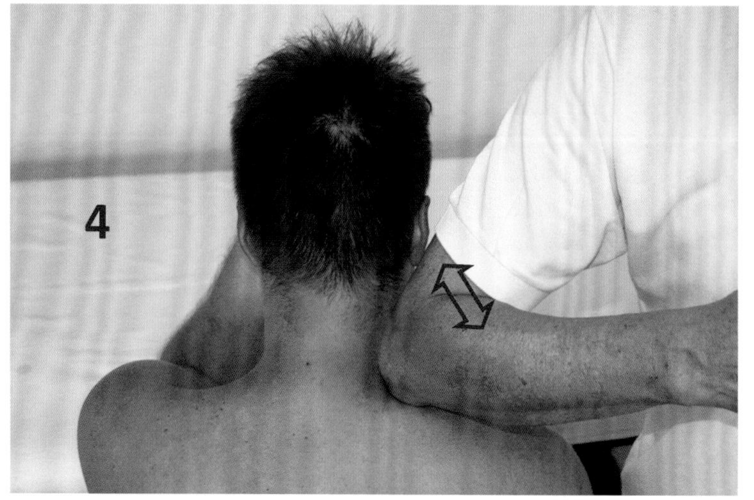

图 8.61 er-sc 的治疗

患者坐位，头部休息靠在对侧手上。治疗师站在患者后方，用肘部作用于肩胛提肌的起点上。压力需比较强，因为需要渗透斜方肌阻力。

外旋-肱骨的肌筋膜单元

er-hu

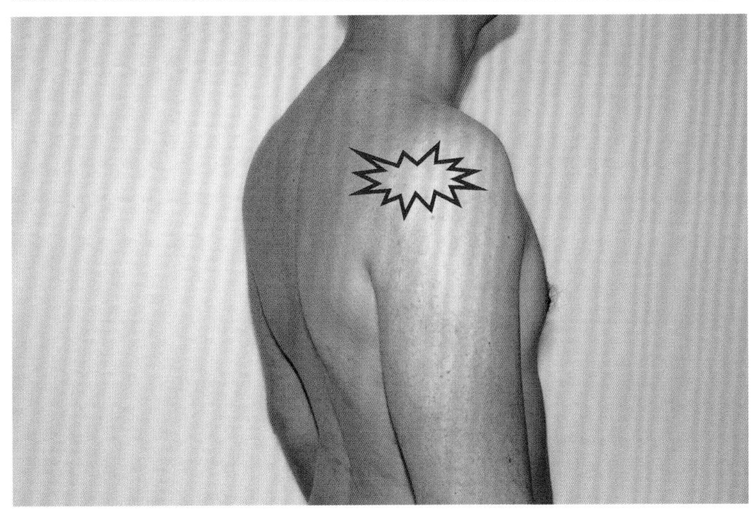

图 8.62　er-hu 肌筋膜单元的疼痛位置和感知中心(CP)

肩后外侧区疼痛,多数夜间加重。手臂乏力。

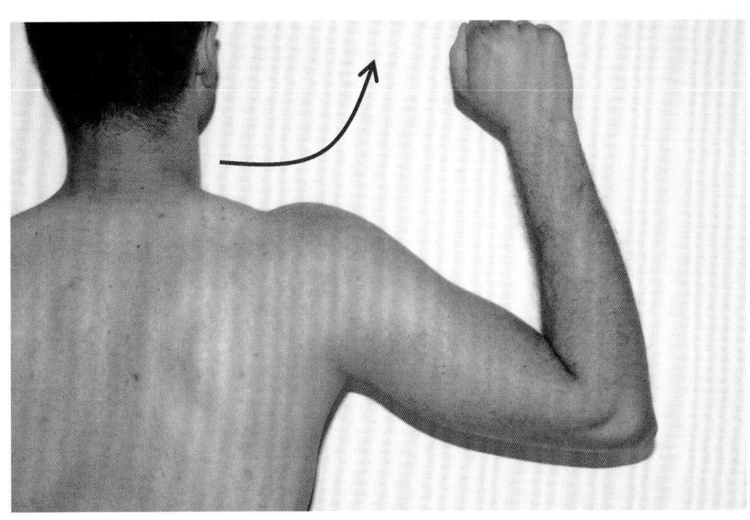

图 8.63　er-hu 肌筋膜单元的疼痛动作(PaMo)

当患者梳头或将手搭在对侧肩时抱怨疼痛加重。

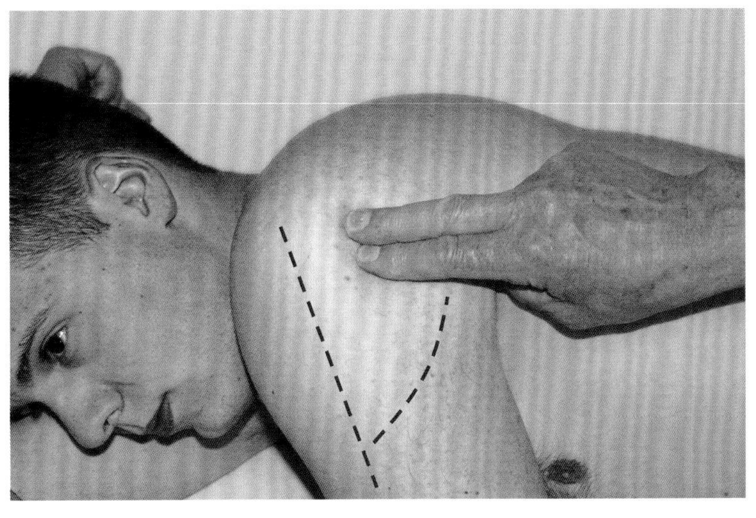

图 8.64　er-hu 协调中心(CC)的触诊检查

在肱骨头水平,三角肌中线后侧进行触诊检查。患者站位更容易进行对比触诊(TE 14)。

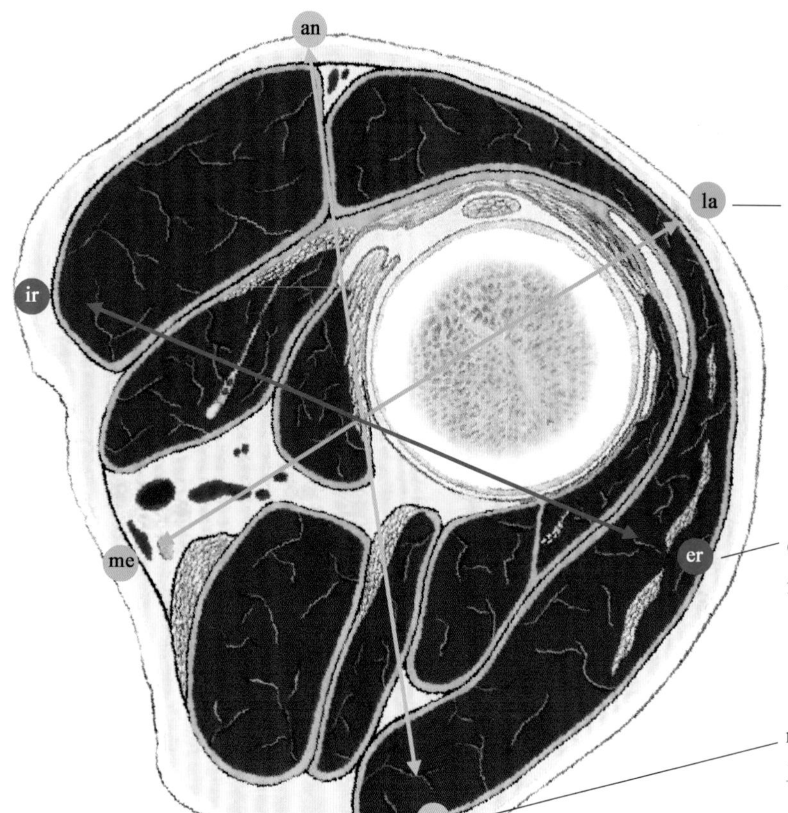

图 8.65　肩部斜切面，肱骨头水平

la-hu CC 位于三角肌外侧筋膜上，三角肌下滑囊水平。该筋膜覆盖冈上肌肌腱和肱二头肌长头。

er-hu CC 位于三角肌在肩胛冈的嵌入部分、冈下肌和小圆肌三块外旋肌肉上。

re-hu CC 连接着三角肌后束、大圆肌、肱三头肌长头和背阔肌四块后伸肌肉。

（图 4.65 和图 6.65）

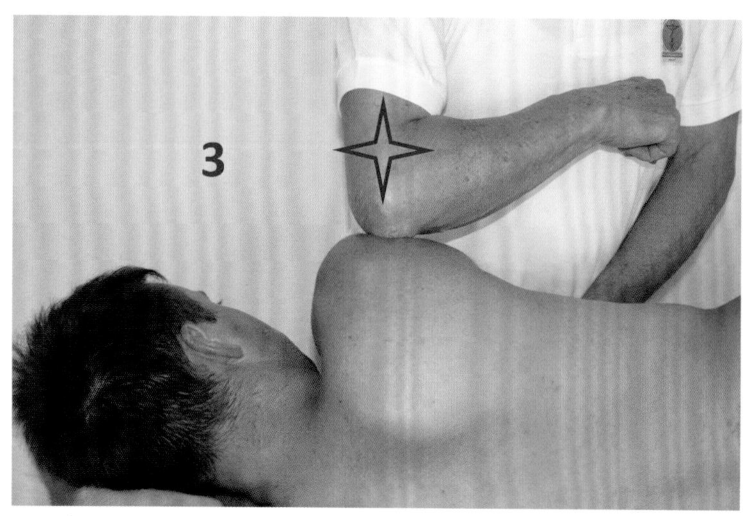

图 8.66　er-hu 的治疗

患者侧卧，治疗侧手臂置于前方。治疗师站在患者前方，用肘部抵着外旋肩袖肌进行摩擦。中等强度压力，因为这个区域很强的压力会激惹疼痛，即使它不是一个致密点也如此。

外旋-肘部的肌筋膜单元

er-cu

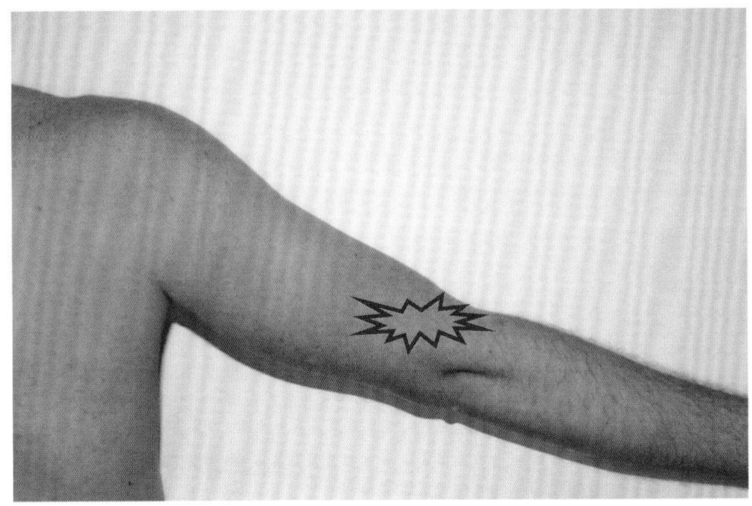

图 8.67　er-cu 肌筋膜单元的疼痛位置和感知中心(CP)

鹰嘴疼痛延展到外上髁,类似于桡侧腕伸肌肌腱炎。

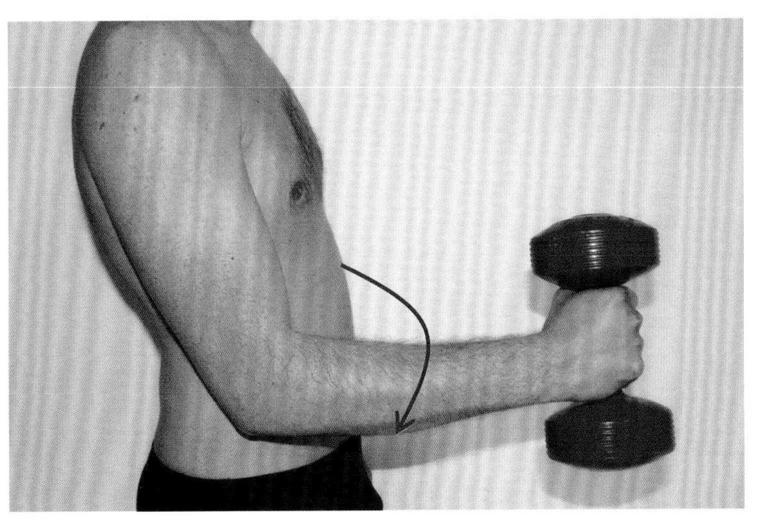

图 8.68　er-cu 肌筋膜单元的疼痛动作(PaMo)

当患者前臂旋前或旋后时抱怨肘部疼痛。

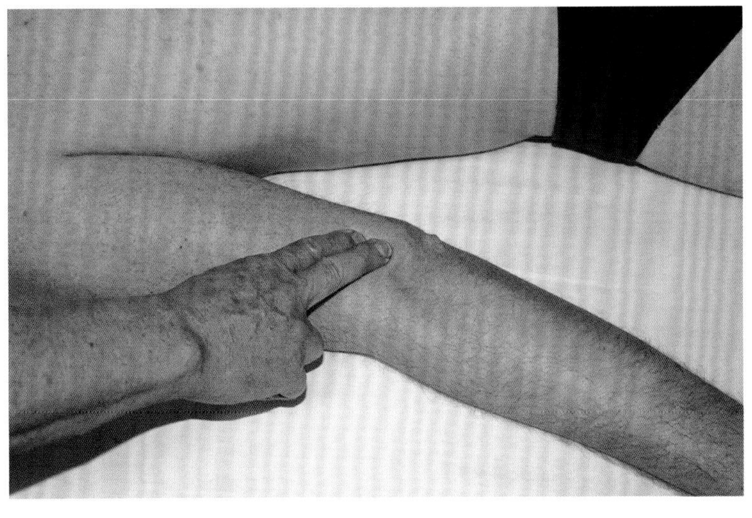

图 8.69　er-cu 协调中心(CC)的触诊检查

在肱三头肌旁,向着肱桡肌和旋后肌进行触诊检查(TE 10)。

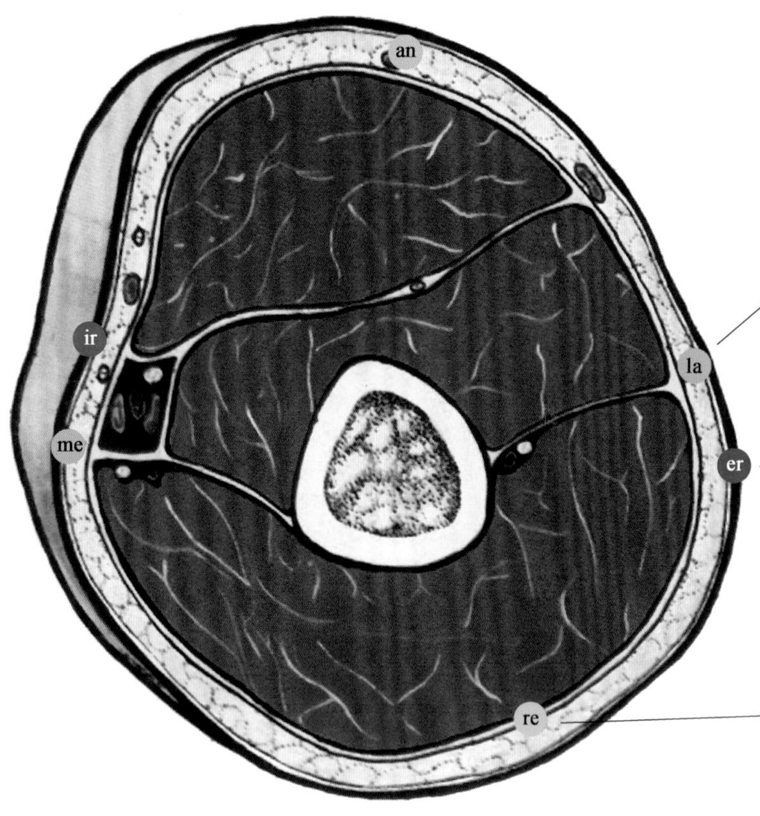

图 8.70　上臂横切面，下三分之一水平

la-cu CC 在这张插图的更远端，位于外侧肌间隔，肱桡肌起点上。

er-cu CC 位于更远端，肱三头肌肌腱旁，与肱桡肌和旋后肌筋膜相连。

re-cu CC 位于后外侧臂筋膜上，与肱三头肌肌束膜和肌外膜相连。

（图 4.70 和图 6.70）

（原图出自 G. Chiarugi & L. Bucciante，由 Piccin 人体解剖学院改编）

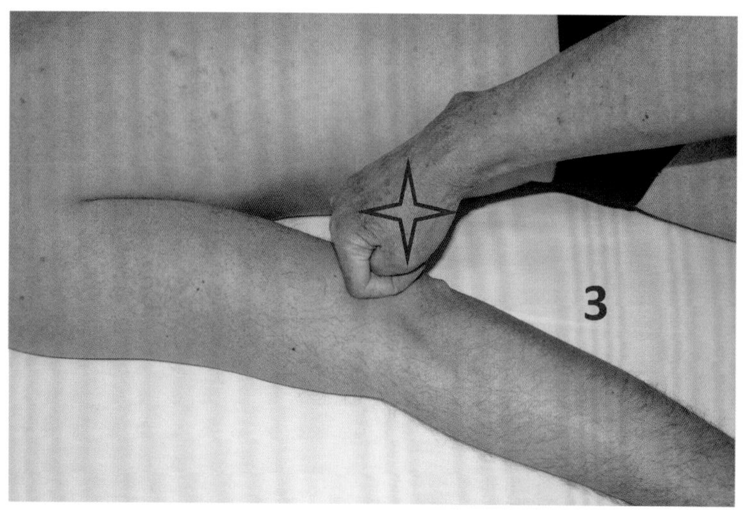

图 8.71　er-cu 的治疗

患者仰卧，手臂伸直置于体侧，掌心向下。

治疗师站在患者体侧，抵着肱三头肌肌腱外侧缘进行手法操作。

中等强度压力，因为被治疗的组织位于皮下。

外旋-腕部的肌筋膜单元

er-ca

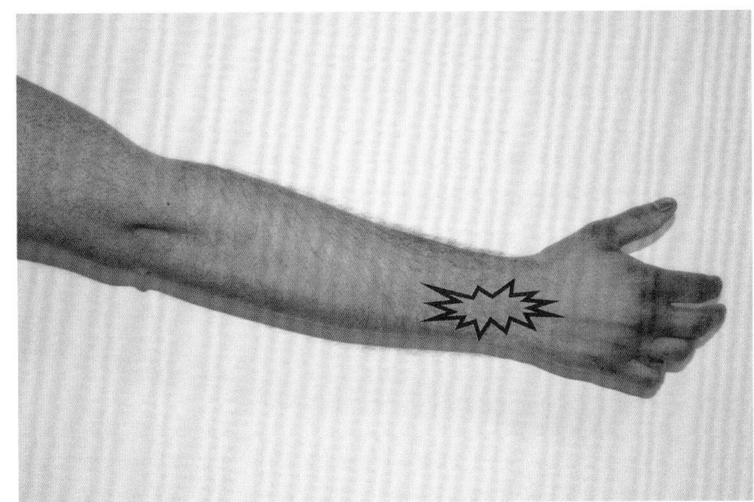

图 8.72　er-ca 肌筋膜单元的疼痛位置和感知中心(CP)
腕部疼痛,常伴随指伸肌肌腱鞘囊肿。

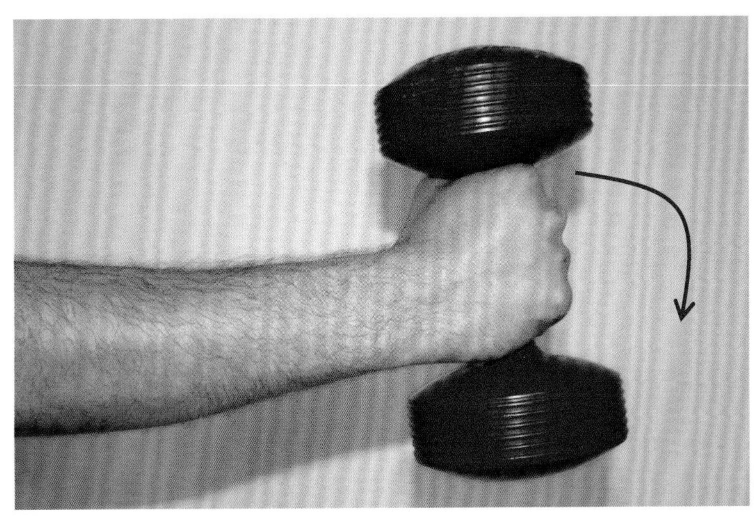

图 8.73　er-ca 肌筋膜单元的疼痛动作(PaMo)
当手指伸肌腱被拉紧,尤其伴随旋转性动作时,患者诉说腕部疼痛加重

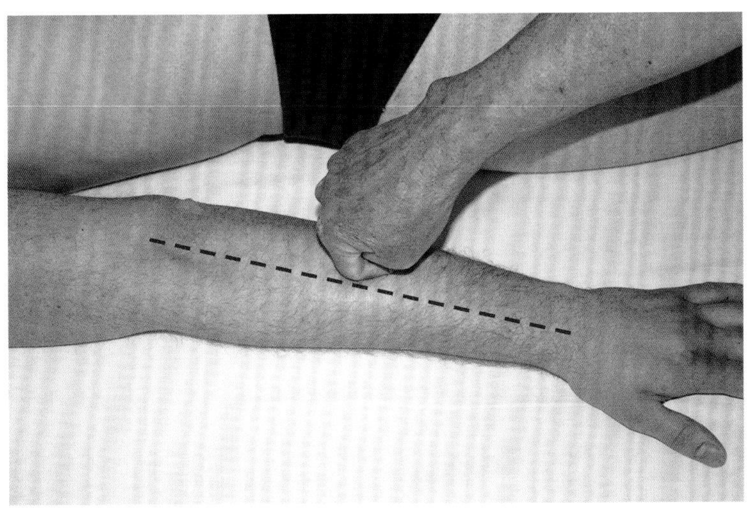

图 8.74　er-ca 协调中心(CC)的触诊检查
沿着鹰嘴和手腕中间连线上的指伸肌和拇长伸肌肌腹进行触诊检查(TE 9)。

re-ca CC 位于覆盖尺侧腕伸肌筋膜的较远处，由肘肌和小指伸肌之间组成。

er-ca CC 位于较远处，位于覆盖指伸肌和连接下面的旋后肌筋膜上。

la-ca CC 位于桡侧腕长伸肌筋膜上，从肱桡肌延伸到桡侧腕短伸肌。

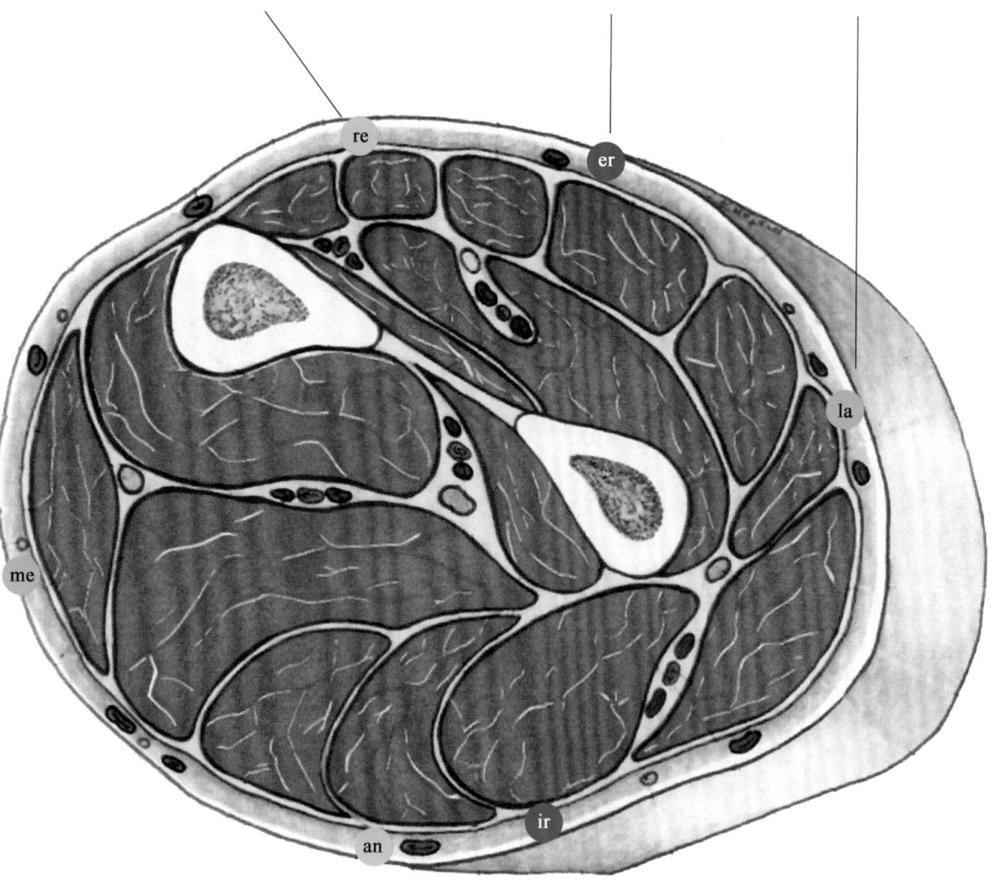

图 8. 75　前臂横切面，上四分之一水平
（图 4. 75 和图 6. 75）
（原图出自 G. Chiarugi & L. Bucciante，由 Piccin 人体解剖学院改编）

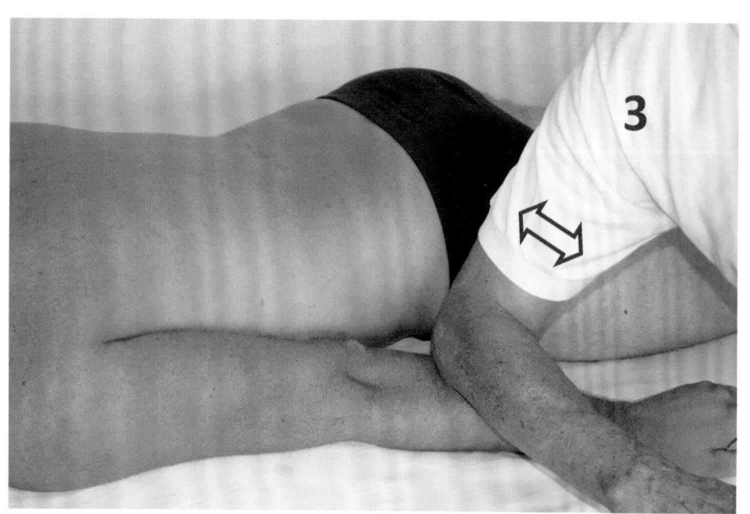

图 8. 76　er-ca 的治疗
患者俯卧，手臂伸展置于体侧。治疗师用指节或肘部作用于指伸肌肌腹，直到恢复筋膜的滑动状态。中等强度压力，因为该区域致密的话会非常痛。

外旋-手部的肌筋膜单元

er-di

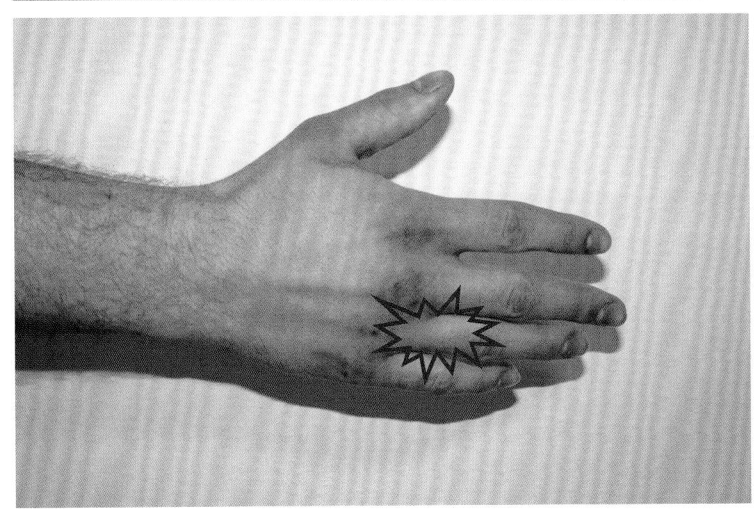

图 8.77 er-di 肌筋膜单元的疼痛位置和感知中心(CP)

第三、第四手指疼痛和僵硬,指间结节,指伸肌肌腱病。

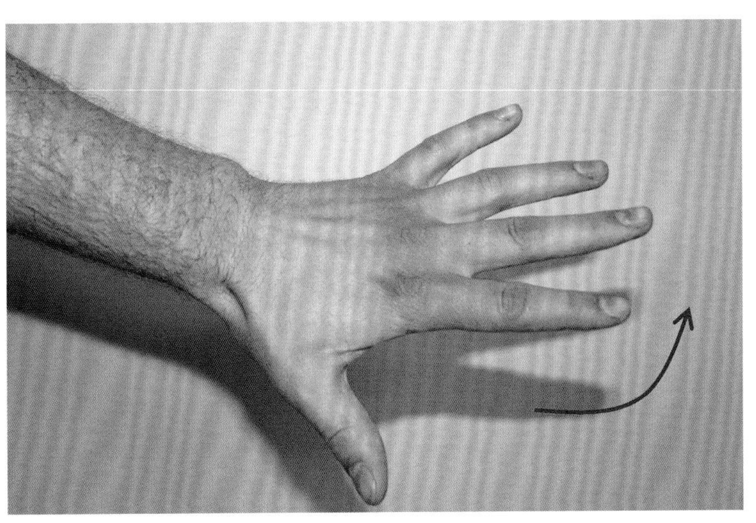

图 8.78 er-di 肌筋膜单元的疼痛动作(PaMo)

患者主诉不能完全伸展最后一个手指。有时手指伸肌乏力。

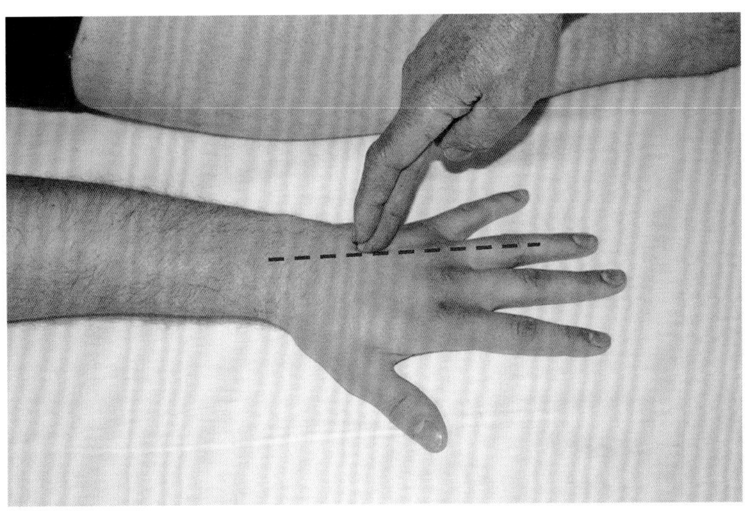

图 8.79 er-di 协调中心(CC)的触诊检查

在手背尺侧进行触诊检查,与桡侧(红色虚线分成两部分)进行对比(TE 3,TE 2d)。

re-di CC 位于小指展肌上，该肌肉的运动轨迹和小指伸肌的活动一致。

er-di CC 位于手背筋膜上，准确地说位于指伸肌腱周围的浅层上。

la-di CC 位于第一骨间背侧肌，该筋膜与其他骨间肌筋膜深层相连续。

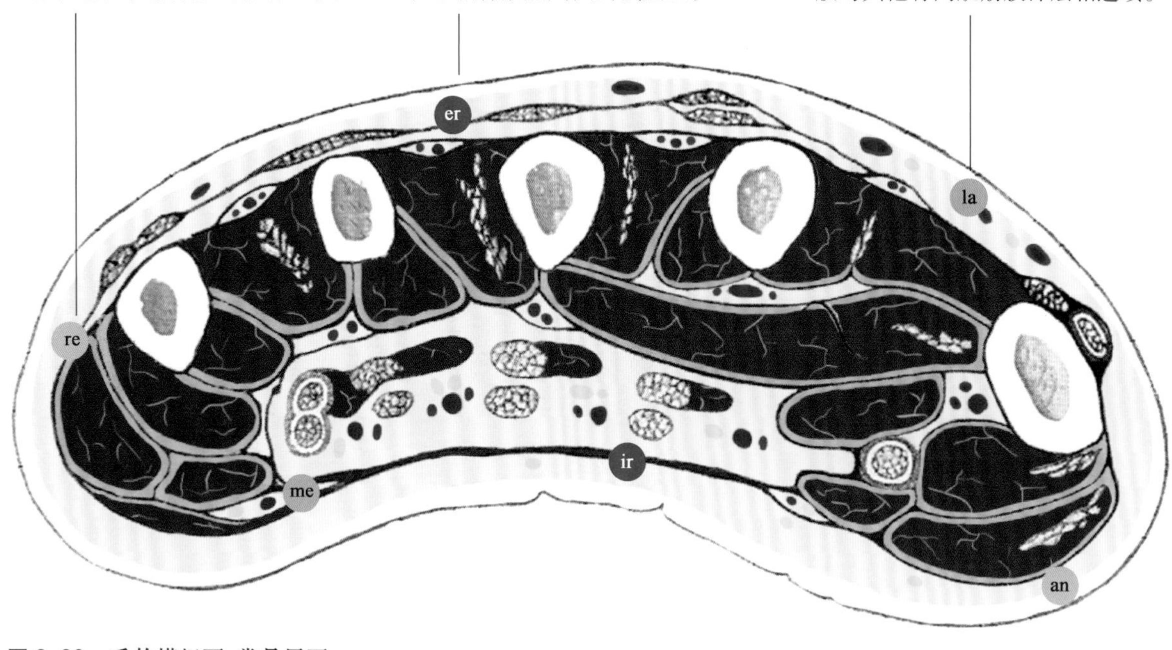

图 8.80　手的横切面，掌骨层面
（图 4.80 和图 6.80）

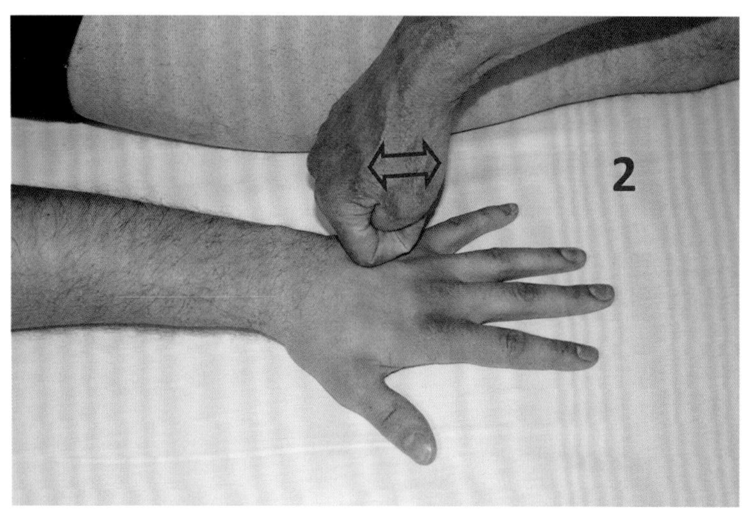

图 8.81　er-di 的治疗

患者仰卧，掌心向治疗床。

治疗师用指节作用于由第三、四和第四、五掌骨组成的背侧筋膜上。压力应该轻柔，因为在这个区域的筋膜很容易触及。

根据指骨骨间沟进行纵向手法操作。

外旋序列链治疗策略

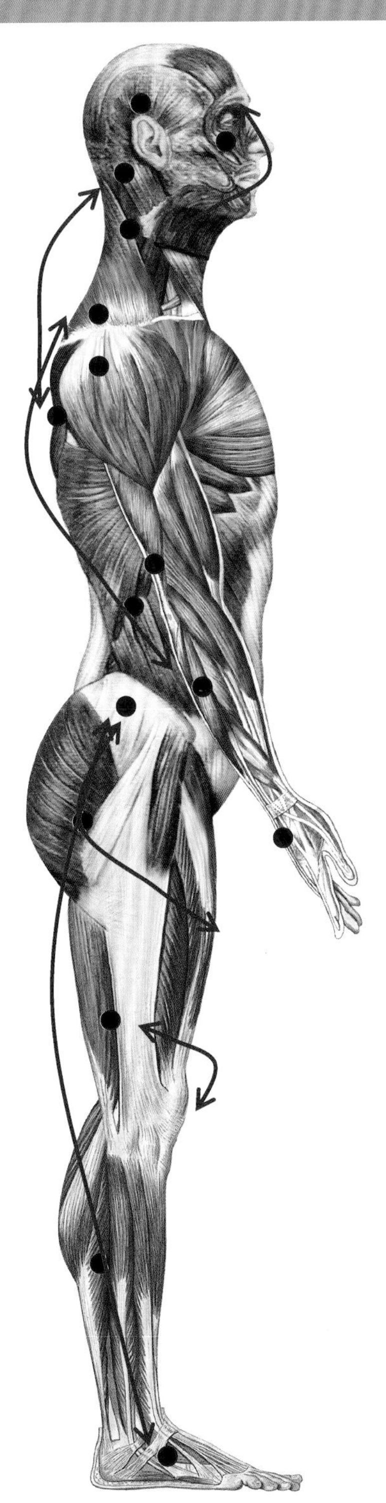

图 8.82　外旋序列链

适应证

在躯干，该序列链与内旋序列链伴行，而在肢体走行相对独立。

躯干：

- er-cl CC 结合 ir-cl CC 对单侧头痛放射到眼部有用。
- er-th CC 结合 er-cp3 CC 对斜颈有好的治疗效果。

上肢：

- er-sc CC 常引起整个上肢的屈曲型疼痛，这种情况，治疗结合 er-ca。

下肢：

- 下背部疼痛伴随着下肢后外侧疼痛常一起治疗 er-pv，er-ta 和/或 er-pe CC。
- 髋部疼痛常常一起治疗 ir-cx 和/或 er-cx CC。
- 膝部疼痛，尤其是在下蹲到最大角度时加重，一起治疗 er-ge 和 ir-ge。

以上只是沿着外旋序列链最常见的相关症状；但是如果没有动作和触诊检查验证不宜这样治疗。

（李旭红　李思雨 译，林科宇 校，王于领 审）

动作检查和触诊检查

动作对比检查

在前几章中动作检查通常是单个 mf 单元功能障碍引起的疼痛动作。这种类型的节段性运动检查使用患者在病史中报告的疼痛运动作为治疗前后的对比测试。其他形式的运动检查也可以帮助治疗师确定一个治疗计划。

- **动作对比检查**：比较更多运动节段的动作。如果患者出现多节段疼痛，且在多个方向运动时加重，则需要对更多的节段进行运动验证。目的是确定存在最大张力代偿的平面。在三个平面内都有较好的活动范围（ROM）的节段包括：躯干的颈部和腰部节段；下肢的髋和小腿节段，上肢的肱骨和腕骨节段。
- **抗阻动作检查**：突出薄弱区域。如果每个不同节段的 ROM 正常，上述动作检查也不引起任何疼痛，那么治疗师可以用手对头部、下肢和上肢的动作施加阻力，以揭示薄弱的节段。
- **快捷动作检查**：突出“潜在”的疼痛或 ROM 有限制的区域，并使用特定类型的应激性动作进行快速评估。躯干：治疗师要求患者旋转躯干，观察任何可能地避免刺激疼痛节段的代偿运动。在下肢：患者下蹲，抬高脚跟，以拉紧膝盖的韧带。在上肢：患者弯曲并伸展他们的手腕到末端范围，以显示最受刺激的肌腱。姿势检查：前面，后面和侧面的检查也有助于发现不同节段的排列状态。这种治疗前和治疗后的分析有助于确认治疗方案的有效性。

比较触诊检查

节段触诊检查，在前几章已提及，用来检查每一个单独的节段。用手指或指关节来触诊体表治疗点的位置。现在将介绍其他可以训练治疗师触觉感知的触诊检查。

- **一个运动布局 CC 点的比较触诊检查**：比较向前、向内和内旋点以及向后、向外和外旋点。治疗师可以使用第三章和第四章三个 CC 点的比较解剖插图来进行参照。
- **身体两侧对比触诊检查**：在头、颈、上肢左右同一 CC 点之间同时进行对比。这种类型的比较触诊：

对治疗师而言，它能训练他们感知致密点和正常组织之间的差异，对患者而言，可以帮助他们理解致密点和非致密点之间疼痛的差异；同时这也有助于识别沉默性 CC 点，因为这些点虽然疼痛程度轻，但是仍然需要治疗。

- **纵向比较触诊检查**：触诊方式与上述方式相同。

它可以应用于躯干和下肢，因为很难同时在身体两侧一直施加相似的压力。在肌肉较丰厚的部位可以用肘关节来治疗。

在筋膜手法中，触诊检查是一个基本步骤，因为它突出了致密点，确保治疗在需要的地方进行。接下来的纵向比较触诊证实遵循运动布局，因此，首先触诊相邻节段的向前、向内和内旋的 CC 点，然后是向后、向外和外旋的 CC 点。

动作对比检查

躯干、下肢和上肢节段的动作对比检查可以用来区分疼痛动作。有患者主诉会更准确。

如果疼痛位于多节段，动作对比检查用于确认与肌筋膜序列链功能障碍相关的空间平面。

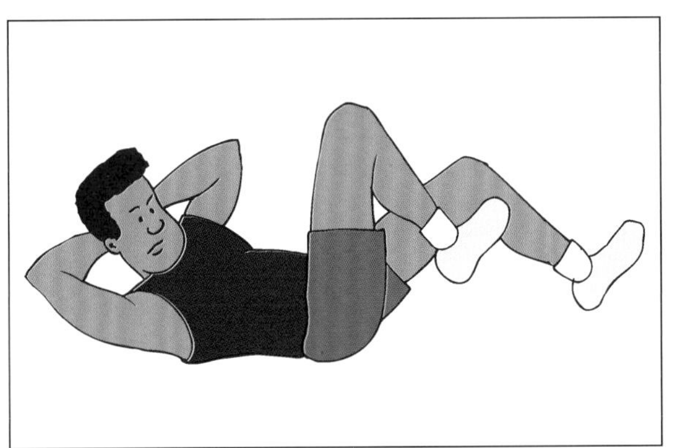

图 9.1　腰部节段疼痛动作(躯干)

患者告知特定训练中疼痛运动加重，例如，腹肌的强化动作，那么动作检查采取同一运动。

为了验证治疗的效果，治疗师将会让患者在治疗前后做这个运动。

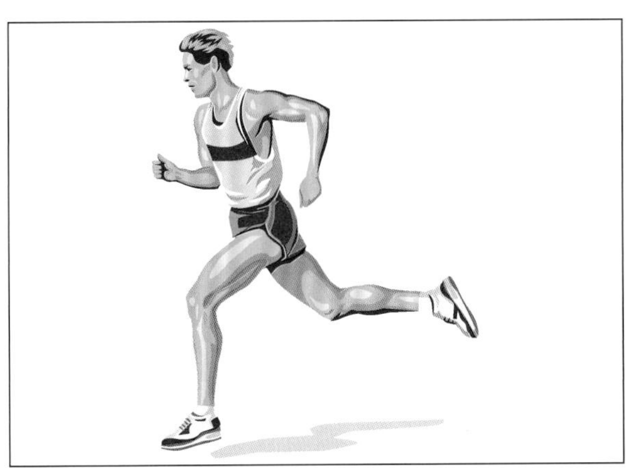

图 9.2　膝部疼痛动作(下肢)

如果患者只在他跑步的时候抱怨膝部疼痛，那么，在三个平面进行动作检查(对比动作检查)来确认最疼痛的动作。

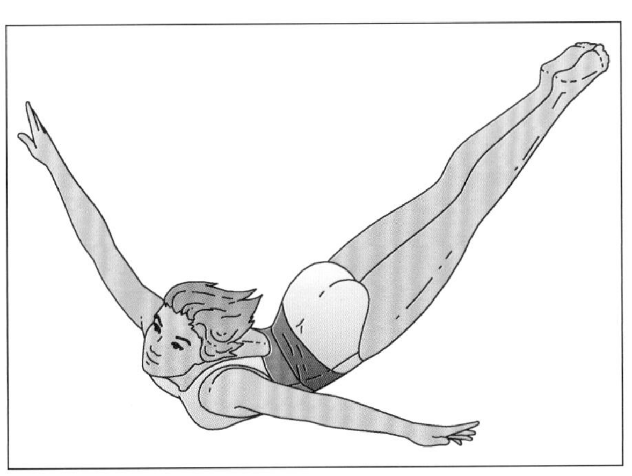

图 9.3　肱骨节段疼痛动作(上肢)

如果患者在外展手臂时抱怨上肢疼痛，那么首先在三个平面上进行主动运动检查，然后进行抗阻。

躯干的动作对比检查：颈部节段

矢状面:AN-CL

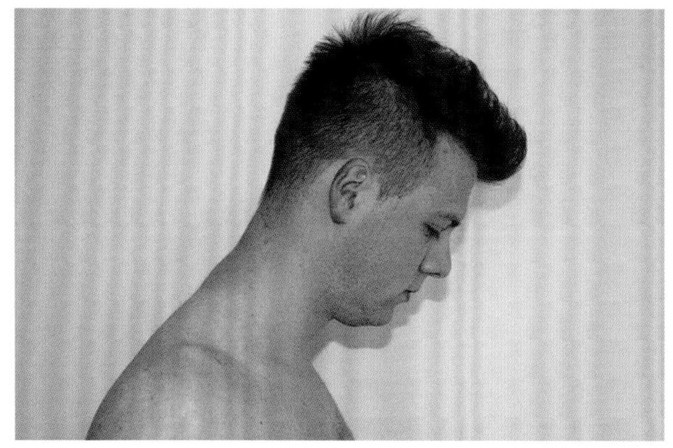

图 9.4　在屈颈过程中(an-cl),患者感觉颈椎疼痛或将下颌向胸骨靠近困难

RE-CL

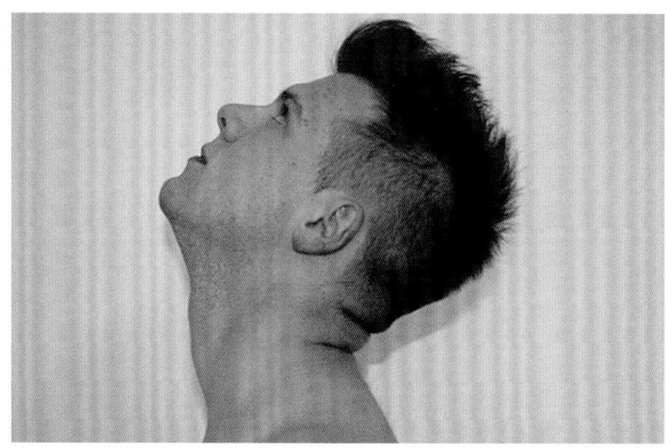

图 9.5　re-cl 的运动过程中,颈部疼痛加重,由于颈部僵硬,ROM 受限导致疼痛被掩盖

冠状面:LA-CL rt

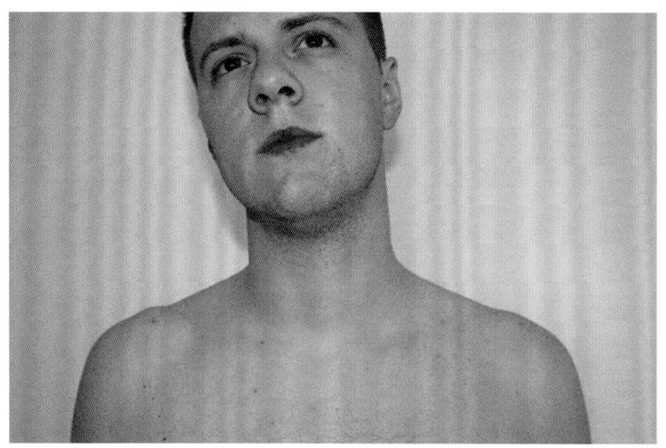

图 9.6　让患者侧屈颈时保持没有旋转。同一动作下与对侧 ROM 对比

LA-CL lt

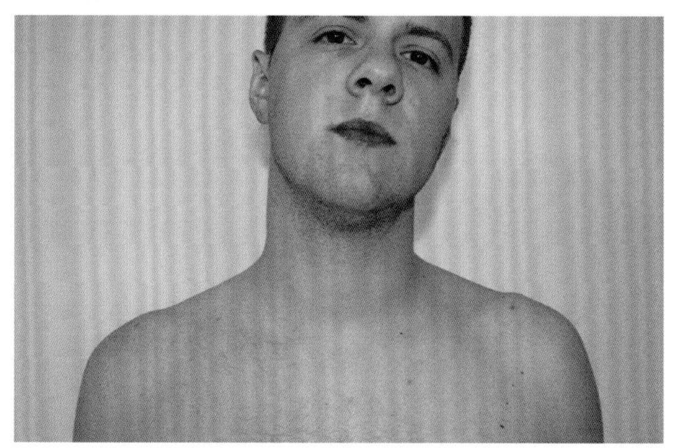

图 9.7　当患者侧屈到左边而不是右边时主诉颈部疼痛增加

水平面:ER-CL rt

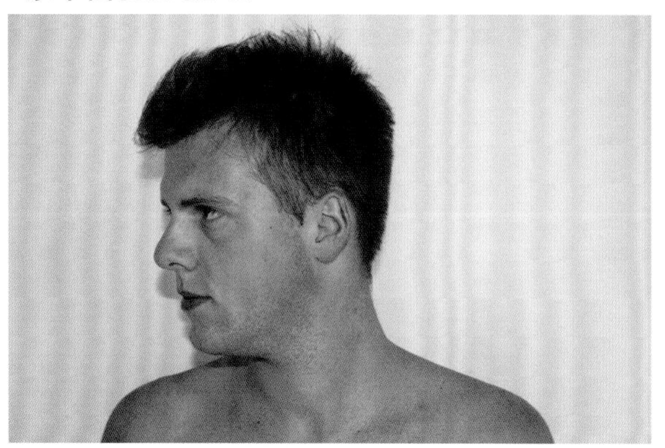

图 9.8　当患者外旋到左侧和右侧时,为了记录两侧之间的差异,可以测量下颌到肩峰的距离

ER-CL lt

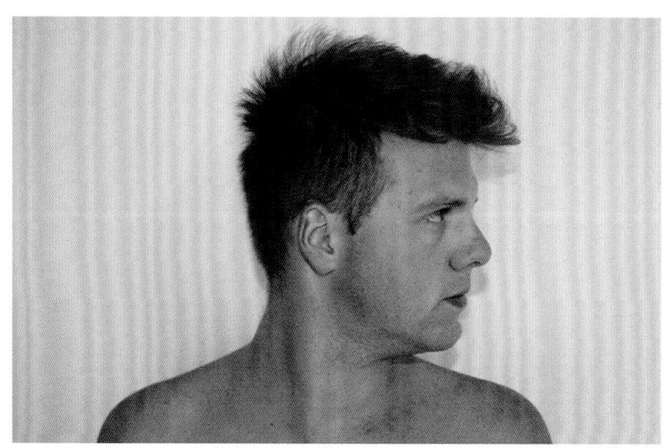

图 9.9　如果患者只有一侧外旋运动肌筋膜单元功能障碍时,旋转到那侧会感觉到强烈疼痛

躯干的动作对比检查：腰部节段

矢状面 AN-LU

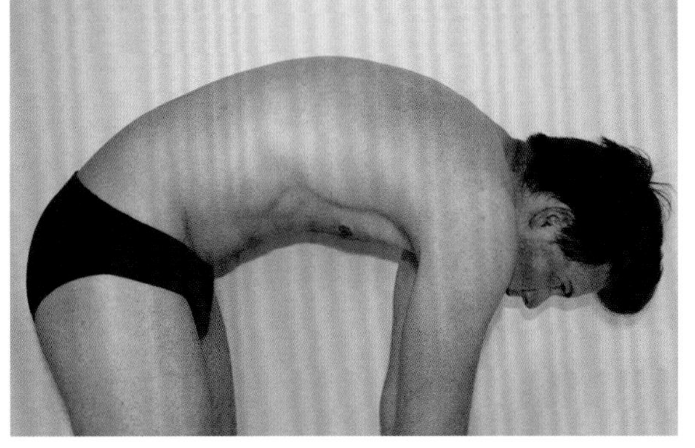

图 9.10 该向前运动的动作需要椎旁肌肉离心激活。但也同时也需要腹内压(IAP)

RE-LU

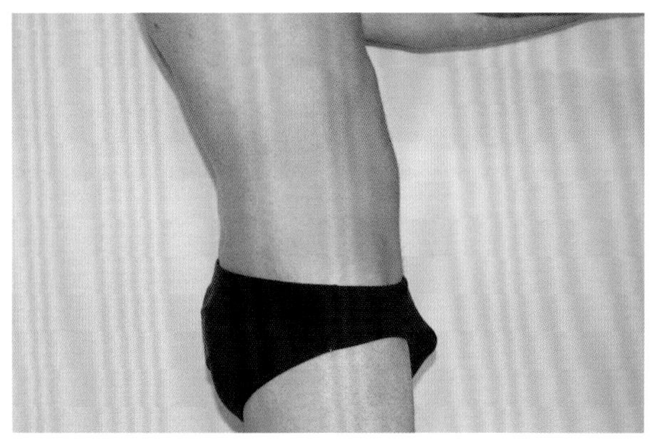

图 9.11 腰椎过度伸展需要缩短椎旁肌肉，以及由于其筋膜的僵硬常常激惹腰骶区域疼痛

冠状面 LA-LU rt

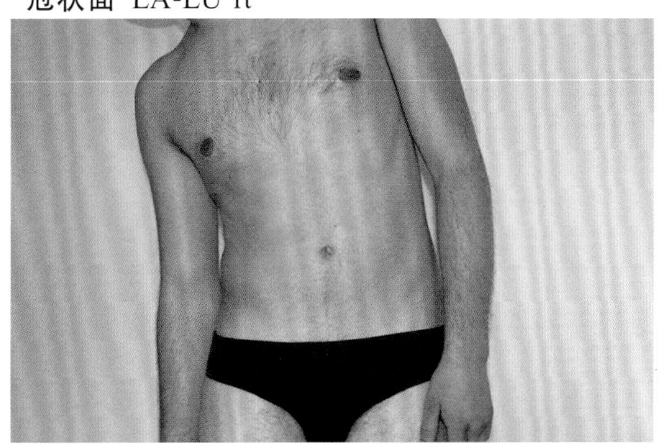

图 9.12 在腰部向右侧屈过程中，缩短的同侧或伸长的对侧可能会疼痛加重

LA-LU lt

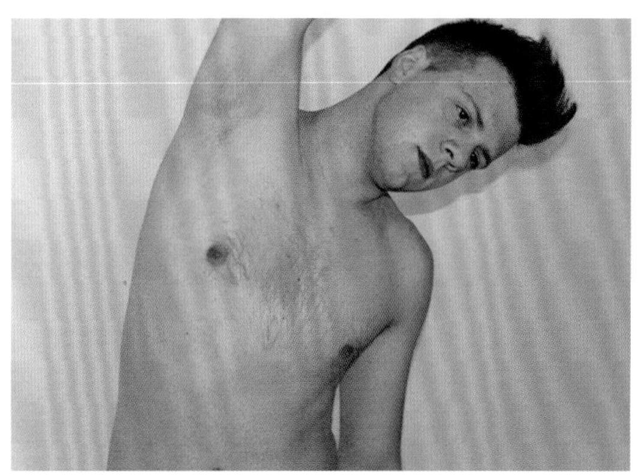

图 9.13 手臂下垂置于体侧侧屈，凸显腰方肌，而一侧手臂举起更多地牵拉髂肋肌侧屈

水平面 ER-LU rt

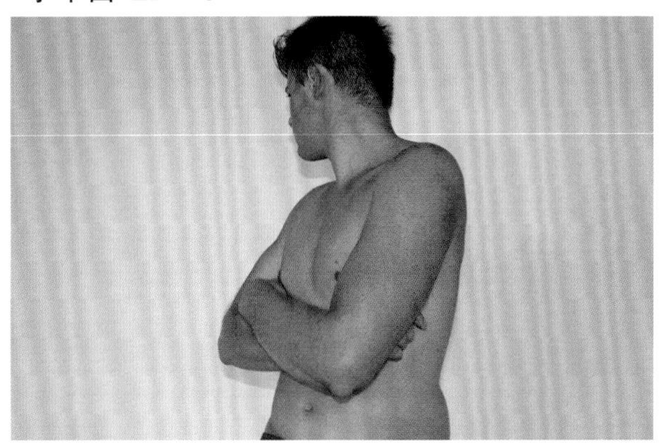

图 9.14 为了限制运动仅腰部区域(运动)，患者坐在治疗床上进行腰部外旋动作检查

ER-LU lt

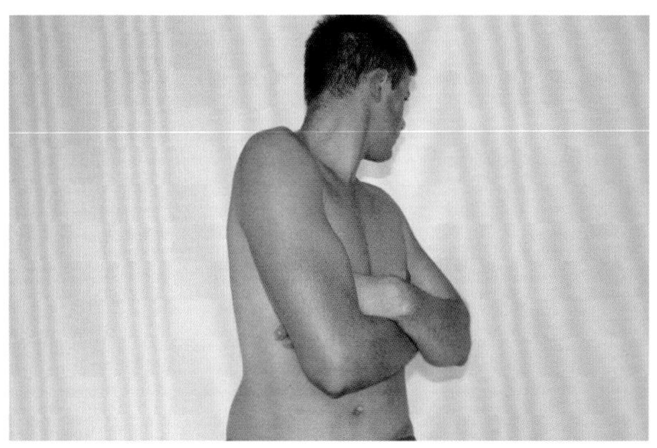

图 9.15 为了避免使用手臂作为该动作的杠杆，患者双交叉置于胸前。疼痛通常出现在同侧

躯干序列链抗阻动作检查

矢状面 向前序列链

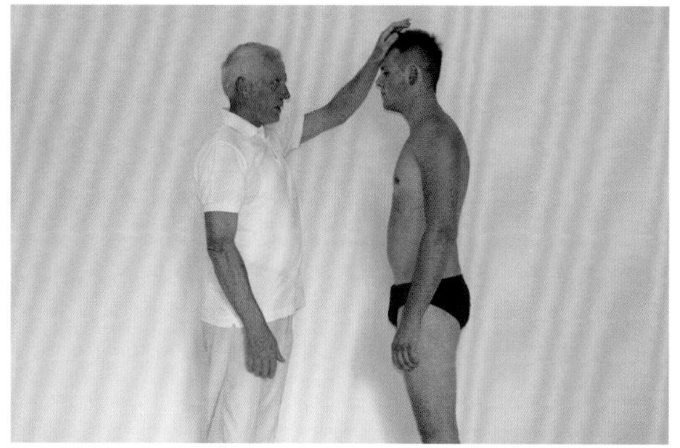

图 9.16 治疗师将一手置于患者前额，让患者用力向前推

向后序列链

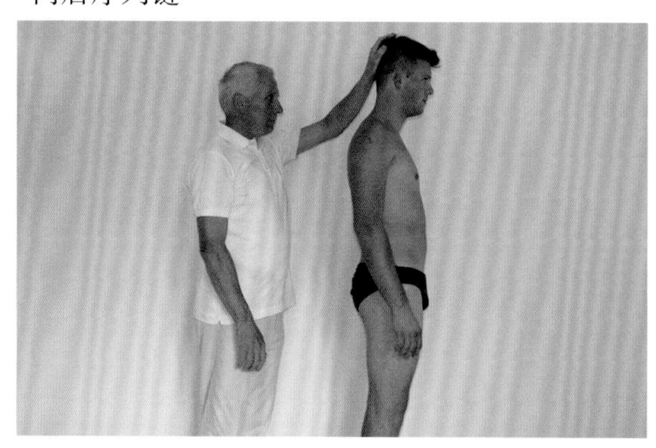

图 9.17 治疗师将一手置于患者头部，在颈项附近，向前施加一个推力让患者抗阻

冠状面 LA 序列链 rt

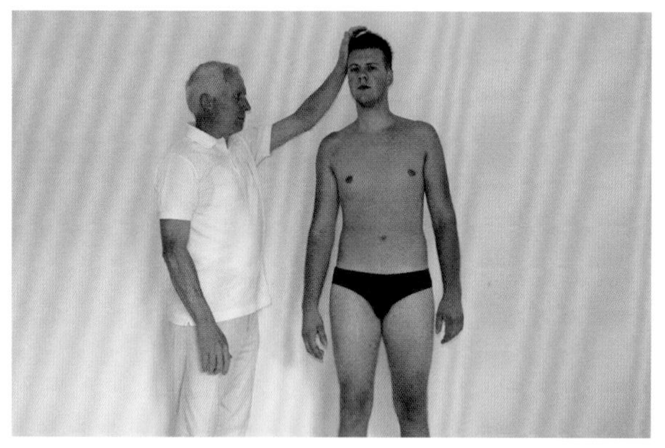

图 9.18 治疗师将一手置于患者右侧颞骨上，然后让他们对抗一个向左的推力

LA 序列链 lt

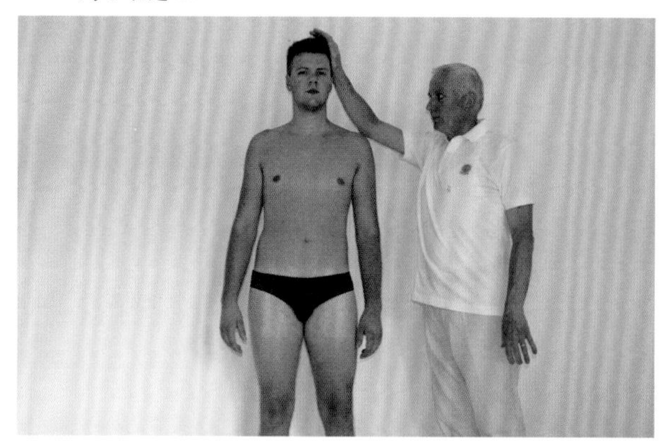

图 9.19 治疗师将一手置于患者左侧颞骨上，然后让他们对抗一个向右的推力

水平面 ER 序列链 rt

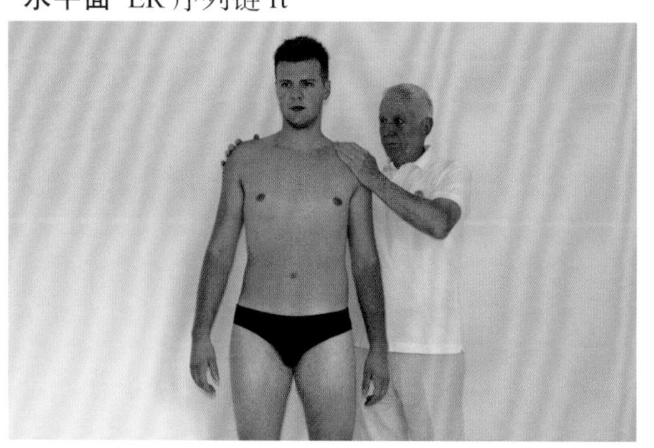

图 9.20 为了测试躯干外旋序列链，治疗师不在头上施加阻力，因为颈部外旋通过对侧胸锁乳突肌完成

ER 序列链 lt

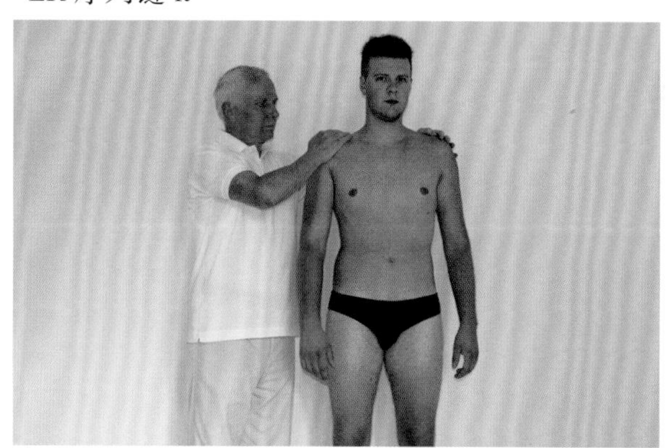

图 9.21 为了测试 er-th，th，pv 肌筋膜单元，治疗师一手置于肩胛骨，另一手置于肩膀前方，让患者用力向后转

躯干快捷动作检查

矢状面指征(适应证)

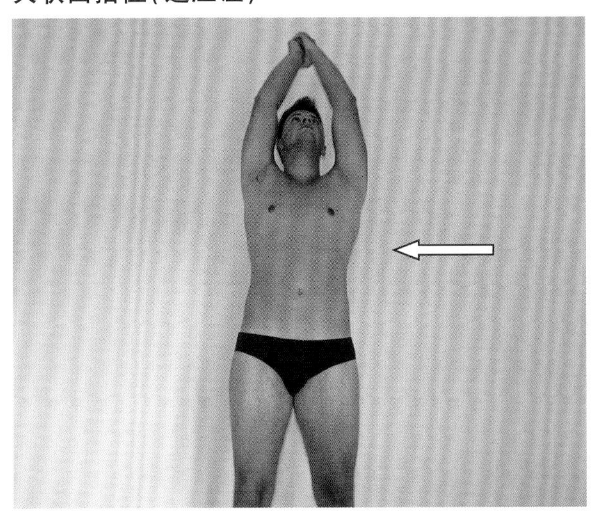

图 9.22　腰部环行运动过程中后侧动作

有时,在三个平面上的动作检查不足以激惹出疼痛。这种情况让患者进行腰部环形运动非常有用,模拟劈木工。

360 度的躯干旋转涉及所有的序列链肌筋膜单元,以及四条对角链肌筋膜单元。

冠状面的指征

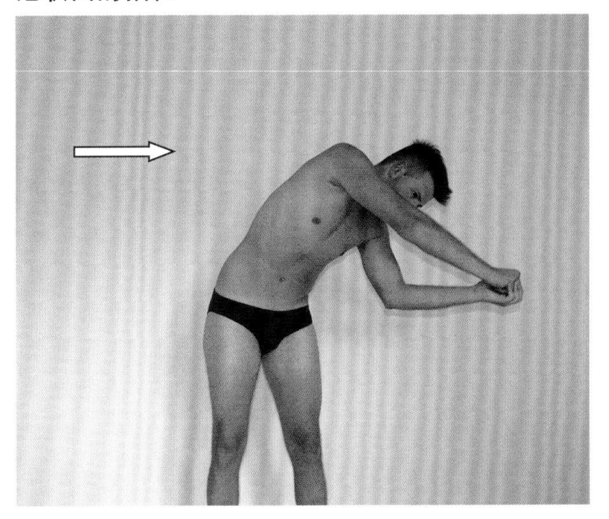

图 9.23　腰部环行运动中外侧动作

旋转到左右侧,向前向后方应该相同。患者应该告知哪个方向的运动激惹出他们疼痛;在这张图中,例如,他们可能感觉右侧胸廓被牵拉。

治疗师应该观察哪里的运动缺乏协调性;这种情况可以备注一侧侧屈比另一侧少。

水平面的指征

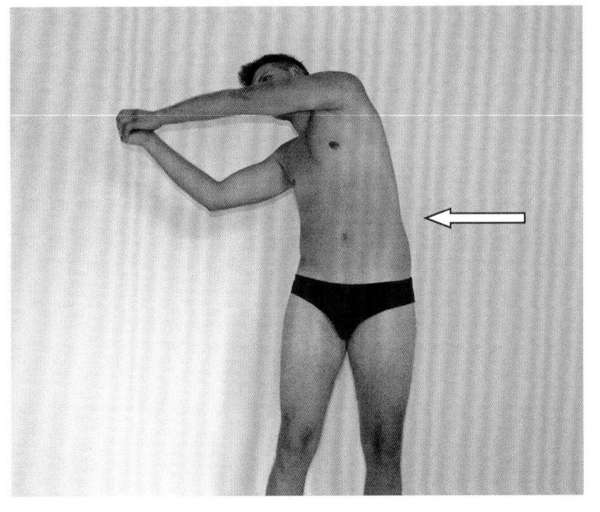

图 9.24　腰部环行运动中旋转运动

患者在腰部旋转过程中可能不会感觉疼痛,但是与对侧对比一侧旋转减少可作为治疗师的参考;身体采取这种策略去避免运动疼痛的部分。

躯干姿势检查

矢状面

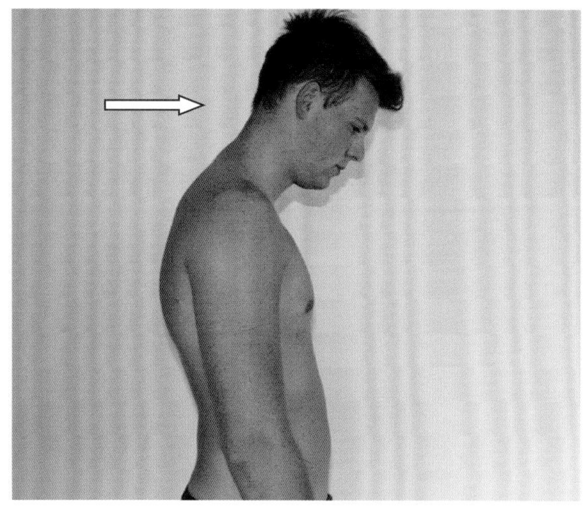

图 9.25 从患者外侧观察躯干在矢状面上的任何偏移

躯干在前后方向上的偏移(dev)由于避痛导致肌肉的收缩：

- 颈部前置位或后缩(an-cl 偏移)。
- 躯干上部向前弯曲(an-lu 偏移)。
- 颈椎前凸变直。
- 腰椎前凸减少。
- 肩部前置。
- 腰部前凸过度或平背。

冠状面

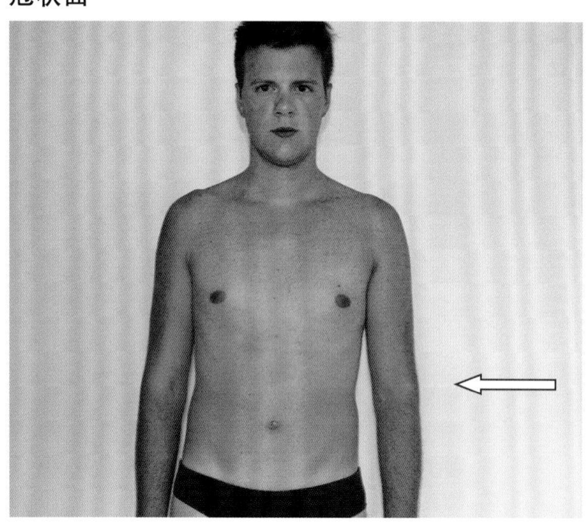

图 9.26 从前面观察患者冠状面上的任何偏移

由避痛导致肌肉的收缩，出现躯干侧方偏移(dev)：

- 胸部弯向一侧(dev la-lu lt)。
- 颈部弯向一侧(dev la-cl)。
- 左侧躯干和上肢之间的三角空间较大。
- 髂嵴的高度。
- 肩部额高度(sc rt+1cm)。
- 下颌的偏移。

水平面

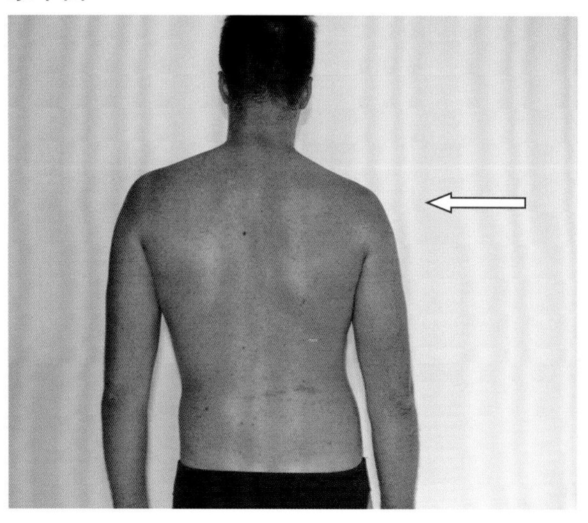

图 9.27 从后面观察躯干水平面上的任何偏移

躯干旋转偏移(dev)由于避痛导致肌肉的收缩：

- 右侧胸部更向前(dev ir-th rt)。
- 颈部向一侧旋转(dev er-cl rt)。
- 左右侧肩颈成角的区别。
- 一侧髂前上棘较另一侧靠前。
- 脊柱侧弯伴随椎体旋转。
- 用脊柱侧弯测量仪分析胸部驼背。

下肢对比动作检查：髋部节段

矢状面 AN-CX

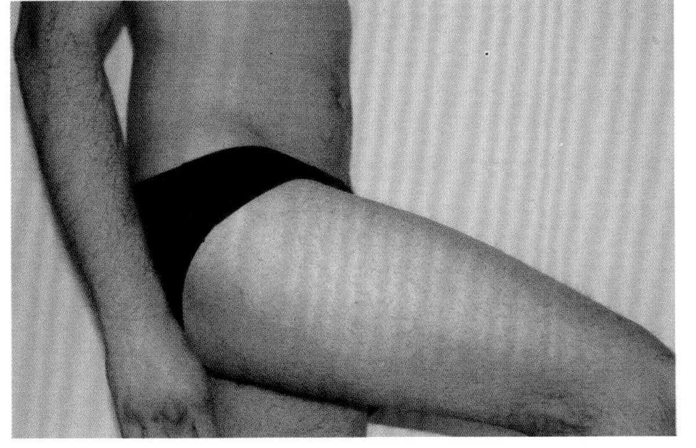

图 9.28　当患者抬起大腿时感觉腹股沟区域疼痛

RE-CX

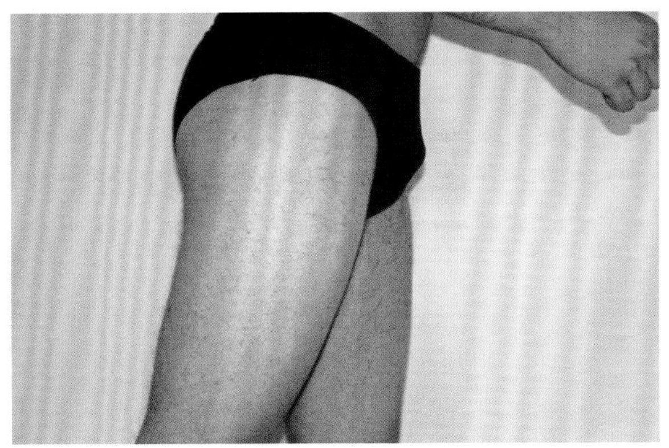

图 9.29　大腿伸展过程中可能激惹腘绳肌痉挛

冠状面 ME-CX

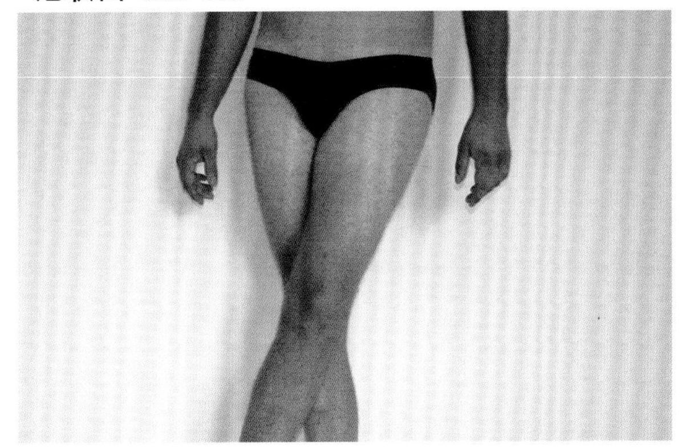

图 9.30　内收大腿超过中线激惹出内收肌痉挛

LA-CX

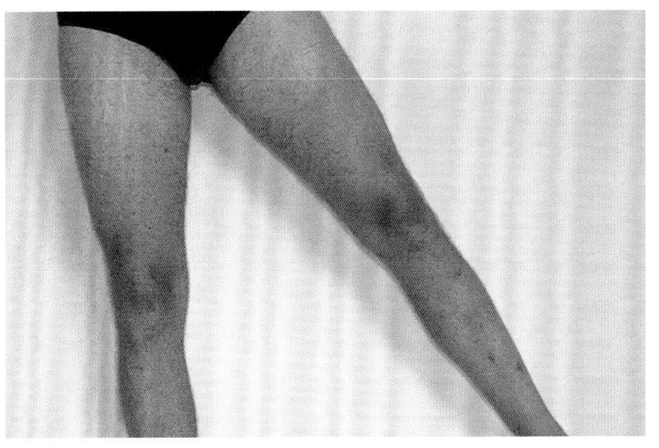

图 9.31　大腿向外侧运动激惹出阔筋膜张肌或臀部区域疼痛

水平面 IR-CX

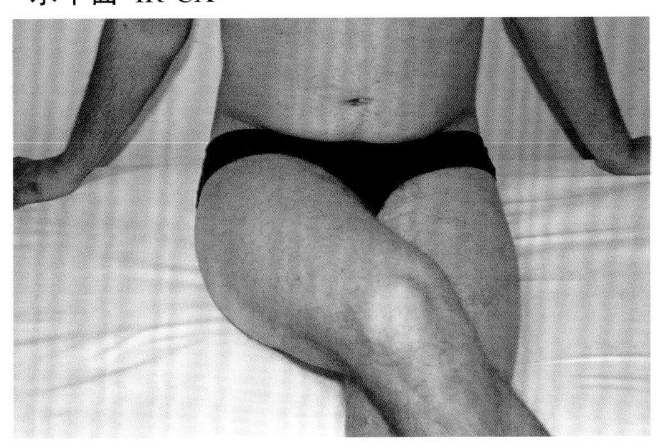

图 9.32　当一侧腿交叉搭在另一侧上时激惹出腹股沟区域疼痛

ER-CX

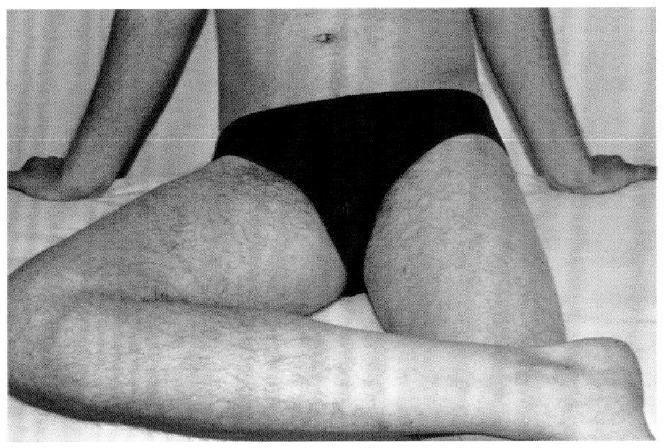

图 9.33　当一侧脚放在另一侧膝上时激惹出髋部疼痛

下肢的动作对比检查：踝部节段

矢状面 AN-TA

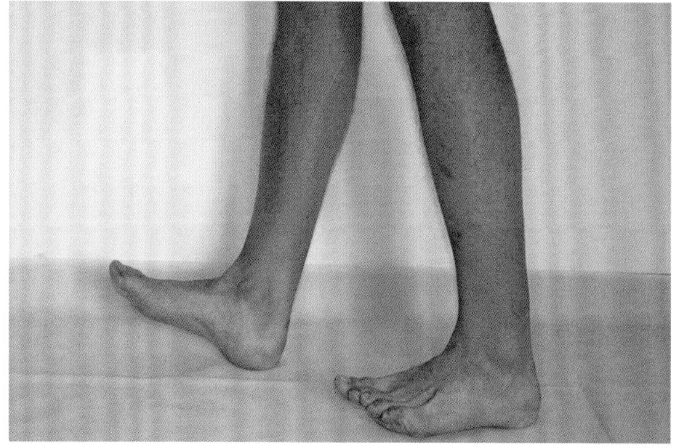

图 9.34　让患者用足跟走路，这个动作激惹出伸肌肌腱疼痛或患者存在足下垂

RE-TA

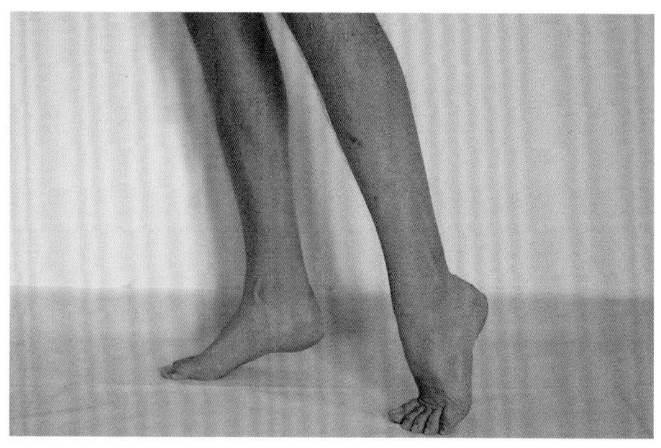

图 9.35　让患者用足尖走路；Achille 肌腱病疼痛的激惹区域在肌腱处或在嵌入点上

冠状面 ME-TA

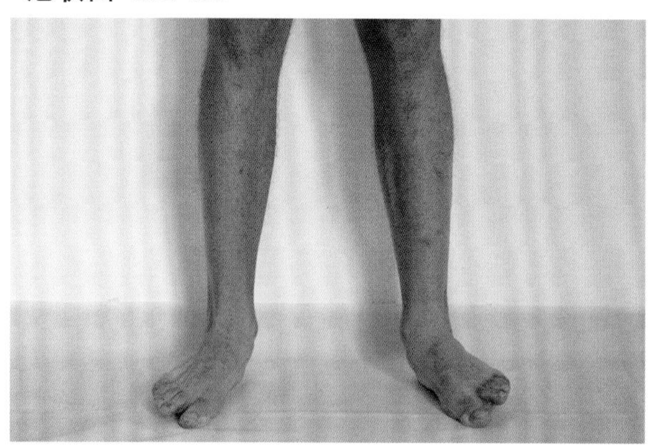

图 9.36　让患者用足内侧缘走路；如果向内运动序列链存在僵硬，那么疼痛加重

LA-TA

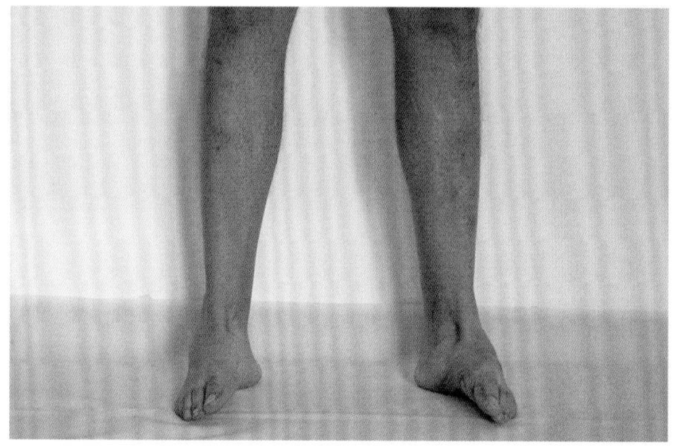

图 9.37　让患者用足外侧缘走路；尤其是外踝扭伤后，这个动作引起疼痛加重

水平面 IR-TA

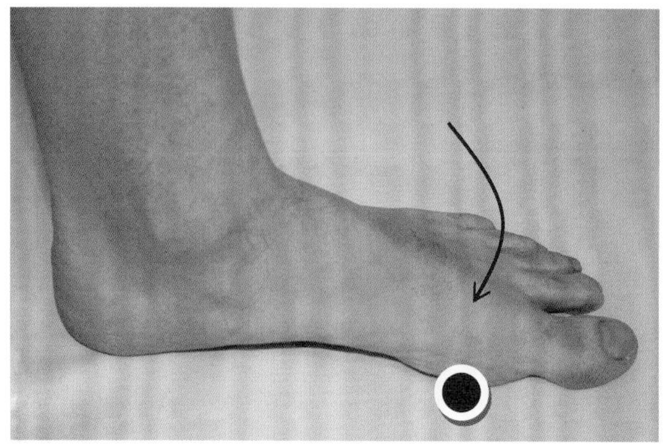

图 9.38　让患者用前足向内推抵抗阻力；这个动作激惹出沿着内旋运动序列链的疼痛

ER-TA

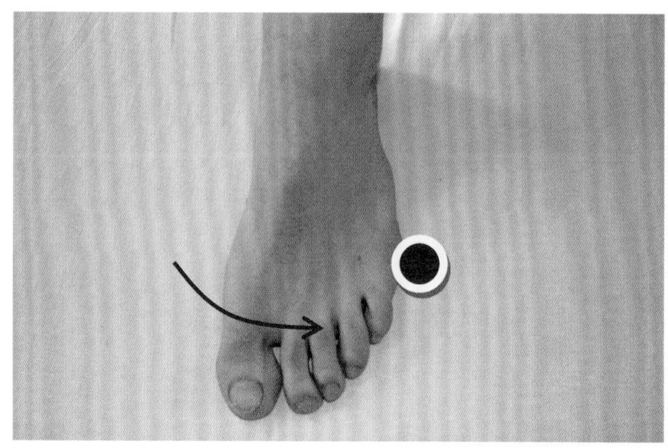

图 9.39　让患者用前足向外推抵抗阻力；这个动作激惹出沿着外旋运动序列链的疼痛

下肢序列链抗阻动作检查

矢状面 向前序列链

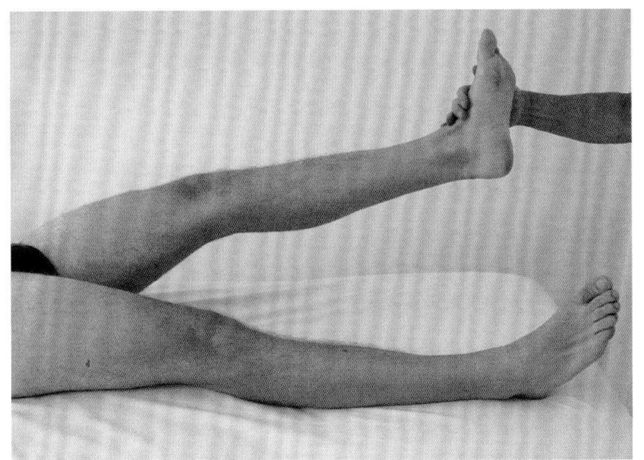

图 9.40　为了测试向前序列链的维持能力。治疗师在患者足部施加阻力，患者尝试抬起整个下肢

向后序列链

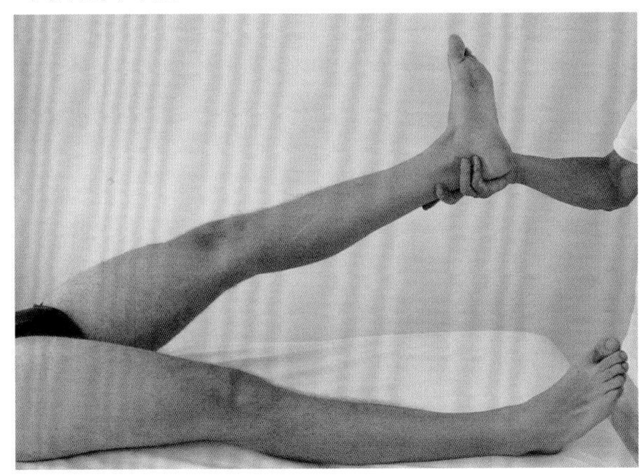

图 9.41　为了测试向后序列链的维持能力。治疗师在患者足部施加阻力，患者尝试压低整个下肢

冠状面 向内序列链

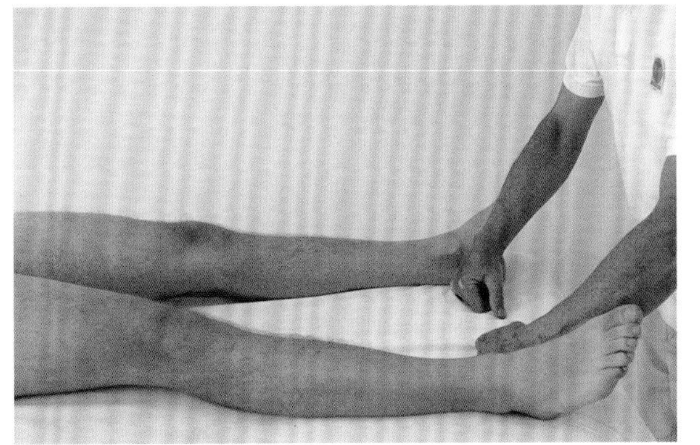

图 9.42　为了测试向内序列链的力量和维持能力。治疗师在患者双足内侧施加阻力，患者尝试内收双腿

向外序列链

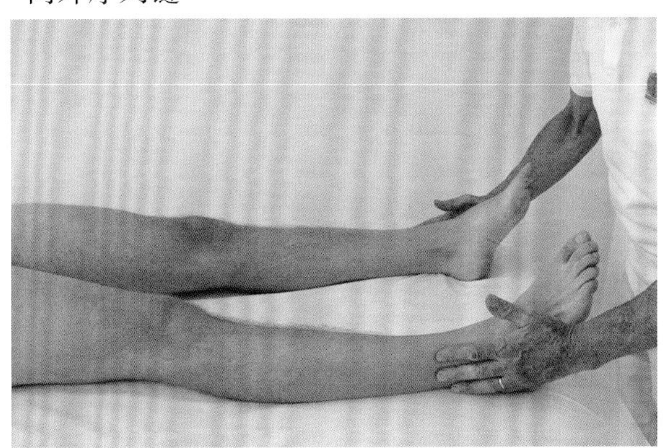

图 9.43　为了测试向外序列链的力量和维持能力。治疗师在患者双足外侧施加阻力，患者尝试外展双腿

水平面 内旋序列链

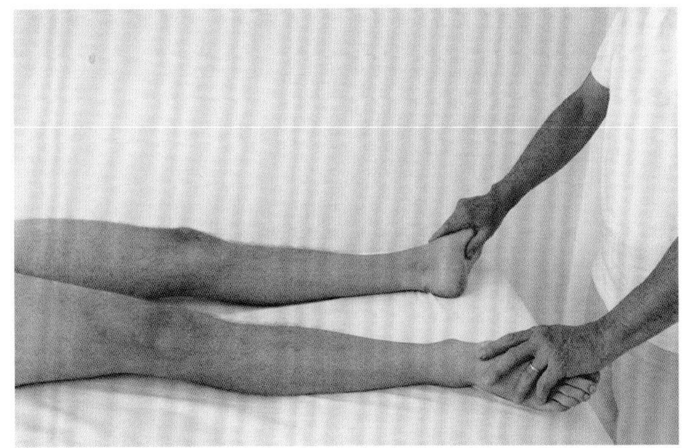

图 9.44　为了测试内旋序列链的力量和维持能力。治疗师在患者双足内侧施加阻力，患者尝试内旋双腿

外旋序列链

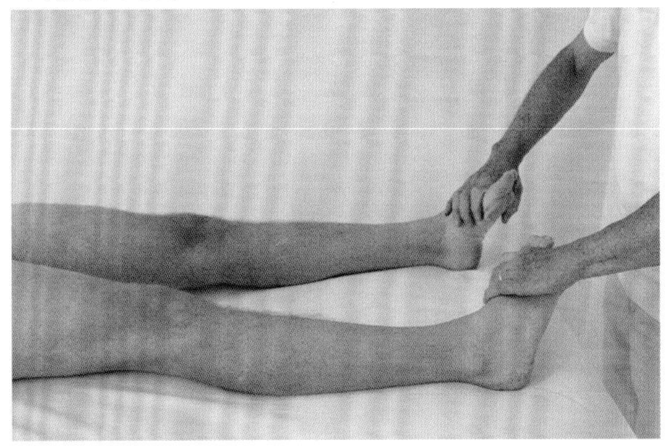

图 9.45　为了测试外旋序列链的力量和维持能力。治疗师在患者双足外侧施加阻力，患者尝试外旋双腿

下肢快捷动作检查

矢状面

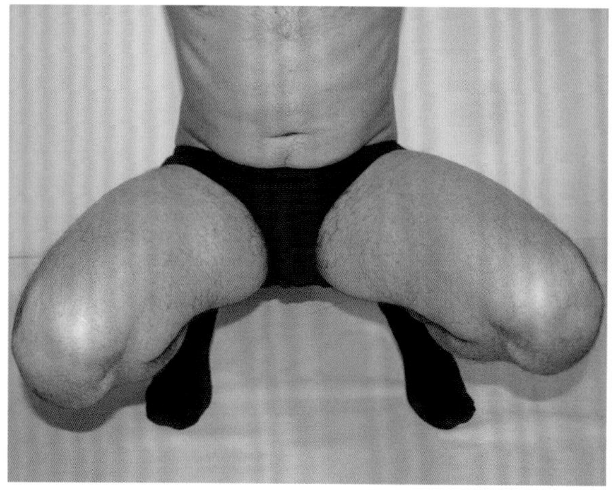

图 9.46 下肢屈曲运动伴随前-后疼痛和受限

如果患者下蹲时，疼痛出现在髌骨处，那么可以假定向前运动序列链失调。

如果患者下蹲时，疼痛出现在腘窝处，那么可以假定向后运动序列链失调。

冠状面的指征

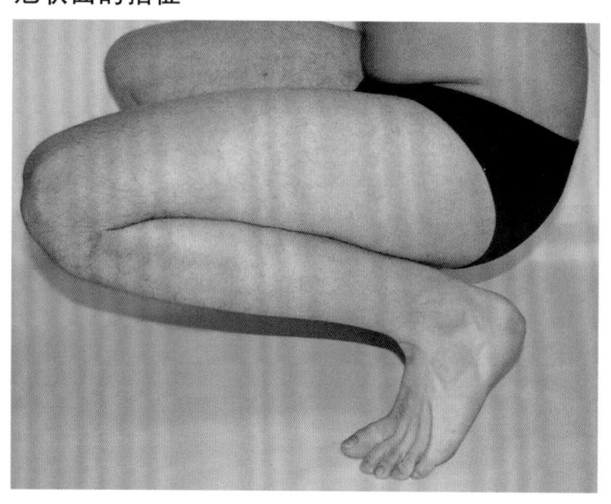

图 9.47 下肢屈曲运动伴随外侧或内侧区域疼痛和受限

如果患者下蹲时，疼痛出现在髂胫束远处，那么可以假定向外运动序列链失调。

如果患者下蹲时，疼痛出现在股薄肌肌腱远处，那么可以假定向内运动序列链失调。也应该观察髋和踝节段屈曲的对称性。

水平面的指征

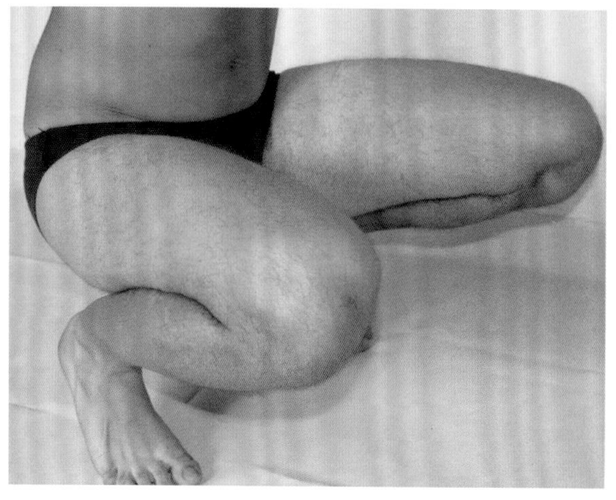

图 9.48 下肢屈曲运动伴随股骨-胫骨旋转疼痛和受限

如果患者下蹲到最大屈曲角度时，疼痛出现在膝部内侧，那么可以假定内旋运动序列链失调。

如果患者下蹲到最大屈曲角度时，疼痛出现在膝部后外侧，那么可以假定外旋运动序列链失调。

下肢力线检查

矢状面

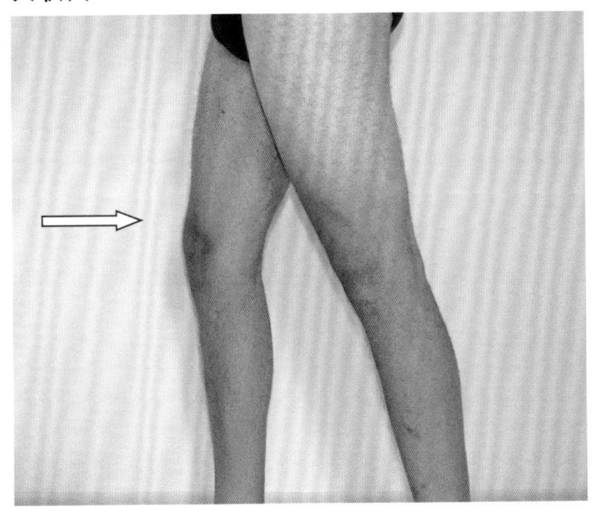

图 9.49　患者侧面观

由于拮抗肌的收缩，出现下肢前-后方向偏移（dev）：

- 由于伸展疼痛，走路伴随膝屈曲（dev an-ge）。
- 由于足跟痛，走路用右前足负重（dev re-ta rt）。
- 由于膝关节无力导致的膝关节过伸。
- 股四头肌肌腱过度敏感。
- 跟腱过度敏感。

冠状面

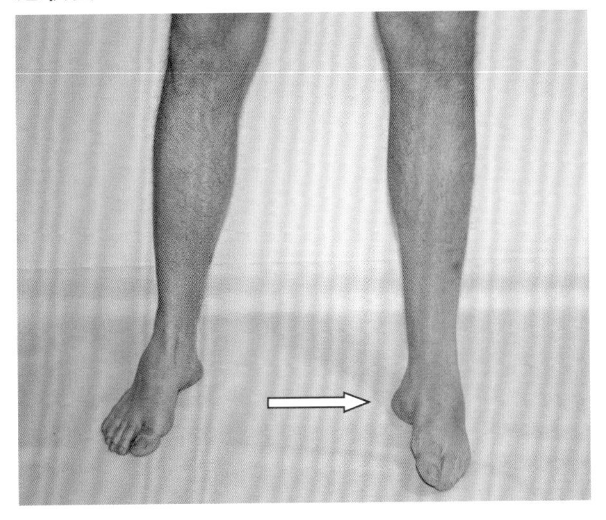

图 9.50　患者前面观

由于拮抗肌的收缩，出现下肢侧方偏移（dev）：

- 由于疼痛位于第三跖骨附近，走路用外侧边缘负重（dev la-pe）。
- Morton 神经瘤。
- 旋前，扁平外翻足。
- 旋后，高弓内翻足。
- 髌骨外移。

水平面

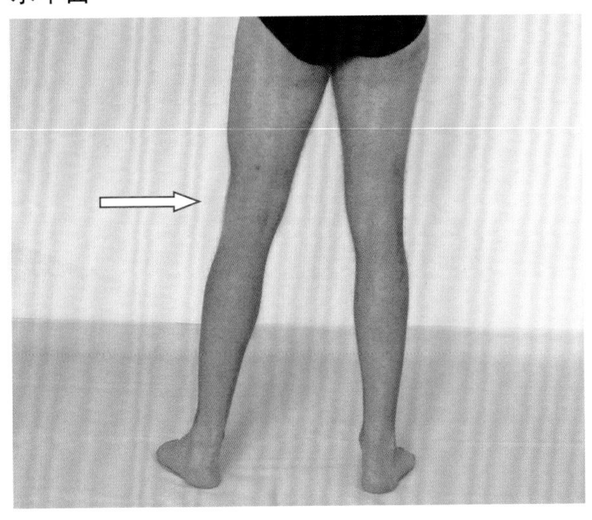

图 9.51　患者后面观

由于拮抗肌的收缩，出现下肢旋转偏移（dev）：

- 为了避免内旋时出现的尖锐疼痛，髋外旋（dev er-cx）。
- 由于肌肉无力导致的膝外翻。
- 先天膝内翻。
- 足跟外翻（向外偏移）。
- 踇外翻（向内偏移）。

上肢的动作对比检查：肱骨节段

矢状面 AN-HU

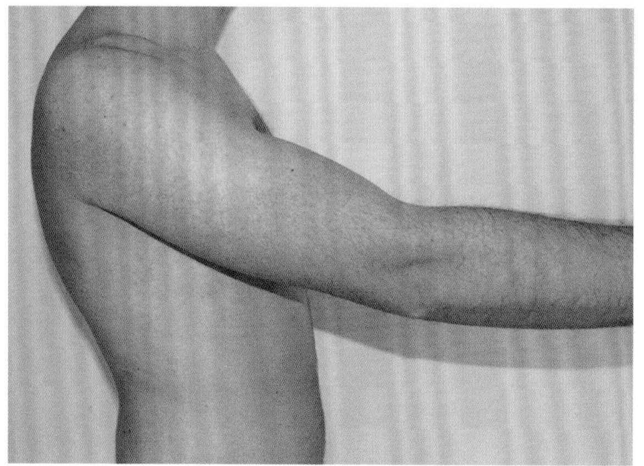

图 9.52 掌心向前，让患者将整个手臂向前移动

RE-HU

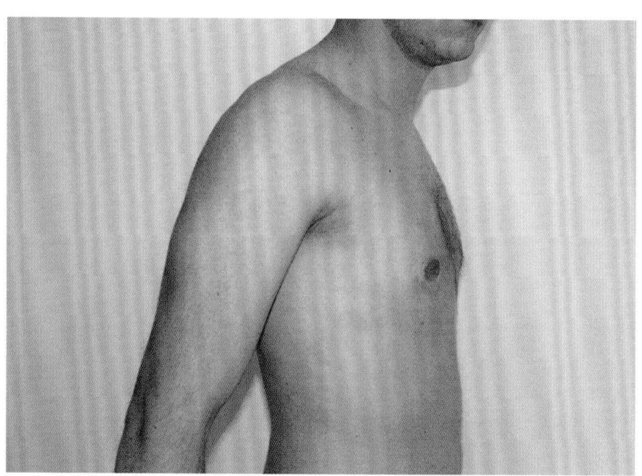

图 9.53 让患者将手臂向后移动，并且汇报该动作是否疼痛或受限

冠状面 ME-HU

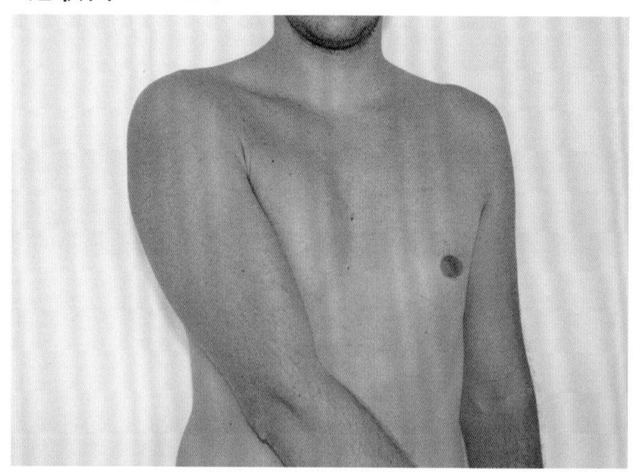

图 9.54 让患者将手臂向中线移动，并且汇报肩膀是否感觉任何疼痛

LA-HU

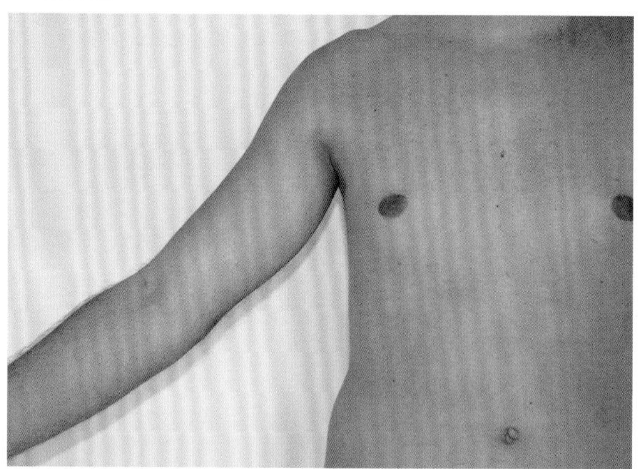

图 9.55 让患者将手臂向外移动，并且汇报肩膀外侧是否感觉疼痛

水平面 IR-HU

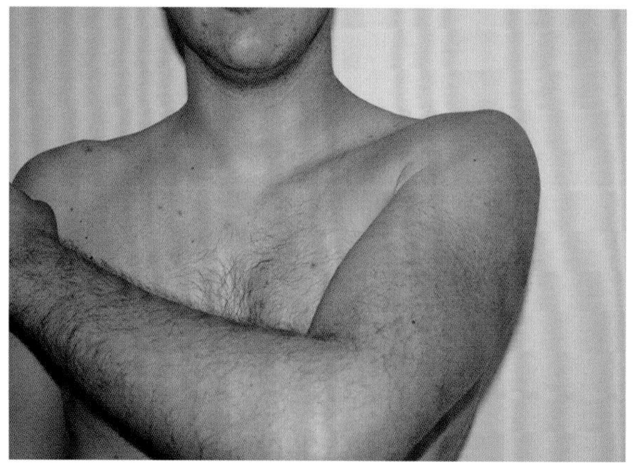

图 9.56 当患者内旋他们肱骨时，激惹出肩膀内部疼痛

ER-HU

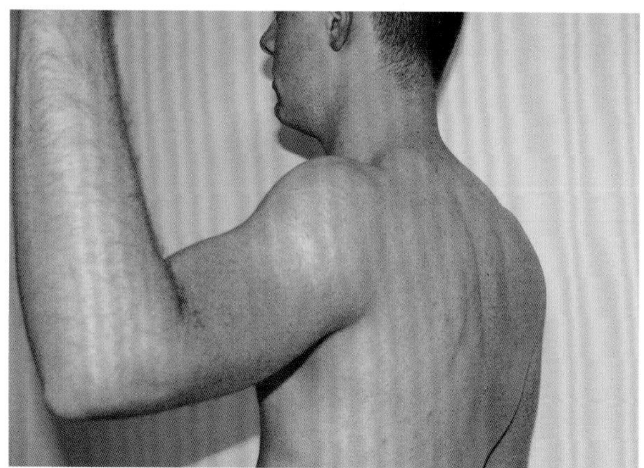

图 9.57 当模拟梳头动作时，激惹出肩膀后外侧疼痛

上肢的动作对比检查：腕部节段

矢状面 AN-CA

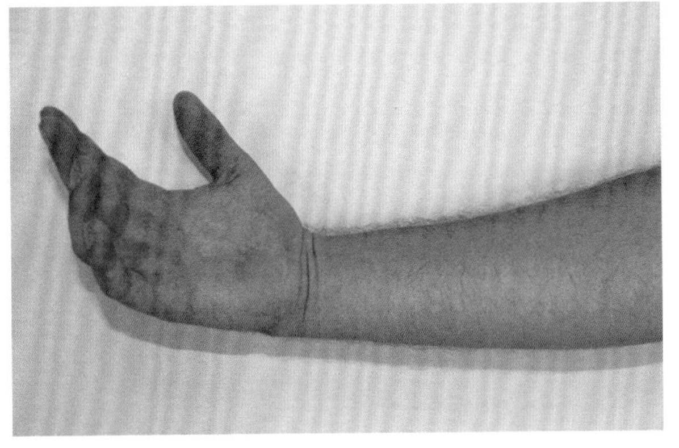

图 9.58 为了检查桡侧腕屈肌，让患者屈腕并向桡侧或外侧偏移

RE-CA

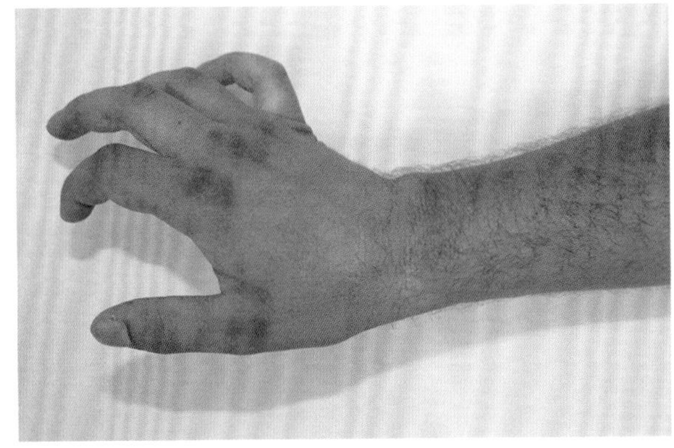

图 9.59 为了检查尺侧腕伸肌，让患者伸腕并尺偏

冠状面 ME-CA

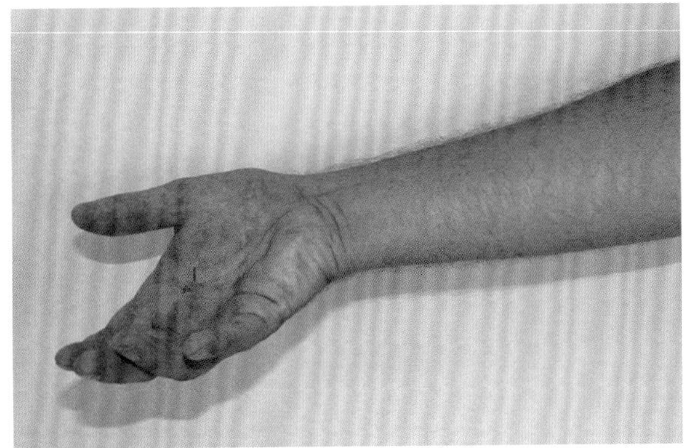

图 9.60 为了检查尺侧腕屈肌，让患者屈腕并尺偏

LA-CA

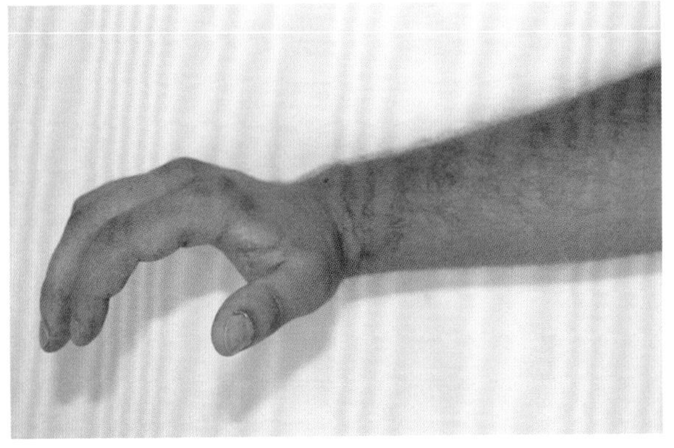

图 9.61 为了检查桡侧腕伸肌，让患者伸腕并桡偏

水平面 IR-CA

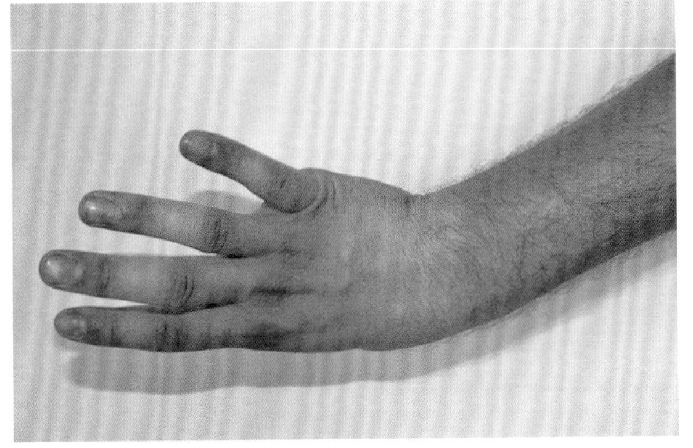

图 9.62 让患者内旋手腕同时屈曲他们的拇指

ER-CA

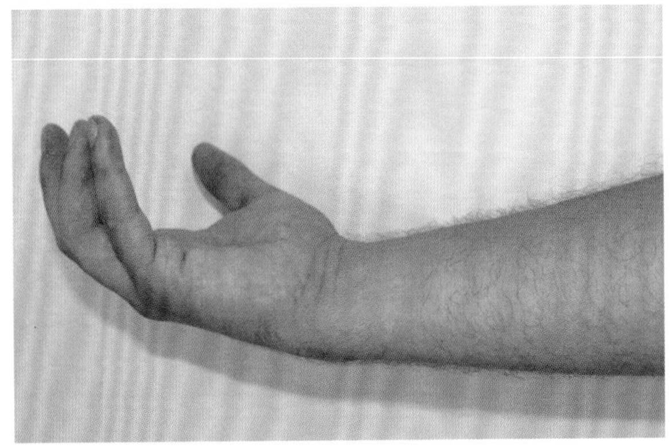

图 9.63 让患者外旋手腕同时伸展他们的拇指

上肢序列链抗阻动作检查

矢状面 向前序列链

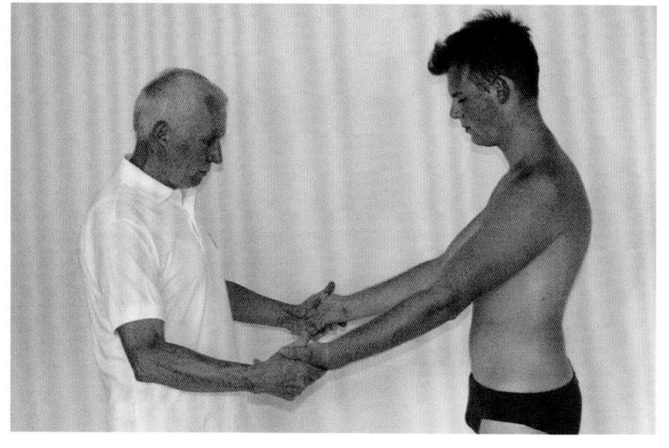

图 9.64 为了检查上肢向前运动序列链保持能力和等长收缩力量，让患者抵抗阻力推手臂向前

向后序列链

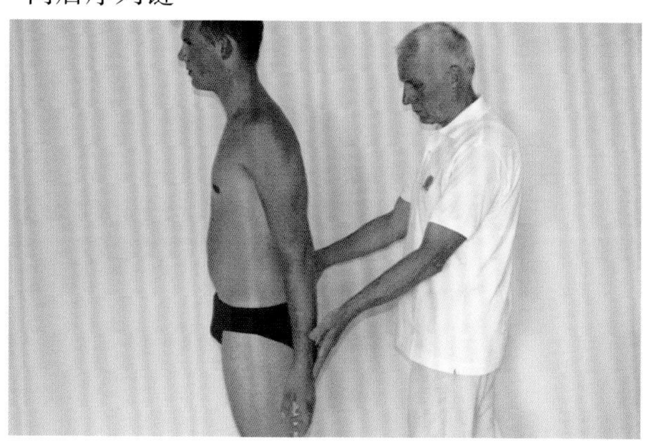

图 9.65 为了检查上肢向后运动序列链保持能力和等长收缩力量，让患者抵抗阻力推手臂向后

冠状面 向内序列链

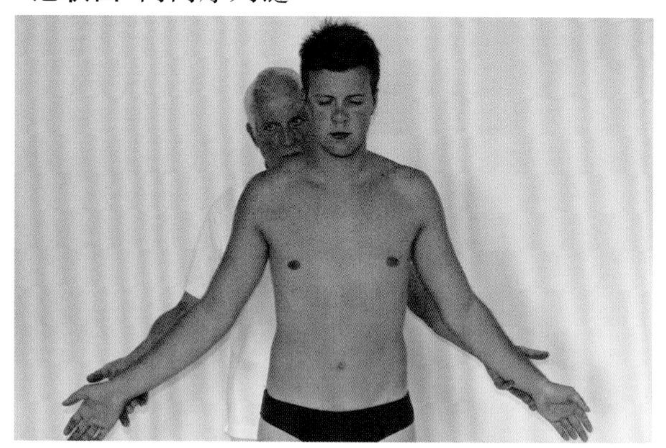

图 9.66 为了检查上肢向内运动序列链等长收缩力量，让患者抵抗阻力向他们的侧方推手臂

向外序列链

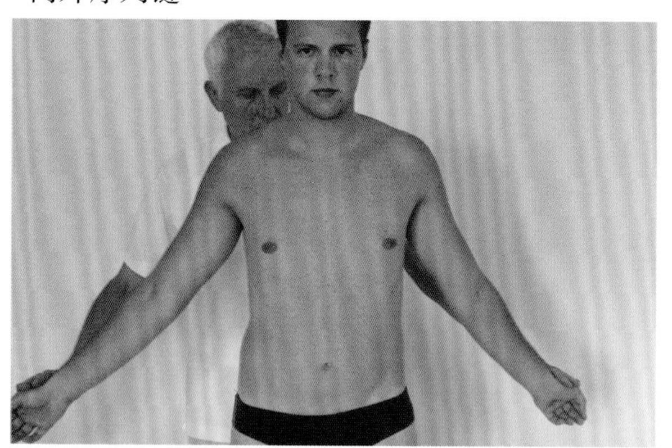

图 9.67 为了检查上肢向外运动序列链保持能力和等长收缩力量，让患者抵抗阻力向他们外侧推手臂

水平面 内旋序列链

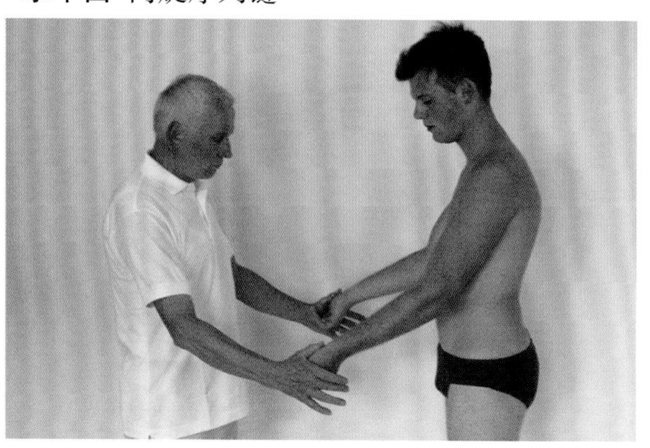

图 9.68 为了检查上肢内旋运动序列链等长收缩力量，让患者抵抗阻向内旋转手臂

外旋序列链

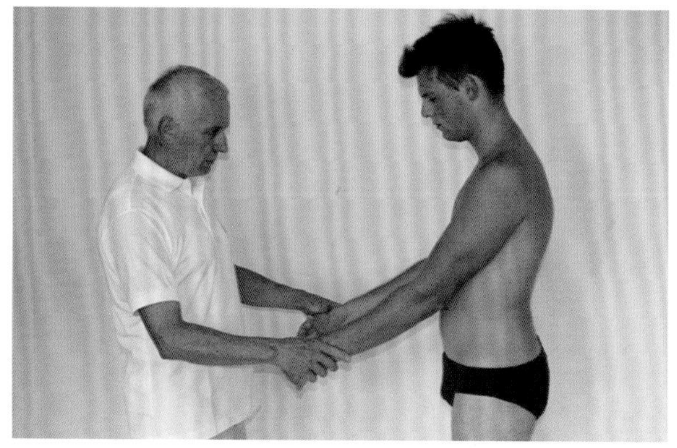

图 9.69 为了检查上肢外旋运动序列链等长收缩力量，让患者抵抗阻向外旋转手臂

上肢快捷检查

矢状面指征

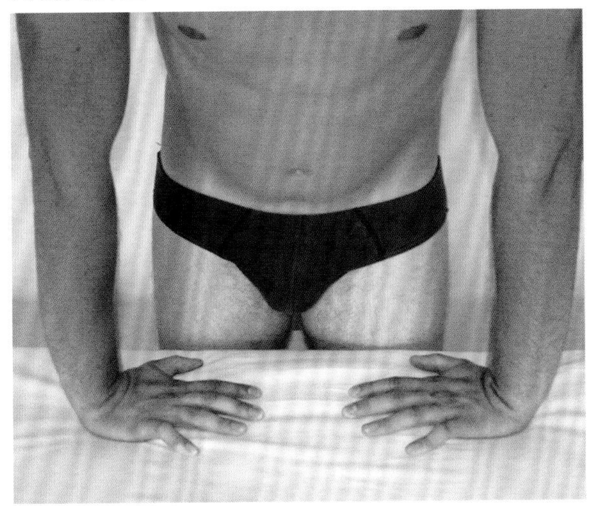

图 9.70 掌心向下，手指相对，下压在一个平面上

如果疼痛沿着桡侧腕屈肌腱（像被牵拉），假定向前运动序列链失调。

如果疼痛沿着尺侧腕伸肌腱（像被短缩）明显，假定向后运动序列链失调。

冠状面指征

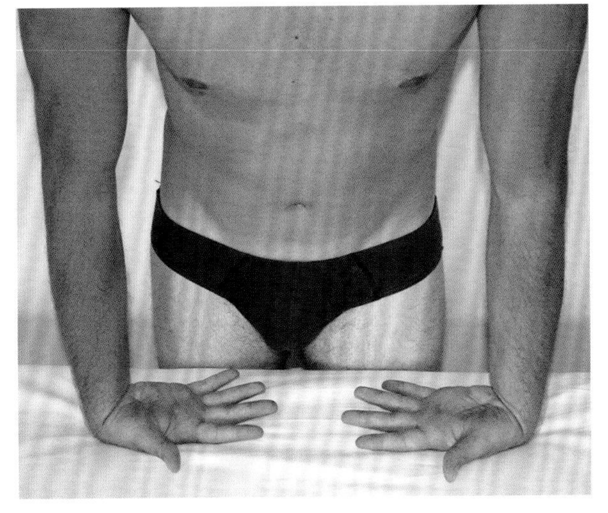

图 9.71 手指相对，用手背下压在一个平面上

如果感觉疼痛沿着桡侧腕伸肌腱（像被牵拉），假定向外运动序列链失调。

如果疼痛沿着尺侧腕屈肌腱（像被短缩）明显，假定向内运动序列链失调。

水平面指征

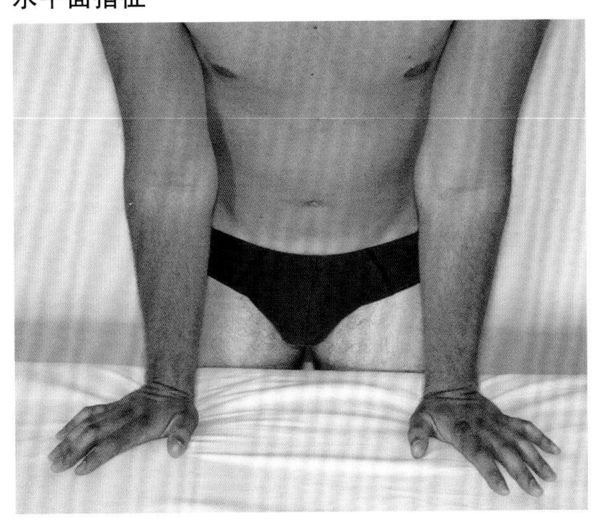

图 9.72 掌心向下，手指向外，下压在一个平面上

如果感觉疼痛沿着指屈肌腱（像被牵拉），假定内旋运动序列链失调。

如果疼痛沿着指伸肌腱（像被短缩）明显，假定外旋运动序列链失调。

上肢偏移检查

矢状面

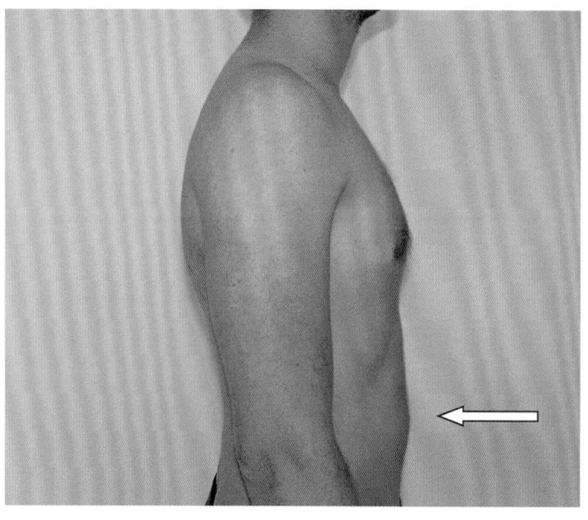

图 9.73 患者外侧观

上肢存在前后偏移(dev),由于拮抗肌收缩:

- 肘半屈(dev re-cu10 度)由于上髁炎引起伸展疼痛。
- 由于松弛肘过伸。
- 三角肌萎缩。
- 二头肌肌腱分离。

冠状面

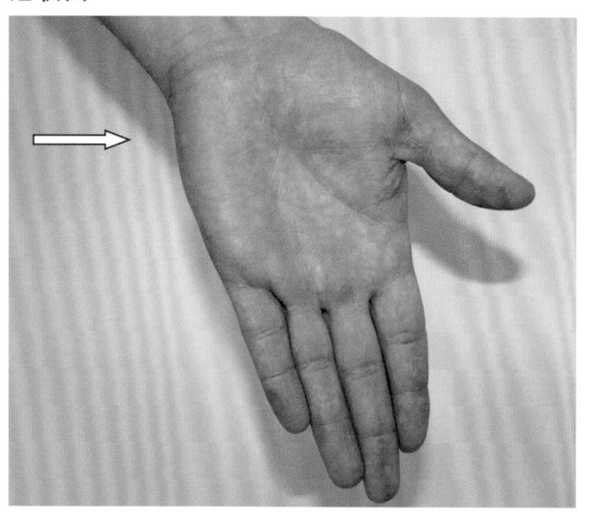

图 9.74 患者前面观

由于拮抗肌收缩,上肢存在外侧内侧偏移(dev):

- 手腕尺侧偏移(dev me-ca)。
- Heberden 结节和第 2-第 5 掌骨关节炎。
- 由于钙质的堆积,近端指骨出现 Bouchard 结节。

水平面

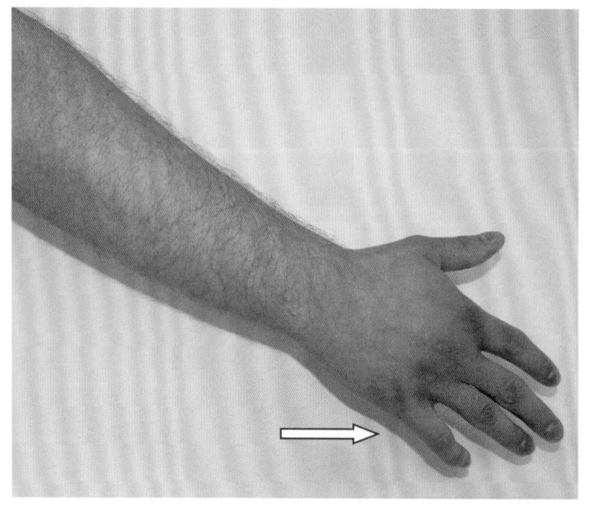

图 9.75 患者后侧观

由于拮抗肌收缩,上肢存在旋转偏移(dev):

- 由于屈肌肌腱疼痛,第三到第五手指半屈。
- 伸肌肌腱囊肿。
- 手指向外偏移;百分之八十由于类风湿关节炎。

触诊对比检查

触诊检查确定哪些 CC 需要治疗。
在一次治疗的开始，可能性是没有限制的，但是下面的步骤确定我们的选择。

- 运动检查预示一个特定的平面。
- 触诊检查
- 决定治疗的点。

根据牛顿第三定律，也叫作反作用力。
两个力的大小相等，方向相反。

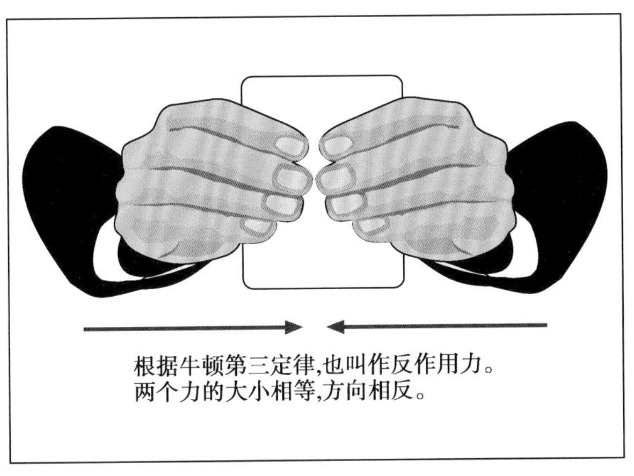

图 9.76　力平衡示例

牛顿第三定律，或反作用力定律表明：任何一个力与其反作用力大小相等，方向相反。一手用 1kg 的力去推一个物体，在同一个物体上对抗手需要用相同的力去维持平衡（动量的守恒）。

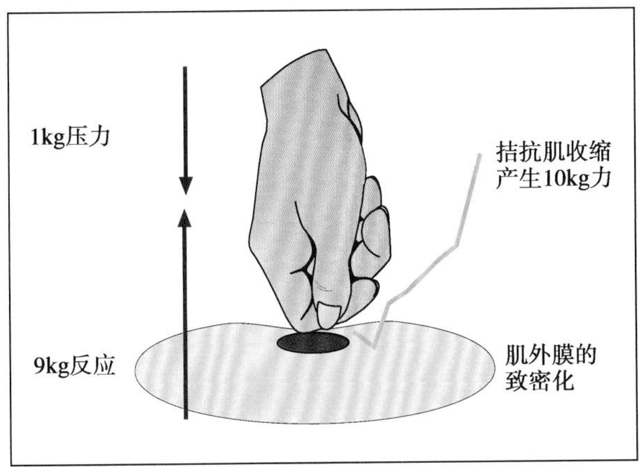

图 9.77　力的失衡示例

在触诊检查和治疗过程中，治疗师指节提供的压力通常大约为 1kg，但是患者经常感觉这个压力接近 10kg。这种错觉是下面的肌肉对抗性的收缩引起的。疼痛越剧烈，肌肉收缩越强，导致感知施加压力的变化。

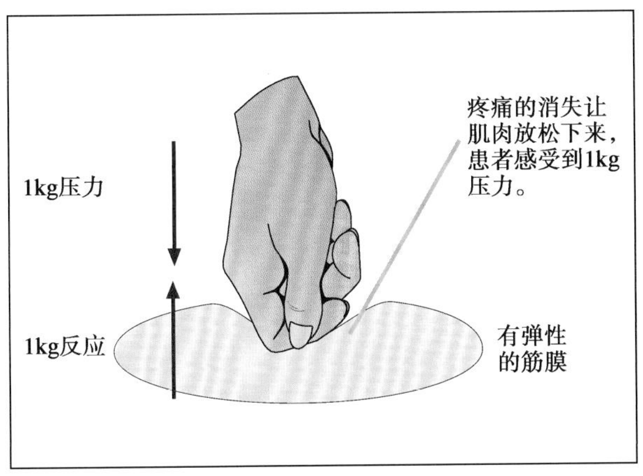

图 9.78　功能和反应之间的在平衡

当筋膜致密化被消除，游离神经末梢不再受到过度牵拉而导致疼痛，因此肌肉也会放松。患者感觉疼痛减少以及他们会觉得治疗师减轻了刚开始施加压力的大小。

眼周节段 CP1 双侧

矢状面 AN-CP1

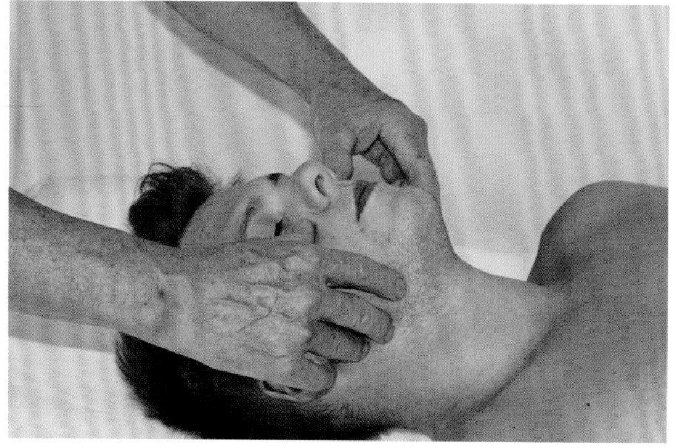

图 9.79 右侧 an-cp1 与左侧 an-cp1 CC 进行对比触诊检查(患者仰卧)

RE-CP1

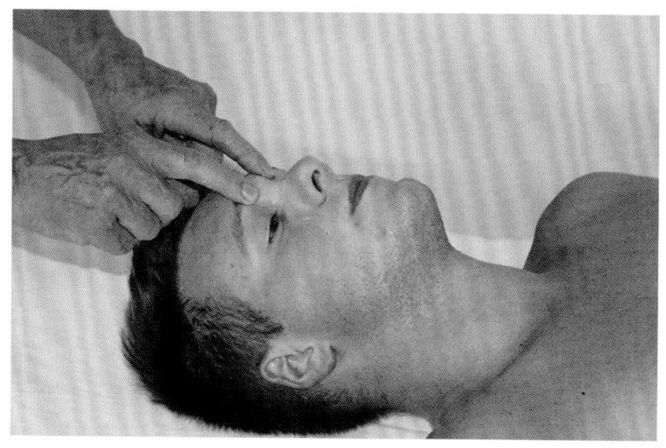

图 9.80 右侧 re-cp1 与左侧 re-cp1 CC 进行对比触诊检查

冠状面 ME-CP1

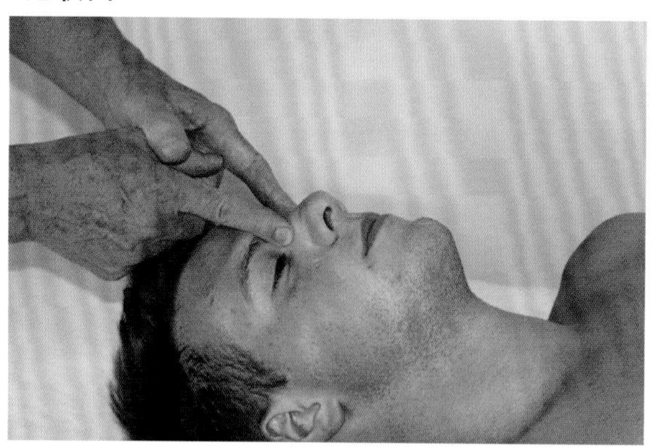

图 9.81 右侧 me-cp1 与左侧 me-cp1 CC 进行对比触诊检查

LA-CP1

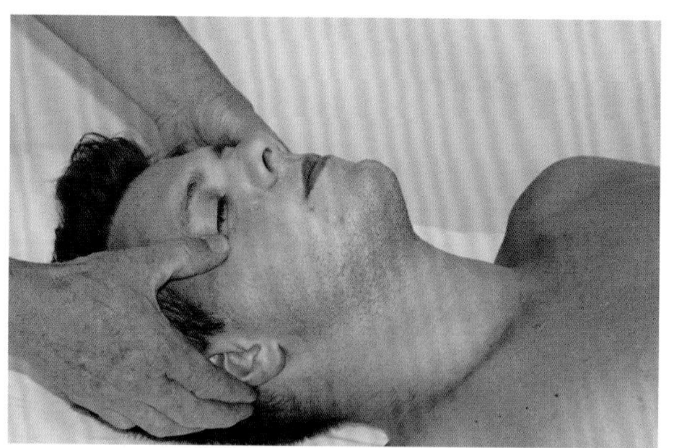

图 9.82 右侧 la-cp1 与左侧 la-cp1 CC 进行对比触诊检查

水平面 IR-CP1

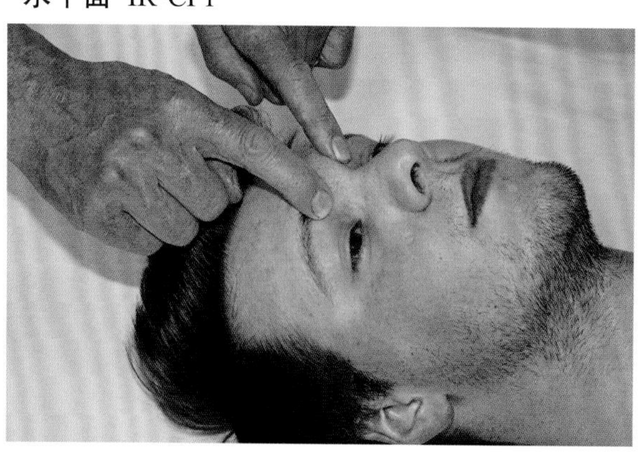

图 9.83 右侧 ir-cp1 与左侧 ir-cp1 CC 进行对比触诊检查

ER-CP1

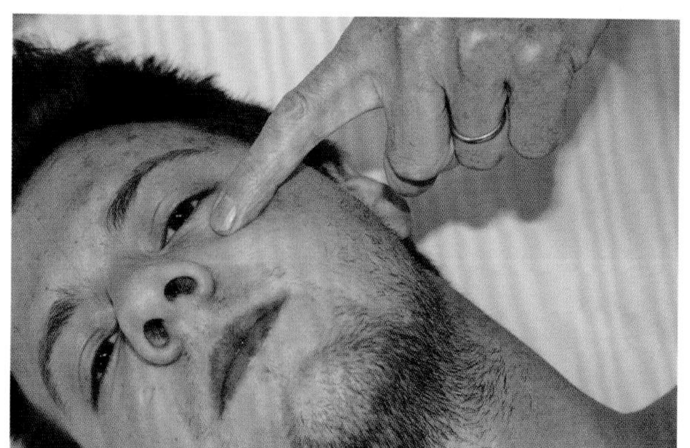

图 9.84 右侧 er-cp1 与左侧 er-cp1 CC 进行对比触诊检查

左右侧 CC 触诊可以同时进行;这种方法让治疗师辨别两处筋膜颗粒质感的区别。触诊两个 CC 也可以按顺序来,这让患者更容易告知哪个 CC 更痛。

上颌节段 CP2 双侧

矢状面 AN-CP2

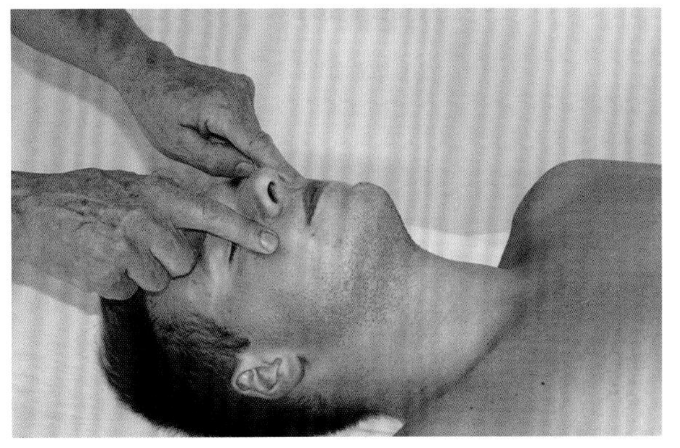

图 9.85　右侧 an-cp2 与左侧 an-cp2 CC 进行对比触诊检查(患者仰卧)

RE-CP2

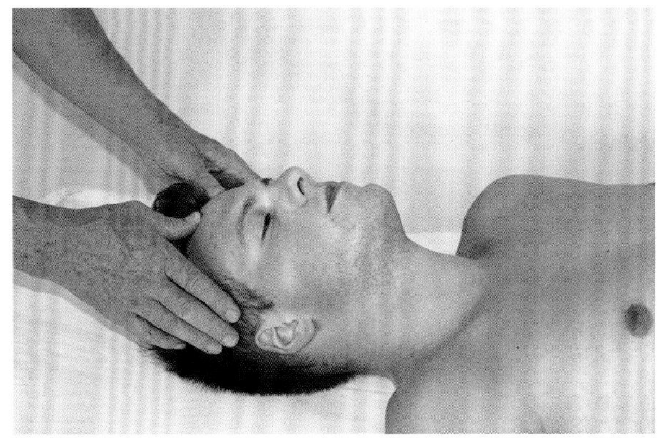

图 9.86　右侧 re-cp2 与左侧 re-cp2 CC 进行对比触诊检查,用拇指操作冠状面

ME-CP2　前和后

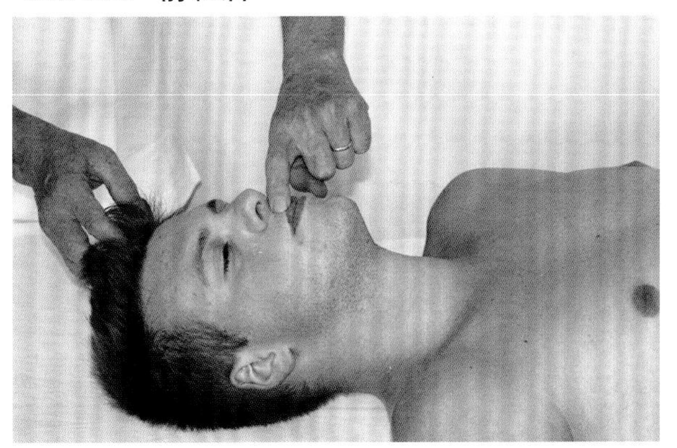

图 9.87　鼻唇沟的 me-cp2 和两侧额肌之间的后侧 me-cp2 进行对比检查

LA-CP2

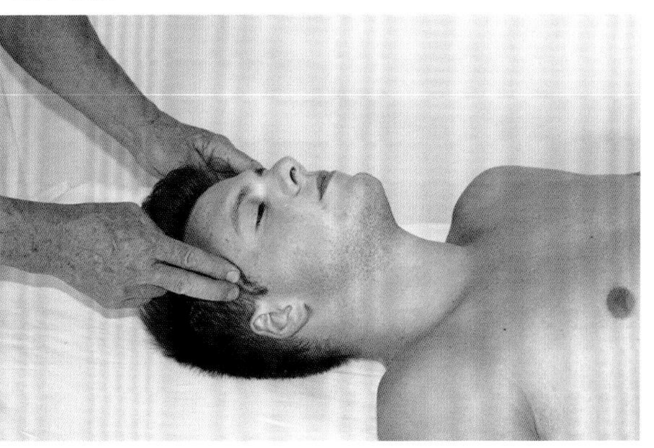

图 9.88　右侧 la-cp2 与左侧 la-cp2 CC 进行对比触诊检查

水平面 IR-CP2

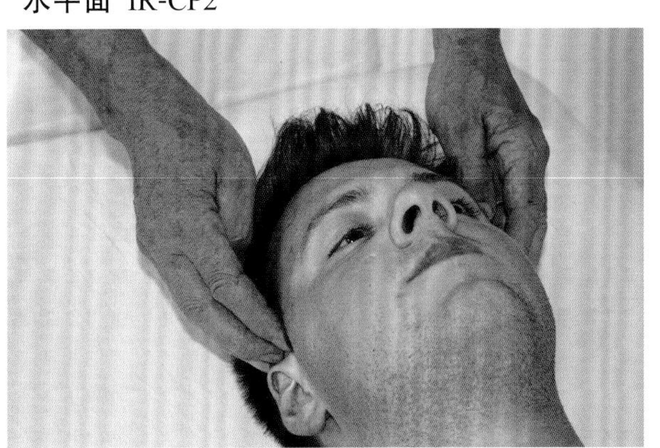

图 9.89　右侧 ir-cp2 与左侧 ir-cp2 CC 进行对比触诊检查

ER-CP2

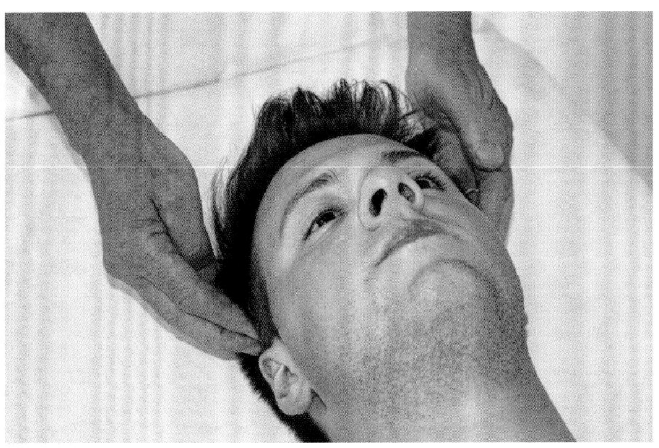

图 9.90　右侧 er-cp2 与左侧 er-cp2 CC 进行对比触诊检查

下颌节段 CP3

矢状面 AN-CP3

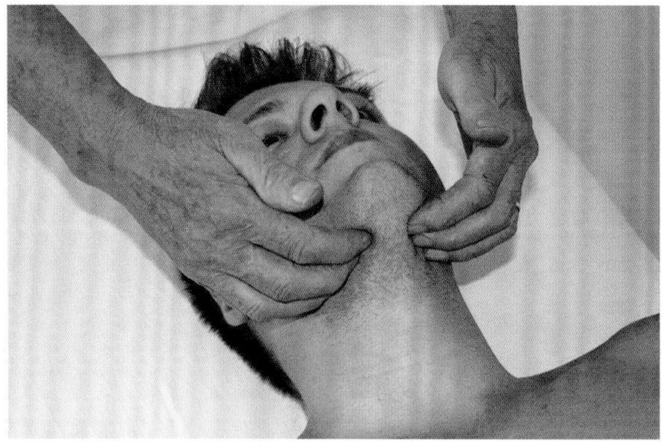

图 9.91 右侧 an-cp3 与左侧 an-cp3CC 进行对比触诊检查

RE-CP3

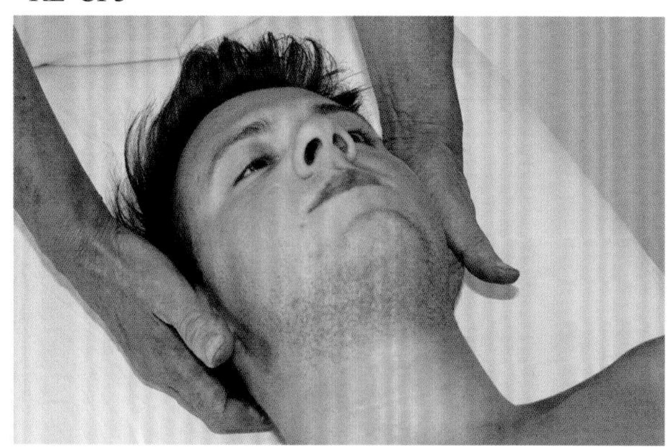

图 9.92 右侧 re-cp3 与左侧 re-cp3CC 进行对比触诊检查

冠状面 ME-CP3 前和后

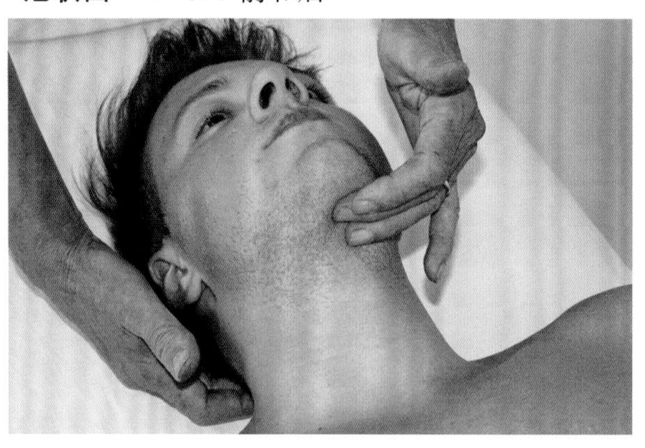

图 9.93 下颌附近的 me-cp3 与枕骨粗隆附近的后侧 me-cp3 进行对比触诊

LA-CP3

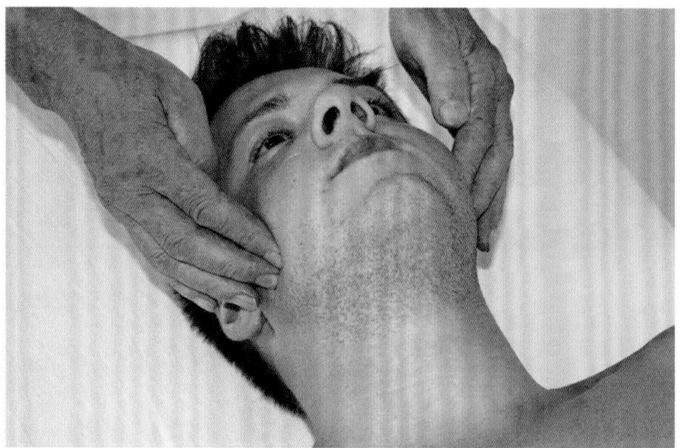

图 9.94 右侧 la-cp3 与左侧 la-cp3 CC 进行对比触诊检查

水平面 IR-CP3

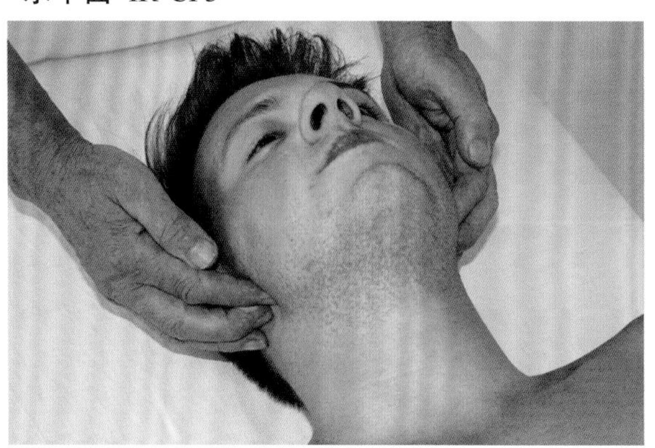

图 9.95 右侧 ir-cp3 与左侧 ir-cp3 CC 进行对比触诊检查

ER-CP3

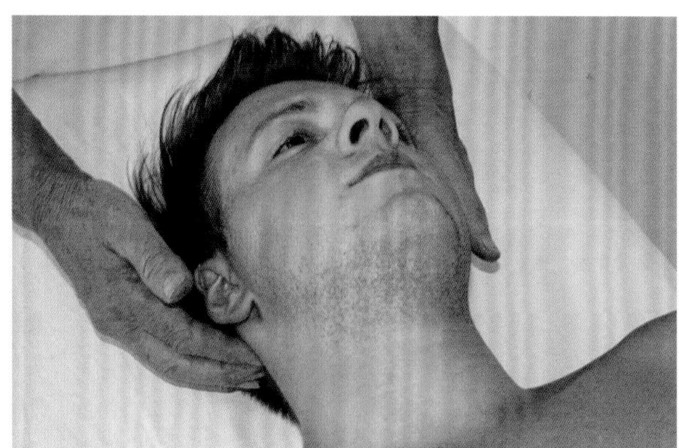

图 9.96 右侧 er-cp3 与左侧 er-cp3 CC 进行对比触诊检查

颈部节段 CL

矢状面 AN-CL

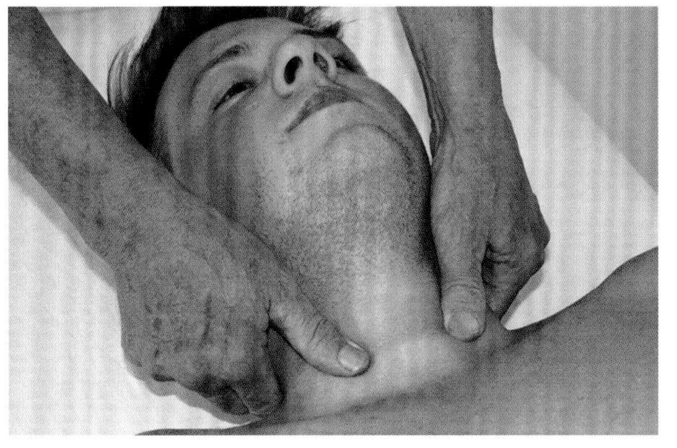

图 9.97　右侧 an-cl 与左侧 an-cl CC 进行对比触诊检查，用拇指进行操作

RE-CL

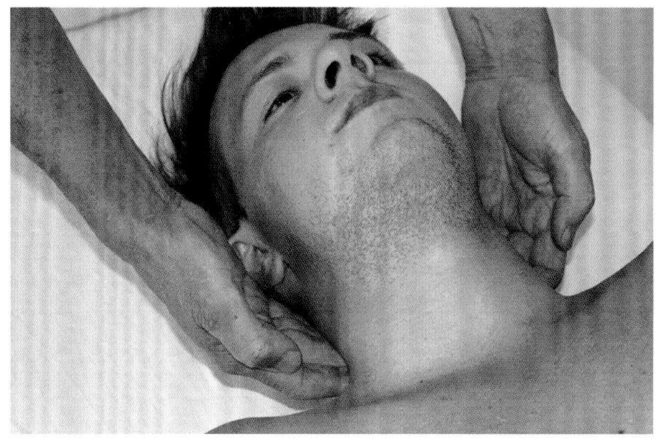

图 9.98　右侧 re-cl 与左侧 re-cl CC 进行对比触诊检查，用中指进行操作

冠状面 ME-CL 前侧和后侧

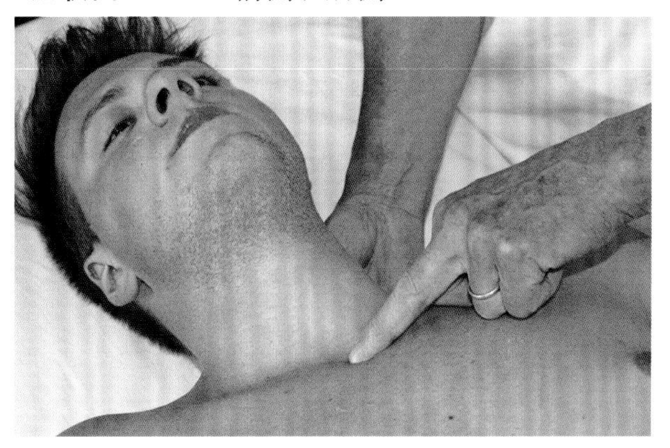

图 9.99　前侧 me-cl 与后侧 me-cl（第七颈椎和第一胸椎之间）进行对比触诊

LA-CL

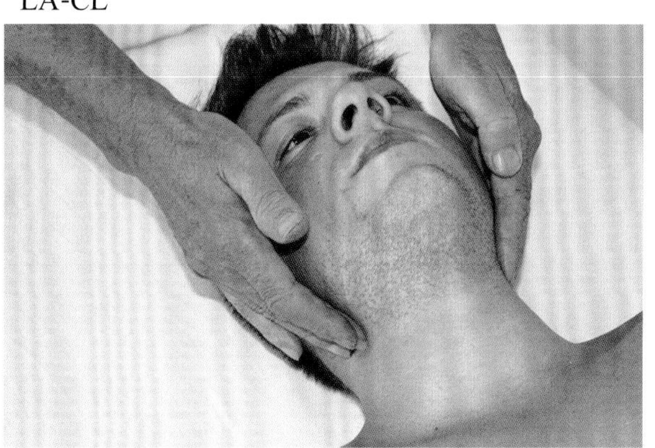

图 9.100　右侧 la-cl 与左侧 la-cl CC 进行对比触诊检查，用中指进行操作

水平面 IR-CL

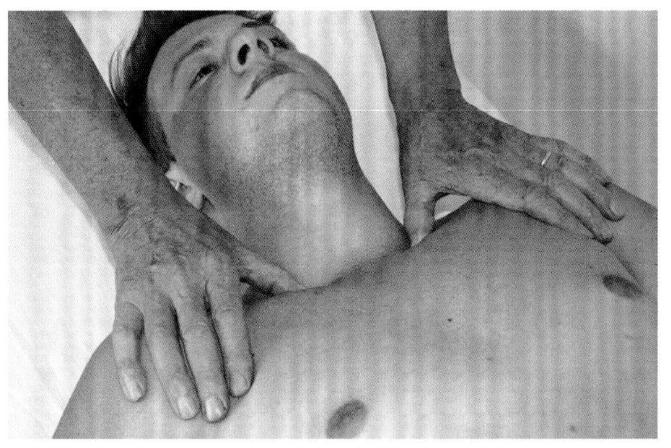

图 9.101　右侧 ir-cl 与左侧 ir-cl CC 进行对比触诊检查，用拇指进行操作

ER-Cl

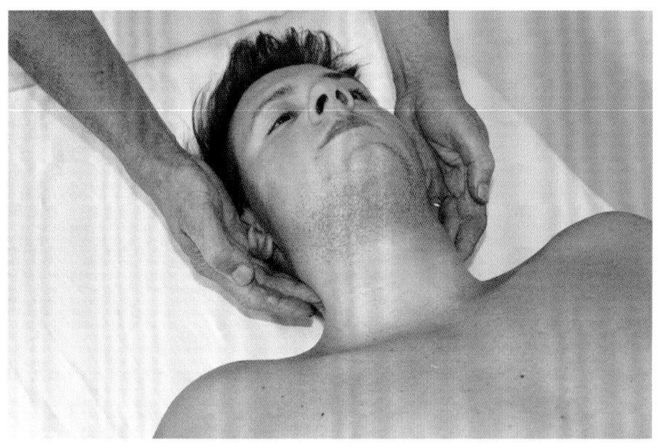

图 9.102　右侧 er-cl 与左侧 er-cl CC 进行对比触诊检查，用中指进行操作

纵向对比检查：胸部-腰部节段 TH LU

矢状面 AN-TH+AN-LU

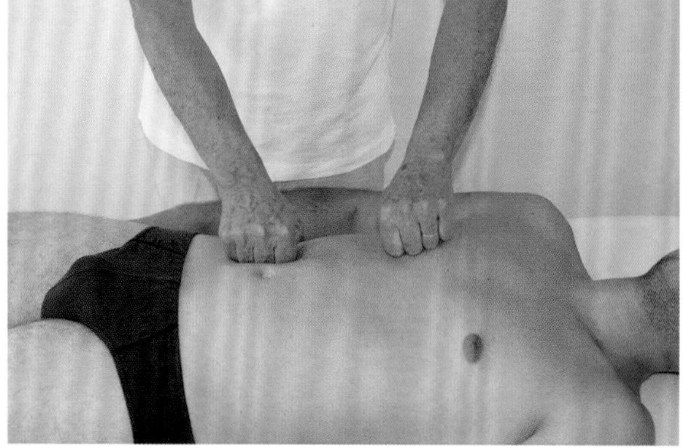

图 9.103　an-th 和 an-lu 对比触诊检查(患者仰卧)

RE-TH+RE-LU

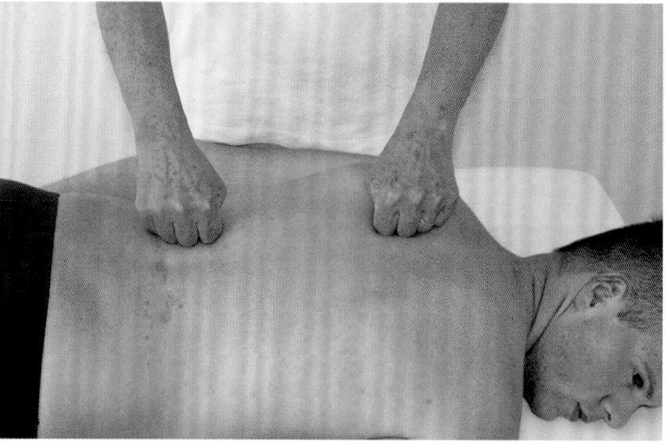

图 9.104　re-th 和 re-lu 对比触诊检查(患者俯卧)

冠状面 ME-TH+ME-LU

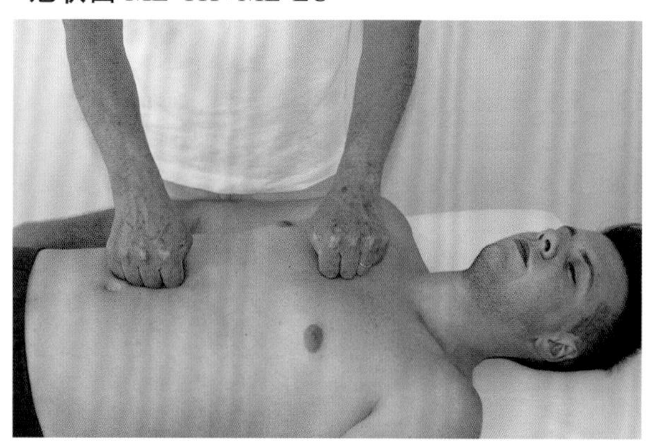

图 9.105　me-th 和 me-lu CC 对比触诊检查

LA-TH+LA-LU

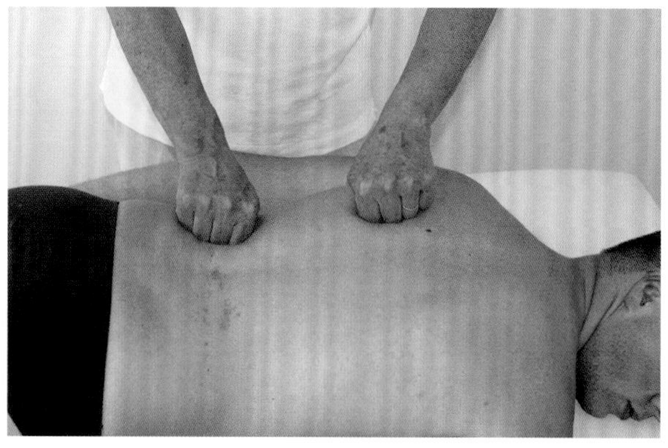

图 9.106　la-th 和 la-lu CC 对比触诊检查

水平面 IR-TH+IR-LU

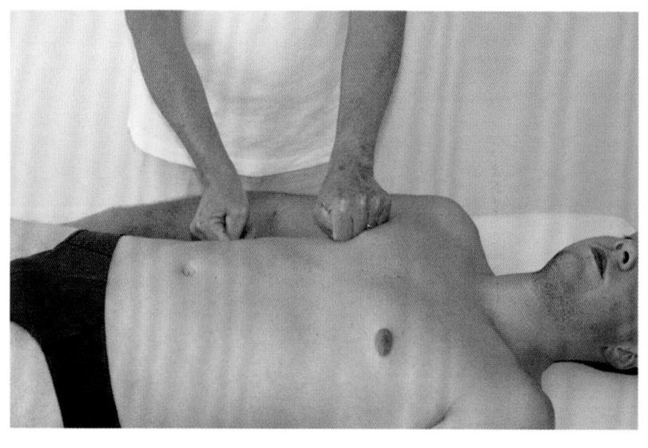

图 9.107　ir-th 和 ir-lu CC 对比触诊检查

ER-TH+ER-LU

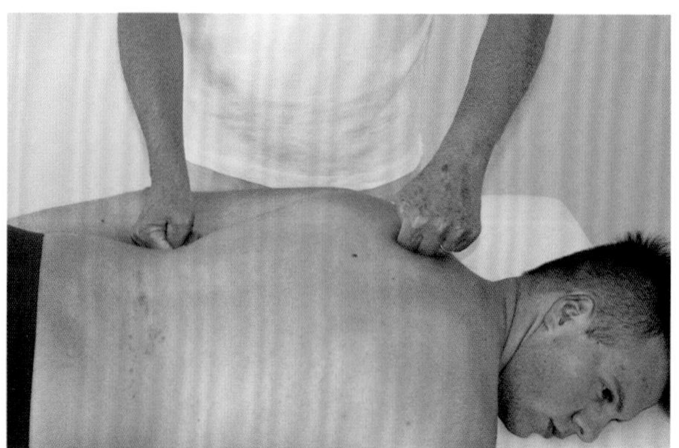

图 9.108　er-th 和 er-lu CC 对比触诊检查

第一组图下方左右侧黑色箭头表示先在前侧躯干壁的 CC 进行纵向触诊(患者仰卧)，然后在后侧躯干壁进行(患者俯卧)。

纵向对比检查：腰部-骨盆节段 LU PV

矢状面 AN-LU+AN-PV

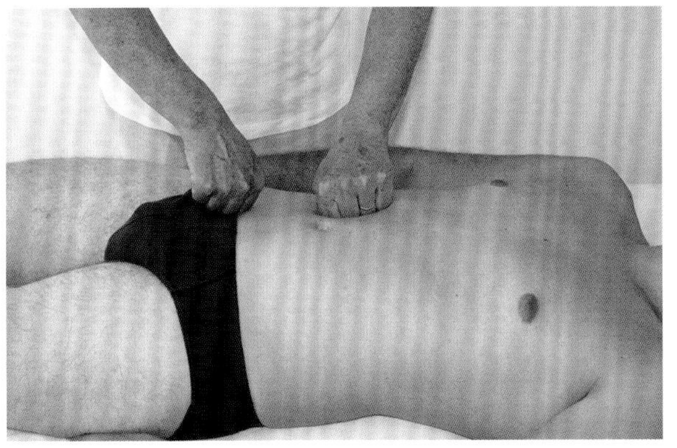

图 9.109 an-lu 和 an-pv CC 对比触诊检查

RE-LU+RE-PV

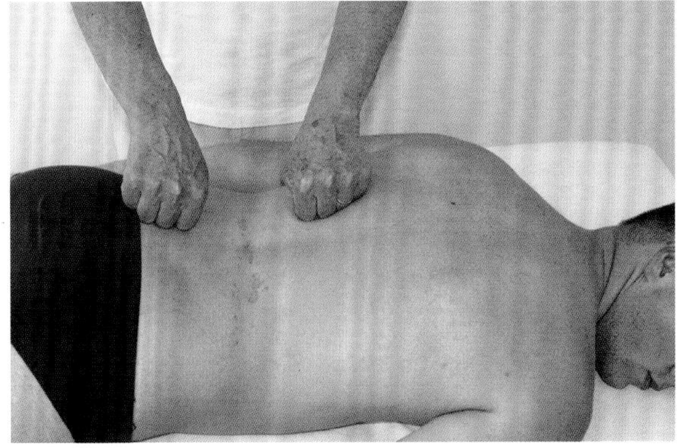

图 9.110 re-lu 和 re-pv CC 对比触诊检查

冠状面 ME-LU+ME-PV

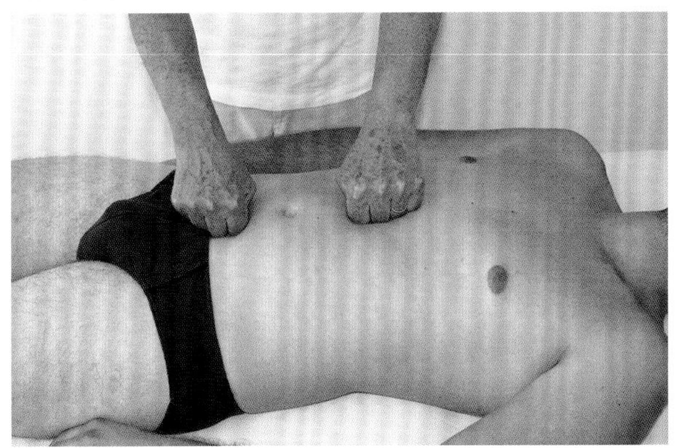

图 9.111 me-lu 和 me-pv CC 对比触诊检查

LA-LU+LA-PV

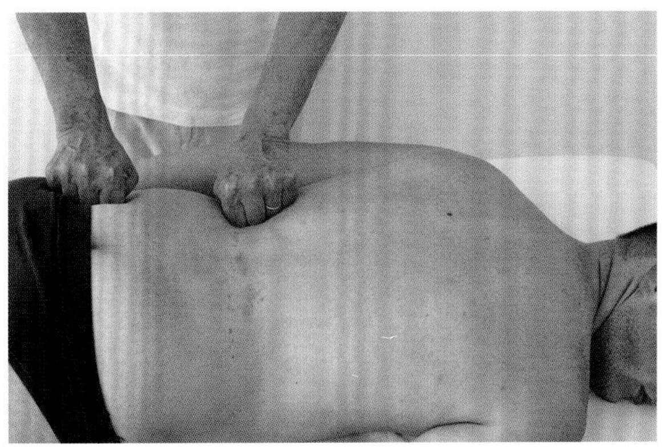

图 9.112 la-lu 和 la-pv CC 对比触诊检查

水平面 IR-LU+IR-PV

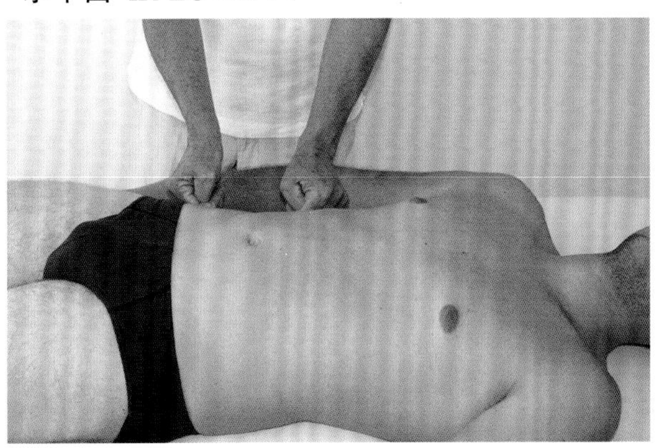

图 9.113 ir-lu 和 ir-pv CC 对比触诊检查

ER-LU+ER-PV

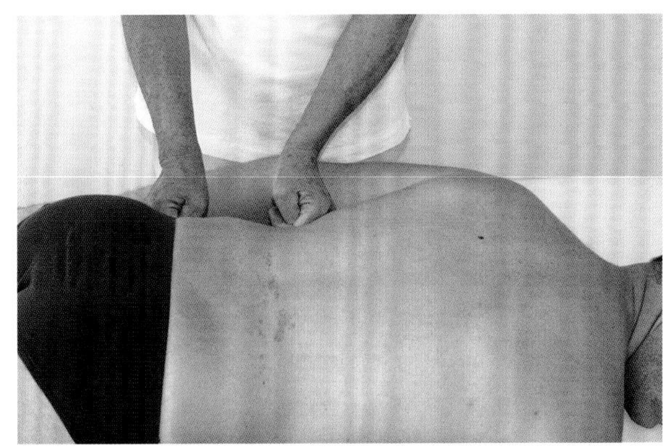

图 9.114 er-lu 和 er-pv CC 对比触诊检查

在胸部和腰部 CC 同时进行触诊；这可以让治疗师明确两处筋膜颗粒质感的区别。两个 CC 的触诊连续进行，这让患者告知哪个 CC 最痛。

纵向对比检查：髋部-膝部节段 CX GE

矢状面 AN-CX+AN-GE

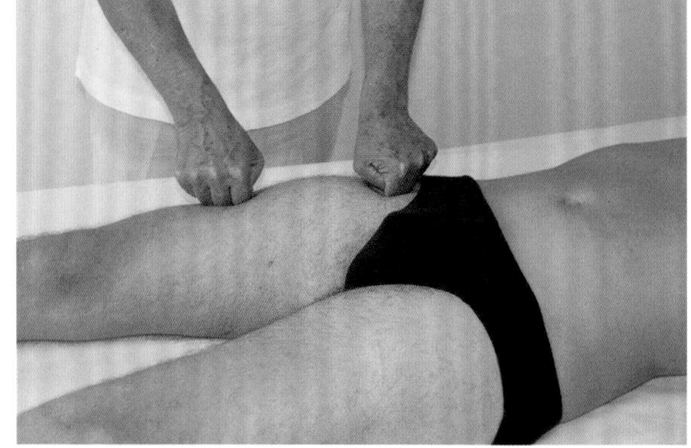

图 9.115 an-cx 和 an-ge CC 对比触诊检查

RE-CX+RE-GE

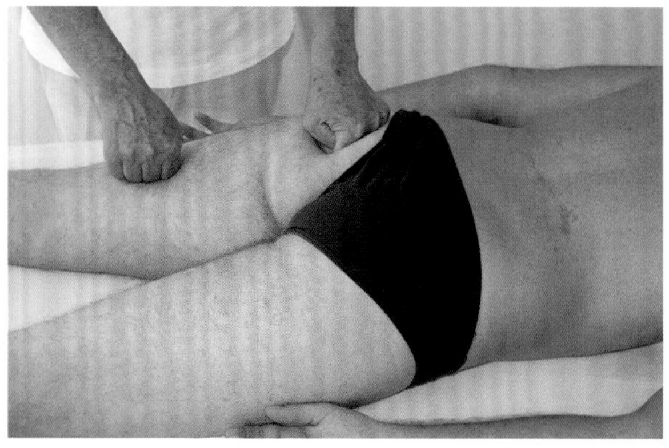

图 9.116 re-cx 和 re-ge CC 对比触诊检查

冠状面 ME-CX+ME-GE

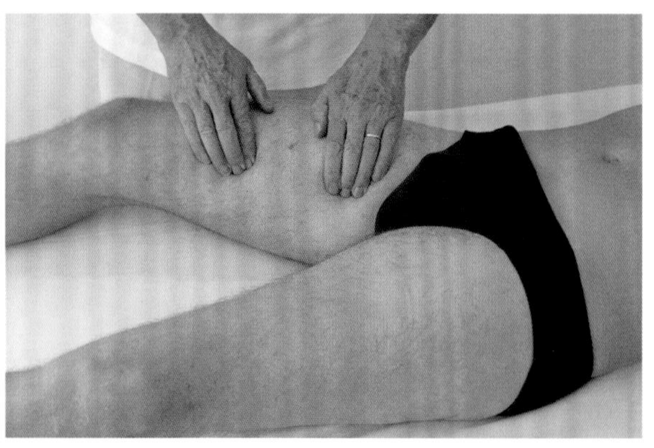

图 9.117 me-cx 和 me-ge CC 对比触诊检查

LA-CX+LA-GE

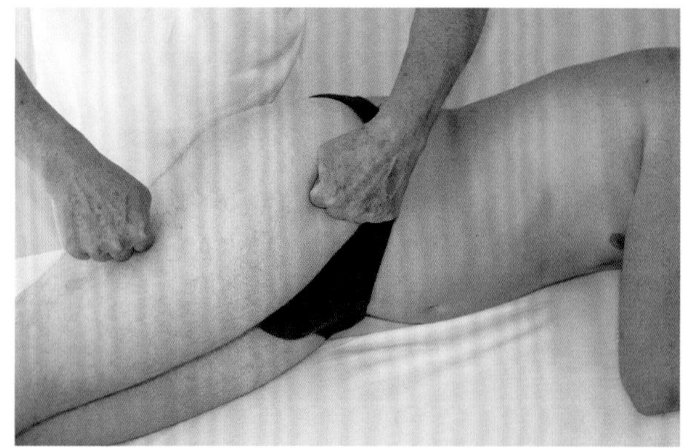

图 9.118 la-cx 和 la-ge CC 对比触诊检查

水平面 IR-CX+IR-GE

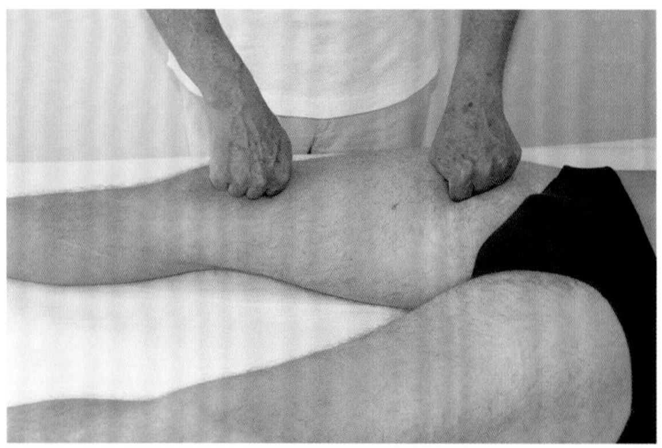

图 9.119 ir-cx 和 ir-ge CC 对比触诊检查

ER-CX+ER-GE

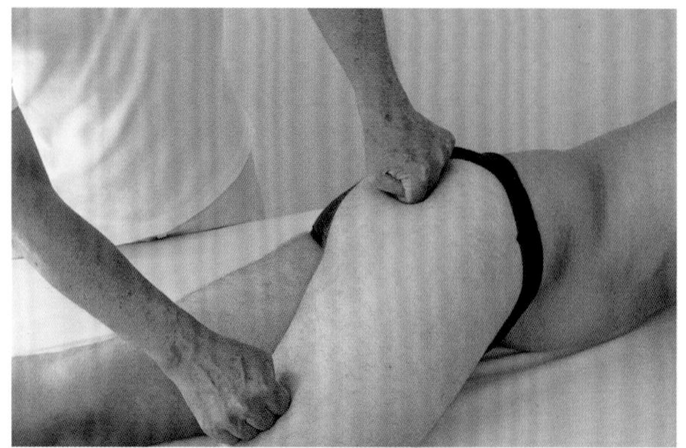

图 9.120 er-cx 和 er-ge CC 对比触诊检查

纵向触诊先在患侧身体或肢体进行，然后再对侧、非患侧或肢体。

踝部节段 TA

矢状面 AN-TA

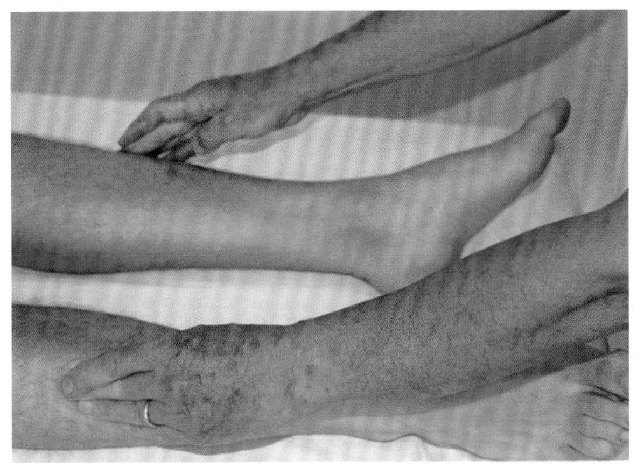

图 9.121 右侧 an-ta 与左侧 an-ta CC 进行对比触诊检查，用中指进行操作（患者仰卧）

RE-TA

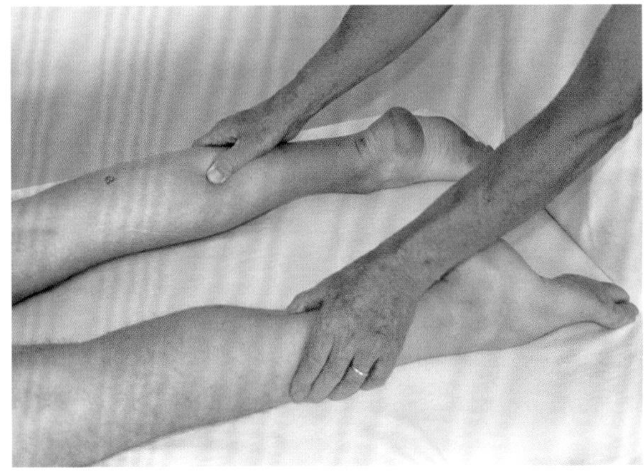

图 9.122 右侧 re-ta 与左侧 re-ta CC 进行对比触诊检查，用拇指进行操作（患者俯卧）

冠状面 ME-TA

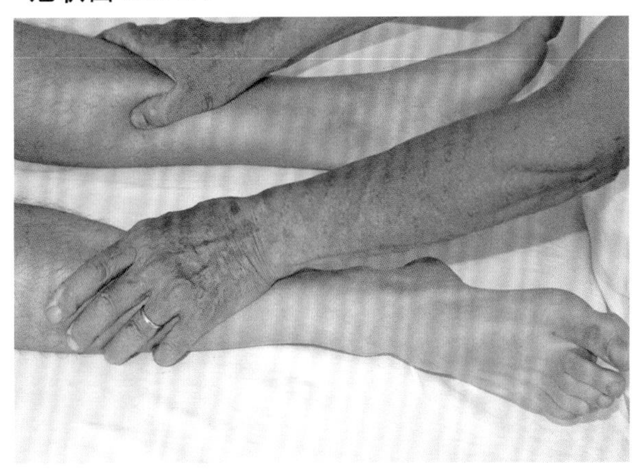

图 9.123 右侧 me-ta 与左侧 me-ta CC 进行对比触诊检查，用拇指进行操作

LA-TA

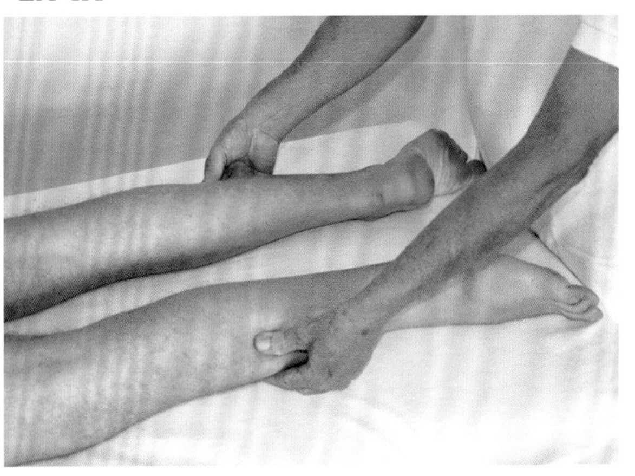

图 9.124 右侧 la-ta 与左侧 la-ta CC 进行对比触诊检查，用中指和示指进行操作

水平面 IR-TA

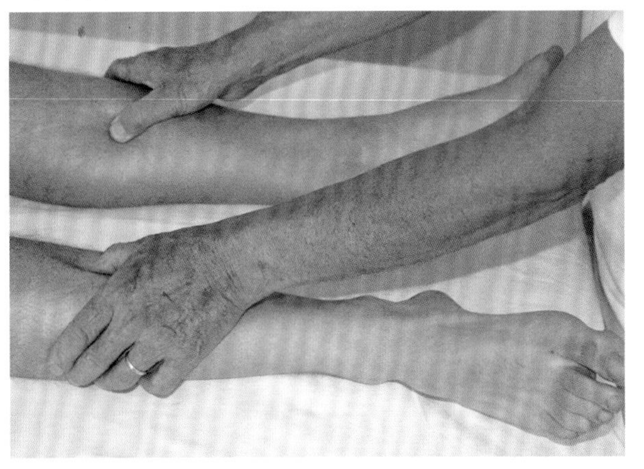

图 9.125 右侧 ir-ta 与左侧 ir-ta CC 进行对比触诊检查，用拇指进行操作

ER-TA

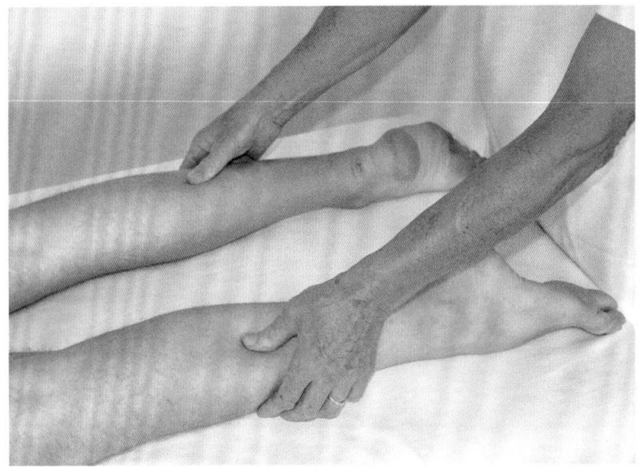

图 9.126 右侧 er-ta 与左侧 er-ta CC 进行对比触诊检查，用拇指进行操作

足部节段 PE

矢状面 AN-PE

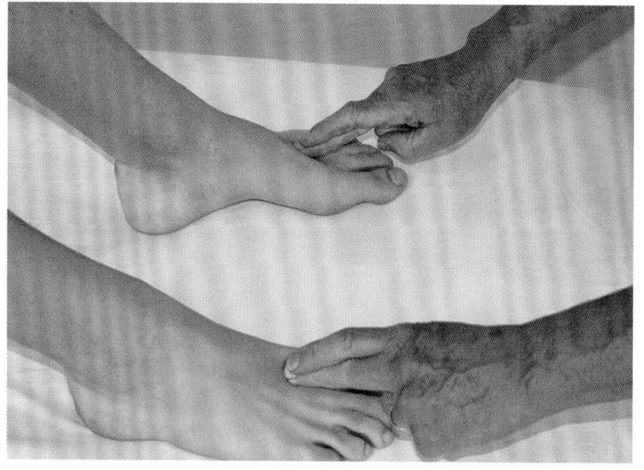

图 9.127　右侧 an-pe 与左侧 an-pe CC 进行对比触诊检查(患者仰卧,膝屈曲)

RE-PE

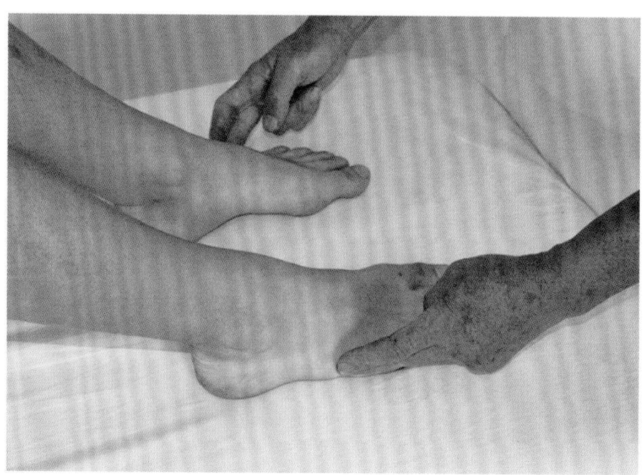

图 9.128　右侧 re-pe 与左侧 re-pe CC 进行对比触诊检查

冠状面 ME-PE

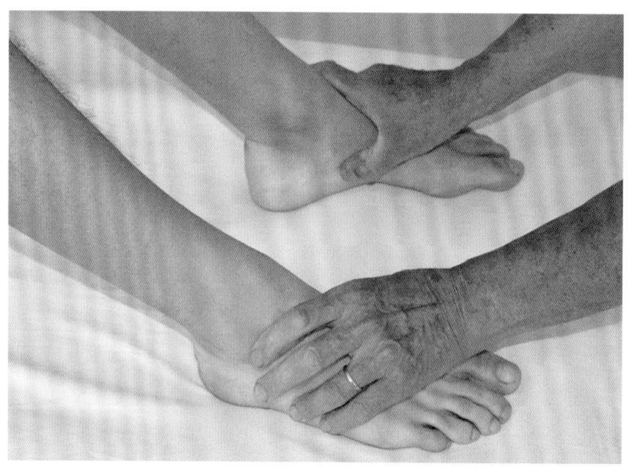

图 9.129　右侧 me-pe 与左侧 me-pe CC 进行对比触诊检查,用拇指进行操作

LA-PE

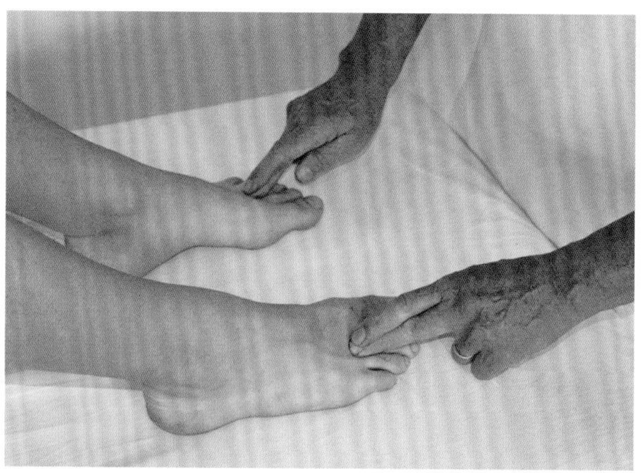

图 9.130　右侧 la-pe 与左侧 la-pe CC 进行对比触诊检查

水平面 IR-PE

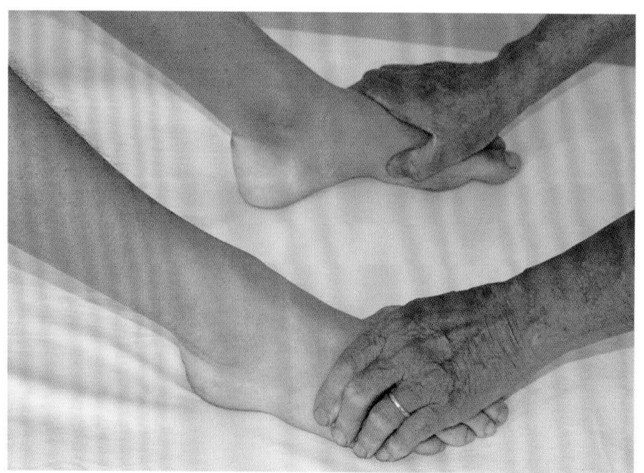

图 9.131　右侧 ir-pe 与左侧 ir-pe CC 进行对比触诊检查,用拇指进行操作

ER-PE

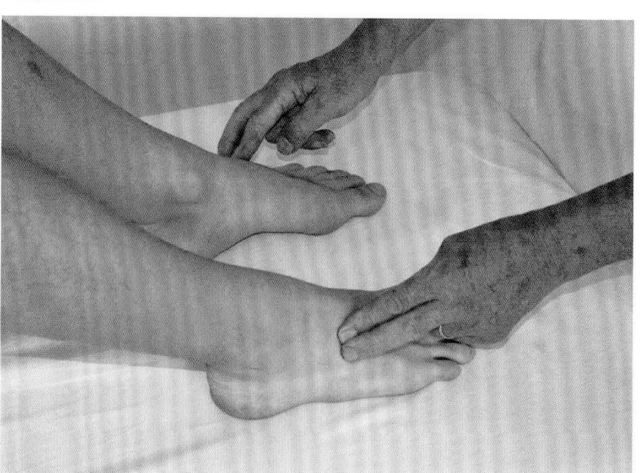

图 9.132　右侧 er-pe 与左侧 er-pe CC 进行对比触诊检查

肩胛节段 SC

矢状面 AN-SC

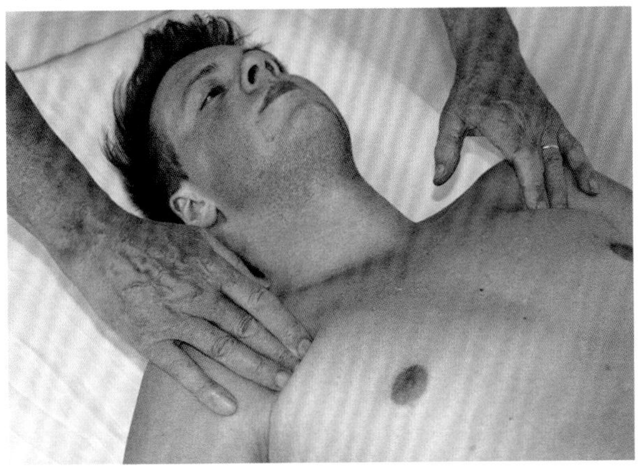

图 9.133 右侧 an-sc 与左侧 an-sc CC 进行对比触诊检查(患者仰卧或站位)

RE-SC

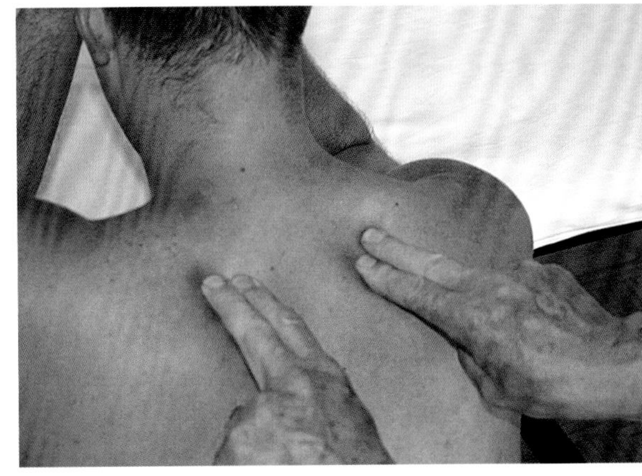

图 9.134 右侧 re-sc 与左侧 re-sc CC 进行对比触诊检查(患者俯卧或站位)

冠状面 ME-SC

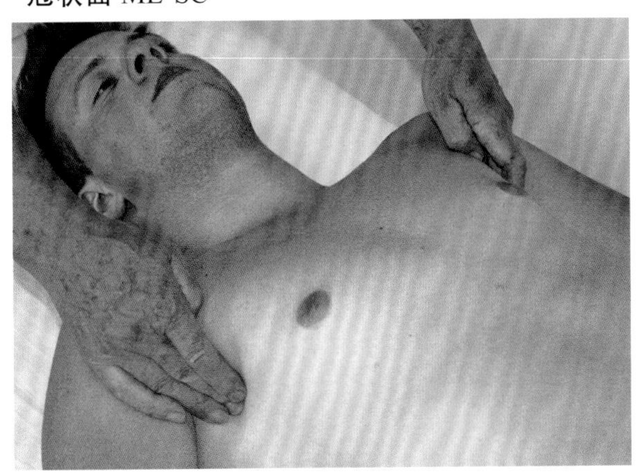

图 9.135 右侧 me-sc 与左侧 me-sc CC 进行对比触诊检查

LA-SC

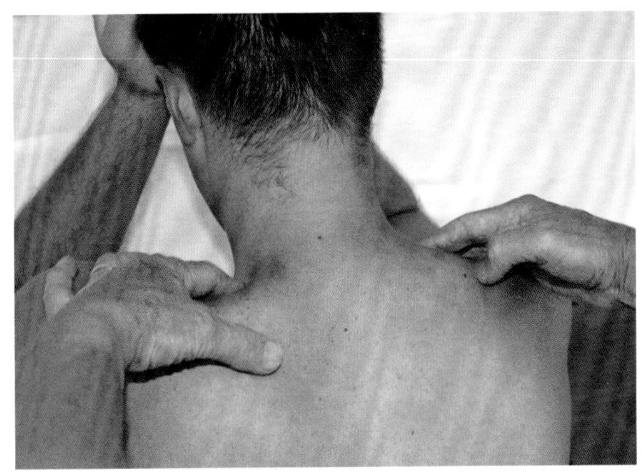

图 9.136 右侧 la-sc 与左侧 la-sc CC 进行对比触诊检查(用中指或拇指进行操作)

水平面 IR-SC

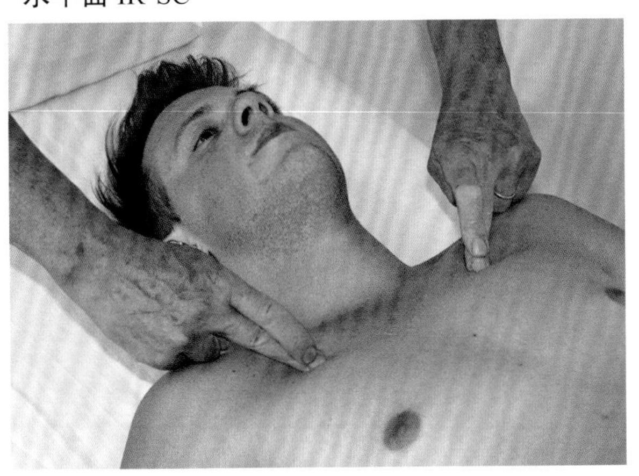

图 9.137 右侧 ir-sc 与左侧 ir-sc CC 进行对比触诊检查

ER-SC

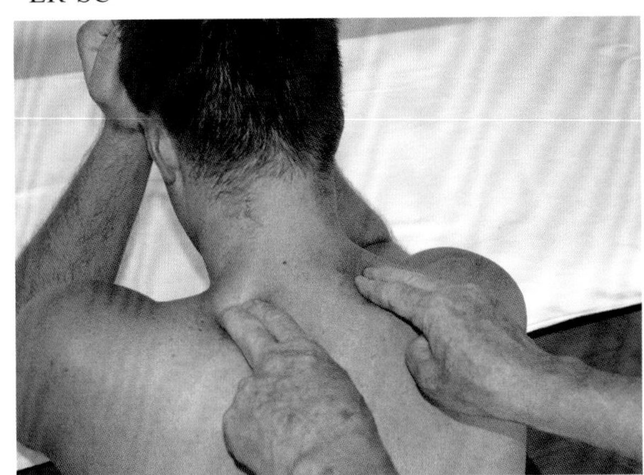

图 9.138 右侧 er-sc 与左侧 er-sc CC 进行对比触诊检查

肱骨节段 HU

矢状面 AN-HU

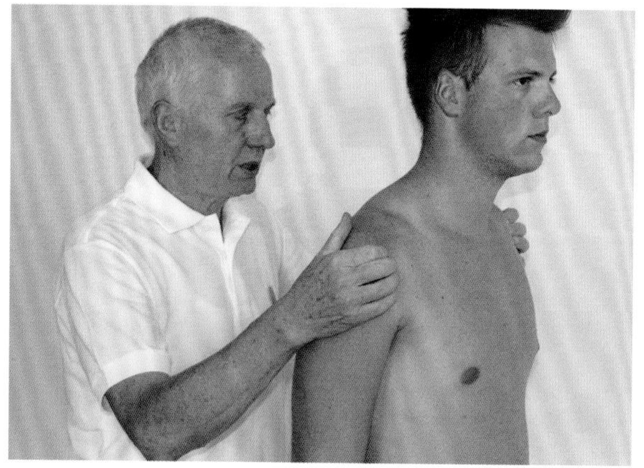

图 9. 139 右侧 an-hu 与左侧 an-hu CC 进行对比触诊检查(患者站位)

RE-HU

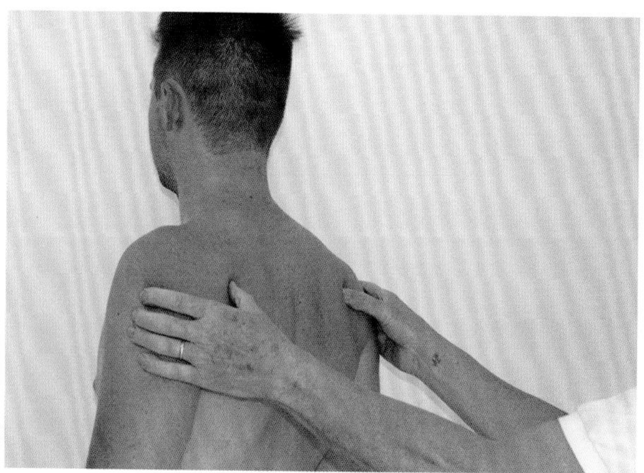

图 9. 140 右侧 re-hu 与左侧 re-hu CC 进行对比触诊检查,用拇指进行操作

冠状面 ME-HU

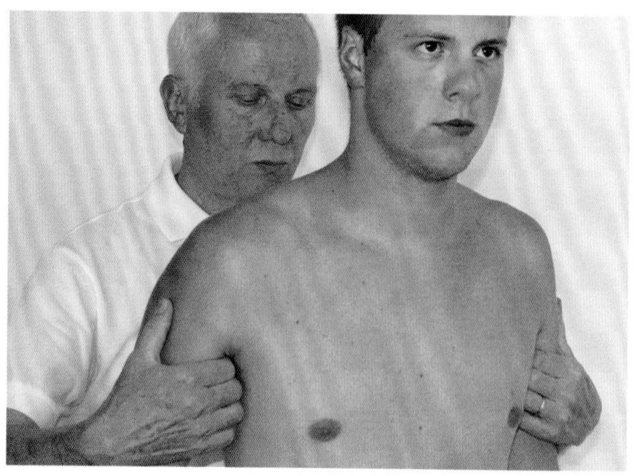

图 9. 141 右侧 me-hu 与左侧 me-hu CC 进行对比触诊检查,用示指和中指进行操作

LA-HU

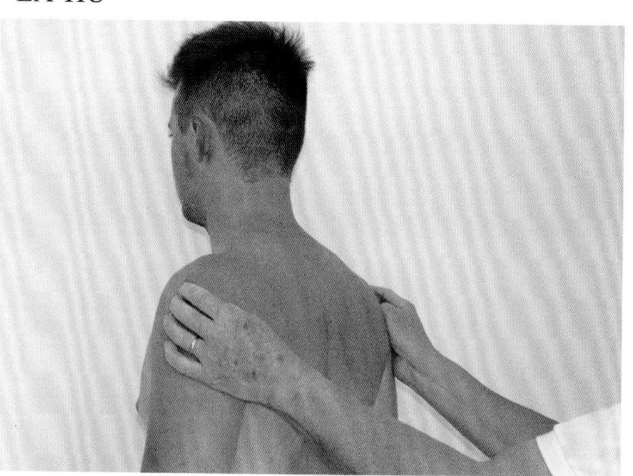

图 9. 142 右侧 la-hu 与左侧 la-hu CC 进行对比触诊检查用示指和中指进行操作

水平面 IR-HU

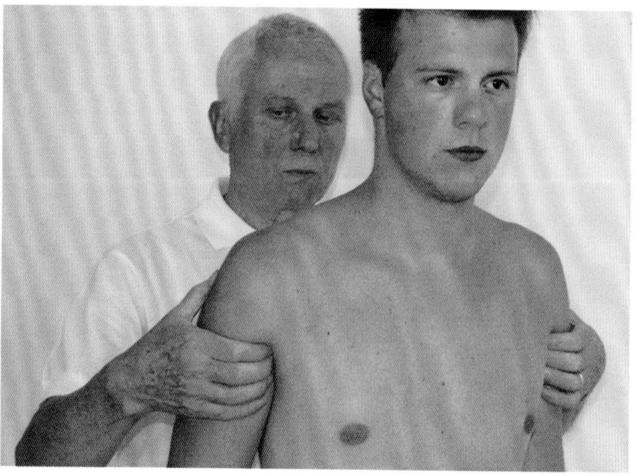

图 9. 143 右侧 ir-hu 与左侧 ir-hu CC 进行对比触诊检查,用中指进行操作

ER-HU

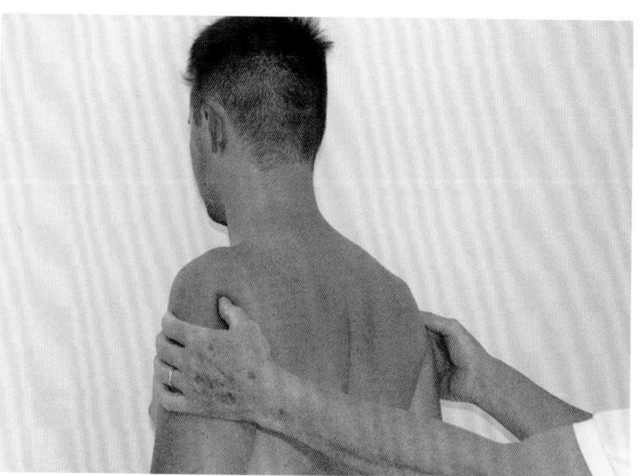

图 9. 144 右侧 er-hu 与左侧 er-hu CC 进行对比触诊检查,用拇指进行操作

肘部节段 CU

矢状面 AN-CU

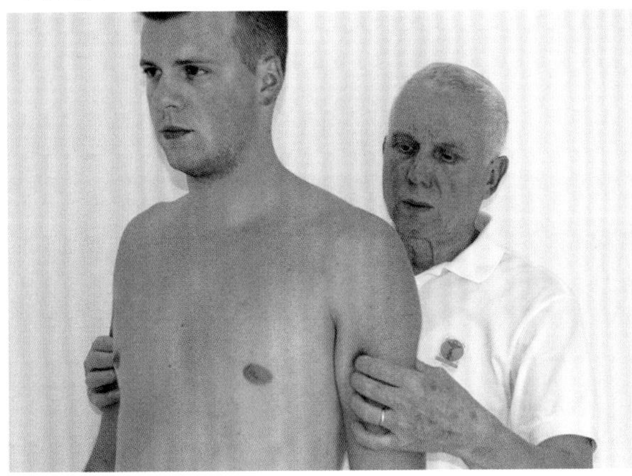

图 9.145 右侧 an-cu 与左侧 an-cu CC 进行对比触诊检查，用中指进行操作

RE-CU

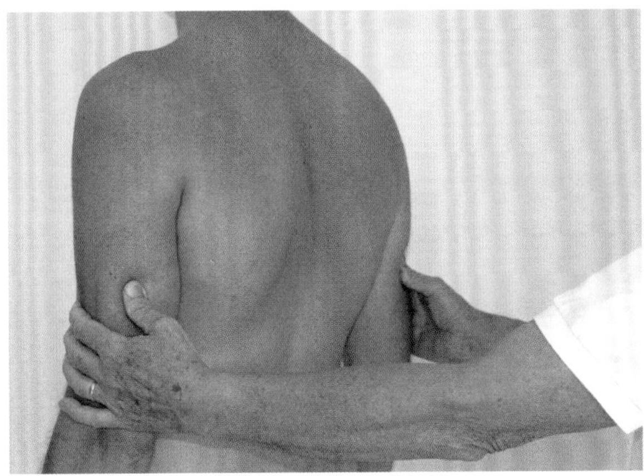

图 9.146 右侧 re-cu 与左侧 re-cu CC 进行对比触诊检查，用拇指进行操作

冠状面 ME-CU

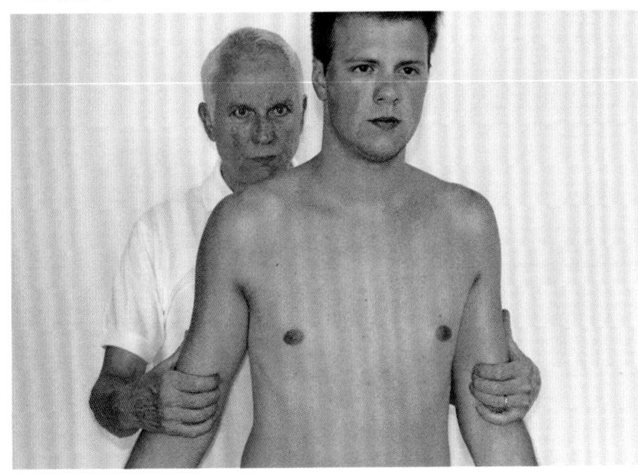

图 9.147 右侧 me-cu 与左侧 me-cu CC 进行对比触诊检查，用中指进行操作

LA-CU

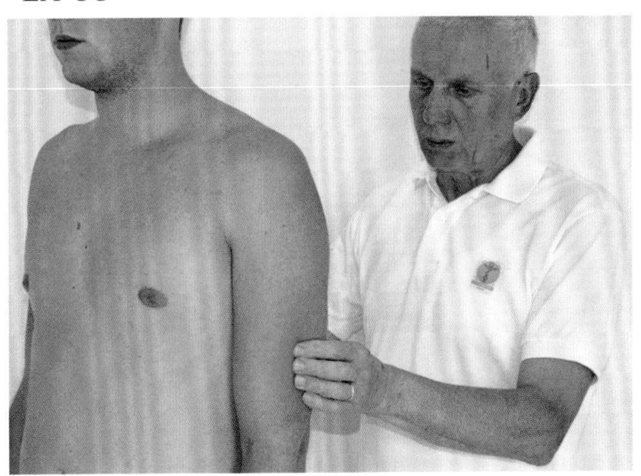

图 9.148 右侧 la-cu 与左侧 la-cu CC 进行对比触诊检查

水平面 IR-CU

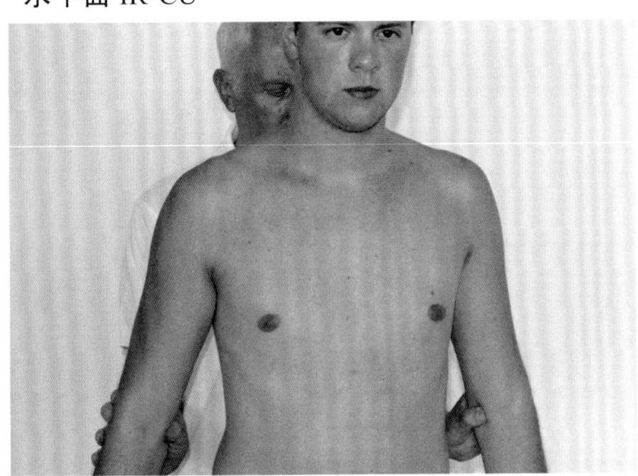

图 9.149 右侧 ir-cu 与左侧 ir-cu CC 进行对比触诊检查，用拇指进行操作

ER-CU

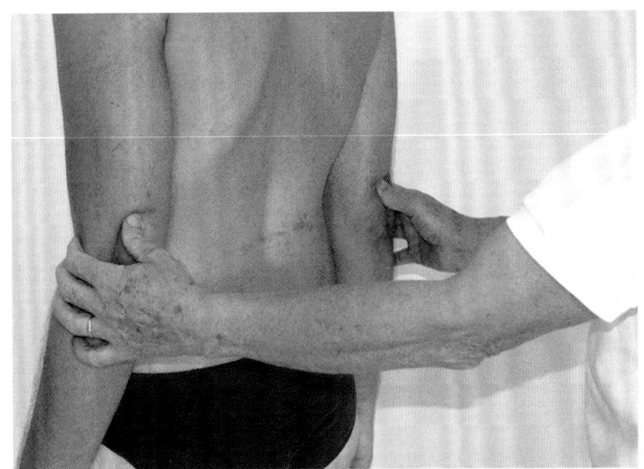

图 9.150 右侧 er-cu 与左侧 er-cu CC 进行对比触诊检查，用拇指进行操作

腕部节段 CA

矢状面 AN-CA

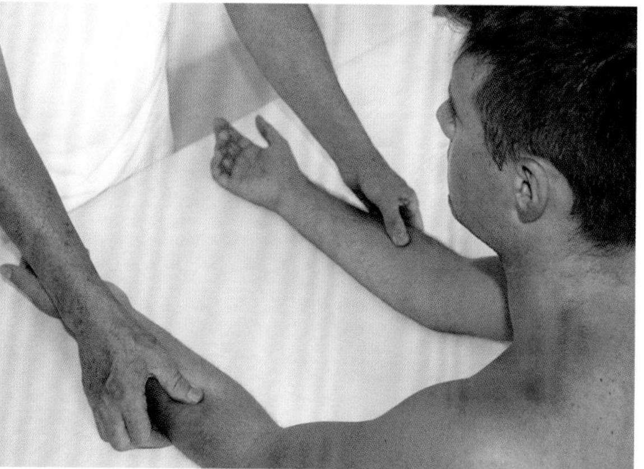

图 9.151　右侧 an-ca 与左侧 an-ca CC 进行对比触诊检查(患者坐位,掌心向上)

RE-CA

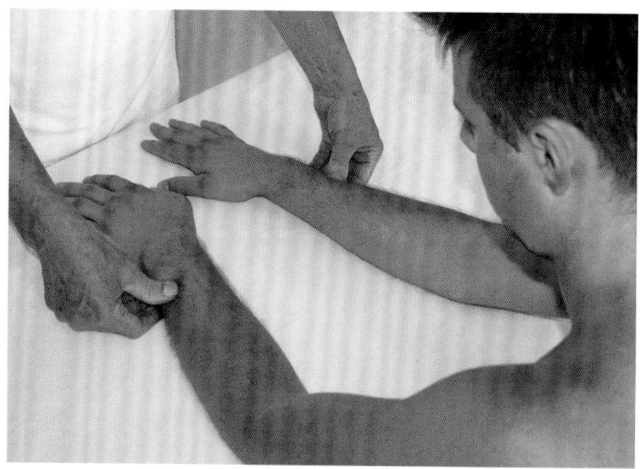

图 9.152　右侧 re-ca 与左侧 re-ca CC 进行对比触诊检查(患者坐位,掌心向下)

↓　　↓

冠状面 ME-CA

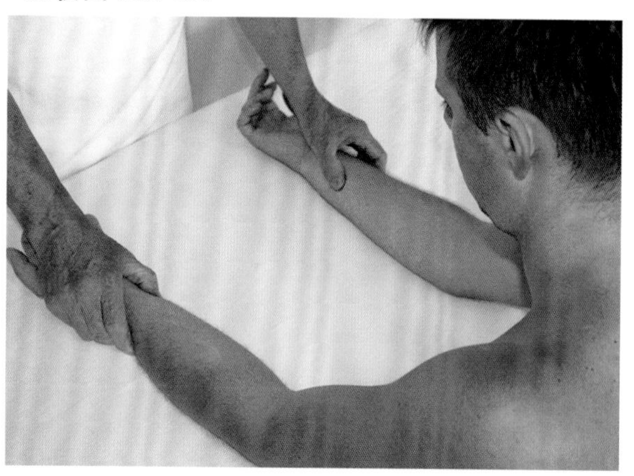

图 9.153　右侧 me-ca 与左侧 me-ca CC 进行对比触诊检查,用拇指进行操作

LA-CA

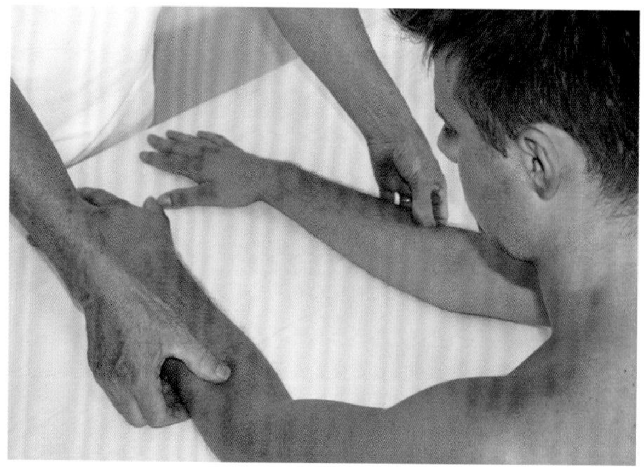

图 9.154　右侧 la-ca 与左侧 la-ca CC 进行对比触诊检查

水平面 IR-CA

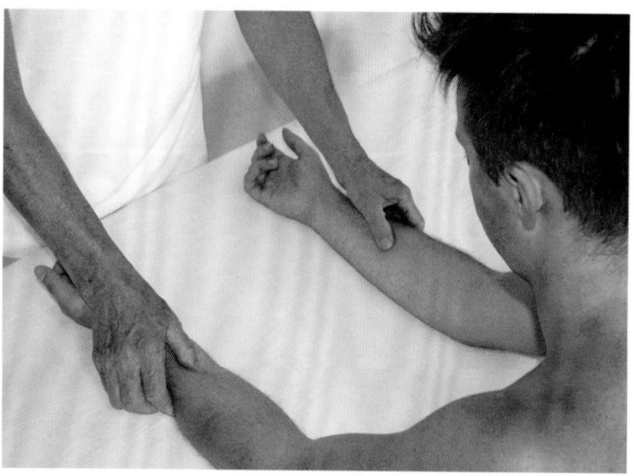

图 9.155　右侧 ir-ca 与左侧 ir-ca CC 进行对比触诊检查,用拇指进行操作

ER-CA

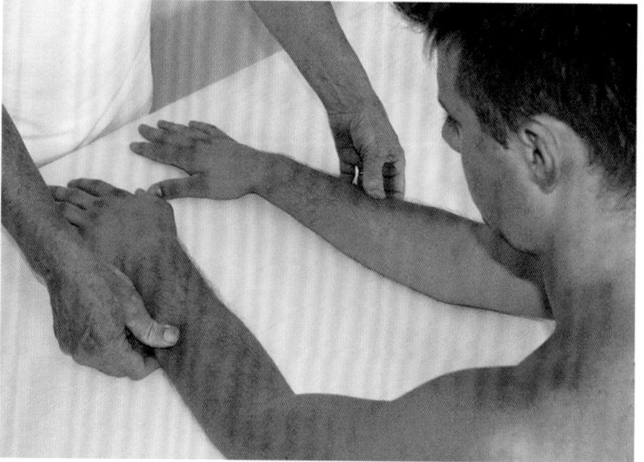

图 9.156　右侧 er-ca 与左侧 er-ca CC 进行对比触诊检查,用拇指进行操作

手部节段 DI

矢状面 AN-DI

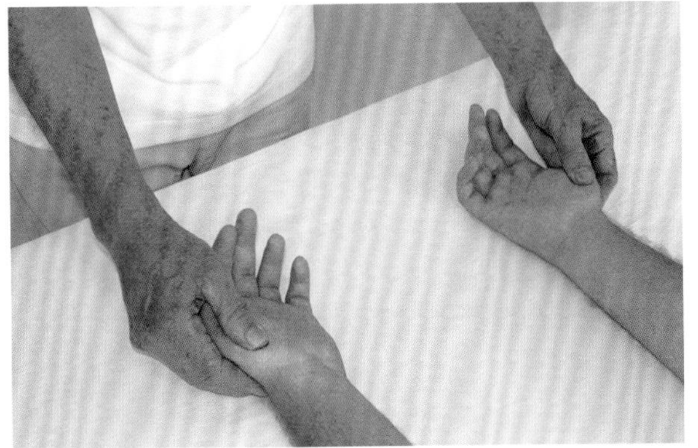

图 9.157　右侧 an-di 与左侧 an-di CC 进行对比触诊检查，用拇指进行操作

RE-DI

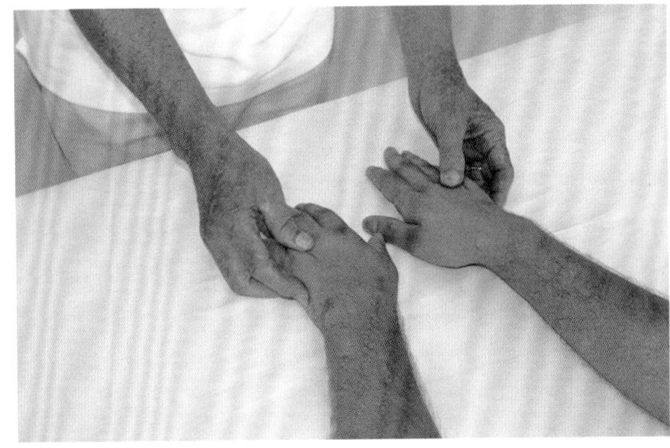

图 9.158　右侧 re-di 与左侧 re-di CC 进行对比触诊检查，用示指进行操作

↓

冠状面 ME-DI

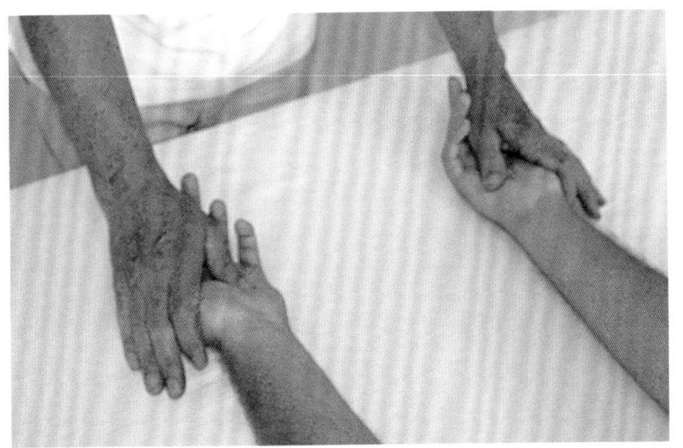

图 9.159　右侧 me-di 与左侧 me-di CC 进行对比触诊检查，用拇指进行操作

LA-DI

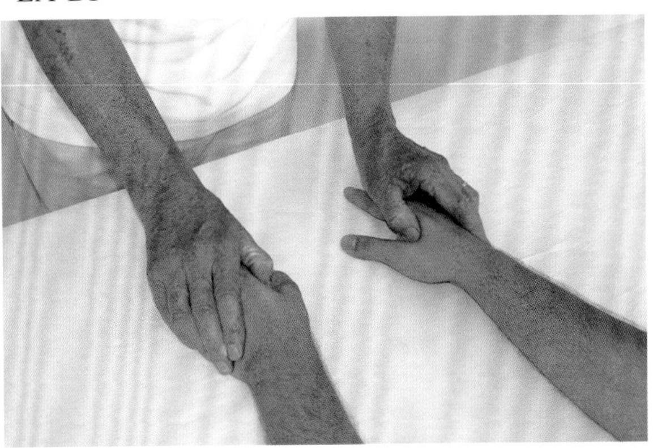

图 9.160　右侧 la-di 与左侧 la-di CC 进行对比触诊检查，用拇指进行操作

水平面 IR-DI

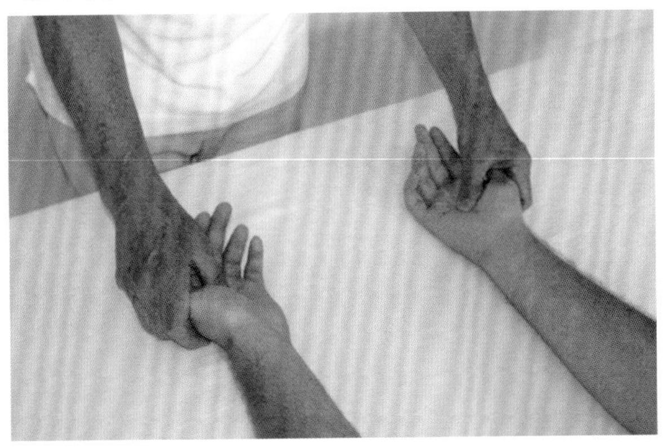

图 9.161　右侧 ir-di 与左侧 ir-di CC 进行对比触诊检查，用拇指进行操作

ER-DI

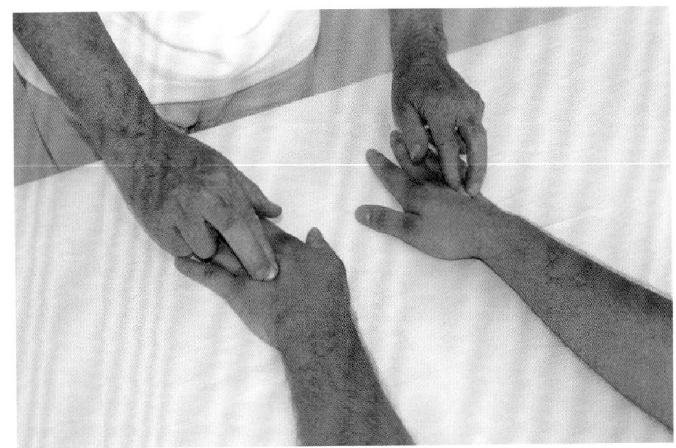

图 9.162　右侧 er-di 与左侧 er-di CC 进行对比触诊检查

（陈奇刚　欧海宁 译，李思雨 校，王于领 审）

结束语

已经阅读过本书第一版的读者会注意到在第二版中有大量更新的内容。

书中的概念与之前的版本无异，但手绘插图、照片和文字内容有所更改。总结这一章节是唯一与之前版本相同的。

在这本实践操作书籍的最后，我们想提醒读者，筋膜手法不只是一系列手法操作。要使其有效，还需要与患者保持一定程度的和谐（concordance），共情（empathy），共时（synchrony），协同（synergy）和共生（symbiosis）。

和谐（concordance）是一种频率的和谐或一致。在手法治疗期间，患者和治疗师之间需要形成持续的一致性。这包括了根据患者的承受水平去调节手法压力，以及根据患者的敏感度和反馈交换使用肘关节、指关节。必须达到这种注意力的和谐。这意味着治疗师也要领会患者治愈的需求。

共情（sympathy）代表了两个人之间相互的尊重。患者选择了筋膜手法因为他们相信这个方法，但在此之上，更是因为他们相信应用该疗法的治疗师。这一信念激励治疗师付出他们最大的能力去解决患者的问题。而且，共情在某种程度上可以帮助患者忍耐手法本身带来的疼痛，使他们感到"这很痛但感觉这种疼痛是有益的"。

共时（synchronicity）指发生在同一时间的行动。手法是一种应对疼痛或身体信号的治疗行动。这种身体寻求帮助的信号可发生于突然的（急性疼痛）或持续一段时间的（慢性疼痛）。筋膜手法在急性期可作为一种干预，这是因为它不直接作用在炎症区域而是追寻到起因，即可能是在炎症部位的近端或远端节段。

协同（synergy）是朝向一个共同目标的统一行动。只有在患者配合且依从性好的情况下，筋膜治疗师的工作才能获得长远的效果。在手法治疗之后的几天内，患者的治疗部位会产生轻微的炎症，患者应避免在这些区域的过多的应力。他们还要改变生活方式，避免相应区域的过度使用。通常情况下可以做一些日常活动（运动、园艺、跳舞等），最重要的是，没有任何运动是特别建议的，但是无论做什么运动，都应该处于愉悦和放松的状态。

共生（symbiosis）指收益的相互交换。患者得益于手作治疗解除病痛，筋膜治疗师得益于持续性地获取学习经验。施加筋膜手法疗法，治疗师并不是被动的执行者，而是整个过程的主动参与者。治疗结束后，患者因病痛解除而心怀感激，治疗师则为丰富经验和为患者解决问题而感到满足和感激。

筋膜手法是一项基于多年临床经验的疗法。在本书中，作者提供了帮助筋膜治疗师取得效果的指引。然而，这些指引必须针对每一个独立的病患进行个体化的调整。

缩略语

***　症状最强烈的等级
+++　最大收益或最佳效果
1xm　症状每个月加重 1 次
an　前、向前、向前的运动
an-ca　向前-腕部或手腕屈曲
an-cl　向前-颈部或颈部屈曲
an-cp　向前-头部,包括三个肌筋膜亚单元
an-cu　向前-肘部或肘关节屈曲
an-cx　向前-髋部或髋关节屈曲
an-di　向前-手部或手指握拢
an-ge　向前-膝部或膝关节伸展
an-hu　向前-肱骨或肩关节屈曲
an-lu　向前-腰部或脊柱向前卷
an-pe　向前-足部或大脚趾背屈
an-pv　向前-骨盆或骨盆向前倾
an-sc　向前-肩胛或肩胛骨向前运动
an-ta　向前-踝部或踝关节背屈
an-th　向前-胸部或胸椎前屈
bi　双侧,包括左侧和右侧
ca　腕部,手腕
CC　一个肌筋膜单元的协调中心
Cl　颈部,颈椎区域
Cont　持续性的不间断的疼痛
CP　一个肌筋膜单元的感知中心
Cp　头部,面部和颅部
Cu　肘部,肘关节
Cx　髋部,大腿-髋
D　远端,在尾端方向
D,1d　天,自创伤起 1 天
di　手部,手指,第一到第五个手指
er　外旋,向外旋转,旋后
er-ta　踝部外旋,外翻
GB　胆经
Ge　膝部,膝关节
HT　心经
Hu　肱骨,肩膀的远端部分
Ir　内旋,向内旋转,内翻
Ir-ta　踝部内旋,踝关节内翻
KI　肾经
La　向外,向外运动,向外侧屈
La-ca　向外-手腕,手腕向外侧运动
La-cl　向外-颈部,颈部侧屈
La-cp　向外-头部,看向一侧
La-cu　向外-肘部,肘关节的外侧稳定
La-cx　向外-髋部,髋关节外展
La-di　向外-手部,手指张开
La-ge　向外-膝部,膝关节的外侧稳定
La-hu　向外-肱骨,肩膀外展
La-sc　向外-肩胛,肩胛骨向外运动
La-ta　向外-踝部,踝关节的外侧稳定
La-th　向外-胸部,胸椎侧屈
LI　大肠经
Lu　腰部,腰椎区域
LU　肺经
Lt　左边,四肢或躯体的一侧
LV　肝经
m　月份
me　内侧,向内运动,内侧的
me-cl　向内-颈部,颈椎排列
me-di　向内-手部,手指对中
me-hu　向内-肱骨,肩膀内收
me-ta　向内-踝部,内侧偏移
mf　肌筋膜:单元,序列链,螺旋链
mn　早上,疼痛或僵硬感加重
nt　夜间,疼痛在夜间加重
p　近端的,在头端方向
PC　心包经
PaMo　疼痛动作
Pe　足部,跗骨,跖骨,脚趾
Pm　疼痛在下午加重
Prev　过去的疼痛,已不存在的疼痛
Pv　骨盆,骨盆带
Re　向后,向后运动,向后方的
Rec　复发性的,反复发生的疼痛
Re-ca　向后-腕部,手腕伸展
Re-cl　向后-颈部,颈椎伸展
Re-cp　向后-头部,向上看
Re-cu　向后-肘部,肘关节伸展
Re-cx　向后-髋部,髋关节伸展
Re-di　向后-手部,小指尺侧偏
Re-ge　向后-膝部,膝关节屈曲
Re-hu　向后-肱骨,肩关节伸
Re-lu　向后-腰部,腰椎伸展
Re-pe　向后-足部,趾屈
Rt　右侧,四肢或躯体的一侧
Sc　肩胛,肩膀的近端节段
SI　小肠经
SiPa　疼痛位置,依据患者所指
SP　脾-胰腺经
ST　胃经
Ta　踝部
TE　三焦经
Th　胸部
TP　扳机点
VC　任脉
VG　督脉
Y,10y　年,疼痛发生 10 年了

（刘洋　卢杰 译,李思雨 校,王于领　马明 审）

参考文献

Baldissera F. Fisiologia e biofisica medica. Poletto, Milano, 1996.

Chiarugi G, Bucciante L. Istituzioni di Anatomia dell'uomo. Vallardi-Piccin, Padova, 1975.

Cowman MK, Schmidt TA, Raghavan P, Stecco A. Viscoelastic properties of hyaluronan in physiological conditions. F1000Res 2015;4:622. doi: 10.2015. Review.

Cyriax J. Manuale illustrato di medicina ortopedica. Piccin, Padova, 1997.

Ellis FD, Seiler JG 3rd, Sewell CW. The second annular pulley: a histologic examination. J Hand Surg Am 1995; 20:632-35.

Fetz EE, Perlmutter SI, Prut Y, Seki K, Votaw S. Roles of primate spinal interneurons in preparation and execution of voluntary hand movement. Brain Res Rev 2002; 40:53-65.

Hauk O, Johnsrude I, Pulvermuller F. Somatotopic representation of action words in human motor and premotor cortex. Neuron 2004; 41:301-07.

Huijing PA, Maas H, Baan GC. Compartmental fa- sciotomy and isolating a muscle from neigh- boring muscles interfere with myofascial for- ce transmission within the rat anterior crural compartment. J Morphol 2003; 256:306-21.

Klein DM, Katzman BM, Mesa JA, Lipton JF, Caligiuri DA. Histology of the extensor retinaculum of the wrist and the ankle. J Hand Surg Am 1999; 24:799-802.

Laurent TC, Fraser JR. Hyaluronan. FASEB J 1992; 6:2397-404.

Matteini P, Dei L, Carretti E, Volpi N, Goti A, Pini R. Structural behavior of highly concentrated hyaluronan. Biomacromolecules 2009;10: 1516-22.

McCombe D, Brown T, Slavin J, Morrison WA. The histochemical structure of the deep fascia and its structural response to surgery. J Hand Surg Br 2001; 26:89-97.

Noble PW. Hyaluronan and its catabolic products in tissue injury and repair. Matrix Biol 2002; 21:25-9. Review.

Patel TJ, Lieber RL. Force transmission in skeletal muscle: from actomyosin to external tendons. Exerc Sport Sci Rev 1997; 25:321-63. Review.

Piehl-Aulin K, Laurent C, Engstròm-Laurent A, Hellstròm S, Henriksson J. Hyaluronan in human skeletal muscle of lower extremity: concentration, distribution, and effect of exercise. J Appl Physiol 1991; 71:2493-98.

Roman M, Chaudhry H, Bukiet B, Stecco A, Findley TW. Mathematical analysis of the flow of hyaluronic acid around fascia during manual therapy motions. J Am Osteopath Assoc. 2013;113(8):600-10.

Schleip R, Findley TW, Chaitow L, Huijing P. Fascia: the tensional network of the human body. Churchill Livingstone, 2012.

Stecco A, Meneghini A, Stern R, Stecco C, Imamura M. Ultrasonography in myofascial neck pain: randomized clinical trial for diagnosis and follow-up. Surg Radiol Anat 2014; 36:243-53.

Stecco C. Functional atlas of the human fascial system. Elsevier, 2015.

Stern R, Asari R, Sugahara KN. Size-specific fragments of hyaluronan: an information-rich system. Eur J Cell Biol 2006;85:699-715.

Testut L, Jacob O. Trattato di anatomia topografica. UTET, Firenze, 1987.

Travell JG, Simons DG. Dolore muscolare, diagnosi e terapia. Ghedini Editore, Milano, 1988.